世界中医学专业
核心课程教材
（中文版）

World Textbook Series
for Chinese Medicine
Core Curriculum
（Chinese Version）

总主编 Chief Editor

张 伯 礼　世界中医药学会联合会教育指导委员会
Zhang Bo-li　The Educational Instruction Committee
of the WFCMS

U0656567

（供中医学、针灸学和推拿学专业用）

（For Majors of Chinese Medicine, Acupuncture & Moxibustion and *Tuina*）

中医诊断学

Diagnostics in Chinese Medicine

主　编　李灿东　陈家旭
Chief Editors　Li Can-dong　Chen Jia-xu

副主编　何建成　王学岭　袁肇凯　陈业孟（美国）　秦济成（希腊）
Associate Chief Editors　He Jian-cheng　Wang Xue-ling　Yuan Zhao-kai
Chen Ye-meng (USA)　Ioannis Solos (Greece)

中国中医药出版社
·北京·
China Press of Traditional Chinese Medicine
Beijing PRC

图书在版编目（CIP）数据

中医诊断学 / 张伯礼，世界中医药学会联合会教育
指导委员会总主编；李灿东，陈家旭主编 .—北京：
中国中医药出版社，2019.10

世界中医学专业核心课程教材
ISBN 978 – 7 – 5132 – 5703 – 9

Ⅰ . ①中…　Ⅱ . ①张…　②世…　③李…　④陈…　Ⅲ .
①中医诊断学—中医学院—教材　Ⅳ . ① R241

中国版本图书馆 CIP 数据核字（2019）第 191619 号

中国中医药出版社出版
北京经济技术开发区科创十三街 31 号院二区 8 号楼
邮政编码　100176
传真　010 64405750
山东临沂新华印刷物流集团有限责任公司印刷
各地新华书店经销

开本 787×1092　1/16　印张 21　彩插 0.25　字数 463 千字
2019 年 10 月第 1 版　2019 年 10 月第 1 次印刷
书号　ISBN 978 – 7 – 5132– 5703– 9

定价　168.00 元
网址　www.cptcm.com

社 长 热 线　010–64405720
购 书 热 线　010–89535836
维 权 打 假　010–64405753

微信服务号　zgzyycbs
微商城网址　https://kdt.im./LIdUGr
官 方 微 博　http://e.weibo.com./cptcm
天猫旗舰店网址　https://zgzyycbs.tmall.com

如有印装质量问题请与本社出版部联系（010–64405510）

编纂委员会办公室

主　任

冯学瑞

副主任

阚湘苓　单宝枝　王建军　江　丰

翻译委员会

顾问团

谢竹藩　方廷钰　魏遒杰（Nigel Wiseman，英国）　朱忠宝　黄月中　黄嘉陵　李照国

白效龙（Eric Brand，美国）　欧阳珊婷（Shelley Ochs，美国）　王　奎　摩耶·萨顿（Maya Sutton，美国）

汤姆·斯宾瑟（Tom Spencer，美国）

主译者（以首字笔画为序）

王雪敏　扎斯洛斯基·克里斯多夫（Zaslawski Christopher，澳大利亚）

布莱安·格拉肖（Brain Glashow，美国）　田海河（美国）　白效龙（Eric Brand，美国）

邝丽诗（Alicia Grant，英国）　冯　立（Jessica Li Feng，新西兰）

托马斯·霍奇（Thomas Hodge，美国）　巩昌镇（美国）　朱小纾（澳大利亚）　朱燕中（美国）

刘　明　汤姆·斯宾瑟（Tom Spencer，美国）　汤淑兰（英国）　孙　慧

劳拉·卡斯蒂略（Laura Castillo，美国）　克里斯·杜威（Chris Dewey，美国）　李灿东

李玲玲　李爱中（加拿大）　李照国　克莉丝汀·韦斯顿（Kristin Weston，美国）

杨卫红（Angela Weihong Yang，澳大利亚）　何玉信（美国）　何叶博　佟　欣（美国）　陈　骥

陈云慧　陈业孟（美国）　范延妮　林　楠（美国）　欧阳珊婷（Shelley Ochs，美国）

凯思琳·多德（Kathleen Dowd，爱尔兰）　单宝枝　赵中振（中国香港）

赵吉福（美国）　郝吉顺（美国）　柳江华（美国）　段颖哲（Azure Duan，美国）

秦济成（Ioannis Solos，希腊）　莱斯利·汉密尔顿（Lesley Hamilton，美国）　郭　平（中国香港）

唐聿先（Robert Yu-Sheng Tan，加拿大）　黄立新（美国）　梁思东（John Paul Liang，美国）　韩丑萍

雷勒·尼尔森（Leil Nielsen，美国）　路玉滨（美国）　詹姆斯·贝尔（James Bare，美国）

摩耶·萨顿（Maya Sutton，美国）

世界中医学专业核心课程教材

《中医诊断学》编委会

主　编

李灿东（福建中医药大学）

陈家旭（北京中医药大学）

副主编

何建成（上海中医药大学）

王学岭（天津中医药大学）

袁肇凯（湖南中医药大学）

陈业孟（纽约中医学院）

秦济成（希腊）

编　委（以姓氏笔画为序）

丁成华（江西中医药大学）

马维骐（成都中医药大学）

水野海腾（日本铃鹿医科大学）

任　健（山东中医药大学）

刘玥芸（北京中医药大学）

陈云志（贵州中医药大学）

林雪娟（福建中医药大学）

周雪明（黑龙江中医药大学）

徐　征（南京中医药大学）

董昌武（安徽中医药大学）

戴　红（湖北中医药大学）

魏　红（辽宁中医药大学）

谢哈森（美国华美中医学院）

序

自古以来，中医药就是古丝绸之路沿线国家交流合作的重要内容。随着健康观念和生物医学模式的转变，中医药在促进健康保健及防治常见病、多发病、慢性病及重大疾病中的疗效和作用日益得到国际社会的认可和接受，中医药海外发展具有巨大潜力和广阔前景。但是中医药教育在海内外的发展并不平衡，水平也参差不齐。在此背景下，遵循世界中医药学会联合会教育指导委员会制定的《世界中医学本科（CMD 前）教育标准》，编写一套供海内外读者学习使用的中医药教材，有助于更好地推动中医药走向世界，意义重大。

在《中华人民共和国中医药法》颁布一周年之际，"世界中医学专业核心课程教材"即将付梓问世。本套教材发轫于2008 年，两次获得国家中医药管理局国际合作专项立项支持，由张伯礼教授担任总主编，以世界中医药学会联合会教育指导委员会为平台，汇聚海内外专家，遴选海内外范本教材，进行诸章节的比较研究，取长补短，制定编写大纲，数易其稿，审定中文稿。在世界中医药学会联合会翻译专业委员会支持下，遴选了具有丰富的中医英语翻译经验、语言造诣高并熟知海外中医教育的海内外专家对此套教材进行了翻译和英文审校。十年磨一剑，细工出精品。编者们将本套教材定位于培养符合临床需求的中医师，重点阐述了国外常见且中医药确有疗效的疾病防治，有利于全面、系统、准确地向世界传播中医药学，堪称世界中医学专业核心课程教材典范之作。

欲诣扶桑，非舟莫适。本套教材的出版，有助于在世界范围培养中医药人才，有助于推进中医药海外发展，更好地服务于中医药"一带一路"建设，更好地服务于世界民众健康，必将在世界中医药教育史上产生重要影响！

国家中医药管理局国际合作司司长
王笑频
2018 年 7 月于北京

前　言

世界中医药学会联合会教育指导委员会，致力于引领和促进世界中医药教育的健康发展及世界中医药人才的规范培养。早在成立之初，就在世界中医药学会联合会领导下，组织海内外专家分析世界中医药教育未来发展趋势，提出了发展世界中医药教育的建议与对策。起草了《世界中医学本科（CMD前）教育标准（草案）》，2009年5月经世界中医药学会联合会第二届第四次理事会认真论证和审议，发布了《世界中医学本科（CMD前）教育标准》。

世界中医学教育正在快速蓬勃发展。中医药课程是实现中医药专业人才培养目标的重要基础。但各国（地区）中医学教育发展不平衡，各教育机构所开设的专业课程差异较大，且核心内容不尽统一，故有必要确定中医学专业核心课程。为使世界各国（地区）中医教育机构通过教育实践，实现中医学专业培养目标，依据《世界中医学本科（CMD前）教育标准》，结合中医学教育特点和职业需要，参考世界各国（地区）中医学教育的实际情况，世界中医药学会联合会教育指导委员会制定了《世界中医学专业核心课程》和《世界中医学专业核心课程教学大纲》，并启动"世界中医学专业核心课程教材"的编译工作。

本套教材包括《中医基础理论》《中医诊断学》《中药学》《方剂学》《中医内科学》《中医妇科学》《中医儿科学》《针灸学》《推拿学》《黄帝内经选读》《伤寒论选读》《金匮要略选读》《温病学》，共13个分册。

教材编译的工作基础

2012年世界中医药学会联合会教育指导委员会成立了"世界中医学专业核心课程教材"编译指导委员会，审议了"世界中医学专业核心课程教材编译原则和要求"，与会专家对"编译原则和要求"提出了许多建设性的意见与建议。世界中医药学会联合会教育指导委员会秘书处通过综合各位专家建议，于2012—2013年在天津中医药大学资助和参与下组织开展了"世界中医学专业核心课程中外教材比较研究"；在充分分析、总结各国（地区）教材特色和优势的基础上各课程研究团队组织起草了"课程教材目录和章节样稿"，并寄发到世界各国（地区）相关专家审议，收回专家反馈意见和建议94条，涉及教材内容、语言翻译、体例格式等方面。秘书处组织专家根据研究结果对"世界中医学专业核心课程教材编译原则和要求"进行了认真修订等。以上工作为编译"世界中医学专业核心课程教材"奠定了坚实的基础。

教材的定位

当前本科教育仍是各学科专业教育的基础主体。同时"世界中医学专业核心课程教材"还应服从、服务于已发布的相关中医学专业教育标准，以及综合考虑各国（地区）中医学教育的实际情况、临床实际需要等。"世界中医学专业核心课程教材"（以下简称"教材"）的适用对象定位为世界中医学专业本科教育，同时兼顾研究生教育及中医医疗人员自修参考；教材的知识范围以满足培养胜任中医临床需要的准中医师为度，同时应具有一定的深度和广度，为知识延伸提供参考。读者对象为海外中医药院校的学员，海外中医药从业人员，来华学习的外国留学生，以及内地高校中医药英语班学员。

教材的编译原则

本套教材的编译坚持了教材的思想性，科学性，系统性，实用性，先进性，安全性，规范性，普适性等原则。

思想性。中医学历来重视思想性的传承，大医精诚、倡导仁爱，注重学生思想观念和道德品质的培养，树立为人类健康服务的仁爱思想，这是中医学医德修养的核心，也是一名合格中医师的必备品质。

科学性。教材应正确反映中医学体系内在规律，中医概念、原理、定义和论证等内容确切，符合传统文献内涵，表达简单、明确、规范，避免用带有背景知识的词句。中医学理论内涵植根于中医学理论

发展史中，尊重中医学理论的传统内涵，才能正本清源，使教材体现稳定性和延续性。

系统性。系统承载中医学理论，完整构建中医学核心知识体系，突出基本理论、基本知识和基本技能。课程资源要求层次清晰，逻辑性强，循序渐进，做好课程间内容衔接，合理整合，避免交叉重复等。

实用性。教材着力服务于临床，阐释基本理论时做到理论与实践相结合，临床内容主要选择中医的优势病种，以及被广泛应用的中药、针灸、推拿等处理方法，学以致用。实用性是教材的价值所在，在进行理论讲解时注重介绍各国（地区）的常见病、多发病的临床治疗，经典课程的学习重视其临床指导作用及对学生临床思维能力的培养等。

先进性。教材注重反映中医学的发展水平，引入经过验证的，公开、公认的科学研究或教学研究的新理论、新技术、新成果等内容，展示中医学的时代性特征。如温病学课程中介绍人类防治禽流感、重症急性呼吸综合征等研究的最新情况，针灸学课程中介绍了腧穴特异性研究进展等。教材的先进性是一个学科生命力的体现。

安全性。教材对治疗方法、技术的介绍重视安全性和临床实际，要求明确适应证、禁忌证。如针灸学课程中重视介绍相关穴位适应证、安全操作等，中药学课程介绍中药相关的科学炮制、合理辨用、明确剂量、汤剂煎煮及服用方法、濒危禁用药物的替代品等，推拿学课程中介绍推拿

手法的宜忌等。教材知识内容选择应以服务临床应用为基础，重视安全性，各种表达力争严谨、精确，符合各国（地区）法律要求。

规范性。教材统一使用规范术语，文字通俗易懂但不失中医本色，语言翻译做到"信、达、雅"，采用现有的国际标准中的规范表述，翻译力争达到内容的准确性与语言的本土化兼顾，同时还重视知识版权的保护。

普适性。教材服务于中医教学，内容经典，篇幅适当，外延适度，尽可能符合各国（地区）教学实际。在版式、体例、表达等方面采用国际通用编写体例，避免大段叙述并及时进行小结。重视使用知识链接的表达方式，使教材版式活泼，在增加教材知识性同时不影响主体知识，如临床课程可适量链接增加西医基础知识，推拿课程增加介绍国外的整脊疗法等。加强图例、表格等直观表达方式的应用，简化语言叙述，将抽象问题具体化。

▌教材的编译过程

2015 年，根据世界中医学专业核心课程教材编译人员遴选条件，各国（地区）中医药教育机构专家积极申报，共收到推荐自荐表 313 份（境外 89 份）。最终确定教材主编 28 名、副主编 64 名。参与此套教材编写的专家来自中国、美国、英国、法国、澳大利亚、加拿大、新加坡、新西兰、马来西亚、荷兰、希腊、日本、西班牙、中国香港和中国台湾等 15 个国家和地区，共计 290 人，其中 59 名境外专家中有

26 人担任主编或副主编。参加机构包括 74 所高等中医药院校及研究院（所），其中境内 34 个机构，境外 40 个机构。

2015 年召开的"世界中医学专业核心课程教材"主编会议和编写会议，明确了世界中医学专业核心课程教材总体编译要求，深入研讨和合理安排了各课程编委对相关课程教材的编写任务、分工及进度安排，明确了教学大纲、编写大纲及相关课程交叉内容的界定，以及教材编译过程中相关问题的解决办法等。之后又召开了主编进度汇报会和教材审稿会，经过 20 个月的辛勤努力，汇集世界中医教育专家智慧，具有"思想性、科学性、系统性、实用性、先进性、安全性、规范性、普适性"的第一套世界中医学专业核心课程教材中文版于 2016 年 10 月召开的定稿会上定稿。

2016 年 10 月世界中医学专业核心课程教材翻译会召开，会上聘任了世界中医学专业核心课程教材的英文版主译。

主译人员的遴选是根据世界中医学专业核心课程教材翻译人员遴选条件，经推荐和自荐，充分考虑申报者在专业领域的学术地位、影响力、权威性，以及地域的代表性，经世界中医药学会联合会教育指导委员会、世界中医药学会联合会翻译专业委员会与中国中医药出版社认真研究，确定各课程教材主译 49 人，其中博士 39 人，硕士 8 人，本科 2 人。他们来自 9 个国家（地区），其中境外主译 38 人，美国就有 24 人参与此项工作，境内主译也大多具有海外教学经历，长期从事中医专业相关英语教学和翻译，经验丰富。

这套教材的出版具有重要意义,抓住了中医药振兴发展天时地利人和的大好时机,可为服务于中医药"走出去",促进共建共享,推动中医药为实现世界卫生组织(WHO)"人人享有基本医疗服务"的崇高目标而作出贡献。同时,该套教材的出版发行,也有利于中医药国际标准的推广和普及,也较好适应了全球范围内以"预防为主,维护健康"为重点的医疗卫生体制改革,适应了世界对中医药需求增长的形势。因此,本套教材必将有助于世界中医药人才的培养,有利于中医药在世界范围内被更广泛地认识、理解和推广应用,惠及民众,造福人类。

书将付梓,衷心感谢海内外专家学者的辛勤工作,群策群力,认真编译,保障了核心教材顺利出版发行。感谢国家中医药管理局、世界中医药学会联合会、中国中医药出版社、天津中医药大学对本书给予的大力支持和无私帮助!感谢所有作出贡献的同道朋友们!需要特别指出的是单宝枝教授为本套教材尽力颇甚,贡献尤殊!

世界中医学专业核心课程教材总主编

张伯礼

2018 年夏

编写说明

世界中医学专业核心课程教材《中医诊断学》，是由世界中医药学会联合会及其教育指导委员会统一规划、指导，来自世界各国的18所高等中医药院校专家联合编写而成，以服务世界中医学专业本科（CMD前）教育为主，兼顾研究生教育，同时可供中医临床及研究人员参考。

中医诊断学是在中医学理论的指导下，研究诊法、诊病和辨证的基础理论、基本知识和基本技能的一门学问。它是基础理论与临床各科之间的桥梁课程，是中医学课程体系中的专业基础和主干课程。

本教材分绪论及上、中、下三篇，主要包括诊法、诊病、辨证、诊断综合运用和病历书写与医案导读等内容，目的是使学习者掌握望、闻、问、切四诊，以及八纲、病因、气血津液、脏腑辨证等的基本知识和基本技能；掌握中医诊断的基本思维和方法及其综合运用；熟悉中医诊断的基本概念、基本原理和基本原则；熟悉中医病历书写的主要内容、格式和要求，以及中医医案学习的方法。

本教材根据世界中医药学会联合会发布的《世界中医学本科（CMD前）教育标准》和《世界中医学专业核心课程》教育标准，并充分借鉴各国高等中医药院校历版《中医诊断学》教材的成功经验，综合考虑各国中医教育的实际情况、中医临床实践和应用、国际执业医师考试的要求，制定了教学大纲，突出国际中医学专业的特色，强调中医诊断学的基本理论、基本知识、基本技能，力求"准确、统一、规范"，体现较高的思想性、科学性、系统性、实用性、先进性、安全性、规范性和普适性。

本教材绪论由李灿东编写，第一章由马维骐、陈家旭、刘玥芸、丁成华编写，第二章由何建成编写，第三章由王学岭编写，第四章由任健、水野海腾编写，第五章由袁肇凯编写，第六章由林雪娟编写，第七章由戴红编写，第八章由徐征、魏红、陈云志编写，第九章由董昌武、陈家旭、陈业孟编写，第十章由周雪明编写，第十一章由陈业孟、何建成编写。

本教材的编写得到了世界各国中医药院校中医诊断学界同行的高度重视和积极参与，历经北京、广州三次编写会，主编、副主编数次交叉审稿，以及编委间无数次的网络传递、修改，数易其稿，凝聚了全体参编人员及参编单位其他老师的集体智慧。

尽管《中医诊断学》是一本比较成熟的教材，但是作为世界中医学专业核心课程教材尚属首次。对于如何传承本课程教材的成功经验，体现世界中医学专业核心课程教材的特点，适应不同国家、地区中医药高等教育的需要，本教材的编写是一次十分有益的尝试。若有不足之处，敬请各位同道和读者指正，以便再版时修订提高。

《中医诊断学》编委会

2016 年 6 月

目　录

绪　论

诊，诊察了解；断，分析判断。诊断是指通过对患者的诊察，以掌握病情资料，进而对患者的健康状态和疾病本质进行辨识，并对所患病、证做出概括性判断。

中医诊断学是在中医学理论的指导下，研究诊法、诊病和辨证的基础理论、基本知识和基本技能的一门学科。它是中医基础理论与临床各科之间的桥梁课程，是中医学课程体系中的专业基础和主干课程。

一、中医诊断学的发展简史

中医诊断理论和技能的形成可追溯至先秦时期。早在《周礼·天官冢宰》便有"以五气、五声、五色，眡其死生"的记载。春秋战国时期著名医家扁鹊，即可通过"切脉、望色、听声、写形"，而"言病之所在"。《黄帝内经》论述了望神、察色、观形、闻声、问病、切脉等内容，强调诊断疾病必须结合内外因素全面考虑的整体观，为中医诊断奠定了理论基础。在马王堆汉墓出土了一批大约成书于战国至秦汉之间的医书，其中《阴阳脉死候》被认为是最早的诊断专书，而《五十二病方》在对某些疾病的诊治上已显现出辨证论治的雏形。西汉名医淳于意（仓公）首创"诊籍"，记录患者的姓名、居址、病状及方药等内容，作为诊疗的原始资料。东汉名医张仲景总结汉以前有关诊疗的经验，将病、脉、证、治结合，著成《伤寒杂病论》，建立了辨证论治的体系。自晋、唐以来，历代医家大都把诊断和治疗结合起来论述，但也有诊断专著出现，如西晋王叔和所著的《脉经》，集汉以前脉学之大成，分述三部九候、寸口、二十四脉等脉法，为现存最早的脉学专著。隋代巢元方等编撰的《诸病源候论》是第一部论述病源与病候诊断的专著。其后随着中医学的发展，专攻诊法的著作出现较多，尤其明清时期，脉诊和舌诊的发展尤为突出，如宋元间敖继翁所著《金镜录》，论伤寒舌诊，为现存的第一部舌诊专著，后经元代杜清碧增补，即为现在所见的《敖氏伤寒金镜录》。他如明代李时珍所撰《濒湖脉学》，清代吴谦等撰的《医宗金鉴·四诊心法要诀》，清代林之翰的《四诊抉微》，清代汪宏的《望诊遵经》等。关于辨证与辨病的研究论述，多见于临床各专科著作或方书、类书之中，如明代张介宾著《景岳全书》论述了"二纲六变"；清代叶天士的《温热论》创立了卫气营血辨证；吴鞠通的《温病条辨》创立了三焦辨证；明清时期还出现了不少关于传染病的诊疗专著等。近现代编撰出版了许多中医诊断学专著，其中较有代表性的如曹炳章的《彩图辨舌指南》、陈泽霖等的《舌诊研究》、赵金铎的《中医证候鉴别诊断学》、朱文锋的《中医诊断与鉴别诊断学》和《证素辨证学》等。

在长期的医疗实践活动中，历代医家积累了丰富的临床诊断经验，形成了中医学完整的诊断理论体系。中医诊断学独特的诊察方法和对人体健康状态的整体、动态、个性化的辨识，从古至今一直指导着中医临床实践，并在实践中不断地丰富和发展，同时也对世界各国的医学产生了一定的影响。

随着中医药国际交流的日益增多，中医诊断学受到各国中医界的普遍重视，出版了许多相关的教材和专著，较有代表性的如 *Diagnosis in Chinese Medicine——A Comprehensive Guide*，*Practical Diagnosis in Traditional Chinese Medicine* 等，它们在汲取中国历版教材经验的基础上，在表达形式等方面形成了各自的特色。

二、中医诊断学的主要内容

中医诊断学主要包括诊法、诊病、辨证、诊断综合运用和病历书写与医案导读等内容。

（一）诊法

诊法，是中医诊察、收集病情资料的基本方法和手段，主要包括望、闻、问、切"四诊"。

1. 望诊 望诊是医生运用视觉观察患者的神、色、形、态、身体局部及排出物等变化，以获得病情资料的诊察方法。

2. 闻诊 闻诊是医生运用听觉辨别患者的语言、呼吸、咳嗽、呕吐、嗳气、肠鸣等声音，以及运用嗅觉辨别患者身体、排出物或病室的异常气味，以获得病情资料的诊察方法。

3. 问诊 问诊是医生通过对患者或陪诊者有目的的询问，从而了解疾病的发生发展过程、诊疗情况、现在症状、既往病史、生活习惯等情况的诊察方法。

4. 切诊 切诊是医生用手触按患者的脉搏和胸腹、肌肤、手足、经络（腧穴）等部位，探测脉象及有关部位的异常征象，以获得病情资料的诊察方法。

望、闻、问、切四诊从不同的侧面了解病情，它们相互补充而不能彼此取代。所以，临床上四者必须结合运用，才能正确地诊断疾病。

通过四诊所收集到的病情资料主要包括症状、体征和病史。"症状"指患者主观感觉到的痛苦或不适，如腹痛、耳鸣、恶心、头晕等；"体征"指医生通过检查获得的患者身体异常改变的客观征象，如面色红、音哑、大便酸臭、舌苔黄、脉浮紧等。在中医学中，症状和体征又可统称为症状，或简称"症"，古代还有将其称为病状、病形、病候者。

症虽然只是疾病所表现的现象，但它是判断病种、辨别证型的主要依据，因而在中医诊断中具有重要的意义。

（二）诊病

诊病，亦称辨病，是以中医学理论为指导，综合分析四诊资料，对疾病的病种做出判断，得出病名的思维过程。

疾病，是在致病因素作用下，机体阴阳失调，脏腑功能失衡，与自然、社会的协调统一遭到破坏的异常状态。每一种疾病往往具有一些共同的特点与发展变化规律。

病名，是对该疾病全过程的特点与规律所做的概括与抽象，如感冒、咳嗽、疟疾、痢疾、肺痈、痫病、消渴、麻疹、乳癖、脓疱疮、牛皮癣、内痔、股骨骨折、白喉、圆翳内障等都是病名。中医学中，有些疾病采用症状命名，如咳嗽、头痛等，实际上是中医整体思维的体现。

对疾病做出病名诊断，是临床各科讨论的主要内容。因此，中医诊断学只是就疾病诊断的基本方法及疾病的命名、分类等做初步介绍。

（三）辨证

"辨证"是在中医学理论的指导下，对患者的各种临床资料进行分析、综合，从而对疾病当前的病位与病性等本质做出判断，并概括为完整证名的诊断思维过程。

"证"是中医学特有的诊断概念。在中医学的历史上及现代文献中，对于"证"的概念和使用不太统一。当代中医学对于"证"的约定：证是对疾病过程中所处一定（当前）阶段的病位、病性等病理本质所做的概括，是机体对致病因素做出的整体反应状态。

"证"包括证名、证型、证候、证素等概念。

证名：证的名称，指将疾病当前阶段的病位、病性等本质，概括成一个诊断名称。例如，风寒犯肺证、肝郁脾虚证、卫分证、脾肾阳虚证、膀胱湿热证、瘀阻脑络证等，均为证名。

证型：证的类型，指临床较为常见、典型、证名规范或约定俗成的证。

证候：证的外候，指每个证所表现的、具有内在联系的症状及体征。临床上有时又将证称为"证候"，但严格地说，把证作为证候的简称，与证候的概念不符。

证素：证的要素，包括病位证素和病性证素，即任何复杂的证都是由病位、病性等要素组成的。

中医诊断学主要介绍各种辨证的分类方法，由各种辨证方法综合而形成的辨证统一体系、辨证思维的技巧，以及常见证型的概念及其临床表现。

（四）诊断综合运用

"诊断综合运用"就是在整体观念指导下，强调四诊合参、各种辨证方法综合分析、诊法和辨证有机结合。

中医诊断的过程包括病情资料的采集、整理与分析、辨证方法的选用和得出病、证结论等环节。疾病是一个十分复杂的过程，要想全面、正确地认识它，在诊断的过程中就要强调诊法合参和辨证方法的综合运用，同时还要强调"诊"与"断"的交互进行。

在病情资料的采集过程中，要求四诊合参以全面采集病情资料的同时，还必须对所获得的资料进行分析思考，考虑产生这些症状或体征的可能病位、病性等，此时辨证分析已经开始。中医在长期临床实践中，创造、形成和发展了多种辨证方法，它们虽有若干重叠，但各有特点，各有侧重，是相辅相成的，所以，必须综合运用，相互补充，才能使诊断臻于完善。

诊与断是不能截然分开的，在诊断过程中，应在整体观念指导下，边诊边辨，诊辨结合，根据辨证的初步结果，进一步诊察、鉴别而使诊断不断深化、完善。

（五）病历书写与医案导读

病历，又称病案，古称诊籍，是对患者的病情、病史、诊断和治疗等情况的翔实的书面记录。

病历也曾被称为医案。医案，是中医记录、解析个案的诊疗全过程的叙议结合的临证文本，它融合了对个案诊疗的分析和体会。因此，医案与现代病历在记录的内容、格式要求等方面存在一定差别。

病历是医疗、科研、教学、管理及司法的重要资料。病历书写是中医师必须掌握的基本技能，属于中医诊断学的内容之一。

"病历书写"包括病历的内容、书写要求和格式，"医案导读"主要介绍医案的选择和阅读思路。

三、中医诊断的基本原理

中医学在形成和发展的过程中，受中国古代哲学思想的影响，形成具有朴素的唯物辩证法思想的认识论和方法论，采用直观和比较的方法从总体上看待自然界和人体生理病理的关系，构成了天人相应、神形相合、表里相关等整体观念。

中医学整体观念认为，事物之间存在着相互作用和因果联系。人体是一个有机的整体，人体又受到自然环境和社会环境的影响。病变时内在的病理变化必然在人体外部以一定的形式表现出来，局部的表现常可反映出整体的状况，整体的病变可以从多方面表现出来。通过审察其反映于外的各种疾病现象，在医学理论的指导下进行分析、综合、对比、思考，便可求得对疾病本质的认识。

因此，中医在认识事物时，采取以我知彼，从外测内，观察事物表现得太过或不及，通过微小的改变了解整体的变化，从而认识事物的本质。《素问·阴阳应象大论》曰："以我知彼，以表知里，以观过与不及之理，见微得过，用之不殆。"这便是中医学诊断病证的基本原理，归纳起来包括司外揣内、见微知著、以常衡变。

（一）司外揣内

外，指因疾病而表现于外的症状、体征；内，指脏腑、气血等内在的病理本质。司外揣内，是指通过诊察患者外部的表现，便有可能测知其内在的病理变化，又称"从外知内""以表知里"。正如《灵枢·本脏》所说："视其外应，以知其内脏，则知所病矣。"

脏腑与体表是内外相应的，"有诸内者，必形诸外"，疾病变化的病理本质虽然藏之于"内"，但必有一定的症状、体征反映于"外"，故观察外部的表现，可以测知内脏的变化，从而了解疾病发生的部位、性质；认清内在的病理本质，便可解释显现于外的证候。《丹溪心法·能合色脉可以万全》总结说："欲知其内者，当以观乎外；诊于外者，斯以知其内。盖有诸内者形诸外。"临床上，望面色、听声音、嗅气味、问饮食、切脉象、触肌肤等，均属"司外"；而对上述临床表现进行辨证思维，辨识病证，便是"揣内"。

司外揣内的原理实际上是一种猜想法，有似于控制论的黑箱理论。它靠输入与输出信息推断机体内部结构与功能的异常变化。猜想法有一定的局限性，故在运用时需要结合其他科学方法，但它包含着创造性思维因素，在当今自然科学中仍有应用。

（二）见微知著

见微知著，见于《医学心悟·医中百误歌》。微，指微小的、局部的变化；著，指明显的、整体的情况。见微知著，是指通过观察局部的、微小的变化，可以测知整体的、全身的病变。

人体的任何一部分都与整体或其他部分密切联系。局部的病变可以产生全身性的病理反应，全身的病理变化又可反映于局部。因此，机体的某些局部的、微小的变化，常包含和反映了整体的生理、病理信息，通过这些局部的、微小的变化，可以测知整体的情况。中医对面、脉、舌、耳等的诊察，都是这一原理的体现。

《灵枢·五色》将面部分为明堂、阙、庭、蕃、蔽等部，而在其中头面、手足、脏腑、胸背等整个人体皆有相应的分属部位，称之为"此五脏六腑肢节之部也，各有部分"。这就是察面部以知全身病变的具体描述。

关于脉诊，《素问·五脏别论》便有"气口何以独为五脏主"之说；《难经·一难》强调"独取寸口，以决五脏六腑死生吉凶之法"，并得到历代医家的认可，于是临床详察寸口脉的三部九候，可以推断全身疾病，这也是见微知著的原理在脉诊上的应用。

另外，舌为心之苗，又为脾胃的外候，舌与其他脏腑也有密切联系，故舌的变化可以反映脏腑气血的盛衰，如舌红，往往提示热证，舌尖红，多为心火上炎；舌两边红，多为肝经有热。耳为宗脉之所聚，耳郭的不同部位亦能反映全身各部的变化。五脏六腑之精气皆上注于目，故目可反映人体的神气，并可察全身及脏腑的病变。

临床实践证明，某些局部的改变，确实有诊断全身疾病的意义。因而有人说，中医学含有当代"生物全息"的思想，认为人体的某些局部，可以看做脏腑的"缩影"。

（三）以常衡变

常，指健康的、生理的状态；变，指异常的、病理的状态。以常衡变，是指在认识正常的基础上，辨别、发现太过或不及的异常变化。

要认识客观事物，必须通过观察比较，才能知常达变。《素问·玉机真脏论》说："五色脉变，揆度奇恒。"意思就是通过对色、脉的诊察比较，来揣测推断正常与否。中医望色、闻声、切脉等用以诊断病变，均含有这方面的原理。

健康与疾病，正常与异常，色泽的不同，脉象的虚、实、数、迟，都是相对的，是通过观察比较而做出的判别。例如，诊脉时一息四五至为平脉，一息五六至为数脉，一息不足四至则为迟脉。又如，正常舌色淡红润泽，比正常舌色浅淡者称为淡白舌，比正常舌色红者称为红舌，比红舌更红者称为绛舌。所以，诊断疾病时，一定要注意从正常中发现异常，从对比中找出差别，进而认识疾病的本质。这也就是所谓以我知彼、以观太过不及之理的诊断原理。

四、中医诊断的基本原则

中医诊断的过程，是在中医学理论的指导下，依据采集的病情资料，运用中医临床思维去辨识病证的过程。当医生面对错综复杂的病情，千变万化的临床表现，若要抓住疾病的本质，对病、证做出正确判断，除了应熟悉中医学的理论与知识以外，还要遵循中医诊断的基本原则。

（一）整体审察

整体观念是中医诊断时强调整体审察的认识论基础。由于人是一个有机的整体，内在的脏腑与体表的形体官窍之间是密切相关的，人体与社会环境和自然环境也是息息相关的。当人体脏腑、气血、阴阳协调，能适应社会、自然环境的变化，便表现为身心健康的状态，当内外环境不能维持在一定范围内的和谐统一，便可能发生疾病。人体一旦患病，局部的病变可以产生全身性的病理反应，全身的病理变化又可反映于局部；精神的刺激可导致气机甚至形体的变化，脏腑的病变也可以导致情志活动的改变；而人体对自然、社会环境适应能力的降低，也必然导致脏腑、气血、阴阳的失调而发生疾病。因此，任何疾病都是整体功能状态失调在全身或局部的反应。

整体审察，就是指在诊察和分析病情资料的时候，不能只关注局部和个体，应重视患者整体与局部的病理联系，同时，还要将人体与所处的环境结合起来，综合地判断病情。

一方面是在通过诊法收集患者的临床资料时，必须从整体上进行多方面的考虑，而不能只看到局部的征象，不仅要对局部的病状进行详细的询问、检查，而且要通过寒热、饮食、二便、睡眠、精神状况、舌象、脉象等，了解全身的情况，还要了解病史、家庭、环境、时令、气候等机体以外可能对疾病产生影响的因素。只有全面、系统、准确、动态地收集临床资料，才能做出正确的诊断。例如，诊察患者的体温、汗、尿等情况时，必须充分考虑到季节气候的影响；受四季气候变化的影响，正常脉象有春弦、夏洪、秋毛、冬石的相应变化，诊脉时就必须注意到季节的变化。又如，脓耳虽为局部的病变，但往往与脏腑功能失调有关，可能是肝胆火热在耳部的表现，严重者还可引起发热、头痛、口渴、尿黄等全身症状，诊察时就应详细了解全身的情况；患者目赤肿痛，不能只观察眼睛的局部病变，还应详细诊察

全身的情况，判断是否存在肝胆、脾胃、心或肺的热象等。

另一方面，在对病情资料进行分析时，要求注重整体性，综合判断，既不能只顾一点，不及其余，或因小失大，"捡了芝麻、丢了西瓜"，也不能只注意到当前的、局部的、明显的病理改变，而忽视天、地、人、病的特殊关系，一定要从疾病的前因后果、发展演变上综合考虑。例如，哮喘、痹证及瘾疹等病，多在气候剧变、季节转换或环境潮湿等情况下发作或加重；四季或昼夜的变化，可加重或缓解某些疾病的病情。这些都是在分析病情资料时，应加以考虑的因素。

（二）四诊合参

四诊合参，是指四诊并重，诸法参用，综合考虑所收集的病情资料，有利于得出准确的诊断。

疾病是一个复杂的过程，其临床表现可体现于多个方面且千变万化，而望、闻、问、切四诊是从不同的角度了解病情和收集临床资料，各有其独特的方法与意义，又都有一定的局限性，需互相补充而不能互相取代，若仅以单一的诊法进行诊察，势必造成资料收集的片面性，对诊断的准确性产生影响。因此，若要保证临床资料的全面、准确、详尽，必须强调诊法合参，正如《濒湖脉学·自序》所说："上士欲会其全，非备四诊不可。"《四诊抉微·自序》也说："然诊有四在，昔神圣相传，莫不并重。"

医生若对望诊或脉诊等单一诊法有精深的研究和专长，值得称道，但若独以某法为重而忽视其他诊法，甚至以一诊代替四诊，则不可取。张仲景批评说："省疾问病，务在口给，相对斯须，便处汤药。按寸不及

尺，握手不及足；人迎跌阳，三部不参……明堂阙庭，尽不见察，所谓窥管而已。夫欲视死别生，实为难矣。"医生不能全面了解病情，便难以做出正确的诊断。

实际上，临床诊察过程中四诊资料具有相互参照、印证、补充的作用，收集时难以截然分开，往往望时有问、有闻，切时也有望、有问等。例如，对排出物的诊察，往往既要望其色，又要闻其气，还要问其感觉。又如腹诊时，既要望其腹之色泽形状，又要叩之听其声音，还要按而知其冷热、软硬，并问其喜按、拒按等。《难经·六十一难》云："望而知之谓之神，闻而知之谓之圣，问而知之谓之工，切脉而知之谓之巧。"临床诊病时，有时是望色在先，有时是闻声在先，有时是问病在先，应根据具体情况而定。通过相互参照，判断需进一步检查的内容，而并非按照固定的顺序按部就班地进行。

（三）病证结合

在中医学中，"病"与"证"是密切相关的不同概念。

病是对疾病全过程的特点与发展变化规律所做的概括，证是对疾病当前阶段的病位、病性等所做的结论。病注重贯穿于整个疾病的基本病理变化，即从疾病发生、发展全过程纵向把握病情；证着眼于疾病某一阶段机体反应状态的病理变化，即从横向认识病情。辨病有利于从疾病全过程、特征上认识疾病的本质，重视疾病的基本矛盾；辨证则重在从疾病当前的表现中判断病变的位置与性质，抓住当前的主要矛盾。由于病与证对疾病本质反映的侧重面有所不同，故中医学强调要"辨病"与"辨证"相结合，以便对疾病本质有全面的认识。例如，患者诊断

为"肺痈"，则"热壅血瘀，肺叶生疮，血败肉腐成脓"的基本病理可知，但治疗时还应辨别是初期的风热犯肺、成痈期的肺热酿脓、溃脓期的肺痈内溃，还是恢复期的邪去正虚、气阴两伤等，如此才能辨证论治。

临床进行思维分析时，既可先辨病再辨证，也可先辨证再辨病。如果通过辨病而确定了病种，根据该病的一般演变规律往往也提示了常见的证型，以及基本病理的特点，并可通过辨证判断病情的轻重、缓急与转归。而当疾病的特征性反应不够充分时，可通过辨证先给予患者及时、有效的治疗，再通过观察病情变化，发现疾病的本质，从而明确疾病的诊断。

五、学习中医诊断学的方法

中医诊断学是集理论性、实践性、科学性为一体的一门学科。它运用中医基本理论、基本思维和基本技能对疾病进行诊断，既有理论知识，又有实际操作，还强调运用中医的临床思维。因此，学习中医诊断学必须培养正确的学习方法。

（一）注意中医基础理论的学习

中医基础理论是中医诊断和辨证思维的基础，中医诊断学是中医基础理论的延伸和连接临床的桥梁，二者密不可分。例如，中医诊断学中有关神、色的生理病理基础，舌象、脉象的临床意义，病性辨证，脏腑的证候特点等，都运用到阴阳五行、精神气化、脏腑经络、病因病机等基础理论。因此，要学习掌握好中医诊断的基本技能，必须要以了解、掌握中医基础理论为前提，而后才有可能灵活运用、举一反三。否则，便不能对四诊所收集的临床资料按照中医学理论进行

归纳、分析，也不能确定其相互间的病理生理联系及临床意义，更无法得出准确的诊断结果。所以，学习中医诊断学必须在系统掌握本门课程的基础理论、基本知识的同时，进一步提高中医基础理论水平。只有不断学习，真正做到融会贯通，才能提高学习效果，为提高临床诊断水平打下坚实的基础。

（二）注重中医临床思维的培养

中医思维方法是中医理论体系与临床实践的核心。从运用四诊收集病情资料进行分析开始，到再观察、再分析，最终形成病、证判断结论完整的认识过程，均是在中医思维指导下完成的，是从感性认识到理性认识的飞跃，是医学理论知识和科学思维的综合运用。临床诊断的正确与否，是一个医生的学术水平的反映，也是其观察能力和科学思维能力的表达。因此，除了医生的医学理论与知识水平的不足或欠缺以外，思维能力的低下也将影响其收集病情资料的完整性、可靠性，以及诊断结果的正确性。要提高临床诊断水平，除了要有深厚的医学理论与知识，还要学习经典著作、中国古代哲学，以及辩证法、逻辑学、系统科学等知识，更要注意思维方法、思维方式的锻炼和培养，学会在整体的高度上，从不同角度科学地观察问题、分析问题和解决问题，避免主观、片面、机械、孤立地看待问题、分析问题。

（三）强化临床实践与技能训练

中医诊断学既有理论性，又有实践性。临床病证错综复杂、千变万化，不可能像书本上所描述的那样单纯、固定，患者也不可能照章陈述，如果没有临床的实践与严格的技能训练，即便相关知识背诵得滚瓜烂熟，但在临床实践中，依然无法正确理解患者的表述，不能透过现象看本质。只有通过不断的实践，才有可能做到去伪存真、去粗存精。前人说"熟读王叔和，不如临证多"，阐明了理论必须同实践相结合的道理，更强调了临床实践在学习中医诊断中的重要意义。由此可见，技能训练与临床实践是成为合格中医生必不可少的重要环节。所以，一定要主动、积极地参与训练和实践，在实践中要勤练基本功，严格要求，规范操作，反复练习，并注意不断地总结经验教训。在与患者的接触中，还应注意交流沟通能力的培养，注重人文关怀，对患者做到态度和蔼、体贴爱护、耐心细致。通过模拟训练和临床实践，加深对理论与知识的理解和掌握，并有意识地加强诊察方法、辨证分析和病历书写等基本技能训练，养成严谨的学风和高尚的医德医风，才可能不断提升自己的能力和水平。

复习思考题

1. 中医诊断学的主要内容有哪些？
2. 试述中医诊断的基本原理。
3. 试述中医诊断的基本原则。

上 篇

诊 法

诊法，即收集疾病资料，诊察病情的基本方法，包括望、闻、问、切四种，简称"四诊"。

《医宗金鉴·四诊心法要诀》指出："望以目察，闻以耳占，问以言审，切以指参。"这是说，望诊是用目观察病情的诊病方法，闻诊主要是听声音（现包括嗅气味）的诊病方法，问诊是通过询问了解病情的诊病方法，切诊是以手切按脉搏或其他部位的诊病方法。由此可见，四诊是针对患者在不同方面所出现的各种临床表现，分别采用不同的手段来获取病情资料，以达到全面、准确了解病情的目的，为诊病、辨证提供可靠的依据。四种诊法各有所长，并无高下之分，故临床运用诊法时，不可偏执一端，片面夸大某种诊法的作用；或者仅依赖某种诊法，导致病情资料掌握不全，诊断不准，或者被某些假象所惑而误诊。临床诊病，应当望、闻、问、切并用，四诊合参，做到全面、准确、规范地收集病情资料，综合分析，以对疾病做出正确的诊断。

中医诊法的形成历史悠久，源远流长，早在商周时期四诊便有萌芽。《周礼·天官冢宰》载"以五气、五声、五色，眡其死生"，说明当时至少已有望诊、闻诊的方法。据《史记·扁鹊仓公列传》记载：公元前5世纪的著名医家扁鹊，能通过"切脉、望色、听声、写形，言病之所在"，可见春秋战国时期，临床诊病已运用了望、闻、切的诊法。标志着中医基本理论形成的经典著作《黄帝内经》中也有大量对四诊的论述。《素问·五脏生成》说："能合脉色，可以万全。"《素问·阴阳应象大论》云："视喘息，听音声，而知所苦。"《素问·征四失论》提出："诊病不问其始，忧患饮食之失节，起居之过度，或伤于毒，不先言此，卒持寸口，何病能中。"《素问·脉要精微论》曰："夫脉者，血之府也，长则气治，短则气病，数则烦心，大则病进。"其奠定了中医诊法的基础。《难经》更是明确地提出了中医的诊法即是望、闻、问、切四种，其于《难经·六十一难》中提出："望而知之谓之神，闻而知之谓之圣，问而知之谓之工，切脉而知之谓之巧。"从而建立的中医诊法体系一直沿用至今。东汉伟大医学家张仲景将《黄帝内经》《难经》的四诊方法运用于临床辨证，仅其著作《伤寒论》397条中，记载有脉象者就达130条之多，涉及26种脉象。之后，历代无数医家不断总结临床行之有效的诊法，从不同角度充实和丰富四诊的内容，形成了如《脉经》《察病指南》《敖氏伤寒金镜录》《望诊遵经》等许多诊法专著，推动了中医诊法的长足进步。

第一章

望　诊

　　望诊，是指医生运用视觉对人体的全身情况、局部情况、舌象、排出物、小儿食指络脉等方面进行有目的的观察，以了解健康状况，测知病情的方法。望全身情况包括望神、色、形、态四个方面，望局部情况包括望头面、五官、颈项、躯体、四肢、二阴、皮肤等，望舌包括望舌质、舌苔两部分，望排出物包括望分泌物、排泄物、呕吐物等。另外，儿科尚有望小儿食指络脉的专门诊法。

第一节　望诊概述

一、望诊的原理及意义

（一）望诊的原理

　　《灵枢·本脏》说："视其外应，以知其内脏，则知所病矣。"这就明确指出了包括望诊在内的中医诊法，都是通过以外测内而达到诊病目的的。中医学理论认为，人体是一个有机的整体，人体的外在组织、官窍等与内部的脏腑、经络等有着密切的联系。生理上，脏腑健旺、气血充盛，则可外荣于形体官窍、四肢百骸；病理上，脏腑功能失调、气血盛衰变化等，也必然会通过体表的相应组织、官窍等部位反映出来。《灵枢·外揣》云："五色不明，五脏波荡，若是则

内外相袭，若鼓之应桴，响之应声，影之似形。"因此，观察人体全身、局部、舌象等方面外部的情况变化，不仅可以了解机体的健康状况，而且可作为分析气血、脏腑等病理变化的重要依据。正如《丹溪心法·能合色脉可以万全》所云："欲知其内者，当以观乎外；诊于外者，斯以知其内。"

（二）望诊的意义

　　人在对外界客观事物的认识过程中，首先运用的便是视觉，因而望诊作为四诊之首，在诊法中必然占有极其重要的地位，故《难经·六十一难》云："望而知之谓之神。"机体神、色、形、态等方面的表现，作为临床诊断的重要依据，只有通过望诊才能了解获得；官窍、组织作为内在脏腑的缩影，其色泽、形态等改变，均可望而知之，以测脏腑正常与否；分泌物、排泄物的质地、颜色等，皆可视而得之，以别其寒热虚实。因此，中医临证诊病必当重视望诊，所谓欲察疾病之所在，所犯何逆，必先于望。正如清代江涵暾在《笔花医镜·望闻问切论》中所言："望其部位之色，望其唇舌之色，望其大小便之色，病情已得八九矣。"

二、望诊的方法和注意事项
（一）望诊的方法

　　望诊是临床医生应当熟练掌握的基本临床技能，通过正确的训练，可以培养敏锐的

观察能力，从而在临床诊病过程中，充分运用视觉，迅速而准确地获取观察对象的生理、病理信息，为辨别病情提供可靠的依据。

1. 面向光源，便于观察　一般要求就诊者坐于医生的侧面或对面，取正坐位，特殊病情亦可取仰卧位等，并嘱患者面向光源，以便在充足的光线下观察面部、官窍、皮肤、舌象等色泽的变化。

2. 充分暴露，避免漏察　对于需观察的部位，应尽量让其充分暴露，以便能完全、清楚地进行观察，以免遗漏。但应注意保护患者隐私，若确因病情需要，须对患者的隐私部位进行望诊时，先要征得患者同意，并在隐蔽条件下进行；若系异性患者，观察时须有第三个医护人员在场，以免引起不必要的医患纠纷。

3. 知常达变，动态观察　要熟悉各部位组织的正常表现特点，以及某些生理性变异的现象，对所查部位的个别征象与整体病情不符的情况，应进行深入了解、认真分析，排除非病理性因素所致者；对某些变化迅速或危重的表现，还需注意动态观察，随病情的发展及时察看变化，为适时判断疾病变化提供准确的依据。

4. 综合运用，全面观察　临床望诊不可机械、孤立地对待全身望诊与局部望诊，而应在整体观念指导下，将两者有机结合，综合观察；也不能以望诊代替其他诊法，因为单凭望诊所获取的信息往往不够全面，要注意将望诊与其他三诊密切结合，进行综合判断。

（二）望诊的注意事项

在望诊实际操作过程中，还应注意光源、环境、时间和患者着妆。

1. 光源　望诊最好在白天充足的自然光源下进行。若自然光源不足，则应采用日光灯，不宜采用有色灯光，还应尽可能白天进行复诊，以免因光源的干扰而造成误诊。

2. 环境　诊室环境应整洁、安静，避免嘈杂。保持诊室温度适中，不宜过冷或过热，以免影响气血运行而导致肤色变化。

3. 时间　望诊宜在晨起时进行，因这时患者的气色未受洗漱、饮食、运动等因素的影响，反映更为真实。不过在临床实际中通常难以完全符合这一要求，因此，实际操作时一般要求患者稍事静坐休息，尤其是对疾行、酒醉、发怒、大汗等之后的就诊者，更应让其充分休息，待气色恢复后方可进行望诊。

4. 着妆　患者就诊时面部、皮肤、指甲等不应化妆涂色；对于当时无法或不愿卸妆患者，医生应告知其复诊时不得着妆。

第二节　全身望诊

全身望诊，指医生对患者的神气、色泽、形体、姿态等进行整体观察的方法，又称整体望诊。通过观察整体神、色、形、态的表现，借以了解机体精气的盛衰、脏腑功能的强弱，作为辨别疾病性质、推断病情预后的依据。

一、望神

（一）神的概念

神，是人体生命活动的总称，是对机体生命活动外在表现的高度概括。神的含义有广义和狭义之分。广义之神，即"神气"，指脏腑功能活动的外在表现；狭义之神，即"神志"，指人的精神、意识、思维活动。

望神，即是通过观察人体生命活动的整体表现来判断病情的方法，这里既包括对脏腑功能活动外征的观察，也包括对精神、意识、思维活动状态的审察，是对神气与神志的综合观察判断。

（二）望神的原理及意义

1. 望神的原理　神的产生首先依赖于脏腑精气，无论是先天之精还是后天之精，都是神赖以形成的物质基础，精能生神，神能御精。因为正是禀赋于父母的先天之精孕育了生命，也才产生了神，即《灵枢·本神》所言："故生之来谓之精，两精相搏谓之神。"同时神又必须依赖后天之精滋养，只有不断地得到水谷精气的充养，才能维持健旺的神气状态。因此，《灵枢·平人绝谷》说："神者，水谷之精气也。"

其次，由精所化生的气、血、津液等精微物质，均是养护神的物质基础，只有当气、血、津液充足，脏腑组织功能正常，人体才能表现出良好的神气状态，精能化气，气能生神，神能御气。正如《素问·六节藏象论》所说："气和而生，津液相成，神乃自生。"《灵枢·营卫生会》亦云："血者，神气也。"

再次，神作为机体生命活动的外在表现，不能离开人体而单独存在，神依附于形体而彰显于外，精足则形健，形健则神旺，故《素问·上古天真论》说"形与神俱"。神的产生与人体精气、脏腑功能及形体的关系十分密切，精气是神的物质基础，神是精气的外在表现；形为神之舍，有形才显神。

2. 望神的意义　从人体神产生的原理可知，若体健神旺，则说明机体精气充足，津血调匀，抗病力强，即使有病也多属轻病，预后较好；若体弱神衰，则说明机体精气亏虚或津血损伤，抗病力弱，有病多重，预后较差。因此，通过观察神气的好坏，便可借以了解精、气血、津液的盛衰，推测脏腑组织功能的正常与否，进而判断病情的轻重和预后顺逆。正如《素问·移精变气论》所说："得神者昌，失神者亡。"

（三）望神的重点

临证望神固然应从多方面进行观察，但重点需注意观察两目、面色、神情、体态的表现。

1. 两目　《医原·望病须察神气论》云："人之神气，栖于二目。"说明两目最易传神。因为两目为五脏六腑精气汇聚之地，《灵枢·大惑论》云："目者，心之使也。"亦云："五脏六腑之精气，皆上注于目而为之精。"目系通于脑，其活动直接受心神支配，《灵枢·大惑论》谓之"目者……神气之所生也"。因此，观察两目对于望神显得更为重要。一般而言，若双目炯炯，精彩内含，两眼运动灵活，为有神，说明脏腑精气充足；若目无光彩、晦暗，两眼运动呆滞，为无神，说明脏腑精气虚衰。

2. 面色　人体面部皮肤的色泽，亦是神气外现的重要征象，因为心主藏神，其华在面，故面部皮肤的颜色及光泽的变化能较为准确地反映心神健旺与否。凡皮肤荣润、面有光泽为神气充盛之象；若皮肤枯槁、面色晦暗乃神气衰败之征。《医门法律·望色论》说："色者，神之旗也，神旺则色旺，神衰则色衰，神藏则色藏，神露则色露。"

3. 神情 所谓神情，是指精神、意识和面部表情的综合体现，是心神和脏腑精气盛衰的外在表现。心为五脏六腑之大主，心神乃人体生命活动的主宰，其功能是否正常，可通过神情变化反映于外。若神志清晰，思维有序，表情自然，表明心神健旺；反之，若神识不清，思维紊乱，表情淡漠，表明心神已衰。

4. 体态 人体的形体动态，也是反映神之盛衰的主要标志之一，因为形体的强弱胖瘦、动态的自如与否均与脏腑精气的盛衰密切相关。凡形体丰满，动作敏捷，转摇自如者，多属精气充盛；若消瘦枯槁，动作迟缓，转侧艰难者，多属精气衰败。

（四）望神的主要内容

临床上一般将神的表现概括为得神、少神、失神、假神和神乱五类，其中得神、少神、失神、假神是对机体总的神气旺衰表现的观察，作为判断病情轻重、预后的重要依据；神乱是观察患者精神、意识、行为等正常与否，主要见于癫、狂、痫等精神错乱的疾病。

1. 得神

（1）概念 得神，又称"有神"，是机体精气充足、神气健旺的表现。

（2）临床表现 神志清楚，语言清晰；目光明亮，两眼灵动；面色红润，表情自然；肌肉不削，体态自如；动作灵活，反应灵敏；呼吸均匀。

（3）临床意义 得神说明精气充盛，体健神旺，是健康的表现；若患病而有神，则表明脏腑功能不衰，正气未伤，病多轻浅，预后良好。

2. 少神

（1）概念 少神，又称"神气不足"，是精气不足、神气欠佳的表现。

（2）临床表现 精神不振，嗜睡健忘；两眼乏神，双目少动；面色淡白少华；肌肉松弛，倦怠乏力，动作迟缓；气少懒言，食欲降低。

（3）临床意义 少神多由正气不足、精气轻度损伤、脏腑功能减退所致，多见于轻病或疾病恢复期的患者；素体虚弱者，平时亦多出现少神。

3. 失神

（1）概念 失神，又称"无神"，是精亏神衰或邪盛扰神的表现。

（2）临床表现 精神萎靡，语言失伦，或神志昏迷，循衣摸床，撮空理线，或猝倒神昏，两手握固，牙关紧急；目暗睛迷，瞳神呆滞，或目翻上视；面色晦暗无华，表情淡漠；肌肉瘦削，大肉已脱，动作失灵；呼吸异常，气息微弱。

（3）临床意义 失神提示人体精气大伤，脏腑功能严重受损，机能衰竭，可见于慢性久病患者；或邪陷心包，内扰神明，或肝风夹痰，蒙蔽清窍，可见于急性患者。患者见失神，均属疾病的危重阶段，预后不良。

4. 假神

（1）概念 假神，是指久病、重病患者神气出现暂时"好转"的虚假表现，并非佳兆，常喻为"回光返照""残灯复明"。

（2）临床表现 假神见于危重患者，本已神识不清，却突然精神转佳，语言不休，想见亲人；本已目光晦暗，却突然目似有光而浮露；本已面色晦暗枯槁，却突然颧赤如妆，游移不定；本已久病卧床不起，却忽思下床活动；本不能食，而突然食欲增强。

（3）临床意义 假神说明脏腑精气极度

衰竭，阴不敛阳，虚阳无所依附而外越，以致暴露出一时"好转"的假象。因此，临床见到假神，提示正气将脱，阴阳即将离决，常为临终前的预兆。

得神、少神、失神、假神的鉴别见表1-1。

表1-1 得神、少神、失神、假神的鉴别

	得神	少神	失神	假神
神志	神志清晰，表情自然，语言如常	精神不振，思维迟钝，声低懒言	精神萎靡，意识模糊，语言失常	本已神昏，但突然神识似清，言语不休
目光	明亮有神，两目灵活	目光乏神	两目晦暗，瞳神呆滞	原本目光晦暗，却突然目似有光而浮露
面色	面色红润，含蓄不露	面色少华，色淡不荣	面色晦暗无华	本为面色晦暗，但突然颧赤泛红如妆
体态	肌肉不削，动作自如，反应灵敏	肌肉松软，动作迟缓	形体羸瘦，反应迟钝，或撮空理线，循衣摸床	久病卧床不起，却忽思活动
饮食	食欲食量如常	食欲减退	不欲食	久不能食，突然索食
意义	精气充足	正气不足	精亏神衰或邪盛扰神	精气衰竭，阴阳即将离决

5. 神乱 神乱是指神志意识错乱失常，主要表现为焦虑恐惧，淡漠痴呆，狂躁妄动，猝然昏仆等，多见于癫、狂、痫、脏躁等患者。

（1）焦虑恐惧 常表现为焦虑不安，心悸不宁，或恐惧胆怯，不敢独处一室等。其多由心胆气虚、心神失养所致，可见于脏躁等。

（2）淡漠痴呆 表现为神识痴呆，表情淡漠，喃喃自语，哭笑无常。其多因忧思郁结，或先天禀赋不足所致，病机为痰气郁结，蒙蔽心神，常见于癫病或痴呆等。

（3）狂躁不安 表现为神志昏狂，呼号怒骂，打人毁物，不避亲疏，甚或登高而歌，弃衣而走，妄行不休，力逾常人。其病多属痰火扰心，常因暴怒化火，炼津为痰所致，常见于狂病等。

（4）猝然昏仆 表现为猝然昏仆，不省人事，口吐涎沫，口出异声，四肢抽搐，醒后如常。其多与先天禀赋因素有关，多为肝风夹痰、蒙蔽清窍所致，常见于痫病。

癫病、狂病、痫病的鉴别见表1-2。

表1-2 癫病、狂病、痫病的鉴别

	临床表现	病机
癫病	神志痴呆，表情淡漠，喃喃自语，哭笑无常	痰气郁结，蒙蔽心神
狂病	神志昏狂，呼号怒骂，打人毁物，不避亲疏，登高而歌，弃衣而走，妄行不休，力逾常人	痰火扰乱心神
痫病	猝然昏仆，不省人事，口出异声，口吐涎沫，四肢抽搐，醒后如常	肝风夹痰，蒙蔽清窍

（五）望神的方法和注意事项

临证望神，除了对各种神气的表现进行认真观察以外，还应注意以下事项。

1. 以神会神 望神的方法概括而言称为"以神会神"，即《医原·望病须察神气论》所谓："以我之神，会彼之神。"神作为人体生命活动综合的外在表现，往往是在患者有意无意之时流露最真，故临证察神，医生一定要平心静气、清心凝神，以医者之神会病者之神，在短暂的时间内观察把握患者的神情状况。因为若患者发现医生在注意自己时，往往会感觉拘谨，产生紧张，甚至掩饰其真实神情。同时医生若刻意长时间观察，也常常容易产生主观想法，以致影响对患者客观神态的观察。因此，临床望神要求医生首先做到神情专注，在刚接诊患者的短暂时间内，在患者尚未注意、毫不拘谨、无所掩饰的情况下，通过敏锐观察，注重诊察患者时的第一直觉印象，对患者神的旺衰和病情的轻重有一个估计，达到"一会即觉"的目的。

2. 注意形色相参、综合分析　神为形之主，形为神之舍；色者，神之旗也，故临床望神还须做到神形相合、神色互参。一般而言，体健则神旺，体弱则神衰；神旺则色旺，神衰则色败。若当神形表现不一时，更应注意综合判断。例如，久病形羸色败，虽神志清醒，亦属失神；新病神昏，虽形体丰满，亦非佳兆。除此之外，言谈举止、声音气息、形体动态、舌象脉象等，无一不反映着神的变化。因此，临床察神，不能只采用望诊之法，还需结合其他诊法，对语言、呼吸、舌象、脉象等，进行全面观察，综合分析，故有"舌之有神""声之有神""脉贵有神"之说。

3. 注意假神与病情好转的鉴别　假神见于垂危患者，其"好转"的特点是突然"好转"，局部"好转"现象与整体病情恶化不相符合，且为时短暂，病情恶化迅速。重病治疗后的好转多表现为逐渐好转，并与全身状况好转相一致，好转呈持续恢复。

4. 注意神乱与失神不同　神乱与失神的患者都有神志异常的表现，但临床意义有所不同。失神所见神昏谵语、循衣摸床等精神失常的表现，一般出现于全身性疾病的危重阶段，是精气极度亏损、脏腑功能严重障碍的表现，提示人体机能衰竭，属病情重笃，预后不良。神乱之神志错乱的表现多反复发作，缓解时常无"神乱"现象，其病是由特殊的病因而导致发作，并有发作与缓解间作的发病规律，其各种神志失常的表现是由于发病阶段痰火扰心或痰蒙心神等所致，并不标志病情危重，发作时所表现的神乱症状仅作为疾病诊断的主要依据。

二、望色

望色，是观察人体皮肤颜色和光泽变化的诊病方法，又称"色诊"。颜色是指色调，中医学主要观察青、赤、黄、白、黑五色；光泽是指明亮度。除了皮肤色泽之外，望色还包括对体表黏膜、排出物等颜色的观察（分别在望皮肤、望排出物中介绍，本节重点讨论对面部皮肤色泽的观察）。

望色诊病的方法具有悠久的历史，两千多年前的《黄帝内经》就十分强调望色对于临床的重要性，指出诊病必当察色。《素问·阴阳应象大论》说："善诊者，察色按脉，先别阴阳。"在内容上，《素问·五脏生成》具体描述了五脏常色、善色、恶色等表现，《灵枢·五色》对面部分候脏腑的方法进行了系统阐释。后世医家也普遍重视色诊在临床诊病中的运用，历代诸多医著对望色也论述甚多，使之得以逐步丰富完善。

（一）望色的原理及意义

1. 面部颜色为血气之外荣，根据面色变化可察气血的盈亏、运行，借以分辨疾病性质。

《灵枢·邪气脏腑病形》指出："十二经

脉，三百六十五络，其血气皆上于面而走空窍。"说明面部色泽是由气血上荣于面而成。由于心主血脉，其华在面，手足三阳经皆上行于头面，特别是多气多血的足阳明胃经分布于面，故面部的血脉丰盛，脏腑气血充盈而为之所荣；同时面部皮肤色泽变化易于观察，凡脏腑的虚实、气血的盛衰及运行，皆可通过面部色泽的变化而反映于外，因而临床将面部作为望色的主要部位。中医学通常将面部的颜色变化划分为青、赤、黄、白、黑五种色调，借以反映气血的盛衰和运行情况，并在一定程度上反映疾病的不同性质和不同脏腑的病证。五脏之气外发，五脏之色可隐现于皮肤之中，当脏腑有病时，则可显露出相应的异常颜色。

2. 面部光泽乃脏腑精气之外现，根据光泽有无可推测脏腑盛衰、预后顺逆。

《素问·脉要精微论》云："夫精明五色者，气之华也。"说明人体的肤色随着精气的充养于外而有光泽，而精气是由脏腑的功能活动所产生，故皮肤的光泽是脏腑精气盛衰的表现。肤色的荣润或枯槁，可反映脏腑精气的盛衰，对判断病情的轻重和预后有重要的意义。凡面色荣润光泽者，为脏腑精气未衰，属无病或病轻；凡面色晦暗枯槁者，为脏腑精气已衰，属病重。《四诊抉微》说："夫气由脏发，色随气华。"临床所见凡有色有气，表示脏腑精气内藏未衰；若有色无气，表示脏腑精气泄露衰败。气与色相比较，气的盛衰有无，对判断病情轻重和预后比色更为重要。五色之中，凡明润含蓄为气至，晦暗暴露为气不至。正如《望诊遵经》所说："有气不患无色，有色不可无气也。"临床诊病时，只有将泽与色两者综合起来，才能做出正确的判断。

3. 面部分属脏腑，根据面部不同部位的色泽、形态变化，用以作为判断相应脏腑病变的参考。

根据中医学的传统理论，面部的一定区域与某一脏腑存在一定的相关性，故而通过观察面部不同部位色泽的变化，可以诊察相应脏腑的病变，用以判断脏腑病位。面部分候脏腑的方法，按照《黄帝内经》的有关论述主要有两种：一种为《灵枢·五色》所提出，方法是对面部的不同部位进行命名，前额称为庭、颜，眉间称为阙，鼻称为明堂，颊侧称为蕃，耳门称为蔽，分别配属不同脏腑器官（对应关系见图 1-1 和表 1-3）。另一种由《素问·刺热》所提出，以面部分候五脏，其对应关系为额部候心，鼻部候脾，左颊候肝，右颊候肺，颏部候肾（对应关系见图 1-2）。通常而言，《灵枢·五色》分候法多用于内伤杂病，《素问·刺热》分候法多用于外感热病。面部分候脏腑的方法，可作为临床诊病的参考，应用时不可拘泥刻板，应以观察患者面部整体色泽变化为主，分部诊察为辅。

（二）常色

1. 常色的特点 常色，是指人体健康时面部皮肤的色泽。我国正常人的常色特点是红黄隐隐，明润含蓄。红黄隐隐，即是面部红润之色隐现于皮肤之内，由内向外透发，是胃气充足、精气内含的表现，故《四诊抉微》说："内含则气藏，外露则气泄。"明润含蓄，即面部皮肤光明润泽，神采内含，是有神气的表现，说明人体精气充盛、脏腑功能健旺，《望诊遵经》有云："光明者，神气之著；润泽者，精血之充。"

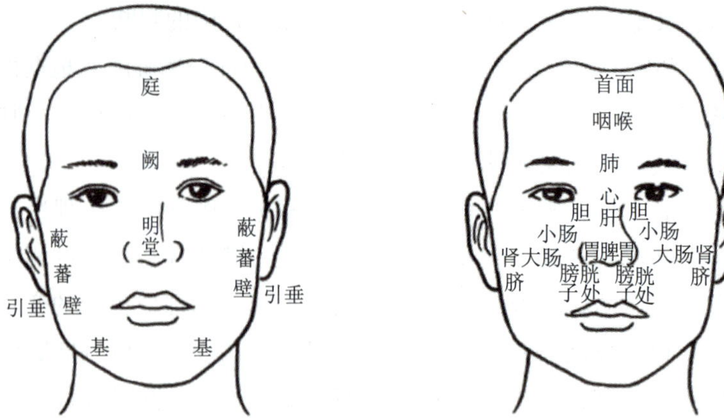

明堂蕃蔽图

面部脏腑分属图

图 1 - 1　《灵枢·五色》面部分候脏腑示意图

表 1 - 3　《灵枢·五色》面部名称及所候脏腑

面部名称		所候	面部名称		所候
现用名称	《灵枢·五色》名称		现用名称	《灵枢·五色》名称	
额	庭（颜）	首面	鼻尖	肝下（面王）	脾
眉心上	阙上	咽喉	鼻翼旁	面王以上	小肠
眉心	阙中	肺	鼻翼	方上	胃
鼻根	下极（阙下）	心	颧骨下	中央	大肠
鼻柱	直下（下极之下）	肝	颊	夹大肠	肾
鼻柱旁	肝左者	胆	人中	面王以下	膀胱、子处

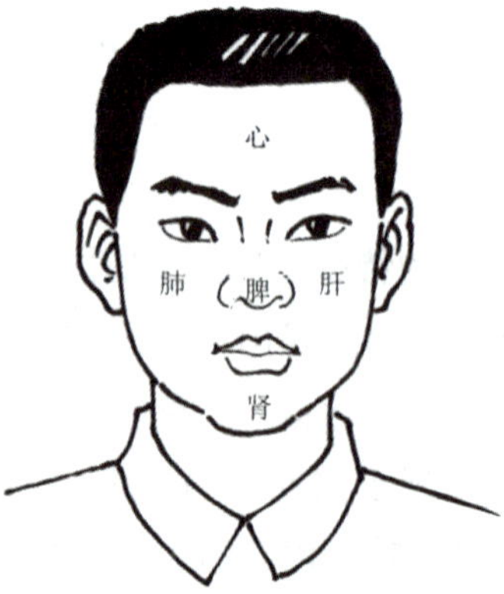

图 1 - 2　《素问·刺热》面部五脏分候示意图

2. 常色的生理性差异　由于体质禀赋、季节、气候及环境等因素的影响，个体面色存在一定的差异，故常色又可分为主色和客色两种。

（1）主色　个人生来所有、一生基本不变的肤色，称为主色，属个体素质。主色多由于区域、种族、禀赋等原因影响，导致个体肤色出现偏青、赤、黄、白、黑的差异，如因种族不同肤色有黄色、黑色等不同，或某些家族性肤色偏白、偏黑等。《医宗金鉴·四诊心法要诀》说："五脏之色，随五形之人而见，百岁不变，故为主色也。"

（2）客色　因季节、气候、昼夜等外界因素变动而发生相应变化的肤色，称为客色。例如，春季可面色稍青，夏季可面色稍赤，长夏可面色稍黄，秋季可面色稍白，冬季可面色稍黑。正如《医宗金鉴·四诊心法要诀》所说："四时之色，随四时加临，推迁不常，故为客色也。"

（三）病色

人体在疾病状态时面部显示的色泽，称为病色。凡面色晦暗枯槁，或暴露浮现，或某色独见，皆属病色。晦暗枯槁，即面部肤色暗而无光泽，是脏腑精气已衰，胃气不能上荣的表现；暴露浮现，即某种面色异常明显地显露于外，是病色外现或真脏色外露的表现，如肾病患者出现面黑暴露，枯槁无华，即为真脏色外露，或如假神之颧赤泛红如妆，为阳气浮越之兆；某色独见，即面色主要表现为青、赤、黄、白、黑之一色，可反映疾病寒热、虚实性质之别及不同脏腑的病变。

根据有无光泽，病色分为善色和恶色。诊察病色具体颜色变化，属于五色主病范畴。

1. 病色的善恶

（1）善色　凡五色光明润泽者为善色，亦称"气至"。《素问·五脏生成》形象地描述为青如翠羽、赤如鸡冠、黄如蟹腹、白如豕膏、黑如乌羽。善色说明病变尚轻，脏腑精气未衰，胃气尚能上荣于面，多见于新病、轻病，其病易治，预后较好。例如，黄疸患者面色黄而鲜明如橘皮色，即为善色。

（2）恶色　凡五色晦暗枯槁者为恶色，亦称"气不至"。《素问·五脏生成》形象地描述为青如草兹、赤如衃血、黄如枳实、白如枯骨、黑如炲。恶色说明脏腑精气已衰，胃气不能上荣于面，多见于久病、重病，其病难治，预后不良。例如，鼓胀患者面色黄黑，晦暗枯槁，即为恶色。

《素问·脉要精微论》和《素问·五脏生成》中对面色的"平、病、善、恶"有较为详细的论述（表1-4）。

表1-4　《黄帝内经》论述面部色泽变化归纳表

五色	五脏	平人		患者	
		有华无病	无华将病	有华主生（善色）	无华病危（恶色）
青	肝	如苍璧之泽	如蓝	如翠羽	如草兹
赤	心	如白裹朱	如赭	如鸡冠	如衃血
黄	脾	如罗裹雄黄	如黄土	如蟹腹	如枳实
白	肺	如鹅羽	如盐	如豕膏	如枯骨
黑	肾	如重漆色	如地苍	如乌羽	如炲

2. 五色主病

根据患者面部青、赤、黄、白、黑五色变化，以诊察疾病的方法，称为五色主病，又称"五色诊"。关于五色主病在《黄帝内经》即有丰富记载，《灵枢·五色》云："青为肝，赤为心，白为肺，黄为脾，黑为肾。"亦云："青黑为痛，黄赤为热，白为寒。"说明五色变化不仅可以代表不同脏腑的疾病，而且可借以推断疾病性质的寒热、虚实。

（1）青色　指面部出现淡青、青紫、青黑等颜色变化。春季面色稍青，属正常。

患者面色青主寒证、气滞、血瘀、疼痛、惊风。由于寒邪凝滞，或气滞血瘀，或因疼痛剧烈，或因筋脉拘急而惊风，致脉络阻滞、血行不畅，故见青色。

①面色淡青或青黑者，多属阴寒内盛，疼痛剧烈，可见于寒盛所致的骤起脘腹疼痛患者，如寒滞肝脉证等。

②突见面色青灰，口唇青紫，肢凉脉微，多属心阳不振、心脉闭阻之象，可见于胸痹、真心痛等患者。

③久病面色与口唇青紫者，多属心气、心阳虚衰，心血瘀阻；或肺气闭塞，呼吸不利。

④面色青黄（即面色青黄相兼，又称苍黄）者，多属肝郁脾虚、血瘀水停，可见于鼓胀或癥积的患者。

⑤小儿眉间、鼻柱、唇周发青者，多属惊风或欲作惊风之象，可见于高热抽搐患儿。

⑥肝病面青暴露、晦暗枯槁，为肝真脏色见，病多危重。脾病见面青无华，多属难治。

（2）赤色　指面部出现鲜红、嫩红、潮红等颜色变化。夏季面色稍赤，属正常。

患者面色红通常主热证，亦可见于真寒假热之戴阳证，多因热性炎上，热迫血行，致使面部脉络扩张充盈，血色上荣于面所致，故面色红赤。戴阳证则因阴不敛阳，格阳于外，虚阳上越，故面部亦见赤色，此属真寒假热之证。

①满面通红、面红目赤者，为实热证，因热性炎上，血行加速而充盈于面，可见于脏腑火热炽盛或外感邪热亢盛患者。

②午后两颧潮红者，为虚热证，因阴虚阳亢、虚火上炎所致，可见于肺痨病等患者。

③久病、重病患者面色苍白，却时而颧赤泛红如妆、游移不定，为戴阳证。是因久病虚衰，虚阳浮越所致，多见于久病脏腑精

气衰竭患者，为病情危重征象。

④心病面赤暴露、晦暗枯槁，为心真脏色见，病多危重。肺病见面赤色，多属难治。

（3）黄色　指面部出现淡黄、橘黄、暗黄等颜色变化。长夏面色稍黄，属正常。

患者面色黄主脾虚、湿证。患者面色发黄，多由脾虚失运，气血生化不足，无以上荣于面所致；或湿邪内蕴，脾失运化，以致脾土之色外现而见面黄。

①面色黄而枯槁无光，称为萎黄，多属脾胃气虚，气血不足。因脾胃虚衰，无以运化水谷精微，气血化生无源，机体失养所致，故面色淡黄枯槁无华。

②面色黄而虚浮者，称为黄胖，属脾虚湿蕴。因脾失健运，水湿内停，泛溢肌肤所致。

③面目一身俱黄者，称为黄疸。其中黄鲜明如橘皮色者，称为阳黄，多由湿热蕴结所致；黄而晦暗如烟熏者，称为阴黄，多因寒湿困阻而成。

④脾病面黄暴露、晦暗枯槁，为脾真脏色见，病多危重。肾病见面黄无华，多属难治。

（4）白色　指面部出现淡白、苍白等颜色的变化。秋季面色稍白，属正常。

面色白主虚证、寒证、失血、夺气。虚证患者见面色白，是因气血亏虚，或失血、夺气，气血不能上荣于面所致。寒证患者见面色白，是因寒凝气收，脉络收缩，血行迟滞；或阳气虚弱，推动无力，以致血液运行于面减少，故亦见白色。

①面色淡白无华，唇、舌色淡者，多属气血不足，或见于失血患者。

②面色㿠白者，多属阳虚寒证；面色㿠

白伴面目虚浮者，则多属阳虚水泛。

③面色苍白伴大出血者，为脱血；面色苍白伴四肢厥冷、冷汗淋漓等，多属阳气暴脱之亡阳证。

④肺病面白暴露、晦暗枯槁，为肺真脏色见，病多危重。肝病见面白无华，多属难治。

（5）黑色 指面部见鼋黑、紫黑、焦黑等颜色变化或面色晦暗而不清明。冬季面色稍黑，属正常。

面色黑通常主肾虚、寒证、痛证、水饮、血瘀。因肾属水，其色黑，故肾虚患者多面见黑色。肾阳虚衰，则阴寒内盛，或寒凝血行瘀阻，瘀阻不通则痛，或阳虚水饮内停，皆可导致脉络拘急，血行不畅，故寒证、痛证、瘀血、水饮患者皆可见面色黑。

①面色鼋黑晦暗，多属肾阳亏虚，为阳虚火衰，失于温煦，浊阴上泛所致。

②面色黑而干焦，多属肾阴亏虚，为阴虚内热，虚火灼精所致。

③面色紫暗鼋黑，伴肌肤甲错，多属瘀血，为瘀阻脉络，肌肤失养所致。

④眼眶周围发黑，多属肾虚水饮内停，或寒湿下注，见于妇科带下病。

⑤肾病面黑暴露、晦暗枯槁，为肾真脏色见，病多危重。心病见面黑无华，多属难治。

五色主病的鉴别见表1-5。

表1-5 五色主病鉴别

五色	主病		表现特点	机制
青	寒证、痛证 瘀血 惊风		淡青、青黑 青紫 眉间、鼻柱、口唇发青	经脉拘挛，血行不畅
赤	热证 ｛实热证 热证 虚热证 戴阳证		满面通红 两颧潮红 颧赤如妆	热迫血行，上荣于面 虚阳上越
黄	脾虚气血不足 脾虚湿蕴 湿证（黄疸） ｛湿热阳黄 寒湿阴黄		黄而枯槁无光 黄而虚浮 黄而鲜明如橘皮色 黄而晦暗如烟熏	血脉失充，无以上荣 脾失健运，水湿内停 湿热蕴结 寒湿困阻
白	寒证 气血不足 失血		面色㿠白而虚浮 面色淡白而消瘦 面色苍白	阳气不足，水湿泛溢 气血亏虚，脉络失充 阳气暴脱
黑	肾虚，寒证，痛证，水饮，瘀血		面色鼋黑、紫黑、焦黑，或 面色晦暗	寒水之色外现

（四）望色十法

望色十法，是根据面部皮肤色泽的浮、沉、清、浊、微、甚、散、抟、泽、夭十类变化，以分析病变性质、部位及其转归的方法。望色十法见于清代汪宏《望诊遵经》，其根据《灵枢·五色》中"五色各见其部，察其浮沉，以知浅深；察其泽夭，以观成败；察其散抟，以知远近；视色上下，以知病处"的论述，结合临床实践归纳总结而成。运用望色十法，可以动态地观察面色变化。

1. 浮沉　浮，是面色浮显于皮肤之外，多主表证，因外邪袭表，正气抗邪于外，鼓动气血外达，故见面色浮露；沉，是面色沉隐于皮肤之内，多主里证，因病邪在里，邪正相争于里，气血内困，故见面色沉隐不显。面色由浮转沉，是邪气由表入里；由沉转浮，是病邪自里达表，即所谓"浮沉分表里"。

2. 清浊　清，是面色清明，多主阳证，因清新明亮者属阳；浊，是面色浊暗，多主阴证，因秽浊晦暗者属阴。面色由清转浊，是病从阳转阴；由浊转清，是病由阴转阳，即所谓"清浊审阴阳"。

3. 微甚　微，是面色浅淡，多主虚证，因正虚推动无力，气血无以充盈脉络，故面色浅淡；甚，是面色深浓，多主实证，因邪实阻滞，气血运行不畅，故见面色滞涩深浓。面色由微转甚，是病因虚而致实；由甚转微，是病由实而转虚，即所谓"微甚别虚实"。

4. 散抟　散，是面色疏散，多主新病，或病邪将解，因病轻邪浅，气血运行调畅，故气色均匀疏散；抟，是面色壅滞聚结，多主久病，或病邪渐聚，因久病邪深，蕴结脏腑经络，气血运行受阻，故见面部颜色壅结抟聚于某些部位。面色由抟转散，是病虽久而邪将解；由散转抟，是病虽近而邪渐聚，即所谓"散抟辨新久"。

5. 泽夭　泽，是面色润泽，主精气未衰，病轻易治，因病轻脏腑功能未衰，精气尚充，故面有光泽匀润，病多预后良好。夭，是面色枯槁，主精气已衰，病重难疗，因脏腑功能衰败，精亏气耗，不能荣润于面，故面无光泽枯槁，病多预后不良。面色由泽转夭，是病趋重危；由夭转泽，是病情好转，即所谓"泽夭测成败"。

（五）望色的注意事项

1. 注意非病理因素的影响　气候、昼夜、情绪、饮食等因素，均可在一定程度上影响人体气血运行而使面色发生某些变化，故临床望色时应注意排除这些非病理因素对面色的影响，以免造成误诊。

（1）气候影响　如天热时面色可稍赤，因热则脉络扩张，气血易充盈于面；天寒时面色可稍白或稍青，因寒则脉络收缩，血行迟缓而运行于面减少。

（2）昼夜影响　昼则卫气行于表，故面色更显光华；夜则卫气循于内，故面色略为沉暗。

（3）情绪影响　如喜悦之时，神气外扬可致面色稍赤；抑郁之时，肝气不疏可致面色稍青；思虑之时，脾气结滞可致面色稍黄。

（4）饮食影响　如饱食之后，胃气充盈，故面色稍红而光泽；过饥之时，胃气消减，故面色稍淡而少华；饮酒之后，脉络扩张，则易见面红目赤。

2. 望色与舌、脉、症互参　临床望面色，常须结合患者的舌象、脉象、症状等表现，相互参照，综合分析判断，避免被假象所迷惑。通常情况下，疾病所表现的色、脉、症大多是一致的，如患者面见红赤，同时症见口干饮冷、尿黄、便秘等，舌象见舌红苔黄，脉亦数而有力，辨证当属实热证；而若患者虽面色红，但症见发热反欲近衣被、口干反欲热饮，舌见淡白胖嫩，脉浮大而数、按之空虚无根，则面红非真属热证，而是阴盛格阳的真寒假热证。因此，在诊病过程中，特别是在病情表现较复杂时，望色亦需要与舌、脉、症互参，方能做出准确诊断。

3. 参考病与色的生克顺逆 前人根据五行理论，对病与色不相应时，提出按照五行生克关系以判断其顺逆，可作为临床诊病的参考。若病与色按五行所属相一致，属病与色相应，如脾病见黄色。若某脏为病反见他色，为病与色不相应，其中所见面色为相生之色，则属顺证；所见面色为相克之色，则属逆证。例如，脾病见面色赤，为顺证，其病较轻易治；脾病见面色青，为逆证，病多难治；以此类推（见表1－6）。但必须指出，实际应用时不可机械刻板，应当四诊合参，灵活运用。诚如《望诊遵经》所说："倘色夭不泽，虽相生亦难调治；色泽不夭，虽相克亦可救疗。"

表1－6 病色生克

		肝病	心病	脾病	肺病	肾病
面色	顺证（相生为顺）	黑	青	赤	黄	白
	逆证（相克为逆）	白	黑	青	赤	黄

三、望形

望形，又称望形体，是通过观察患者形体的强弱、胖瘦、体型特点等来诊察病情的方法。人体的形体与内脏在生理功能和病理变化上都有着密切的关系，审察形体有助于疾病的诊断和治疗，为历代医家所重视。《素问·三部九候论》说："必先度其形之肥瘦，以调其气之虚实。"

望形体的内容还包括对各种形体畸形的观察，其具体表现和临床意义详见局部望诊，这里不再赘述。

（一）望形的原理及意义

1. 望形的原理 皮、肉、脉、筋、骨，合称"五体"，是躯体身形的五种基本组织结构。五体与五脏有着密切的联系，肺合皮毛、脾合肌肉、心合血脉、肝合筋、肾合骨。五体依赖五脏精气的充养，五脏精气的盛衰和功能的强弱又可通过五体反映于外。《难经·十四难》中有五损之说："一损损于皮毛，皮聚而毛落；二损损于血脉，血脉虚少，不能荣于五脏六腑；三损损于肌肉，肌肉消瘦，饮食不能为肌肤；四损损于筋，筋缓不能自收持；五损损于骨，骨痿不能起于床。"这体现了五体在疾病过程中由轻到重的病理变化，说明了五体的形态变化与脏腑的损伤程度有着密切的关系。

2. 望形的意义 《素问·经脉别论》说："诊病之道，观人勇怯、骨肉、皮肤，能知其情，以为诊法也。"说明观察人的形体，在临床诊断中具有一定意义。形体的强弱与内脏功能的盛衰是统一的，一般脏腑内盛则形健体强，若脏腑内衰则形瘦体弱。因此，观察患者形体强弱胖瘦、体型特点的不同表现，可以了解内在脏腑的虚实、气血的盛衰、体质特征等。

五体的结构和形态表现，可直接反映相应脏腑功能的正常与否，故观察形体组织的状态，有助于对脏腑气血盛衰的判断。例如，肺主皮毛，皮肤荣润光泽是肺气充沛，营卫充盛的表现；皮肤干枯，腠理疏松，则属肺气亏虚，营卫不足。脾主肌肉，肌肉丰满坚实是脾胃之气旺盛，气血充足的表现；肌肉消瘦、无力，则属脾胃气虚，气血不足。心主血脉，面色荣润是心气充盛，气血调和的表现；面色枯槁则属心血不足。肝主筋，筋健运动灵活有力，是肝血充盛，血能荣筋的表现；若关节屈伸不利、运动不灵，则属肝血不足，筋失濡养。肾主骨，骨骼健壮是肾气充盛，髓能养骨的表现；骨骼细弱，或有畸形，则属肾气不足，发育不良。所以，观察患者的形体强弱、体质类型等有助于对疾病的诊断。

（二）望形的内容

1. 形体强弱　望形体强弱，主要是观察骨骼的大小、胸廓的宽窄、肌肉的丰瘦、皮肤的润枯等方面，将形体的外在表现与机体的功能状态、神的盛衰等结合起来，进行综合判断。

（1）体强　表现为骨骼健壮、胸廓宽厚、肌肉丰实、皮肤润泽、筋强力壮等（图1-3）。因肺合皮毛，肺气充沛，营卫充盛，则皮肤润泽；脾主肌肉，脾胃之气健旺，气血生化充足，肢体得以濡养，则四肢坚实，肌肉丰厚；肾主骨，肾之精气充盛，则骨骼健壮。因此，体强是形气有余的表现，说明脏腑坚实，气血旺盛，体魄强壮，抗病力强；若患病则多病轻易治，病后恢复能力强，预后良好。

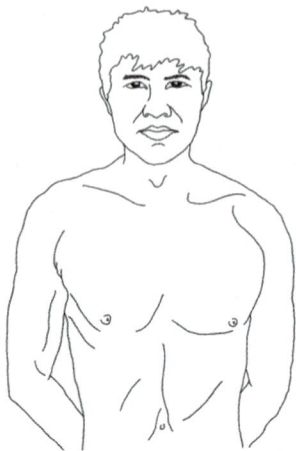

图1-3　体强

（2）体弱　表现为骨骼细小、胸廓狭窄、肌肉消瘦、皮肤干枯、筋弱无力等（图1-4）。肺气亏虚，营卫不足，肌肤失于濡养，故皮肤干枯；脾胃虚弱，气血生化无源，肢体失养，故肌肉瘦削、四肢萎软；肾精亏虚，髓不养骨，故骨骼发育不良、脆弱畸形。因此，体弱是形气不足的表现，说明脏腑脆弱，气血不足，体质虚弱，抗病力低，通常易于患病，病后恢复能力差，预后较差。

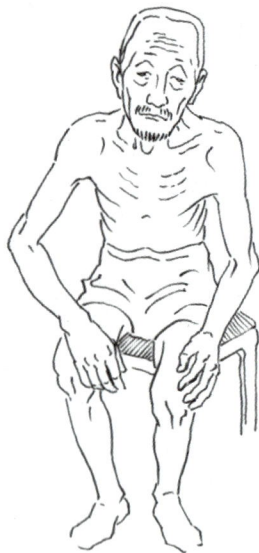

图1-4　体弱

体质强弱比较见表1-7。

表1-7　体质强弱比较

	强	弱
骨骼	粗大	细小
胸廓	宽厚	狭窄
肌肉	充实	瘦削
皮肤	润泽	枯槁
临床意义	内脏坚实，气血旺盛，抗病力强	内脏脆弱，气血不足，抗病力弱

2. 形体胖瘦　正常人胖瘦适中，各部组织匀称，但因年龄、体质等因素的影响，也可出现形体偏胖或偏瘦的差异，若形胖而能食，肌肉坚实，属形气有余，亦为正常的表现；若素体偏瘦，而无病痛，也并非病态。但过于肥胖或过于消瘦，并伴有相应的不适表现，则属病理状态。肉盛而骨小为肥胖，肉削而骨耸为消瘦。

观察形体胖瘦时，应注意与精神状态结合，尤其注重将形与气两者综合起来加以判断。《四诊抉微》说："凡人之大体为形，形之所充者气。形胜气者夭，气胜形者寿。"即是说形体之中乃精气所充，若形体虽胖盛而少气乏力者，为精气不足，抗病力弱，故主夭；若形体虽瘦而精神健旺者，为精力充沛，抗病力强，故主寿。由此可见，形与气两者相比较，气的强弱尤具重要意义。

（1）肥胖　其体形特征是"肉盛于骨"，脂肪偏多，多集中于肩颈、背部、腹部等，表现为头圆，颈短粗，肩宽平，胸厚圆，大腹便便等（图1-5）。肥胖多因嗜食肥甘，喜静少动，脾失健运，痰湿脂膏积聚所致，故《格致余论》谓"肥人湿多"。

形体肥胖之人，常伴畏寒喜温、神疲乏力等，为阳虚气弱，痰湿内生，故有"胖人多阳虚"之说；若形胖食少，为形盛气虚，多属脾虚有痰；若形体肥胖，兼头晕、胸闷、肢体麻木等，多易患胸痹、中风等病。

（2）消瘦　其体形特征是肌肉消瘦，严重者形瘦骨立，大肉尽脱，毛发枯槁，称为形脱（图1-6）。形瘦之人常表现为头颈细长，肩狭窄，胸狭平坦，腹部瘦瘪，体形瘦

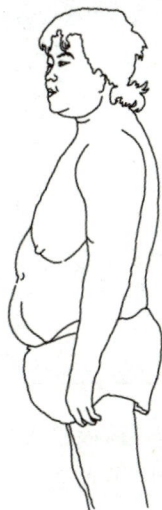

图1-5　肥胖

长。形瘦之人，多气火有余，故《格致余论》谓"瘦人多火"。

若形瘦食多，为胃火亢盛；形瘦食少，伴面色萎黄，是中气虚弱，多因脾胃虚弱，气血亏虚，或病气消耗等所致；若形体消瘦，伴颧红、五心烦热、潮热、盗汗等，为阴虚火旺，易患痨嗽等病，亦有"瘦人多阴虚"之说；若久病卧床不起，骨瘦如柴者，所谓"大骨枯槁，大肉陷下"，多见于久病重病患者，提示脏腑精气衰竭。

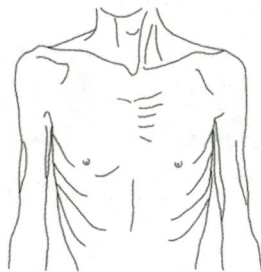

图1-6　消瘦

形体胖瘦比较见表1-8。

表 1 – 8　形体胖瘦比较

	胖	瘦
外形	肥胖	消瘦
肤色	白而无华	黄而干焦
兼症	眩晕胸闷，神疲乏力，畏寒怯冷	颧红，骨蒸潮热，五心烦热，盗汗
机理	阳虚痰湿	阴虚火旺
致病	易患中风	易患痨瘵
治疗	宜温化，忌寒凉	宜凉润，忌温燥

3. 体质类型　体质是人的个体在先天禀赋与后天环境等因素影响下，在生长发育过程中逐渐形成的形体结构、机能方面的个体差异性。体质类型对人的生理、病理产生着相对持久而稳定的影响，不同体质的人得病后的转归也有不同。形体与体质常常具有一定的联系，往往代表阴阳气血等的禀赋特点，在一定程度上反映了疾病的易感受性。中医体质学说具有丰富的内容，早在《黄帝内经》中就有关于体形分类和体质与疾病关系的论述，包括"五形人""五态人""阴阳二十五人"等有代表性的分类法。体质类型是根据不同的体型结构来划分的，一般可以分为阴脏人、阳脏人和平脏人（又称阴阳和平人）三种。

（1）阴脏人　体形表现为偏于矮胖，头圆颈短，肩、胸宽厚，身体姿势多后仰，平时喜热恶凉。其体质特点多阳虚阴盛，由于阳气较弱而阴气偏旺，患病后易从阴化寒，多寒湿痰浊内停。《医法心传》云："阴脏者阳必虚，则阳虚者多寒故也。"亦云："阴脏所感之病，阴者居多。"

（2）阳脏人　体形表现为偏于瘦长，头长颈细，肩窄胸平，身体姿势多前屈，平时喜凉恶热。其体质特点多阴虚阳盛，由于阴气较亏而阳气偏旺，患病后易于从阳化热，导致伤阴伤津。《医法心传》云："阳脏者阴必虚，阴虚者多火。"亦云："阳脏所感之病，阳者居多。"

阴脏人与阳脏人比较见表 1 – 9。

表 1 – 9　阴脏人与阳脏人比较

	阳脏人	阴脏人
头	长形	圆形
颈	细长	短粗
肩	狭窄	宽平
胸	狭长平坦	短圆宽厚
姿势	多前屈	多后仰
特点	瘦长	短胖
意义	阴虚阳亢	阳虚阴盛

（3）平脏人　体型无明显偏盛偏衰，介于阴脏人和阳脏人两者之间。其体质特点是阴阳平衡，气血调匀，在平时无寒热喜恶之偏，是多数人的体质类型。《医法心传》说："平脏之人，或寒饮或热食，俱不妨事。即大便一日一度，不坚不溏。若患病，若系热者不宜过凉，系寒者不宜过热。至用补剂，亦当阴阳平补。"

四、望态

望态，又称望姿态，是观察患者的动静姿态和肢体异常动作以诊察病情的方法。

（一）望态的原理及意义

1. 望姿态的原理　人的动静姿态与阴阳气血的消长关系密切，正常人体运动自如，动作协调，体态自然，是气血阴阳调畅的表现。人体的动静姿态、体位的改变，之所以能够反映机体的内在病理变化，是因为中医学认为"阳主动，阴主静"，阳盛则好动不安，阴盛则喜静少动。同时，人体的动作、运动状态也是脏腑精气盛衰、机能正常与否的反映，脏腑机能健旺，则动作灵活，轻劲有力；脏腑机能不足，则动作呆钝，迟缓无力。而且人体的运动机能与某些脏腑的功能更是有一定的特殊相关性。《素问·六节藏象论》云："肝者，罢极之本。"因肝主筋，若肝血充盈，筋膜得养，则关节屈伸自如，肢体运动灵活。《素问·灵兰秘典论》云："肾者，作强之官，伎巧出焉。"因肾主骨生髓，若肾精充盛，骨髓得充，则人体活动轻劲有力。

2. 望态的意义　《望诊遵经》说："善诊者，观动静之常，以审动静之变，合乎望闻问切，辨其寒热虚实。"这就说明，观察患者的动静姿态和体位动作，可以判断邪正盛衰关系、分辨疾病的寒热虚实等，有助于疾病的诊断。因此，凡阳、热、实证病理状态下，机体功能亢奋，则患者多烦躁多动；凡阴、寒、虚证病理状态下，机体功能衰减，则患者多倦怠懒动。同时，肢体的特定动态还与某些脏腑功能密切相关，比如，肝血不足，筋失所养，则可出现手足震颤、屈伸不利等，故《素问·至真要大论》云："诸风掉眩，皆属于肝。"因此，观察患者肢体的某些异常动作，可借以推断脏腑功能的正常与否。

（二）望态的内容

《望诊遵经》中将人体常见姿态表现归纳为八个方面，用以指导临床诊断辨证，其云："体态异焉，总而言之，其要有八：曰动、曰静、曰强、曰弱、曰俯、曰仰、曰屈、曰伸，八法交参，则虽行住坐卧之际，作止语默之间，不外乎此。"即是说一般而论，观察坐、卧、行、立姿势的临床意义

是：多动者、强硬拘挛者、仰面者、伸展者（图1-7），多属阳证、热证、实证；喜静者、软弱弛缓者、伏俯者、蜷屈者（图1-8），多属阴证、寒证、虚证。

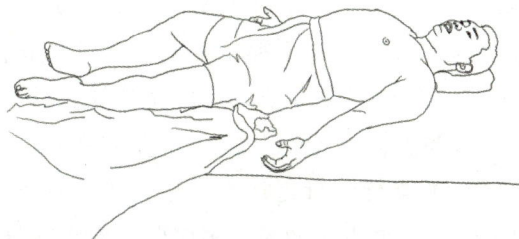

图1-7　仰卧

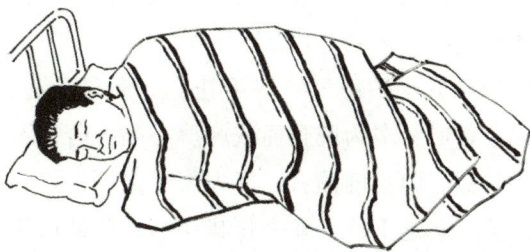

图1-8　蜷卧

人的姿态各有不同，临床望姿态，主要观察患者的动静姿态、异常动作、衰惫姿态等几方面。

1. 动静姿态　疾病状态下，常表现出肢体动静失调，或不能运动，或处于强迫体位、护持患处等特殊姿态。

（1）坐姿　坐而仰首，多属肺实气逆，见于哮病、肺胀所致的痰饮停肺、肺气壅滞等病证；坐而喜俯，少气懒言，多属肺虚少气。但坐不得卧，卧则气逆咳喘，《金匮要略》称为"咳逆倚息"，多为肺气壅滞、痰饮内停，或心阳不足，水气凌心，可见于肺胀患者。坐卧不宁是烦躁之征，或腹满胀痛之故；坐时常以手抱头，头倾不能昂，凝神熟视，为精神衰败。

（2）卧姿　卧时常喜向内，喜静懒动，身重不能转侧，多属阴证、寒证、虚证；卧时常喜向外，身轻自能转侧，躁动不安，多属阳证、热证、实证。仰卧伸足，掀去衣被，多属实热证；蜷卧缩足，喜加衣被者，多属虚寒证。但卧不能坐，坐则头晕目眩，不耐久坐，多为肝阳上亢、肝阳化风，可见于眩晕患者，或气血俱虚、夺气脱血患者。

（3）立行　行走站立不稳，如坐舟车，不能自持，常并见眩晕，多属肝风内动或气血亏虚；行走时身体震动不定，是肝风内动，或筋骨虚损。坐立之时常以两手扪心，闭目蹙额，多见于心虚怔忡。

（4）手护患处　以手托腮，多是牙疼；以手护心，多为脘腹痛或胸痹心痛；若以两手护腹，俯身前倾者，多为腹痛之征；以手护腰，行走不便，多为腰腿病痛。此即所谓"护处必痛"。

2. 异常动态　风主动，善行而数变，风气通于肝，形体的异常动作，常与风和肝有关。不同的疾病可导致患者出现某些特殊的动态，故观察患者肢体的异常动作有助于疾病的诊断。

（1）颤动　患者睑、面、唇、指、趾不自主震颤抖动或振摇不定的表现，多由筋脉失养所致。若见于外感热病，为动风先兆；若见于内伤虚证，为血虚阴亏，经脉失养，虚风内动。

（2）战栗　全身自觉寒冷，身体不自主颤抖不定的表现，可见于疟疾，亦可见于外感邪正剧争，欲作战汗之时。

（3）手足蠕动　手足指（趾）时时掣动，动作迟缓无力，如虫蠕之状，多为脾胃气虚，筋脉失养；或阴虚不能濡养筋脉，虚

风内动所致。

（4）手足拘急　手足筋肉拘急挛缩，屈伸不利的表现（图1-9），如在手可表现为腕部屈曲，手指强直，拇指内收贴近掌心与小指相对；在足可表现为踝关节后弯，足趾挺直而倾向足心，多因寒邪凝滞，筋脉挛缩所致；或气血亏虚，筋脉失养而成。

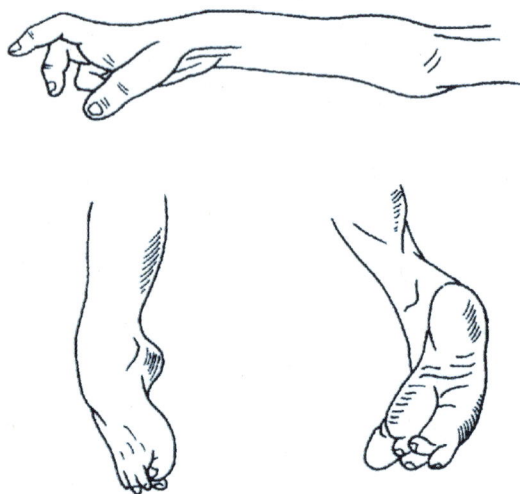

图1-9　手足拘急

（5）四肢抽搐　四肢筋脉抽缩牵动，屈伸间作，舒缩交替的表现，多因肝风内动，筋脉拘急所致，可见于惊风、痫病患者。

（6）角弓反张　患者颈项强直，脊背后弯，反折如张弓的表现（图1-10），为肝风内动之象，多见于热极生风之惊风，因高热燔灼肝筋、筋脉拘急所致；也可见于破伤风、狂犬病、马钱子中毒等患者。

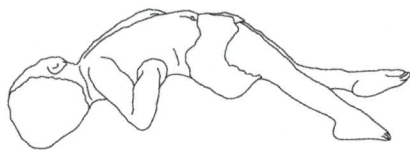

图1-10　角弓反张

（7）循衣摸床、撮空理线　患者神志不清，两手不自主抚摸衣被、床沿，或伸手向空扰动，手指时分时合如理线状的表现，皆为失神之象，见于危重患者。

异常动态之间的比较见表1-10。

表1-10　异常动态比较

临床表现		意义
战栗	全身自觉寒冷，身体不自主颤抖不定	邪正相争
颤动	睑、面、唇、指（趾）不自主震颤抖动	动风
手足蠕动	手足指（趾）时时掣动，动作迟缓无力，如虫蠕之状	动风
四肢抽搐	四肢不自主抽缩、牵动，屈伸间作，舒缩交替	动风
手足拘挛	手足关节筋肉拘急挛缩，屈伸不利	动风
角弓反张	项背强直，脊背后弯，反折如弓	动风
循衣摸床	神志不清，两手不自主抚摸衣被、床沿	失神
撮空理线	神志不清，两手不自主向空扰动，手指时分时合如理线状	失神
半身不遂	一侧肢体麻木不仁，软弱无力，痿废不用	中风

3. 衰惫姿态　《素问·脉要精微论》中有关于"五府"衰惫的论述。其曰："夫五脏者，身之强也。头者，精明之府，头倾视深，精神将夺矣；背者，胸中之府，背曲肩随，府将坏矣；腰者，肾之府，转摇不能，肾将惫矣；膝者，筋之府，屈伸不能，行则偻附，筋将惫矣；骨者，髓之府，不能久立，行则振掉，骨将惫矣。"这是对衰惫姿态的典型概括。脏腑精气充足和功能正常，是机体活动自如的根本保证；脏腑精气虚衰和功能低下时，必然影响机体出现相应的衰惫姿态。

（1）头倾视深　指患者头部低垂，无力抬起，两目深陷，瞳神呆滞的表现，是精气衰败，神明将惫之象。头为髓海所聚，元神之府，心主藏神，故头倾视深是心神衰惫之征。

（2）背曲肩随　指患者背部弯曲，两肩下垂的表现，是心肺宗气将衰惫之象。因胸中为心肺之所居，心肺精气衰败，胸背失养，故背不能直而肩下垂。

（3）腰部转摇不能　指患者腰部酸软疼痛，难以转动自如的表现，是肾中精气将衰的现象。因为腰为肾之府，肾精衰惫，腰府失养，故腰酸而转动困难。

（4）膝屈伸不能，行则偻附　指患者两膝屈伸不利，行则俯身扶物的表现，是筋将衰惫之象。因为膝乃筋腱会聚之处，肝主筋，若肝之精血不足，筋失所养，则关节屈伸不利，行走不便，故两膝屈伸不利，运动障碍，为肝脏虚衰之征。

（5）不能久立，行则振掉　指患者不能长久站立，行则震颤，摇晃不稳的表现，是骨将衰惫之象。因为肾主骨生髓，骨髓充盛，方能行立自如，故不耐立行，也是肾精衰惫之征。

五府的衰惫姿态皆是脏腑精气虚衰的表现，多属病情较重，预后不良。因此，观察这些衰惫姿态，可以了解脏腑的病变程度和预测疾病的转归。

第三节　局部望诊

局部望诊又称分部望诊。局部望诊是在全身望诊的基础上，根据病情和诊断的需要，对患者的某些局部进行深入、细致地观察，以测知病情的一种诊察方法。中医学认为，人体是一个有机整体，全身机体通过经络与局部器官在生理上有着密切联系，故在病理变化时全身的病变可反映于相应的局部，局部的病变也可影响于全身。观察局部的异常变化，既可诊断局部相应具体疾病，也有助于了解整体的病变。

局部望诊的内容，包括望头面、五官、颈项、躯体、四肢、二阴及皮肤等。

一、望头面

头为精明之府，是元神所居之处，内藏脑髓，髓为肾精所化；头为诸阳之会，手足三阳经及督脉皆上行于头，足厥阴肝经和任脉亦上达于头，故脏腑精气皆上荣于头；面为心之华，脏腑精气上荣于面；肾之华在发，发为血之余。望头面主要观察头部的形态、囟门，以及头发和面部的状况。

（一）望头部

1. 头形　头形异常常见于婴幼儿，当头形大小与发育不相应时为病态。头形的大小可以通过头围来衡量，测量时用卷尺从双眉上方，通过枕骨粗隆绕头 1 周。一般新生儿头围约 34cm，6 个月时约 42cm，1 周岁时约 45cm，2 周岁时约 47cm，3 周岁时约 48.5cm，15 周岁以后接近成人。头围是测量脑和颅骨的重要指标，也可用来判断婴儿的某些脑部疾病。

（1）头大　头颅增大，颅缝开裂，颜面较小，智力低下者，多因先天不足、肾精亏损、水液停聚于脑所致（图 1-11）。

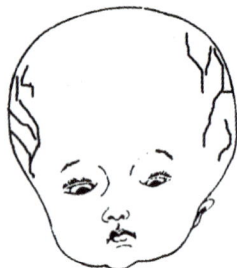

图 1-11　头大

（2）头小　头颅狭小，头顶尖圆，颅缝早合，智力低下者，多因肾精不足、颅骨发育不良所致（图 1-12）。

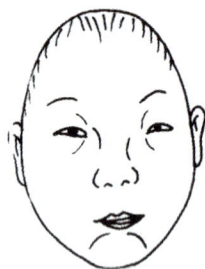

图 1-12　头小

（3）方颅　前额左右突出，头顶平坦，颅呈方形，多因肾精不足或脾胃虚弱、颅骨发育不良所致，多见于佝偻病患儿（图 1-13）。

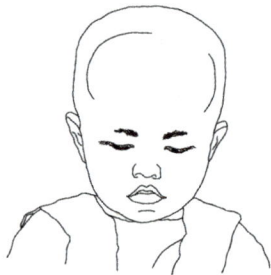

图 1-13　方颅

2. 囟门　囟门是婴幼儿颅骨接合处尚未完全闭合所形成的骨间隙，有前囟、后囟之分（图1-14）。后囟呈三角形，在出生后2~4个月内闭合；前囟位于顶骨与额骨之间，呈菱形，在出生后12~18个月内闭合，是临床观察的主要部位之一。

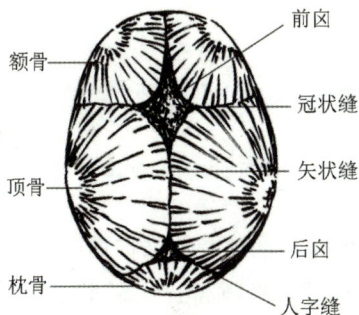

图1-14　囟门

（1）囟填　即囟门凸起（图1-15），多属实证，多因热邪炽盛，或颅内水液停聚，或脑髓有病所致。小儿哭泣时囟门可暂时稍微凸起，安静后即恢复正常。

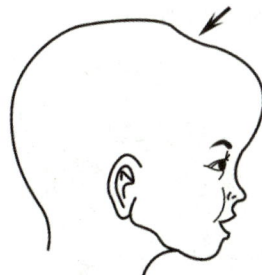

图1-15　囟填

（2）囟陷　即囟门凹陷（图1-16），多属虚证，多因吐泻伤津，气血不足和先天肾精亏虚，脑髓失充所致。但6个月以内的婴儿囟门微陷属正常。

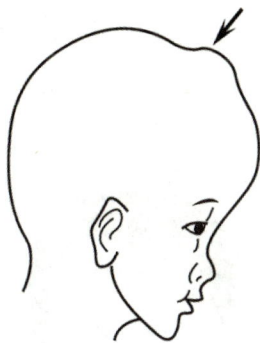

图1-16　囟陷

（3）解颅　即囟门迟闭，骨缝不合，是先天肾精不足，或后天脾胃虚弱，发育不良的表现，多见于佝偻病患儿，常兼有"五迟"（立迟、行迟、发迟、齿迟、语迟）、"五软"（头项软、口软、手软、足软、肌肉软）等表现。

3. 头发　发为血之余、肾之华，头发的生长与肾气和精血的盛衰关系密切，望发可以诊察肾气的强弱和精血的盛衰。不同民族（种族）发色不同，正常黄种人发黑稠密润泽，是肾气充盛、精血充足的表现。

（1）色泽　发黄干枯，稀疏易落，多属精血不足，可见于大病后或慢性虚损患者。小儿头发稀疏黄软，生长迟缓，多因先天不足、肾精亏损所致。青壮年白发，俗称"少白头"，若伴有耳鸣、腰酸等症者，属肾虚；伴有失眠健忘等症者，为劳神伤血所致；也见于先天禀赋所致者。小儿发结如穗，枯黄无泽，兼面黄肌瘦，常见于疳积。

（2）脱发　头发突然呈片状脱发，显露圆形或椭圆形光亮头皮，称为斑秃（图1-17），多为血虚受风，或长期精神紧张等内耗精血，发失所养导致；发稀而细易脱，质脆易断者，多因肾虚、精血不足所致；青壮年头发稀疏易落，若兼眩晕、健忘、腰膝酸软者，为肾虚；若兼头皮发痒、多屑、多脂者，为血热化燥所致。

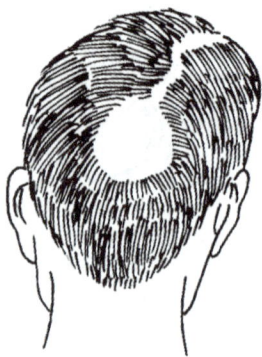

图 1 - 17　斑秃

（二）望面部

面部，是指包括额部在内的颜面部。望面部应从色泽、形态入手。面部色泽在望色一节中已讲，此处重点观察颜面的形态异常。

1. 面肿　面部浮肿，皮色不变，多见于水肿病（图 1 - 18）。颜面红肿，色如涂丹，焮热疼痛，为抱头火丹，多由风热火毒上攻所致。头肿大如斗，面目肿盛，目不能开，为"大头瘟"，为天行时疫、毒火上攻所致。

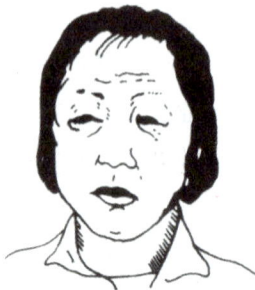

图 1 - 18　面肿

2. 腮肿　一侧或两侧腮部以耳垂为中心肿起，边缘不清，按之有柔韧感及压痛者，为痄腮，因外感温毒之邪所致，多见于儿童

（图 1 - 19）。若颐颌部肿胀疼痛，张口受限，伴有寒热者，为发颐，多发生于热病后期，因阳明热毒上攻所致。

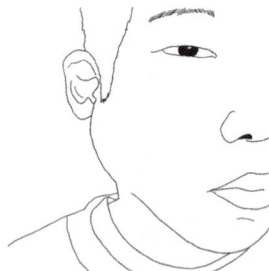

图 1 - 19　腮肿

3. 面脱　面削颧耸又称面脱，表现为面部肌肉消瘦，两颧高耸，眼窝、颊部凹陷，多因气血虚衰，脏腑精气耗竭所致，常见于慢性病的危重阶段。

4. 口眼㖞斜　口目歪斜而不能闭合，又称"面瘫""㖞僻"（图 1 - 20）。若单见口眼㖞斜，患侧面肌弛缓，肌肤不仁，额纹消失，鼻唇沟变浅，目不能合，口不能闭，不能皱眉鼓腮，口角下垂偏向健侧，名口僻，为风邪中络所致。若口眼㖞斜兼半身不遂者，见于中风病，多为肝阳化风、风痰阻闭经络所致。

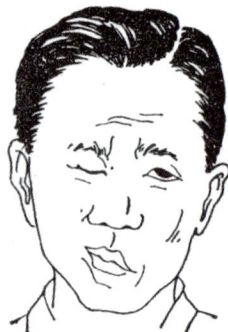

图 1 - 20　口眼㖞斜

5. 特殊面容 惊恐貌，指面部呈现惊悚恐惧的表现，多见于小儿惊风、狂犬病和瘿病。苦笑貌，指面部呈现无可奈何的苦笑样表现，多因面部肌肉痉挛所致，为破伤风的特殊征象。狮面，是麻风病的特殊征象，表现为面部因为肌肉出现斑块、结节、浸润性隆起而凸凹不平，犹如狮子面容，常伴见鼻骨塌陷，眉毛、头发脱落。

二、望五官

眼、耳、口、鼻、舌五官，分别与五脏相关联。《灵枢·五阅五使》说："鼻者肺之官也，目者肝之官也，口唇者脾之官也，舌者心之官也，耳者肾之官也。"观察五官的神、色、形、态变化，可以了解相关脏腑的常与变。其中，望舌将另立专节论述，本处主要介绍目、耳、鼻、口唇、齿龈及咽喉等望诊内容。

（一）望目

目为肝之窍、心之使，五脏六腑之精气皆上注于目，因而目与五脏六腑皆有密切联系。古人将目的不同部位分属于五脏。《灵枢·大惑论》曰："精之窠为眼，骨之精为瞳子，筋之精为黑眼，血之精为络，其窠气之精为白眼，肌肉之精为约束。"后世医家据此而归纳为"五轮学说"，即瞳仁属肾，称为水轮，黑睛属肝，称为风轮，两眦血络属心，称为血轮，白睛属肺，称为气轮，眼睑属脾，称为肉轮（图1-21），并且认为观察五轮的形色变化，可以诊察相应脏腑的病变。望目不仅在望神中有重要意义，而且可以测知五脏的变化，甚至对某些疾病的诊断有重要临床意义。《重订通俗伤寒论·伤寒诊法》说："凡病至危，必察两目，视其目色，以知病之存亡也，故观目为诊法之首要。"

目神在望神中已作介绍，本处重点介绍观察目色、目形和目态的异常改变。

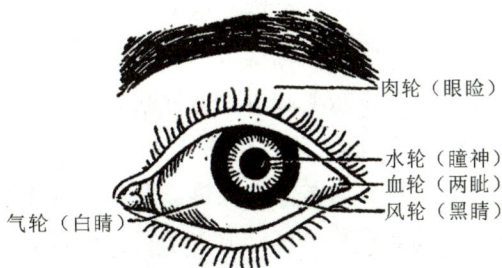

图1-21 五轮部位与五脏分属图

1. 目色 正常人眼睑内及两眦红润，白睛色白，黑睛褐色或棕色，角膜无色透明。异常改变有目赤、白睛发黄、目眦淡白、目胞色黑晦暗和黑睛灰白混浊。

（1）目赤 目赤若伴见肿痛，多属实热证。如全目赤肿，为肝经风热上攻；两眦赤痛，为心火上炎；白睛发红，为肺火；睑缘赤烂，为脾经湿热。

（2）白睛发黄 为黄疸的主要标志，多因湿热内蕴或寒湿内困，肝胆疏泄失常，胆汁外溢所致。

（3）目眦淡白 属血虚、失血，是血少不能上荣于目所致。

（4）目胞色黑晦暗 多属肾虚；目眶周围色黑，多因肾虚水泛，或寒湿下注所致；目眶色黑，伴肌肤甲错，多为瘀血内阻所致；睡眠欠佳也可见目眶发黑。

（5）黑睛灰白混浊 为目翳，属外障眼疾。若黑睛深层呈圆盘状翳障，妨碍视力，为混睛障，多因邪毒侵袭，或肝胆实火上攻，或湿热熏蒸，或阴虚火旺等所致，常见于眼外伤及某些全身疾病；若小儿疳积日久也可见目生翳障，表现为目干夜盲，黑睛生翳糜烂，甚则溃破穿孔等。

2. 目形

（1）胞睑肿胀　目胞浮肿，皮色不变或较光亮，是水肿病初起之征（图1－22）。胞睑红肿，若眼睑边缘起节肿，状若麦粒，红肿痒痛，易成脓溃破者，为针眼；若整个胞睑漫肿，红如涂丹，热如火灼，化脓溃破者，为眼丹。二者皆为风热毒邪相搏客于胞睑，或脾胃蕴积热毒，上攻于目，以致局部气血瘀滞。

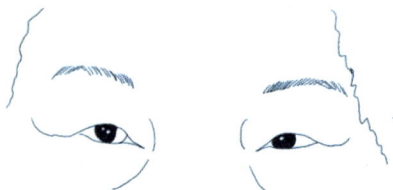

图1－22　目胞浮肿

（2）眼窝凹陷　如吐泻之后，多因吐泻伤津所致；若见于久病、重病患者，为脏腑精气衰竭，病属难治。

（3）眼球凸出　眼凸而喘，属肺胀，多因痰浊阻肺，肺气不宣，呼吸不利所致；眼凸颈肿，为瘿病，因肝郁化火、痰气壅结所致（图1－23）。

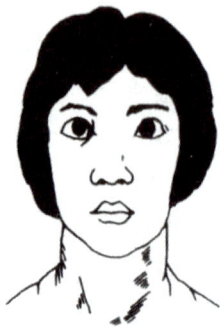

图1－23　眼球突出

3. 目态　正常人瞳孔圆形，双侧等大，直径为3～4mm，对光反应灵敏，眼球运动随意灵活。其异常改变主要有瞳孔缩小、瞳孔散大、瞪目直视、目睛上视、目睛侧视、嗜睡露睛和胞睑下垂。

（1）瞳孔缩小　多因肝胆火炽，或劳损肝肾，虚火上扰所致，也可见于中毒（如吗啡、川乌、草乌、毒蕈、有机磷农药中毒等）。

（2）瞳孔散大　多属肾精耗竭，见于危重患者，是濒死前的征象之一，也见于肝胆风火上扰的绿风内障、中毒（如杏仁、麻黄、曼陀罗中毒）及某些西药（如阿托品）所致的药物性瞳孔散大等。

（3）瞪目直视　双目固定前视，若伴神昏，为脏腑精气衰竭，或痰热内闭证。

（4）目睛上视　指患者两目上视，眼球不能转动，也称戴眼反折，多属肝风内动之征，常伴神昏、抽搐等症，属病重（图1－24）。

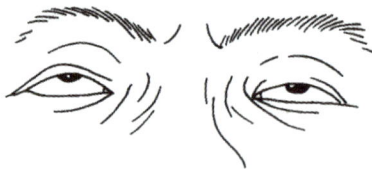

图1－24　戴眼反折

（5）目睛侧视　称横目斜视，多见于外伤或先天所致（图1－25）。

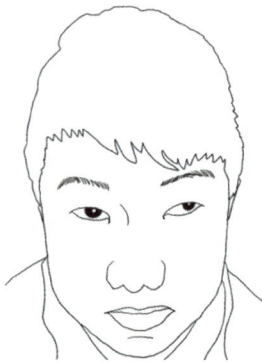

图1－25　横目斜视

（6）嗜睡露睛 是指患者入睡后胞睑未闭合而睛珠外露，多因脾虚清阳不升，或津液大伤，胞睑失养，启闭失常所致，多见于脾胃虚衰或吐泻伤津的患儿。此外，睡时露睛也可见于正常人，俗称"羊眼"。

（7）胞睑下垂 又称睑废，是指上睑下垂，难以抬举（图1-26），分先天与后天两类。其中双眼上睑下垂者，多为先天禀赋不足、脾肾亏虚，睑肌失养所致；单眼上睑下垂者，多因脾气虚衰，脉络失养，肌肉松弛所致，也可见于外伤。

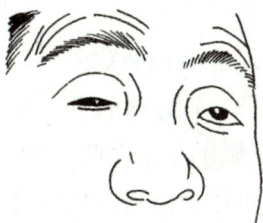

图1-26 胞睑下垂

（二）望耳

耳为肾之窍，手足少阳经脉布于耳，手足太阳经和足阳明经也分布于耳或耳周围。《灵枢·邪气脏腑病形》说："十二经脉，三百六十五络……其别气走于耳而为听。"因此，耳为"宗脉之所聚"。此外，在耳郭上有全身脏器和肢体的反应点。所以，耳与全身均有联系，而尤与肾、胆的关系最为密切，望耳可以察知肾、胆和全身的病变。耳部望诊，主要是观察耳郭色泽、形态及耳道的变化。

1. 耳的色泽 正常人表现为耳郭色泽红润，是气血充足的表现。耳郭焦黑干枯，多属肾精亏虚；耳郭淡白，多属气血亏虚；耳轮红肿，多属肝胆湿热或热毒上攻；耳轮青黑，多见于阴寒内盛或有剧痛的患者；小儿

耳背有红络，耳根发凉，多为麻疹先兆。

2. 耳的形态 耳郭外形厚而大，属形盛，为肾气充足。耳郭肿大，伴见色红，为邪气实，多属少阳相火上攻；耳郭瘦小而薄，属先天亏损，肾气不足；耳郭瘦削而干焦，为正气虚，多为肾精耗竭或肾阴不足；耳郭萎缩，为肾气竭绝；耳轮肌肤甲错，多属久病血瘀。

3. 耳道变化 耳道内流出脓液，其色或黄或青，其质或稠或稀，称为脓耳。耳内流脓有虚实之别，涉及肝、胆、肾三经。实证多因风热上扰或肝胆湿热所致；虚证多因肾阴虚损，虚火上炎所致。耳道局部红肿疼痛，凸起如椒目状，为耳疖，多因邪热搏结耳窍所致。

（三）望鼻

鼻居面部中央，为肺窍，亦为脾所主，与足阳明胃经亦有联系。望鼻可诊肺、脾、胃等脏腑的病变。鼻部望诊应注意观察色泽、形态及鼻道内变化。

1. 鼻的色泽 健康人鼻色红黄隐隐，明润含蓄，是胃气充足的表现。鼻端微黄明润，见于新病，为胃气未伤，属病势较轻；见于久病，为胃气来复，属病势向愈。鼻端晦暗枯槁，为胃气已衰，属病重。鼻端色白，多为气血亏虚；色赤多为肺脾蕴热；色青多为阴寒腹痛；色黄多为湿热。

2. 鼻的形态

（1）鼻头肿胀 若属红肿或生疮，并感疼痛，属邪热盛，常见于胃热或血热。若鼻及鼻周围皮色暗红或血络扩张，伴丘疹、脓疱或鼻赘，称为酒渣鼻，多因肺胃蕴热、血瘀成渣所致。

（2）鼻柱溃陷 多见于梅毒患者；鼻柱

塌陷，兼眉毛脱落，为麻风恶候。

（3）鼻翼扇动　鼻孔两翼因呼吸急促而扇动的症状，也称为鼻扇，多属肺热，或见于哮病，是肺气不宣，呼吸困难的表现；若重病中出现鼻孔扇张，喘而额汗如油，是肺气衰竭之危候。

3. 鼻道变化

（1）鼻流浊涕　若伴见恶寒发热，咽痛等，多属风热表证；若常流浊涕，量多不止，其气腥臭，常伴头痛、鼻塞、嗅觉减退，为鼻渊，多因外感风热，或胆经蕴热上攻于鼻所致。

（2）鼻腔出血　鼻腔出血称为鼻衄。外感引起者，多见于风热壅肺；实证出血量多，色深红质稠者，多因肝火犯肺，或胃火炽盛，火热上炎，灼伤阳络，迫血外溢所致；虚证出血色淡红而质稀，多因脾不统血，血不循经而外溢所致。个别妇女鼻衄随月经周期而作，称为"倒经"，多因肝郁化火犯肺，或阴虚肺热所致。

（3）鼻内赘生物　鼻腔内长有状若葡萄或榴子，光滑柔软，带蒂可活动，而无痛感的肉状物，为鼻痔（鼻息肉）。若其撑塞鼻孔，则致气息难通，多因湿热邪毒壅结鼻窍所致。

（四）望口与唇

口为饮食通道，脏腑要冲，脾开窍于口，其华在唇，手足阳明经环绕口唇，故望口与唇的异常变化，可以诊察脾与胃的病变。望口与唇注意观察形色、润燥及动态的变化。

1. 口唇的色泽　唇部色诊与望面色基本相同，但因唇黏膜薄而透明，故其色泽变化比面色更为明显，易于观察。正常人唇色红润，是胃气充足，气血调匀的表现。唇色淡白多属血虚或失血；唇色深红多属热盛；深红干燥，属热盛伤津；唇色青紫多属阳气虚衰，血行瘀滞；唇色青黑因寒凝血瘀，或痛极血络郁阻所致；口唇呈樱桃红色，多见于煤气中毒。

2. 口唇的外形　口唇干裂为津液损伤，多因燥热伤津或阴虚液亏所致；口角流涎不收若见于小儿，称为滞颐，多属脾虚湿盛，成人见之多为中风口㖞不收；口唇糜烂多因脾胃积热或湿热蕴脾所致；唇内溃烂，其色淡红，为虚火上炎。

唇边生疮，红肿疼痛，为心脾积热；口腔内膜上出现黄白色如豆大、表浅的小溃疡点，周围红晕，局部灼痛者，为口疮，多因心脾积热，或由阴虚火旺所致；若小儿口腔、舌上满布片状白屑，状如鹅口者，为鹅口疮，又称"雪口"，多因感受邪毒，心脾积热，上熏口舌所致，也可因肾阴亏损，虚火上炎而为；若小儿口腔颊黏膜近白齿处出现微小灰白色斑点，周围绕以红晕，为麻疹黏膜斑，为麻疹将出之兆。

3. 口唇的动态　正常人口唇可随意开合，动作协调。《望诊遵经》将口唇的异常动态归纳为"口形六态"。

（1）口张　口开而不闭，属虚证；若状如鱼口，张口气出，但出不入，则为肺气将绝之候。

（2）口噤　口闭难开，牙关紧闭，属实证。口噤不语，兼四肢抽搐，多为痉病或惊风；兼半身不遂，则为中风入脏之重证。

（3）口撮　上下口唇紧聚，为邪正交争所致。兼见角弓反张，多为破伤风患者；新生儿撮口不能吮乳，多为脐风。

（4）口僻　口角向一侧㖞斜，见于风邪

中络，或风中脏腑之患者。

（5）口振 战栗鼓颔，口唇振摇，常见于疟疾初起。

（6）口动 口频繁开合，不能自禁，是胃气虚弱之象；若口角掣动不止，为动风之象。

（五）望齿与龈

齿为骨之余，骨为肾所主；龈护于齿，为手足阳明经分布之处，故望齿与龈可诊察肾与胃肠的病变，以及津液的盈亏。温病学派对验齿十分重视，在阳明热盛和热伤肾阴的情况下，观察齿与龈的润燥情况，可以了解胃津、肾液的存亡。

1. 齿的变化

（1）牙齿形色 正常人牙齿洁白润泽而坚固，是肾气充足、津液未伤的表现。若牙齿干燥，为胃阴已伤；牙齿光燥如石，为阳明热甚，津液大伤；牙齿燥如枯骨，多为肾阴枯竭，精不上荣所致，可见于温热病的晚期，属病重；久病牙齿枯黄脱落，为骨绝，属病重。

（2）牙齿动态 牙关紧急，多属风痰阻络或热极动风；咬牙齘齿，多为热盛动风，或见于痉病；睡中龄齿，多因胃热或虫积所致，亦可见于正常人。

2. 龈的变化

（1）牙龈色泽 正常人牙龈淡红而润泽，是胃气充足，气血调匀的表现。牙龈淡白，多因血虚或失血，龈络失养所致；牙龈红肿疼痛，多因胃火亢盛，火热循经上熏牙龈所致。

（2）牙龈形态 龈肉萎缩，牙根暴露，牙齿松动，常有渗血和脓液，称为牙宣，多因肾虚或胃阴不足，虚火燔灼，龈肉失

养所致。牙龈溃烂，流腐臭血水，牙齿脱落，口气腐臭者，称为牙疳，多平素胃腑积热，复感风热或疫疬之邪，邪毒上攻牙龈所致。

（3）齿衄 牙缝出血，称为齿衄，多因胃肠实热所致，也可因胃、肾阴虚，虚火上炎，脉络受损，或脾不统血所致。

（六）望咽喉

咽喉是经脉循行交会之处，又是呼吸、饮食之门户，与五脏六腑关系密切，构成了咽喉与脏腑在生理功能和病理变化上的相互影响，五脏六腑病变可反映于咽喉，但肺、胃、肾的病变更为突出，也更具诊断意义。望咽喉主要观察咽喉的红肿疼痛、溃烂和伪膜等情况。

检查咽喉时，让患者头略后仰，口张大并发"啊"声，医生用压舌板在舌体前2/3与后1/3交界处迅速下压，此时软腭上抬，即可进行观察。健康人咽喉色淡红润泽，不痛不肿，呼吸通畅，发音正常，食物下咽顺利无阻。

1. 咽喉色泽

（1）新病咽部深红，肿痛较甚，多属实热证，因风热邪毒或肺胃热毒壅盛所致。

（2）久病咽部嫩红，肿痛不甚，多属阴虚证，因肾阴亏虚，虚火上炎所致。

（3）若咽部淡红漫肿，疼痛轻微，多因痰湿凝聚所致。

（4）咽喉部一侧或两侧喉核红肿凸起，形如乳头，或如蚕蛾，表面或有黄白色脓样分泌物，咽痛不适者，为乳蛾（图1-27），又名喉蛾。其因风热外侵，邪客肺卫，或肺胃热盛，壅滞喉核，或肺肾阴虚，虚火上炎，气血瘀滞所致。

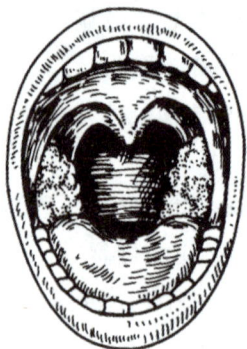

图 1-27　乳蛾

（5）咽喉部红肿高凸，疼痛剧烈，吞咽、语言困难，身发寒热者，为喉痈，多因脏腑蕴热，复感外邪，热毒客于咽喉所致。

2. 咽喉形态　新病咽部溃烂，分散表浅，周围色红，为肺胃之热轻浅；若溃烂成片或洼陷，周围红肿，为肺胃火毒壅盛，蒸灼肌膜而致；咽部溃腐浅表分散，反复发作，周围淡红，多属虚火上炎；若成片洼陷，周围淡白或苍白，久不愈者，多为气血不足、肾阳亏损，邪毒内陷所致。

咽部溃烂，表面覆盖一层黄白或灰白色膜，称为伪膜。若伪膜松厚易拭去者为病轻，为肺胃热浊之邪上壅于咽所致。若伪膜坚韧不易拭去，强剥出血，或剥后复生，伴犬吠样咳嗽、喘鸣者，为病重，此为"白喉"，因外感时行疫邪，疫毒内盛，或热毒伤阴所致。

三、望颈项

颈项是连接头部和躯干的部分，其前部为颈，后部为项，合称颈项。颈项内有呼吸气道与饮食路径，又是经脉上达头面必经之处。颈项经脉阻滞，可引起全身的病变；而脏腑气血失调，亦可在颈项部反映出来。

正常人的颈项直立，两侧对称，气管居中；矮胖者略粗短，瘦高者略细长；男性喉结突出，女性喉结不显；颈侧动脉搏动在安静时不易见到；颈项转侧俯仰自如。望颈项主要观察其外形和动态等变化。

（一）颈项外形

1. 瘿瘤　颈前结喉处，单侧或双侧有肿块突起，或大或小，可随吞咽上下移动，称为瘿瘤（图 1-28），多因肝郁气结，痰凝血瘀，或因水土失调，痰气凝结所致。

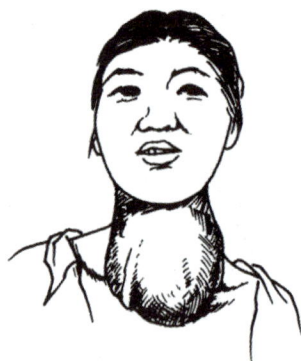

图 1-28　瘿瘤

2. 瘰疬　颈侧颌下有肿块如豆，累累如串珠，称为瘰疬（图 1-29），多由肺肾阴虚，虚火灼液，结成痰核，或因外感风热时毒，气血壅滞于颈部所致。

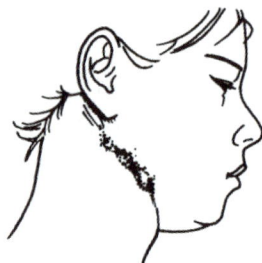

图 1-29　瘰疬

（二）颈项动态

1. 项强 项强是指项部筋脉肌肉拘紧或强硬，俯仰转动不利，伴头痛、恶寒、脉浮，多为风寒侵袭太阳经脉，经气不利所致；伴高热神昏，甚则抽搐，多属热极生风；睡醒后突觉项强不便，为"落枕"，多因睡姿不当或风寒客于经络，或颈部肌肉劳损所致。

2. 项软 项软是指颈项软弱，抬头无力。小儿项软（"五软"之一），多因先天不足，肾精亏损，或后天失养，发育不良，可见于佝偻病患儿；久病、重病颈项软弱，头垂不抬，眼窝深陷，多为脏腑精气衰竭之象，属病危。

3. 颈脉异常 安静状态时出现颈侧人迎脉搏动明显，可见于肝阳上亢或血虚重证的患者。颈部脉管明显胀大，平卧时更甚，多见于心血瘀阻、肺气壅滞及心肾阳衰，水气凌心的患者。

四、望躯体

（一）望胸胁

胸属上焦，内藏心、肺等重要脏器，为宗气所聚，是经脉、血管循行布达之处。胸廓前有乳房，属胃经，乳头属肝经。胁肋是肝胆经脉循行之处。望胸胁可以诊察心、肺的病变，宗气的盛衰，以及肝胆、乳房等的疾患。

1. 胸廓的外形变化 正常人的胸廓呈扁圆柱形，两侧对称，左右径大于前后径（比例约为1.5：1），小儿和老人则左右径略大于前后径或相等，两侧锁骨上下窝亦对称。常见的胸廓变形有以下几种。

（1）扁平胸 胸廓前后径较常人明显缩小（小于左右径的一半），呈扁平形，多见于肺肾阴虚、气阴两虚的患者（图1-30）。

（2）桶状胸 胸廓较前后径较常人增大（前后径与左右径几乎相等），呈圆桶状，多为素有伏饮积痰，壅滞肺气，或久病伤及肾气，肾不纳气，日久胸廓变形所致，见于久病咳喘之患者（图1-31）。

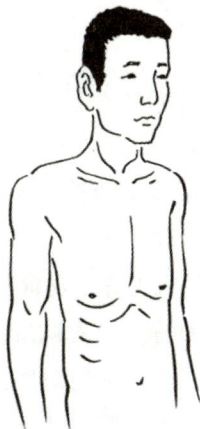

图1-30 扁平胸

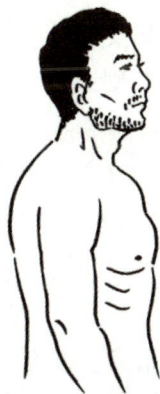

1-31 桶状胸

（3）鸡胸 胸骨下部明显向前突出，形似鸡之胸廓畸形，因先天禀赋不足，肾精亏虚，或后天失养，脾胃虚弱，骨骼失于充养所致，常见于小儿佝偻病。

（4）漏斗胸 胸骨下段及与其相连的两

侧肋软骨向内凹陷，形成漏斗状，伴颈前伸、曲肩、上腹凸出（图1-32），多因先天发育不良所致。

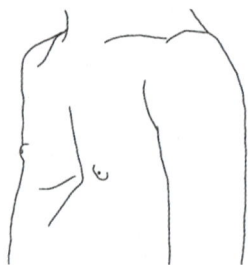

图1-32 漏斗胸

（5）肋如串珠 肋骨与肋软骨连接处变厚增大，状如串珠，多见于佝偻病患儿，因肾精不足，或后天失养，发育不良所致。

（6）胸不对称 一侧胸廓塌陷，肋间变窄，肩部下垂，脊骨常向对侧凸出者，多见于肺痿、肺部手术后等患者；若一侧胸廓膨隆，肋间饱满，按之软，咳则引痛，气管向健侧移位，多见于悬饮或气胸患者。

（7）乳痈 妇女哺乳期乳房局部红肿热痛，乳汁不畅，甚则破溃流脓，身发寒热，多因肝气郁结、胃热壅滞，或外感邪毒所致。

2. 呼吸 正常人呼吸均匀，节律整齐，每分钟16~18次，胸廓起伏左右对称。女性以胸式呼吸为主，男性和儿童以腹式呼吸为主。

若胸式呼吸增强，腹式呼吸减弱，为腹部有病，可见于鼓胀、腹腔积液或肿块；胸式呼吸减弱，腹式呼吸增强，为胸部有病，可见于肺痨、悬饮、胸部外伤等。两侧胸部呼吸不对称，可见于悬饮、肺痿、肿瘤等。

吸气时间延长，多因吸气困难所致，常见于痰饮停肺、急喉风、白喉重症等；呼气时间延长，多因呼气困难所致，可见于哮喘、肺胀等。

（二）望腹部

腹部是指躯干正面剑突以下至耻骨以上的部位，属中下焦，内藏肝、胆、脾、胃、大肠、小肠、膀胱、胞宫等脏腑。因此，望腹部可以诊察内在脏腑的病变和气血的盛衰。腹部望诊主要观察其形态变化。

正常人腹部对称、平坦（仰卧时腹壁平于胸骨至耻骨中点连线，即胸耻连线，或稍凹陷。（见图1-33①），直立时腹部可稍隆起，约与胸平齐，老人和小儿腹略呈圆形。脐腹过度膨隆或凹陷均为异常。

1. 腹部膨隆 仰卧时前腹壁明显高于胸耻连线（图1-33②）。若腹部胀大，伴周身俱肿者，为水肿病，因肺、脾、肾三脏功能失调，水湿内停所致；若仅见腹部肿大，四肢消瘦者，为鼓胀（图1-34），多因肝气或脾虚，以致气滞水停血瘀。

腹部皮肤青筋暴露常与腹部膨隆同时出现，可因肝郁气滞，脾失健运，气滞湿阻，或脾肾阳虚，水湿内停等导致气血运行不畅，脉络瘀阻所致，可见于鼓胀重证。

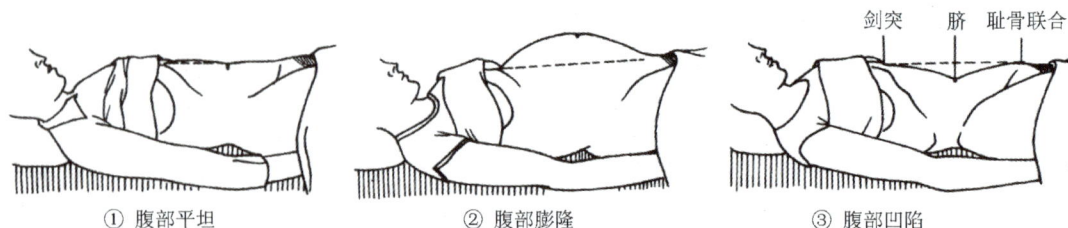

① 腹部平坦　② 腹部膨隆　③ 腹部凹陷

图1-33 腹部平坦、膨隆、凹陷测量法

2. 腹部凹陷 仰卧时前腹壁明显低于胸耻连线（图1-33③）。腹部凹陷如舟状，肌肉松弛失去弹性，伴形体消瘦。可见于久病脾胃气虚，机体失养，或新病吐泻太过，津液大伤的患者。若腹皮甲错，深凹着脊，称为"肉消着骨"，为脏腑精气耗竭，属病危。

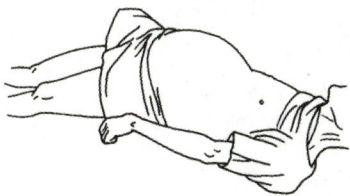

图1-34 鼓胀

（三）望腰背部

背为胸中之府，为心、肺之外围，与胸内脏器（心、肺）密切相关。腰为身体运动的枢纽，为肾之府。因此，望腰背部的异常表现，可以诊察相关脏腑经络的病变。望腰背时应注意观察脊柱及腰背部的形态变化。

正常人腰背部两侧对称，俯仰转侧自如，直立时脊柱居中，颈、腰段稍向前弯曲，胸、骶段稍向后弯曲，但无左右侧弯。

1. 外形

（1）脊柱后凸 脊骨过度后弯，以致背高如龟，称为"龟背"，俗称"驼背"。若见于小儿，或始于小儿时期，多因先天不足，肾精亏虚，或后天失养，骨髓失充，督脉虚损，脊柱弯曲变形所致。若见于成年后，多为脊椎疾患。若久病见后背弯曲，两肩下垂，称为"背曲肩随"，为脏腑精气虚衰之象。

（2）脊柱侧弯 脊柱的某一段持久地偏离身体正中线，使脊柱形成侧向弧形或"S"形，多因小儿发育期坐姿不良所致，亦可见于先天禀赋不足、肾精亏虚，发育不良的患儿或一侧胸部疾患者。

（3）脊疳 背部肌肉消瘦，脊骨凸出如锯齿状，为脏腑精气极度亏损之象。

（4）腰部拘急 腰部疼痛，活动受限，转侧不利，多因寒湿侵袭、经气受阻、跌仆闪挫、血脉瘀滞所致。

2. 动态 正常人腰背部俯仰转侧自如，常见异常表现除了角弓反张以外，尚有腰部拘急，即腰部拘急疼痛，活动受限，多因寒湿内侵，脉络拘急，或跌仆闪挫，局部气滞血瘀所致。

五、望四肢

两上肢和两下肢总称为四肢。上肢包括的肩、臂、肘、腕、掌、指；下肢包括髀、股、膝、胫、踝、跗、趾。四肢是由筋、骨、血、脉、肌肉、皮毛组成。因心主四肢血脉，肺主四肢皮毛，脾主四肢肌肉，肝主四肢之筋，肾主四肢之骨，故五脏均与四肢有关，而脾与四肢的关系尤为密切。手足是人体十二经脉必经之地，手指端和足趾端是人体阴阳经脉交会之处，手足部最能反映人体阴阳的协调与否。因此，望四肢可以诊察五脏和经脉的病变。望诊时应注意观察四肢、手足、掌腕、指趾的外形和动态变化。

（一）外形

1. 四肢肿胀 四肢浮肿发胀，表现为四肢同时肿胀，或肿胀偏于一侧，或仅见上肢或下肢，或见于单一肢体（图1-35）。若四肢关节肿胀，灼热疼痛者，多因湿热郁阻经络，气血运行不畅所致，常见于热痹；若足跗肿胀，或兼全身浮肿，多见于水肿；若下肢肿胀，皮肤粗厚如象皮者，多见于丝虫病。

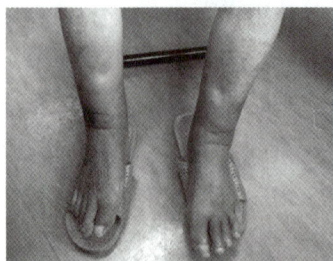

图1-35 下肢水肿

2. 膝部肿大 膝部红肿热痛，屈伸不利，多因风湿郁久化热所致，常见于热痹；膝部关节肿大疼痛，股胫肌肉消瘦，形如鹤膝，称为"鹤膝风"（图1-36），多因气血亏虚，寒湿久留，侵于下肢，流注关节所致；膝部紫暗，漫肿疼痛，为膝骨或关节受损，多因外伤所致。

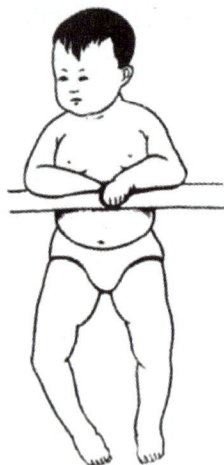

图1-36 鹤膝风

3. 下肢畸形 两下肢自然伸直或站立时，两足内踝并拢而两膝不能靠拢者，称为膝内翻，又称"O"形腿（图1-37）；两下肢自然伸直或站立时，当两膝相碰而两足内踝分离不能靠拢者，称为膝外翻，又称"X"形腿（图1-38）。若踝关节呈固定型内收位，称为足内翻；呈固定外展位，称为足外翻（图1-39）。上述畸形皆因先天禀赋不足，肾气不充，或后天失养，脾胃虚弱，发育不良所致。

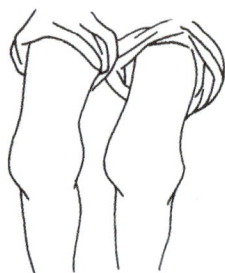

图1-37 "O"形腿

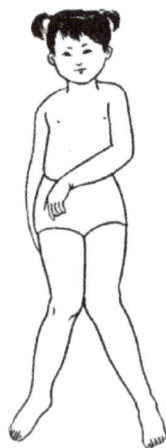

图1-38 "X"形腿

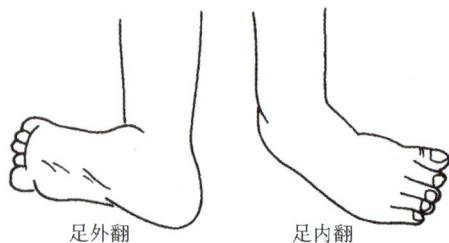

足外翻　　　　足内翻

图1-39 足外翻、足内翻

4. 小腿青筋暴露 小腿青筋怒张隆起，形似蚯蚓，多因寒湿内侵、络脉血瘀所致，常见于长时间负重或站立者。

5. 手指变形 手指关节呈梭状畸形，活动受限，称为梭状指（图 1-40），多因风湿久蕴，痰瘀结聚所致；指趾末端增生、肥厚，呈杵状膨大，称为杵状指（图 1-41），亦称鼓槌指，常兼气喘唇暗，多因久病心肺气虚、血瘀痰阻所致。

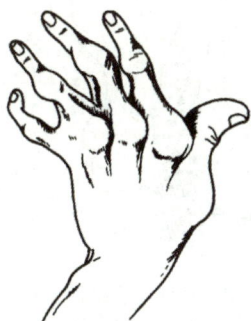

图 1-40 梭状指

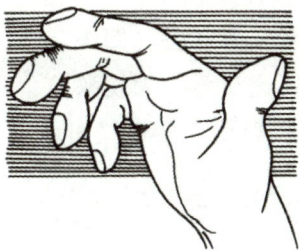

图 1-41 杵状指

（二）动态

1. 肢体痿废 指四肢痿软无力，缓纵不收，甚或肌肉萎缩，出现功能障碍或功能丧失，常见于痿病，多因脾胃不足、肝肾亏损，四肢筋肉失养所致。

2. 半身不遂 一侧肢体麻木不仁，软弱无力，痿废不用的表现。若猝然昏仆，神识不清，伴半身不遂、口眼㖞斜等，为中风入脏；若神志清楚，仅见半身不遂、口眼㖞斜等，为风中经络，或中风后遗症。

四肢动态异常还可见手足颤动、蠕动、四肢抽搐、拘急等表现（参见望诊望姿态相关内容）。

六、望二阴

二阴指前阴和后阴，前阴为生殖和排尿器官，后阴指肛门，为排便之门户。前阴为肾所司，宗筋所聚，太阴、阳明经所会，阴户通于胞宫并与冲任二脉密切相关，肝经绕阴器，故前阴病变与肾、膀胱、肝关系密切。后阴亦为肾所司，又脾主运化，升提内脏，大肠主传导糟粕，故后阴病变与脾、胃、肠、肾关系密切。

（一）望前阴

望男性前阴应注意观察阴茎、阴囊是否正常，注意观察有无硬结、肿胀、溃疡和其他异常的形色改变。对女性前阴的诊察要有明确的适应证，由妇科医生负责检查，男医生需在女护士陪同下进行。前阴常见的异常改变有外阴肿胀、收缩，阴部湿疹和阴挺。

1. 外阴肿胀、收缩 男性阴囊肿大，多见于疝气（图 1-42），因小肠坠入阴囊；或因内有瘀血、水液停积，或脉络迂曲，睾丸肿胀等引起。若阴囊红肿热痛，皮紧光亮，寒热交作，形如瓢状，称为囊痈，多为肝经湿热下注所致。阴囊收缩亦称囊缩，常因肝经受邪所致，或寒邪直中，或热邪内扰，若与舌卷并见，则病属危重。

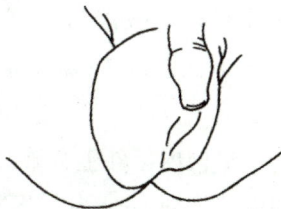

图 1-42 疝气

2. 阴部湿疹　男子阴囊，或女子大小阴唇起疹，瘙痒灼痛，湿润或有渗液，反复发作，易成慢性，又名湿疮，多因肝经湿热下注、风邪外袭所致；日久湿疮皮肤粗糙变厚，呈苔藓样变，则为阴虚血燥。

3. 阴挺　妇女阴部有物下坠或挺出阴道口外，称阴挺（图1-43）。《景岳全书》云："妇人阴中突出如菌如芝，或挺出数寸，谓之阴挺。"其多因气虚下陷，带脉失约，冲任虚损，或生育过多，或产后劳伤，损伤胞络及肾气，系胞无力而使胞宫下坠阴户之外所致。

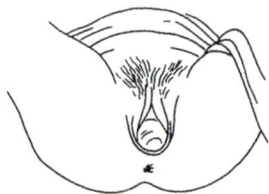

图1-43　阴挺

（二）望后阴

患者取侧卧位，望诊时应注意观察肛门周围有无脓肿、痔疮、裂口、瘘管外口、脱垂、息肉及肛周湿疹等。必要时，结合肛管直肠指诊及借助相关仪器进行检查。后阴常见异常改变有肛痈、痔疮、肛裂、肛瘘和脱肛。

1. 肛痈　肛门周围局部红肿疼痛，状如桃李，破溃流脓者，为肛痈，以发病急骤、疼痛剧烈，伴高热、破溃后形成肛漏为特点，多因湿热下注，或外感邪毒阻于肛周所致。

2. 痔疮　肛门内、外生有紫红色柔软肿块，突起如峙者，常伴便血、疼痛、脱出、便秘，或肛周潮湿、瘙痒等症状，为痔疮（图1-44）。其生于肛门齿状线以内者为内痔，生于肛门齿状线以外者为外痔，内外皆有者为混合痔，多因肠中湿热蕴结或血热肠燥，或久坐、负重、便秘等，使肛门部血脉瘀滞，热与血相搏，结滞不散而成。

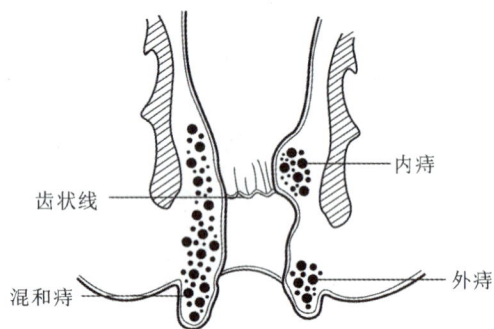

图1-44　痔疮示意图

3. 肛裂　肛管的皮肤全层纵行裂开，并伴有多发性小溃疡，久不愈合，排便时疼痛流血者，为肛裂（图1-45），多因热结肠燥或阴虚津亏，大便秘结，排便努责，使肛管皮肤裂伤，伤口染毒，逐渐形成慢性溃疡。

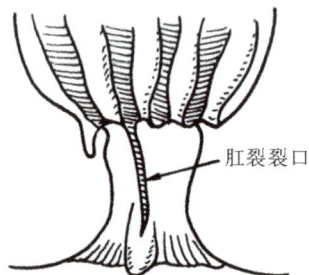

图1-45　肛裂示意图

4. 肛瘘　直肠或肛管与周围皮肤相通所形成的瘘管，成为肛瘘，也称为肛漏，以局部反复流脓、疼痛、瘙痒为特征，多因肛门周围痈肿余毒未尽、溃口不敛所致。

5. 脱肛　直肠黏膜或直肠反复脱出肛门外，伴肛门松弛（图1-46），常因大便、咳嗽、用力而脱出。轻者便时脱出，便后缩回；重者脱出后不能自回，须用手慢慢还纳，多因脾虚中气下陷所致，常见于老人及产妇，也常见于久泻、久咳和习惯性便秘者。

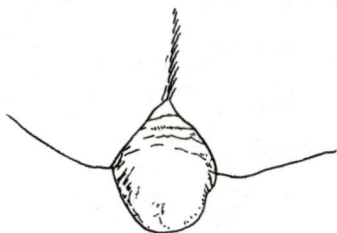

图1-46 脱肛

七、望皮肤

皮肤为一身之表，内合于肺，卫气循行其间，有保护机体的作用，脏腑气血亦通过经络而外荣于皮肤。感受外邪，皮表首当其冲，脏腑气血的病变，亦可通过经络反映于肌表。因此，望皮肤可了解邪气的性质和气血津液的盛衰，测知内在脏腑的病变，判断疾病的轻重和预后。

望皮肤应注意观察皮肤的色泽、形态变化。正常人皮肤荣润有光泽，是精气旺盛，津液充沛的征象。皮肤常见的异常表现在皮肤色泽和形态发生变化。

（一）皮肤色泽变化

皮肤色泽亦可见五色，与五色诊法基本相同，其常见而有特殊意义者，为发黄、发赤与发黑。

1. 皮肤发赤 皮肤突然鲜红成片，色如涂丹，边缘清楚，灼热肿胀者，为"丹毒"，因发生部位不同，名称有别。发于头面者，名抱头火丹；发于小腿足部者，名流火；发于全身、游走不定者，名赤游丹。发于上部者多因风热化火所致，发于下部者多因湿热

化火所致，亦有因外伤染毒而引起者。

2. 皮肤发黄 面目、皮肤、爪甲俱黄者，为黄疸。其黄色鲜明如橘皮色者，属阳黄，因湿热蕴蒸所致；黄色晦暗如烟熏色者，属阴黄，因寒湿阻遏所致。

3. 皮肤白斑 局部皮肤出现点、片状白色改变，大小不等，边界清楚，称为"白驳风"或"白癜风"，多因风湿侵袭、气血失和，血不荣肤所致。

4. 皮肤发黑 皮肤色黑而晦暗，干枯不荣，多属劳伤肾精所致；全身皮肤发黑者，亦可见于肾阳虚衰患者。

（二）皮肤形态变化

1. 皮肤干枯 皮肤干枯无华，甚至皲裂、脱屑，多因阴津耗伤，营血亏虚，肌肤失养，或外邪侵袭，气血滞涩所致。

2. 肌肤甲错 皮肤发生局限性或广泛性的干枯粗糙，状若鱼鳞，多因瘀血日久，肌肤失养所致。

3. 肿胀 皮肤水肿有阳水与阴水之分。阳水以肿起较速，眼睑、颜面先肿，继则遍及全身为特征，多由外感风邪，肺失宣降所致；阴水以肿起较缓，下肢、腹部先肿，继则波及颜面为特征，多由脾肾阳衰，水湿泛溢所致。

4. 斑疹 斑、疹均为全身性疾病表现于皮肤的症状，两者虽常常并称，但实质有别。

（1）斑 斑是指皮肤出现的深红色或青紫色片状斑块，平铺于皮下，抚之不碍手，压之不褪色，可由外感温热邪毒，热毒窜络，内迫营血；或因脾虚血失统摄，阳衰寒凝气血；或因外伤等，使血不循经，外溢肌肤所致。其中，若因外感热病，热入营血，迫血外溢而发，表现为斑点成片，

或红或紫，平铺皮下者，为阳斑（彩图1）；若因内伤气虚，气不摄血所致，表现为斑点大小不一，色淡红或紫暗，隐隐稀少，发无定处，但不见于面、背部，出没无常，称为阴斑。

（2）疹　疹是指皮肤出现红色或紫红色、粟粒状疹点，高出皮肤，抚之碍手，压之褪色的表现，常见于麻疹、风疹、瘾疹等病，多因外感风热时邪或过敏，或热入营血所致。

麻疹：麻疹为小儿常见的一种急性发疹性传染病，多因感受时邪疫毒所致，表现为出疹前先有发热恶寒，咳嗽喷嚏，鼻流清涕，眼泪汪汪，耳根冰冷，或耳后有红丝出现，3～4天疹点出现于皮肤，从头面到胸腹、四肢，色如桃红，形如麻粒，尖而稀疏，抚之触手，逐渐稠密，2～5天出全，然后按出疹顺序逐渐回隐，留下棕褐斑状色素沉着，并有糠麸脱屑。根据麻疹的出疹次序，疹的疏密、色泽和兼症，可以判断病情的顺逆。

风疹：风疹是一种较轻的发疹性传染病（彩图2），以初起类似感冒，发热1～2天后，皮肤出现淡红色斑丘疹，瘙痒不已，耳后及枕部臖核肿大为其特征。因皮疹细小如沙，故又称"风痧"，多因感受风热时邪，与气血相搏所致。

瘾疹：瘾疹是一种以皮肤丘疹为特征的疾患，表现为皮肤突然出现大小不等、形状不一、边界清楚的红色或苍白色丘疹，并表现出剧烈瘙痒，抓搔后增大、增多，发无定处，骤起骤退，退后不留痕迹，且具有反复发作的特点。其多因正气不足，卫外不固，外感风邪；或因饮食失节，肠胃积热，复感风邪；或因情志内伤，冲任不调，血虚生风；或对某些物质过敏所致。

无论斑或疹，在外感热病中见之，若色红身热，先见于胸腹，后延及四肢，斑疹发后热退神清者，是邪去正安，为顺；若布点稠密成团，色深红或紫暗，先见于四肢，后延及胸腹，斑疹现后仍壮热不退、神识不清者，是邪气内陷，为逆。

"斑"与"疹"的鉴别见表1－11。

表1－11　"斑"与"疹"的鉴别

名称	颜色	形状	手感	种类
斑	深红或青紫	点大成片平铺	抚之不碍手，压之不褪色	阳斑、阴斑
疹	红或紫红	点小如粟，高出皮肤	抚之碍手，压之褪色	麻疹、风疹、瘾疹等

5. 水疱　水疱是指皮肤上出现成簇或散在性小水疱的表现，可有白㾦、水痘、热气疮、缠腰火丹、湿疹等。

（1）白㾦　暑湿、湿温患者皮肤出现的一种白色小疱疹，晶莹如粟，又称白疹，多因外感湿热之邪，郁于肌表，汗出不彻，蕴酿所致，乃湿温患者湿热之邪透泄外达之机。白㾦晶莹饱满、颗粒清楚者，称为晶㾦，为津气尚充足，是顺证；白㾦色枯而白、干瘪无浆者，称为枯㾦，为津气已亏竭，是逆证。

（2）水痘　为小儿常见的一种急性传染病，常先有发热恶寒，全身倦怠，头痛，继而皮肤出现粉红色斑丘疹，很快变成椭圆形的小水疱，其后结痂。其疱疹特点为，顶满无脐，晶莹明亮，浆液稀薄，皮薄易破，大小不等，分批出现，多因外感时邪、内蕴湿热所致。

（3）热气疮 口唇、鼻孔周围、面颊及外阴等皮肤黏膜交界处，出现针头至绿豆大小簇集成群的水疱，灼热瘙痒，溃后结痂，多因外感风温热毒，阻于肺胃，湿热蕴蒸皮肤所致；或因肝经湿热下注，阻于阴部而成。

（4）缠腰火丹 多见于一侧腰部或胸胁部，初起皮肤灼热刺痛，继之出现粟米至黄豆大小簇集成群的水疱（彩图3），排列如带状，局部刺痛，多因肝经湿热熏蒸所致。

（5）湿疹 周身皮肤出现红斑，迅速形成丘疹、水疱，破后渗液，出现红色湿润之糜烂面（彩图4），多因禀赋不耐，饮食失节，湿热内蕴，复感风邪，内外两邪相搏，郁于肌肤所致。

6. 疮疡 疮疡是指各种致病因素侵袭人体后引起的体表化脓性疾病，主要有痈、疽、疔、疖等。

（1）痈 红肿高大，根盘紧束，焮热疼痛，具有未脓易消、已脓易溃、疮口易敛的特点，属阳证，多因湿热火毒蕴结，气血壅滞，热蒸肉腐成脓所致。

（2）疽 发于皮肤肌肉间，初起局部有粟粒样脓头，焮热红肿胀痛，易向深部及周围扩散，脓头相继增多者，称为有头疽，多因外感热邪火毒、内有脏腑蕴毒，凝聚肌表，气血壅滞而成。漫肿无头，皮色不变，无热少痛，具有难消、难溃、难敛、溃后易伤筋骨的特点者，称为无头疽，属阴证，多因气血亏虚，寒痰凝滞所致。

（3）疔 形小如粟，根深坚硬，状如钉丁，麻木疼痛，多发于颜面和手足等处，病情变化迅速，容易造成毒邪走散，多因竹木刺伤，或感受疫毒、疠毒、火毒等邪所致。

（4）疖 形小而圆，根浅局限，红肿不甚，容易化脓，脓溃即愈，因外感火热毒邪，或湿热蕴结所致。

（5）痤疮 以颜面、胸、背等处生丘疹如刺，可挤出白色碎米样粉汁者，又称"粉刺""青春痘"及"暗疮"等（彩图5）。其多因肺经风热阻于肌肤所致；或因过食肥甘、油腻、辛辣食物，脾胃蕴热，湿热内生，熏蒸于面而成；或因青春之体，阳热较盛，劳汗当风，风寒之邪与阳热相搏，瘀阻肌肤所致。

第四节 舌 诊

舌诊，是通过观察舌象以了解机体生理功能和病理变化的诊察方法，是中医独具特色的诊断方法之一。所谓舌象，是指舌质和舌苔的综合体象。

舌诊具有悠久的历史，早在殷墟甲骨文中就有"贞疾舌"的记载。《黄帝内经》对舌的解剖、功能，舌与内脏、经脉的关系，舌诊的临床应用等均有论述。《灵枢·肠胃》曰："舌重十两，长七寸，广二寸半。"《灵枢·经脉》说："唇舌者，肌肉之本也。脉不荣则肌肉软，肌肉软则舌萎。"指明舌体是以肌肉为主构成的器官，受血脉的充养，舌失荣养即痿软不用。《素问·刺热》曰："肺热病者，先淅然厥，起毫毛，恶风寒，舌上黄。"指出表邪传里，肺胃热盛，舌苔变黄的转化规律。《灵枢·经脉》曰："唇青舌卷卵缩，则筋先死。"东汉张仲景《伤寒杂病论》将舌诊作为中医辨证的一个组成部分。《金匮要略·惊悸吐衄下血胸满瘀血病脉证并治》指出："患者胸满，唇痿舌青……为有瘀血。"以舌青作为有瘀血的依据。元代舌诊专著《敖氏伤寒金镜录》中，记载舌象图 36 幅，结合临床进行病机分析，并确定方药及推测预后。

明清时期，随着温病学派的兴起，对辨舌尤为重视，对温病的辨证论治起到重要的指导作用。明清及近代以来，舌诊专著不断涌现，如申斗垣《伤寒观舌心法》、张登《伤寒舌鉴》、徐大椿《舌鉴总论》、傅松元《舌胎统志》、梁玉瑜《舌鉴辨正》、曹炳章《辨舌指南》等，丰富了舌诊理论，临床实用性强。近几十年来，随着科学技术的发展，舌诊理论、临床与实验均有更加深入的研究与拓展。

一、舌的形态结构与生理功能

（一）形态结构

舌是口腔中重要器官之一，它附着于口腔底部、下颌骨、舌骨，呈扁平长形。舌为肌性器官，由黏膜和纵横交错的横纹肌组成，故《灵枢·经脉》说："唇舌者，肌肉之本也。"

舌的上面称为舌面（又称舌背）（图 1-47），下面称为舌底（又称舌腹）（图 1-48）。舌面后部有人字形界沟称人字沟。舌面正中有一条纵行的沟纹，称为舌正中沟。舌体的前端称为舌尖；舌体的中部称为舌中；舌体的后部、人字形界沟之前称为舌根；舌体两侧称为舌边。当舌上卷时，可看到舌底，舌底正中线上有一条连于口腔底的皱襞，称为舌系带，其两侧各有一条浅紫色的舌静脉，称为舌下络脉。舌系带终点两侧

各有一小圆形突起，称为舌下肉阜，皆有唾液腺体的开口，左为金津，右为玉液，是胃津、肾液上朝的孔穴。

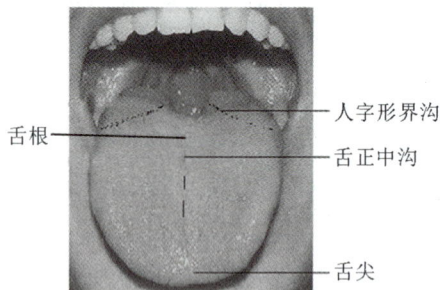

图 1-47　舌面部

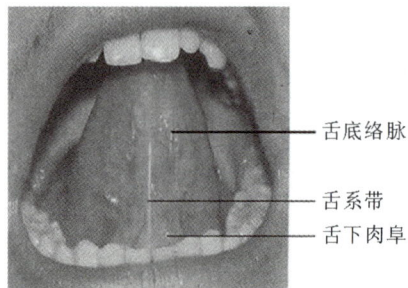

图 1-48　舌底部

舌面上覆盖着一层半透明的黏膜，黏膜皱褶成许多细小突起，称为舌乳头。根据乳头形状不同，分为丝状乳头、蕈状乳头、轮廓乳头和叶状乳头四种（图 1-49）。其中丝状乳头与蕈状乳头对舌象的形成有着密切联系，轮廓乳头、叶状乳头与味觉有关。

丝状乳头复层扁平上皮的角化和脱落细胞，再混以食物残渣、唾液等，使舌黏膜表面形成一层白色的薄薄的苔状物，称为舌苔。蕈状乳头数目较少，多见于舌尖，散在于丝状乳头之间，呈蕈状，基部窄而顶端钝圆，肉眼观察呈红色小点。蕈状乳头的形态及色泽改变，是舌质变化的主要因素。

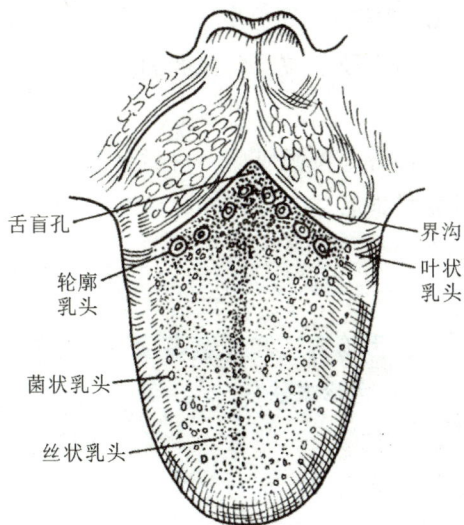

图 1-49 舌乳头

舌盲孔
轮廓乳头
菌状乳头
丝状乳头
界沟
叶状乳头

（二）生理功能

舌具有搅拌食物、感受味觉和调节语音的功能。

舌作为一个肌性器官，能自主灵活地伸缩卷转，使食物在口腔内得到充分的搅拌。舌的轮廓乳头和叶状乳头内含味觉神经末梢，能充分感受味觉。《中藏经·论小肠虚实寒热生死逆顺脉证之法》说："舌之官也，和则能言，而机关利健，善别其味也。"《辨舌指南》特别指出："在舌根近旁，排列如人字形，较前数种为大，内藏味觉神经之末梢，曰味蕾。"舌的灵活自主运动，能配合胸腔、声带的发音，使语音清晰流畅。

二、舌诊原理
（一）脏腑经络与舌的关系

舌体通过经络与许多的内在脏器相联系，舌为心之苗。《灵枢·脉度》说："心气通于舌，心和则舌能知五味矣。"《灵枢·经脉》曰："手少阴之别……循经入于心中，系舌本。"因心主血脉，而舌的脉络丰富，

心血上荣于舌，故人体气血运行情况，可反映在舌质的颜色上；心主神明，舌体的运动又受心神的支配，因而舌体运动是否灵活自如，语言是否清晰，与神志密切相关。因此，舌与心、神的关系极为密切，可以反映心、神的病变。

舌为脾之外候。足太阴脾经连舌本、散舌，舌居口中司味觉，《灵枢·脉度》说："脾气通于口，脾和则口能知五谷矣。"因此，脾开窍于口。《灵枢·经脉》曰："脾足太阴之脉……连舌本，散舌下。"中医学认为，脾主运化、化生气血。舌体赖气血充养，舌象能反映气血的盛衰，与脾主运化、化生气血的功能直接相关。观察舌象可以诊察全身气血的盛衰和脾胃的病理变化，故有"舌为脾胃外候"的说法。

肝藏血、主筋，肾藏精。《灵枢·经脉》曰："肝者，筋之合也，筋者，聚于阴器，而脉络于舌本也。"亦曰："肾足少阴之脉……其直者，从肾上贯肝膈，入肺中，循喉咙，夹舌本。"足太阳膀胱经经筋结于舌本；肺系上达咽喉，与舌根相连。肺、肠、胆虽无本经经脉直接通于舌，但通过经脉手足同经的影响，也与舌有间接联系。另外，舌居于口腔之中，与食道相连，故与胃也有着直接联属关系。脏腑一旦发生病变，舌象会出现相应的变化。观察舌象的变化，可以测知内在脏腑的病变。

（二）气血津液与舌的关系

舌的脉络丰富，有赖气血的濡养和津液的滋润。舌体的形质、舌色与气血的盛衰和运行状态有关；舌苔和舌体的润燥与津液的盈亏有关。舌下肉阜部有金津、玉液。中医学认为，唾为肾液、涎为脾液，皆为津液的

一部分，其生成、输布离不开脏腑功能，尤与肾、脾胃等脏腑密切相关，故通过观察舌体的润燥，可判断体内津液的盈亏及病邪性质的寒热。

舌苔乃胃气所生，如吴坤安说："舌之有苔，犹地之有苔，地之苔，湿气上泛而生；舌之苔，胃蒸脾湿上潮而生，故曰苔。"章虚谷说："舌苔由胃中生气所以现，而胃气由心脾发生，故无病之人常有薄苔，是胃中之生气，如地上之微草也。若不毛之地，则土无生气矣。"观察舌苔可以了解胃气的存亡和津液的盛衰。

（三）脏腑与舌面对应分属

据历代医籍记载，脏腑病变反映于舌面有一定的分布规律，一般根据"上以候上，中以候中，下以候下"的原则来分。常用的划分方法有两种，一是以脏腑划分，二是以胃经划分。

1. 根据脏腑划分　《笔花医镜》曰："凡病俱现于舌……舌尖主心，舌中主脾胃，舌边主肝胆，舌根主肾。"这是以脏腑划分，即舌尖属心肺，舌中属脾胃，舌根属肾，舌两旁属肝胆（图1-50）。《舌鉴辨正》亦曰："舌尖应上焦，舌中应中焦，舌根应下焦。"

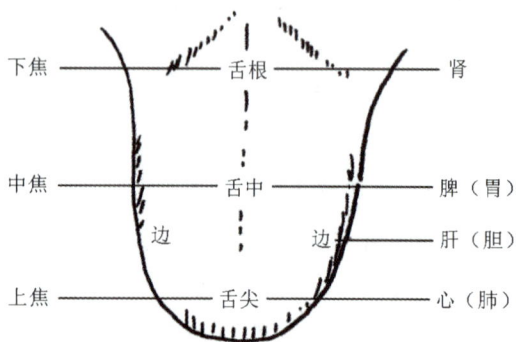

图1-50　舌面脏腑部位分属图

2. 根据胃经划分　舌尖属上脘，舌中属中脘，舌根属下脘，胃经的划分一般适用于肠胃病者。

舌面分部位候脏腑，可供诊断参考，但不能机械地看待。舌诊主要应看舌质与舌苔的综合变化。

三、舌诊方法和注意事项
（一）舌诊方法

1. 体位姿势　望舌时患者可采取坐位或仰卧位。伸舌时，面向光源，自然伸舌，舌尖略向下，舌面平展，舌体充分暴露。医生取坐位或站立位，视线略高于患者，以便观察患者口舌部位（图1-51）。

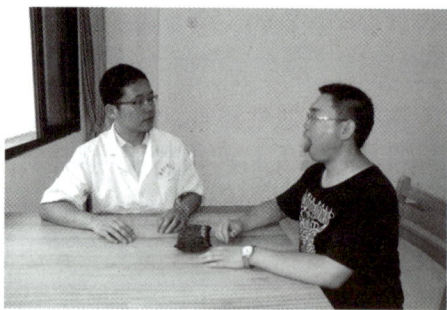

图1-51　坐位望舌

2. 望舌顺序　先望舌质，再望舌苔，最后观察舌下络脉，然后按照舌尖、舌中、舌边、舌根的顺序依次观察。如果一次望舌判断不清，令患者休息3~5分钟后，重复望舌1次，以免伸舌太久舌体色泽失真。

3. 辅助手段　舌诊是以望舌为主，为了辨明苔之松紧、腐腻及有根无根，可用揩舌、刮舌以验之。

刮舌法，用消毒压舌板的边缘，以适中的力量，在舌面上由后向前刮3~5次，为刮舌。揩舌法，消毒纱布裹于手指上，蘸少许生理盐水在舌面上揩抹数次，为揩舌。

还可以通过询问，了解舌上味觉的情况，舌体的冷热、麻木、疼痛等异常感觉，有助于诊断。

（二）注意事项

为保障舌诊的真实性和可靠性，必须尽量减少、避免、排除各种因素对舌象辨识的干扰和影响。

1. 光线　望舌以白天充足、柔和的自然光线为佳，或借助白色的人工光源，避免强光直接照射到舌面。光线的强弱与色调，常常会影响正确的判断。光线过暗，可使舌色暗滞；日光灯下，舌色多偏紫；白炽灯下，舌苔偏于黄色；用普通灯泡或手电筒照明，易使舌苔黄、白两色难于分辨。周围有色物体的反射光，也会使舌色发生相应的改变。

2. 饮食或药物　摄入饮食和某些药物可以使舌象发生改变。如刚进食后，由于口腔咀嚼的摩擦、自洁作用，舌苔由厚变薄；刚喝水可使舌苔由燥变润；刚进辛热食物，舌色偏红；多吃糖果、甜腻食品，口味酸腻，舌苔变厚；服用大量镇静剂后，舌苔厚腻；长期服用某些抗生素，可产生黑腻苔或霉腐苔。口服某些食物或药物，可以使舌苔着色，称为染苔。例如，饮用牛奶、豆浆、钡剂、椰汁等可使舌苔变白、变厚；食用花生、瓜子、豆类、核桃、杏仁等富含脂肪的食品，可使舌面附着黄白色渣滓，易与腐腻苔相混；食用蛋黄、橘子、柿子、核黄素等，可将舌苔染成黄色；各种黑褐色食品、药品，或吃橄榄、酸梅，长期吸烟等，可使舌苔染成灰色、黑色。染苔可在短时间内自然退去，或经揩舌除去，一般多不均匀地附

着于舌面，与病情亦不相符。如发现疑问时，可询问患者饮食、服药情况，或用揩舌的方法予以鉴别。

3. 口腔状况　牙齿残缺可造成同侧舌苔偏厚；镶牙可以使舌边留下齿印；张口呼吸可以使舌苔变干等。这些因素引起的舌象异常都不能作为人体的病理征象，临床上应仔细鉴别，以免误诊。

四、正常舌象及其生理变异
（一）正常舌象

正常舌象的特征是舌质淡红、荣润；舌体大小适中，柔软灵活；舌苔均匀、薄白而润，简称"淡红舌，薄白苔"，说明胃气旺盛，气血津液充盈，脏腑功能正常。正如《舌胎统志》所说："舌色淡红，平人之常候……红者心之色，淡者胃之气。"《伤寒论本旨·辨舌苔》说："舌苔由胃中生气所现，而胃气由心脾发生，故无病之人常有薄苔，是胃中之生气，如地上之微草也。"

（二）生理性变异

正常舌象受内外环境影响，可以产生生理性变异，如年龄、性别、体质、气候环境等因素。

1. 年龄因素　儿童阴阳稚嫩，脾胃尚弱，生长发育很快，往往处于代谢旺盛而营养相对不足的状态，因而舌质多淡嫩而舌苔少；老年人精气渐衰，脏腑功能减退，气血运行迟缓，舌色较暗红或带紫暗，若无明显的病征，亦属生理性变异。

2. 性别因素　资料表明，男女性别舌象无明显差异。但是女性因生理特点，在月经期可以出现蕈状乳头充血而舌质偏红，或舌尖边部有明显的红刺，月经过后恢复正常。

3. 体质因素　因体质禀赋的差异可以出现一些不同舌象。例如，先天性裂纹舌、齿痕舌、地图舌等，虽长时期如此，却无临床症状，也可表现出对某些病邪的易感性，或某些疾病的好发性。

4. 气候环境因素　季节与地域的差别会产生气候环境的变化，引起舌象相应改变。在季节方面，夏季暑湿盛时，舌苔多厚，多见淡黄色；秋季燥气当令，苔多偏薄、偏干；冬季严寒，舌常湿润。在地域方面，我国东南地区偏湿、偏热，西北及东北地区偏寒冷干燥，均会使舌象发生一定的差异。

五、舌诊内容

舌诊主要是观察舌质和舌苔两个方面的变化。舌质是指舌的肌肉脉络组织，为脏腑气血之所荣。望舌质包括舌神、舌色、舌形和舌态，以诊察脏腑的虚实、气血的盛衰。舌苔是指舌面上附着的一层苔状物，是胃气上蒸所生。望舌苔包括望苔质和苔色，以察病邪的性质、浅深，邪正的消长。章虚谷曰："观舌质可验其证之阴阳虚实，审苔垢即知邪之寒热浅深。"望舌时，必须综合舌质与舌苔信息，方能全面分析、合理判断。

（一）舌质

望舌质主要观察舌的神气、色泽、形质、动态及舌下络脉等。

1. 舌神　察舌神是整体望神的一部分，是观察舌质的色泽和舌体动态，有荣舌、枯舌之分。

（1）荣舌

【舌象特征】舌质红润，运动自如，为荣舌。

【临床意义】气血充盈，精神健旺，虽病亦属善候。

【机理分析】舌之颜色反映气血盛衰，舌之润泽反映津液盈亏，舌体运动反映脏腑虚实。舌色红活荣润，舌体活动自如，说明气血精神皆足，生机旺盛，虽病亦善，预后较好。《辨舌指南》说："荣润则津足，干枯则津乏。荣者谓有神……凡舌质有光有体，不论黄、白、灰、黑，刮之而里面红润，神气荣华者，诸病皆吉。"

（2）枯舌

【舌象特征】舌质枯晦，活动失灵，为枯舌。

【临床意义】气血大亏，精神衰败，属病凶恶候。

【机理分析】舌色晦暗枯萎，活动不灵，说明气血津液已衰，生机已微，预后不良。《辨舌指南》说："若舌质无光无体，不拘有苔无苔，视之里面枯晦，神气全无者，诸病皆凶。"

2. 舌色　舌色即舌质的颜色，包括淡红、淡白、红、绛、青紫五种。

（1）淡红舌

【舌象特征】舌色淡红润泽（彩图6）。

【临床意义】健康人或病情轻浅，气血未伤者。

【机理分析】淡红舌主要反映心血充足，胃气旺盛的生理状态。红为血之色，明润光泽为胃气之华。因此，《舌鉴辨正·红舌总论》说："全舌淡红，不浅不深者，平人也。"在外感病轻浅阶段，尚未伤及气血和内脏时，舌色仍可保持正常而呈现淡红；内伤杂病中，若舌色淡红明润，提示阴阳平和，气血充盈，病情尚轻，或为疾病转愈之佳兆。

（2）淡白舌

【舌象特征】比正常舌色浅淡，白色偏多，红色偏少，称为淡白舌（彩图7）；若舌色淡白干枯者，称为枯白舌；若舌色淡白，湿润光滑，则称为淡白光莹舌。

【临床意义】主气血两虚、阳虚。枯白舌主脱血夺气。

【机理分析】气血亏虚，血不荣舌，或阳气虚衰，运血无力，不载血以上充舌质，致舌色浅淡。若舌色淡白，舌体瘦薄，属气血两虚；若舌色淡白，舌体胖嫩，舌面湿润，多属阳虚水湿内停。若脱血夺气，病情危重，舌无血气充养，则见枯白无华。

（3）红舌

【舌象特征】较正常舌色红，甚至呈鲜红色（彩图8）。

【临床意义】主热证。

【机理分析】由于血得热则运行加速，舌体脉络充盈；或因阴液亏乏，虚火上炎，故舌色鲜红。

舌色稍红，或仅舌边尖略红，多属外感风热表证初起；舌体不小，色鲜红，多属实热证。舌尖独红，多为心火上炎；舌边红赤，多为肝胆有热。

舌体小，舌鲜红少苔，或有裂纹，或光红无苔，为虚热证。

（4）绛舌

【舌象特征】较红舌颜色更深，或略带暗红色（彩图9）。

【临床意义】主里热亢盛、阴虚火旺。

【机理分析】绛舌多由红舌进一步发展而成。其形成的原因是热入营血，气血沸涌，耗伤营阴，虚火上炎，舌体脉络充盈，故舌呈绛色。

舌绛有苔，多属温热病热入营血，或脏腑内热炽盛。绛色愈深，热邪愈甚。《辨舌指南》说："绛，深红色也。心主营、主血，舌苔绛燥，邪已入营中。"

舌绛少苔或无苔，或有裂纹，多属久病阴虚火旺，或热病后期阴液耗损。《辨舌指南》说："若舌绛而光亮者，胃阴涸也。"亦云："舌虽绛而不鲜，干枯而萎者，肾阴涸也。"

（5）青紫舌

【舌象特征】全舌呈现紫色，或局部现青紫斑点。舌淡而泛现青紫者，为淡紫舌（彩图10）；舌红而泛现紫色者，为红紫舌；舌绛而泛现紫色者，为绛紫舌（彩图11）；舌体局部出现青紫色斑点，大小不等，不高于舌面者，称为紫斑、紫点（彩图12）。

【临床意义】主气血不畅。

【机理分析】紫舌多由淡白舌或红绛舌发展而成，故其主病即是在淡白舌或红绛舌的基础上出现气血运行不畅的病理改变。

全舌青紫者，其病多是全身性血行瘀滞；舌有紫色斑点者，可能是瘀血阻滞于局部，或是局部血络损伤所致。

舌色淡红中泛现青紫者，多因肺气壅滞，或肝郁血瘀，或气虚无力推动血液运行，使血流缓慢所致；亦可见于先天性心脏病，或某些药物、食物中毒等。

淡紫舌多由淡白舌转变而成，其舌淡紫而湿润，可由阴寒内盛，阳气被遏，血行凝滞，或阳气虚衰，气血运行不畅，血脉瘀滞所致。

紫红舌、紫绛舌多为红绛舌的进一步发

展，其舌紫红、紫绛而干枯少津，为热毒炽盛，内入营血，营阴受灼，津液耗损，气血壅滞所致。

3. 舌形   舌形是指舌质的形状，包括老嫩、胖瘦、点刺、裂纹、齿痕等方面特征。

（1）老、嫩舌

【舌象特征】舌质纹理粗糙或皱缩，质地坚敛，舌色晦暗者，称为苍老舌；舌质纹理细腻，浮胖娇嫩，舌色浅淡者，称为娇嫩舌。

【临床意义】老舌主实证；嫩舌主虚证。

【机理分析】舌质老和嫩是辨别疾病虚实的重要指标之一，正如《辨舌指南》所说："凡舌质坚敛而苍老，不论苔色黄、白、灰、黑，病多属实；舌质浮胖兼娇嫩，不拘苔色灰、黑、黄、白，病多属虚。"

实邪亢盛，充斥体内，而正气未衰，邪正交争，邪气壅滞于上，故舌质苍老。气血不足，舌体脉络不充，或阳气亏虚，运血无力，寒湿内生，以致舌嫩色淡白。

（2）胖、瘦舌

【舌象特征】舌体较正常人肥大，轻则厚大异常，重则胀塞满口，称为胖大舌（图1-52）。如舌体肿大满嘴，不能闭口缩回，称为肿胀舌。如舌体萎缩，瘦小而薄，称为瘦薄舌（图1-53）。

【临床意义】胖大舌多主水湿内停、酒毒或热毒上泛。瘦薄舌多主气血两虚、阴虚火旺。

【机理分析】舌体淡白胖大，舌面水滑者，多为脾肾阳虚，津液不化，水湿内停。舌体红赤胖大，舌苔黄腻者，为脾胃湿热或痰热内蕴，或平素嗜酒，湿热酒毒上泛所致。舌体肿胀，其色红绛，为心脾热盛，热

毒上壅。舌紫肿胀，为邪热入血、酒毒上攻所致。瘦薄舌总由气血阴液不足，不能充盈舌体，舌失濡养所致。舌体瘦薄而色淡者，多是气血两虚；舌体瘦薄而红绛干燥无苔者，多见于阴虚火旺，津液耗伤。

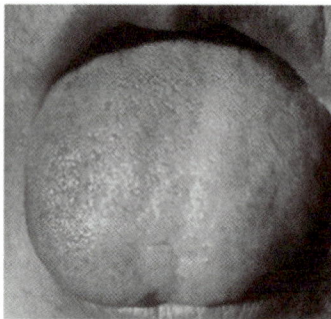

图1-52   胖大舌

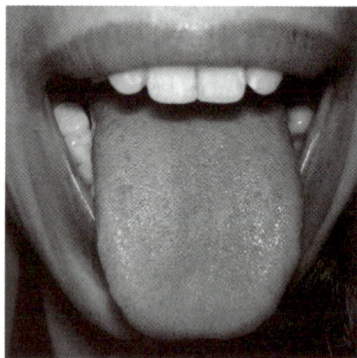

图1-53   瘦薄舌

（3）齿痕舌

【舌象特征】舌体边缘有牙齿压迫的痕迹，称为齿痕舌（图1-54）。

【临床意义】主脾虚、水湿内盛。

【机理分析】舌边有齿痕，多因舌体胖大而受牙齿挤压所致，故多与胖大舌同见。舌淡胖大而润，舌边有齿痕者，多属阳虚水湿内盛或寒湿壅盛；舌红而肿胀满口，兼有齿痕者，为内有湿热痰浊壅滞。

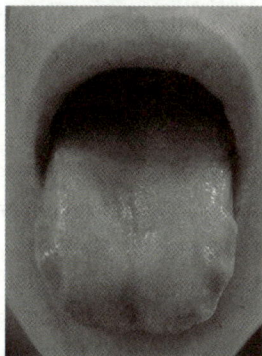

图 1-54　齿痕舌

舌淡红而嫩，舌体不大而边有轻微齿痕者，可为先天性齿痕舌。先天性齿痕舌一般齿痕呈对称性，舌质、舌苔基本正常。

（4）点、刺舌

【舌象特征】点，指突起于舌面的红色或紫红色星点。大者为星，小者为点，称为红星舌或红点舌（彩图 13）。刺，指舌乳头增大，肿胀高凸，形成尖锋，状如芒刺，抚之棘手，称为芒刺舌。

【临床意义】主脏腑热极，或血分实热。

【机理分析】点刺是由蕈状乳头增生，数目增多，充血肿大而形成。舌生点刺，提示阳热亢盛。一般点刺愈多，颜色愈深，则邪热愈甚。

点刺舌，总属邪热亢盛。舌尖点刺，为心火亢盛；舌边点刺，为肝胆火盛；舌中点刺，为胃肠热盛。若点刺兼黄燥苔，为气分热盛；点刺兼舌绛无苔，为热入营血。

（5）裂纹舌

【舌象特征】舌面上出现多少不等、深浅不一、形状各异的裂纹或裂沟，称为裂纹舌（彩图 14）。

【临床意义】主热盛伤津、阴虚火旺、血虚不润、脾虚失养。

【机理分析】舌红绛而有裂纹，多属热盛伤津。因邪热内盛，阴液大伤，或阴虚液损，使舌体失于濡润，舌面萎缩所致。

舌色淡白而有裂纹，多为血虚不润；舌色红赤苔黄燥而有裂纹，为热盛伤津；舌绛无苔而有裂纹，为阴虚火旺；舌淡白胖嫩，边有齿痕而见裂纹者，多为脾虚失养所致。

若生来舌面上就有较浅的裂沟、裂纹，裂纹中一般有苔覆盖，且无不适感觉者，称为先天性裂纹舌，应与病理性裂纹舌加以鉴别。

4. 舌态　常见病理舌态包括痿软、强硬、㖞斜、颤动、吐弄、短缩等。

（1）痿软舌

【舌象特征】舌体软弱无力，不能随意伸缩回旋，称为痿软舌（彩图 15）。

【临床意义】主气血两虚、热灼津伤、阴亏已极。

【机理分析】痿软舌多因气血亏虚，阴液亏损，舌肌筋脉失养而废弛，致使舌体痿软。

舌痿软而淡白无华者，多属于气血两虚。舌痿软而红绛少苔或无苔者，多见于外感病后期，热灼津伤，或内伤杂病，阴虚火旺所致。舌痿软而红绛干枯者，为肝肾阴亏，舌肌筋脉失养所致。

（2）强硬舌

【舌象特征】舌失柔和，板硬强直，屈伸不利，不能转动，称为强硬舌（彩图 16）。

【临床意义】主热入心包，或高热伤津，或风痰阻络。

【机理分析】强硬舌多因外感热病，邪入心包，扰乱心神，致舌无主宰而强硬，或热盛伤津，筋脉失养而风动；或中风入脏，肝风夹痰，风痰阻滞舌体脉络等，致舌体强硬。

舌强硬而色红绛少津者，多因邪热炽盛所致。舌体强硬、胖大兼厚腻苔者，多因风痰阻络所致。舌强语言謇涩，伴肢体麻木、眩晕者，多为中风先兆。

（3）歪斜舌

【舌象特征】伸舌时舌体偏向一侧，称为歪斜舌（图1－55）。

【临床意义】主中风或中风先兆。

【机理分析】多因肝风内动，夹痰或夹瘀，痰瘀阻滞一侧经络，受阻侧舌肌弛缓，收缩无力，而健侧舌肌如常，故伸舌时向健侧偏斜，多与口眼㖞斜、肢体偏瘫并见。舌体偏歪，舌质淡红，来势缓慢者，为中风偏枯。

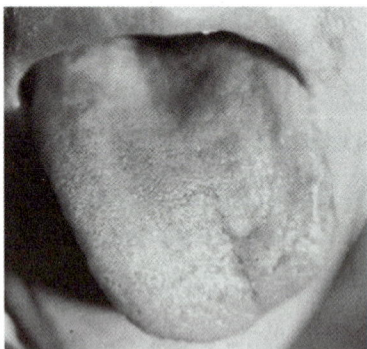

图1－55　歪斜舌

（4）颤动舌

【舌象特征】舌体震颤抖动，不能自主，称为颤动舌。

【临床意义】为肝风内动之象。

【机理分析】凡气血亏虚，使筋脉失于濡养而无力平稳伸展舌体；或因热极阴亏而动风、肝阳化风等，皆可出现舌颤动。

久病舌淡白而颤动者，多属血虚动风；新病舌绛而颤动者，多属热极生风；舌红少津而颤动者，多属阴虚动风、肝阳化风。酒毒内蕴亦可见舌体颤动。

（5）吐弄舌

【舌象特征】舌伸于口外，不即回缩者，称为吐舌；舌反复吐而即回，或舌反复舐弄口唇四周者，称为弄舌。

【临床意义】多属心脾有热。

【机理分析】吐舌可见于疫毒攻心，或正气已绝；弄舌多见于热甚动风先兆。吐弄舌亦可见于小儿智力发育不全。

（6）短缩舌

【舌象特征】舌体卷短、紧缩，不能伸长，甚至舌不抵齿，称为短缩舌。

【临床意义】主寒凝筋脉、热极动风、气血亏虚、风痰阻络。

【机理分析】舌短缩，色淡白或青紫而湿润者，多属寒凝筋脉，舌脉挛缩；或气血俱虚，舌失充养，筋脉痿弱而显短缩。舌短缩而胖，苔滑腻者，多属脾虚不运、痰浊内蕴、经气阻滞所致。舌短缩而红绛干燥者，多属热盛伤津，筋脉挛急所致。总之，病中见舌短缩，是病情危重的表现。

先天性舌系带过短，亦可见舌短缩。

5. 舌下络脉　位于舌下系带两侧纵行的大络脉，称为舌下络脉。

观察方法：让患者张口，将舌体向上腭方向翘起，舌尖轻抵上腭，勿用力太过，使舌体自然放松，舌下络脉充分显露。首先观察舌络的长短、粗细、形态、颜色，有无怒张、弯曲等异常改变，然后观察周围细小络脉的颜色、形态有无异常。

正常舌络：隐现于舌下，其管径不超过2.7mm，长度不超过舌尖至舌下肉阜连线的3/5，颜色暗红。脉络无怒张、紧束、弯曲、增生，多数为单支。

病理舌络：舌下络脉粗胀，或呈青紫、绛、绛紫、紫黑色，或舌下细小络脉呈暗红色或紫色网络，或舌下络脉曲张如紫色珠子状大小不等的结节等改变者，多属瘀血征象（彩图17）；若舌下络脉短而细，周围小络脉不明显，舌色偏淡者，多属气血不足，脉络不充。

（二）舌苔

望舌苔包括望苔质和苔色两方面的变化。

1. 苔质 苔质指舌苔的质地、形态。望苔质主要观察舌苔的厚薄、润燥、腻腐、剥落、偏全、真假等方面的改变。

（1）薄、厚苔

【舌象特征】透过舌苔能隐隐见到舌质者，称为薄苔（彩图6），又称见底苔；透过舌苔不能见到舌质者，称为厚苔（彩图18），又称不见底苔。见底与不见底是衡量舌苔厚薄的标准。

【临床意义】薄苔主表证，亦主平人；厚苔主里证、痰湿、食积。

【机理分析】薄苔是正常舌苔的表现之一，舌苔薄而均匀，或中部稍厚，干湿适中，此为正常舌苔，提示胃有生发之气。厚苔是由胃气夹湿浊、痰浊、食浊、热邪等熏蒸，积滞舌面所致，故《辨舌指南》说："苔垢薄者，形气不足；苔垢厚者，病气有余。"

辨舌苔厚薄可测邪气的深浅。外感疾病初起在表，病情轻浅，或内伤病病情较轻，胃气未伤，舌苔亦无明显变化，可见到薄苔。舌苔厚或舌中根部尤著者，多提示外感病邪气已入里，或胃肠内有宿食，或痰浊停滞。

舌苔由薄转厚，提示邪气渐盛，或表邪入里，为病进；舌苔由厚转薄，或舌上复生薄白新苔，提示正气胜邪，或内邪消散外达，为病退的征象。

舌苔的厚薄转化，一般是渐变的过程，如薄苔突然增厚，提示邪气极盛，迅速入里；苔骤然消退，舌上无新生舌苔，为正不胜邪，或胃气暴绝。

（2）润、燥苔

【舌象特征】舌苔润泽有津，干湿适中，不滑不燥，称为润苔（彩图19）。舌面水分过多，伸舌欲滴，扪之湿滑，称为滑苔（彩图20）。舌苔干燥，扪之无津，甚则舌苔干裂，称为燥苔（彩图14）。苔质干燥而粗糙，扪之碍手，称为糙苔（彩图21）。

【临床意义】润苔主津液未伤，亦主平人；燥苔主热盛津伤，阴液亏耗，或阳虚气不化津。

【机理分析】润苔是正常舌苔的表现之一，提示体内津液未伤，如风寒表证、湿证初起、食滞、瘀血等均可见润苔。

滑苔为水湿内聚之征，主痰饮、水湿，多为感受寒湿之邪，或脾阳不振，痰饮、水湿内停之故。

燥苔提示体内津液已伤，如高热、大汗、吐泻后，或过服温燥药物所致，属火热耗津者，多伴舌红苍老；属阴液亏耗者，多伴舌体瘦小。若阳虚不能化津者，多伴舌淡白，渴而不欲饮。

糙苔可由燥苔进一步发展而成，多见于热盛伤津之重证；若为糙裂苔，多属津伤已极；若苔质粗糙白厚而不干者，多为秽浊之邪盘踞中焦。

舌苔由润变燥，提示热重津伤，或津失

输布；舌苔由燥转润，提示热退津复，或饮邪始化。

（3）腻、腐苔

【舌象特征】苔质致密，颗粒细小，融合成片，如油腻之状，中厚边薄，紧贴舌面，揩之不去，称为腻苔（彩图22）。苔质疏松，颗粒粗大，如豆腐渣堆积舌面，边中皆厚，揩之易去，根底松浮，称为腐苔（彩图23）。

【临床意义】主湿浊、痰饮、食积。

【机理分析】腻苔多由湿浊内蕴，阳气被遏，湿浊痰饮停聚舌面所致。舌苔白腻，多为寒湿、食积；苔腻而滑，为痰浊、寒湿内阻，阳气被遏；苔黄厚而腻，为痰热、湿热内蕴，腑气不畅。腐苔的形成，多因阳热有余，蒸腾胃中秽浊之邪上泛所致。主食积或痰湿蕴热上泛。病中腐苔渐退，续生薄白新苔，为正气胜邪之象，是病邪消散；若腐苔脱落，不能续生新苔者，为病久胃气衰败，属于无根苔。

（4）剥落苔

【舌象特征】舌苔全部或部分脱落，脱落处可见舌底光滑无苔，称为剥落苔。

舌苔多处剥脱，舌面仅斑驳残存少量舌苔者，称为花剥苔；舌苔全部剥脱，舌面光滑如镜者，称为镜面舌（彩图24）；舌苔不规则剥脱，边缘凸起，界限清楚，形似地图，部位时有转移者，称为地图舌（彩图25）；舌苔剥脱处，舌面不光滑，仍有新生苔质颗粒，或舌乳头可见者，称为类剥苔（彩图26）。

【临床意义】主胃气不足，胃阴大伤或气血两虚。

【机理分析】剥脱苔的形成，总因胃气

匮乏，不得上熏于舌，或胃阴枯涸，不能上潮于舌所致。

舌红苔剥多为阴虚；舌淡苔剥或类剥苔，多为血虚或气血两虚；类剥苔，为气血两虚；镜面舌（舌面光洁如镜）色红绛者，为胃阴枯竭。

观察舌苔的有无、消长及剥脱变化，能测知胃气、胃阴的存亡，亦可反映邪正盛衰，判断疾病的预后。舌苔从全到剥，是胃的气阴不足，正气渐衰的表现；舌苔剥脱后，复生薄白之苔，为邪去正胜，胃气渐复之佳兆。

辨舌苔的剥落还应与先天性剥苔加以区别。先天性剥苔是生来就有的剥苔，其部位常在舌面中央人字沟之前，呈菱形，多因先天发育不良所致。

（5）偏、全苔

【舌象特征】舌苔遍布舌面，称为全苔（彩图18）。舌苔仅布于前、后、左、右之某一局部，称为偏苔（彩图27）。

【临床意义】病中见全苔，主邪气弥漫，多为湿痰阻滞之征。舌苔偏于某处，表示邪气停聚于该处舌所分候的脏腑。

【机理分析】舌苔偏于舌尖部，是邪气客于上脘以上；舌苔仅见于舌中部，是邪气停聚于中脘附近，多为痰饮、食浊停滞中焦；舌苔偏于舌根部，是邪气滞留于下脘部以下；舌苔偏于左或右，可能是肝胆湿热之类疾患。

（6）真、假苔

【舌象特征】舌苔坚实，紧贴于舌面，刮之难去，刮后仍留有苔迹，称为有根苔，即真苔。若舌苔不着实，松浮于舌面，苔易刮脱，刮后无垢而舌质光洁者，称为无根苔，即假苔。

【临床意义】真苔是有胃气的征象，气血有源，预后良好。假苔提示胃气衰败，气血乏源，预后不良。

【机理分析】判断舌苔真假，以有根无根为标准。真苔是脾胃生气熏蒸食浊等邪气上聚于舌面而成，苔有根蒂，故舌苔与舌体不可分离。假苔是因胃气匮乏，不能续生新苔，而已生之旧苔逐渐脱离舌体，浮于舌面，故苔无根蒂，刮后无垢。

病之初期、中期，舌见真苔且厚，为邪气壅盛，病较深重；久病见真苔，说明胃气尚存。

2. 苔色　主要有白苔、黄苔、灰黑苔三类。

（1）白苔

【舌象特征】舌面上所附着的苔呈现白色，称为白苔（彩图18）。白苔有厚薄之分。

【临床意义】主平人，主表证、寒证、湿证。

【机理分析】苔薄白而润，可为正常舌象，或为表证初起，或是里证病轻，或是阳虚内寒。苔白而滑，多为外感寒湿，或脾肾阳虚，水湿内停。苔薄白而干，多由外感风热所致。

苔白厚腻，多为湿浊内停，或为痰饮、食积。苔白厚而干，主痰浊湿热内蕴，或温热病初期，或湿温病；苔白如积粉，扪之不燥者，称为积粉苔（彩图28），常见于外感湿热病，系秽浊湿邪与热毒相结而成。苔白而燥裂，粗糙如砂石，提示燥热伤津，阴液亏损。

（2）黄苔

【舌象特征】舌苔呈现黄色，根据苔黄的程度，有淡黄苔、深黄苔和焦黄苔之分。

【临床意义】主热证、里证。

【机理分析】邪热熏灼于舌，故苔呈黄色。苔色愈黄，说明热邪愈甚，淡黄苔为热轻，深黄苔为热甚，焦黄苔为热极。

舌苔由白转黄，或呈黄白相兼，为外感表证处于化热入里，表里相兼阶段。薄黄苔提示热势轻浅，多见于风热表证，或风寒化热入里。

苔淡黄而润滑多津者，称为黄滑苔，多为寒湿之体，痰饮聚久化热；或为气血亏虚，复感湿热之邪所致。黄苔而质腻者，称为黄腻苔（彩图22），主湿热或痰热内蕴，或为食积化腐。

苔黄而干燥，甚至苔干而硬，颗粒粗大，扪之糙手者，称为黄糙苔；苔黄而干涩，中有裂纹如花瓣状，称为黄瓣苔；黄黑相兼，称为焦黄苔（彩图29），均主邪热伤津、燥结腑实之证。

（3）灰黑苔

【舌象特征】灰苔与黑苔只是颜色浅深之差别，常并称为灰黑苔（彩图30）。

【临床意义】主热极或主寒盛。

【机理分析】灰黑苔多由白苔或黄苔转化而成。灰黑苔可见于寒湿病中里寒之重证，亦可见于热性病中里热之重证，黑色越深，病情越重。

苔质的润燥是辨别灰黑苔寒热属性的重要指征。苔灰黑湿润，多为阳虚寒湿内盛，或痰饮内停。苔焦黑干燥，舌质干裂起刺者，为热极津枯之证。一般主寒极的灰黑苔多由白苔转来，黑如淡墨，湿润多津，舌质淡白。主热极的灰黑苔多由黄苔转来，黑如烟煤，干燥少津，舌质红绛。

六、舌象分析要点

舌诊，不仅要掌握望舌的方法，熟悉舌质和舌苔各自变化的特征，还要学会对病程中复杂多变的舌象进行全面客观地分析，充分认识舌象所提示的辨证意义。分析舌象时，应注意以下几点。

1. 察舌的神气和胃气之盛衰　舌象有神气、有胃气者，说明病情较轻，正气未衰，或疾病虽重，但预后较好；舌象无神气、无胃气者，说明病情较重，或不易恢复，预后较差。

舌神的盛衰主要表现在舌体的色泽和舌体运动两方面。舌之颜色反映气血的盛衰，舌之润泽可反映津液的盈亏，舌体运动可反映脏腑的虚实。若舌色红活明润，舌体活动自如者，为有神气，说明阴阳气血精神皆足，生机乃旺，虽病也是善候，预后较好；若舌色晦暗枯涩，活动不灵者，为无神气，说明阴阳气血精神皆衰，生机已微，预后较差。舌神以"红活润泽"作为辨别要点。舌神是神气的重要表现之一，无论舌象如何变化，通过观察舌神的有无，可从总体上把握脏腑精气之盛衰、机体生机之胜败、疾病转归之吉凶。

胃气的盛衰，可从舌苔是否有根表现出来。一般来说，舌苔中厚边薄，紧贴舌面，苔底牢着，或苔虽松厚，刮之舌面仍有苔迹，或厚苔脱落，舌面仍有黏膜颗粒，有苔能逐生之象，均属有根，是有胃气之征象。舌苔似有似无，甚至光剥如镜，或苔厚松腐，刮之即去，舌面光滑，苔垢不易复生者，均为无根，是胃气衰败之恶候。

2. 舌质和舌苔的综合分析　舌苔和舌质的变化所反映的生理病理意义各有侧重。一般认为，舌质颜色、形态主要反映脏腑气血津液的情况；舌苔的变化，主要与感受病邪和病证的性质有关。所以，察舌质可以了解脏腑虚实、气血津液的盛衰；察舌苔可以辨别病邪的性质、邪正的消长及胃气的存亡。正如《辨舌指南》所说："辨舌质可决五脏之虚实，视舌苔可察六淫之浅深。"临床诊病时，不仅要分别掌握舌质、舌苔的基本变化及其主病，还应注意舌质和舌苔之间的相互关系，应该将舌体和舌苔综合起来进行分析。

（1）舌苔或舌质单方面异常　苔色侧重反映寒热燥湿的变化，即苔白为寒为湿，苔黄为热为燥；苔质侧重反映痰食水湿变化，即苔厚为有形浊邪内盛，苔少为有形津液不足，苔厚兼腻主痰湿、食积；苔之分布侧重反映病位变化，舌苔满布主邪气散漫，苔有偏布则邪有偏着，显于舌尖为邪在上焦，显于舌中为邪在中焦，显于舌根为邪在下焦。

舌神侧重反映生机有无，舌有神则生机在，舌无神则生机灭；舌色侧重反映气血之寒热变化，即色淡为寒，色深为热，色紫或青为深入血分；舌形侧重反映阴阳之虚实变化，即形质胖嫩为阳气不足，形质瘦薄为阴血不充，苍老起刺为邪气暴实，齿痕裂纹为正气久虚；舌态侧重深重危症，舌痿软为脏虚至极，舌强硬为邪闭厥阴，歪斜舌、颤动舌、短缩舌为病邪直中而深入肝肾之征。

如淡红舌而伴有干、厚、腻、滑、剥等苔质变化，或苔色出现黄、灰、黑等异常时，主要提示病邪性质、病程长短、病位深浅、病邪盛衰和消长等方面情况，正气尚未明显损伤，故临床治疗时应以祛邪为主。舌苔薄白而出现舌质老嫩、舌体胖瘦或舌色红绛、淡白、青紫等变化时，主要反映脏腑功能强弱，或气血、津液的盈亏及运行的畅滞，病邪损及营血的程度等，临床治疗应着重于调整阴阳，调和气血，扶正祛邪。

（2）舌苔和舌质均出现异常　舌质与舌苔变化一致时提示病机相同，所主病证一致，说明病变比较单纯。例如，舌质红，舌苔黄而干燥，主实热证；舌质红绛而有裂纹，舌苔焦黄干燥，多主热极津伤；舌质红瘦，苔少或无苔，主阴虚内热；舌质淡嫩，舌苔白润，主虚寒证；青紫舌，舌苔白腻，多为气血瘀阻，痰湿内停；舌质红绛干裂，舌苔焦黄起刺，多为火热极盛而气血两燔；舌质苍老青紫，舌苔粗厚紧敛，多为邪实内阻而气滞血瘀；舌体瘦小色淡，舌苔薄少，多为气血两虚等。

舌苔和舌质变化不一致时，甚至出现相反的变化，多提示病因病机比较复杂，此时应对二者的病因病机及相互关系进行综合分析。一般而言，外感病初期，先见舌苔变化而舌质变化不显，随着病情由轻而重、由表及里，则舌质亦变；内伤病早期，往往舌质先变而舌苔变化未必显著，随着病情由内而外、由隐而现的发展，则舌苔亦变。例如，淡白舌黄腻苔，舌色淡白主虚寒，而苔黄腻又主湿热，舌色与舌苔反映的病性相反，但舌质主要反映正气，舌苔主要反映病邪。若平素脾胃虚寒者，再复感湿热之邪便可见上述舌象，此为寒热错杂，本虚标实。又如，舌质红绛，舌苔白滑腻，舌质红绛本属内热，而苔白腻又常见于寒湿内蕴，苔与舌反映出寒、热两种病性，其成因可由外感热病，营分有热，故舌质红绛，但气分有湿，

则苔白滑腻；或平素为阴虚火旺之体，复感寒湿之邪，痰食停积，故舌苔白而滑腻；或外感湿温病，因体内有热可见舌红绛，但又因为内有湿邪困阻，阳气不能外达，亦可见苔白腻。当舌质、舌苔所反映的病性不一致时，往往提示体内存在两种或两种以上的病理变化，舌象的辨证意义亦是二者的结合，临床应注意分析病变的标本缓急。

还有几种情况比较多见：淡白舌白燥苔，即舌质淡白，舌中根部苔白而干燥，见于脾肺气虚，燥邪伤肺证；淡白舌黄滑苔，即舌质淡白，苔淡黄而滑润，多为阳虚之人感受湿热；淡白舌黄燥苔，即舌质淡白，苔黄厚而燥，属气血两虚而气分热盛；舌红苔黄滑腻，即舌质红，苔黄而滑腻，多属胃肠湿热；舌绛白粉苔，即舌质绛，苔白厚干如积粉，见于瘟疫邪陷营分；青紫舌黄滑苔，即舌色淡紫带青，苔黄稍厚而润滑，属寒凝血脉，兼痰食浊邪内伏。

3. 舌象的动态分析　无论外感或内伤，疾病都有一个发生、发展及转归的变动过程。舌象作为反应疾病的敏感体征，亦会随之发生相应的改变，通过对舌象的动态观察，可以了解疾病的进退、顺逆等病变势态。

外感病中舌苔由薄变厚，表明邪气由表入里；舌苔由白转黄，由黄转焦，由焦转黑，苔质由润转燥，由燥转裂，为病邪化热，热势增长，津液更伤，皆属病进。舌色由淡红转红，由红转绛，由绛变紫，提示邪热不断深入，由气入营，由营及血，气营两燔；舌色由淡红转淡白，由淡白而淡青，或兼舌质胖嫩水滑，说明阳气益衰，阴寒益盛，或水湿渐盛，病进而势重。

内伤杂病的发展过程中，舌象亦会产生

一定的变化规律。例如，中风患者见舌色淡红、舌苔薄白，表示病情较轻，预后良好；如舌色由淡红转红、暗红、红绛、紫暗，舌苔黄腻或焦黑，或舌下络脉怒张，表明风痰化热，瘀血阻滞；反之，舌色由暗红、紫暗转为淡红，舌苔渐化，多提示病情趋向稳定好转。

七、舌诊的临床意义

舌象的变化能较客观、准确地反映病情，舌诊可作为诊断疾病、了解病情发展变化和辨证的重要依据。《形色外诊简摩》说："治病必察舌苔，而察病之凶吉，则关乎舌质。"

（一）判断邪正的盛衰

邪正之盛衰可在舌象方面反映出来。例如，气血充盛则舌体红润，气血不足则舌色淡白；津液充足则舌荣苔润，津液不足则舌干苔燥；胃气旺盛则舌苔有根，胃气衰败则舌苔无根或光剥无苔；阳气虚者多舌体胖嫩；阴精竭者多舌体枯萎；实邪内盛者多有苔而厚；内无实邪者多有苔而薄；肝风内动者多舌体震颤或歪斜，心脾积热者多舌生疮疡。

（二）区别病邪性质

不同的病邪致病，在舌象上特征各异。一般而言，寒令苔白舌淡，热令苔黄舌红，湿令苔腻舌胖，燥令苔干舌老，若合有形浊邪则苔多厚浊，夹痰浊者苔兼黏腻，夹水饮者苔兼水滑，夹食滞者苔兼粗腐。临床上外感风寒，苔多薄白；外感风热，苔多薄白而干；寒湿为病，多见舌淡苔白滑；湿浊、痰饮、食积或外感秽浊之气，均可见舌苔厚腻；燥邪为患，则舌红少津；实热证，则舌红绛苔黄燥；瘀血内阻者多舌色青紫，或有斑点，或舌下络脉怒张。

（三）分析病位浅深

病邪侵犯人体不同部位，在舌象上有相应的表现。大体而言，病浅在表，未伤及内脏气血，舌仍淡红，苔仍薄白；病深入里，脏腑气血受扰，舌象变化显著，病犯六腑，邪干气分，舌苔变化突出；病入五脏，伤及血分，舌体变化明显；脏腑同病，气血交伤，则舌苔、舌体变化俱甚。若舌苔异常显于前部，为病偏上焦；显于中部，为病在中焦；显于后部，为病及下焦；显于全舌，为病及三焦。若舌体异常显于舌尖，病关心肺；显于中央，病关脾胃；显于两侧，病关肝胆；显于根部，病关肾与膀胱。

在外感热病中，病位有卫、气、营、血四个层次，邪在卫分则舌尖红苔薄黄；邪在卫气则舌红苔黄；邪入营分则见舌绛少苔；邪入血分见舌质深绛或紫暗、苔少或无苔，说明舌象变化可提示病位浅深轻重之不同。

（四）推断病势的进退

通过对舌象的动态观察，可测知疾病发展的进退趋势。从舌苔上看，若苔色由白转黄，由黄转为灰黑，苔质由薄转厚，由润转燥，多为病邪由表入里，由轻变重，由寒化热，邪热内盛，津液耗伤，病情加重。反之，若舌苔由厚变薄，由黄转白，由燥转润，为病邪渐退，津液复生，病情减轻。若舌苔骤增骤退，多为病情暴变所致。如薄苔突然增厚，是邪气急骤入里的表现；若满舌厚苔突然消退，是邪盛正衰、胃气暴绝的表现。从舌质上看，舌色由淡红转为红、绛或绛紫，或舌面有芒刺、裂纹，是邪热内入营血，有伤阴、血瘀之势；若淡红舌转淡白、淡紫湿润，舌体胖嫩有齿痕，为阳气受伤，阴寒内盛；舌荣苔薄，舌态正常者，多为邪气未盛，正气未伤，预后良好；舌枯苔无根，舌态异常者，为正气亏虚，胃气衰败，预后不良。

附一 常见危重舌象

1. 猪腰舌 舌面无苔，如去膜的猪腰，多见于热病伤阴，胃气将绝，主病危。

2. 镜面色 舌深绛无苔而光亮如镜，主胃气、胃阴枯涸；舌色㿠白如镜，毫无血色，也称㿠白舌，主营血大亏，阳气将脱，均属病危难治。

3. 砂皮舌 舌粗糙有刺，如沙鱼皮，或干燥枯裂，主津液枯竭，病危。

4. 干荔舌 舌敛束而无津，形如干荔肉，主热极津枯，病危。

5. 火柿舌 舌如火柿色，或紫色而干晦如猪肝色，主内脏败坏，病危。

6. 赭黑舌 舌质色赭带黑，主肾阴将绝，病危。

7. 瘦薄无苔舌 舌体瘦小薄嫩，光而无苔，属胃气将绝，难治。

8. 囊缩卷舌 舌体卷缩，兼阴囊缩入，属厥阴气绝，难治。

9. 舌强语謇 舌体强直，转动不灵，且语言謇涩，多属中风痰瘀阻络，难治。

10. 蓝舌而苔黑或白 舌质由淡紫转蓝，舌苔由淡灰转黑，或苔白如霉点、糜点，主病危重，难治。

这些危重舌象记载于《感证宝筏·验舌诀死症法》，是前人望舌的经验总结。临证参考这些舌象，对推断病情轻重、预测病情吉凶具有一定意义，但也不能拘泥。同时病至危期，不仅影响舌象，也必然会有全身证候表现，故临床仍应四诊合参，综合判断，并进行积极治疗。

附二　临床常见舌象所主病证（表 1 – 12）

表 1 – 12　临床常见舌象所主病证一览表

舌象		简　称	所主病证
舌质	舌苔		
淡红舌	薄白	淡红舌，薄白苔	健康人；风寒表证；病情轻浅
	白苔	舌尖红，白苔	风热表证；心火亢盛
	白似积粉	淡红舌，积粉苔	瘟疫初起；或有内痈
	白腐	淡红舌，白腐苔	痰食内停；胃浊蕴热
	黄白相兼	淡红舌，黄白苔	外感表证将入里化热
	白腻而厚	淡红舌，白厚腻苔	痰饮内停；食积胃肠；寒湿痹证
	薄黄	淡红舌，薄黄苔	里热轻证；风热表证
	黄干少津	淡红舌，黄干苔	里热伤津化燥
	黄腻	淡红舌，黄腻苔	里有湿热；痰热内蕴；食积化热
	灰黑湿润	淡红舌，灰黑润苔	寒证；阳虚
淡白舌	无苔	淡白舌，无苔	久病阳衰；气血俱虚
	透明	淡白舌，无苔	脾胃虚寒
	边薄白中无	淡白舌，中剥苔	气血两虚；胃阴不足
	白苔	淡白舌，白苔	阳气不足；气血虚弱
	白腻	淡白舌，白腻苔	脾胃虚弱，痰湿停聚
	灰黑润滑	淡白舌，黑润苔	阳虚内寒；痰湿内停
红舌	白而干燥	红舌，白干苔	邪热入里伤津
	白而浮垢	红舌，白垢苔	正气亏虚；湿热未净
	白黏	红舌，白黏苔	里热夹痰湿；阴虚兼痰湿
	薄黄少津	红舌，薄黄干苔	里热证，津液已伤
	厚黄少津	红舌，厚黄干苔	气分热盛，阴液耗损
	黄腻	红舌，黄腻苔	湿热内蕴；痰热互结
	黑而干燥	红瘦舌，黑干苔	津枯血燥
绛舌	焦黄干燥	绛舌，焦黄苔	邪热深重；胃肠热结
	黑而干燥	绛舌，黑干苔	热极伤阴
	无苔	绛舌，无苔	热入血分；阴虚火旺
紫舌	黄燥	紫舌，黄燥苔	热极津枯
	焦黑而干	紫舌，苔黑干焦	热毒深重，津液大伤
	白润	紫舌，白润苔	阳衰寒盛；气血凝滞

第五节 望排出物

望排出物是指通过观察患者排出物的形、色、质、量等的变化，以诊察病情的方法。

排出物是排泄物、分泌物及某些排出体外的病理产物的总称。排泄物是指人体排出的代谢废物，如大便、小便等；分泌物主要是指人体官窍所分泌的液体，它具有濡润官窍等作用，如汗、泪、涕、唾、涎等。此外，还有某些病变时所产生的其他病理产物，如痰、呕吐物、脓血等，亦属排出物的范畴。排出物为脏腑生理功能和病理活动的产物，通过观察其变化，可了解有关脏腑的盛衰和邪气的性质。望排出物变化的总的规律是，凡色白、清稀者，多属虚证、寒证；色黄、稠浊者，多属实证、热证。所以，《素问·至真要大论》曰："诸病水液，澄澈清冷，皆属于寒。"亦曰："诸转反戾，水液混浊，皆属于热。"即是以排出物判断病证的寒热属性。

一、望痰

痰为津液代谢障碍所形成的一种病理产物，肺、脾、肾三脏与水液代谢密切相关。所以，望痰有助于诊察肺、脾、肾三脏的功能状态及病邪的性质。

痰白、质稀量多者，多属寒痰，因寒邪客肺，津凝成痰，或脾阳不足，湿聚为痰。痰白、质稠量多、滑而易咳出者，多属湿痰，因脾失健运，水湿内停，聚而成痰。痰黄、质稠者，多属热痰，因邪热内盛，炼液为痰。痰少而黏、难于咳出者，多属燥痰，因燥邪伤肺，或肺阴亏虚。痰中带血，或咯血者，多因热伤肺络所致，以阴虚火旺多见。咳吐脓血痰、气腥臭者，为肺痈，因痰热壅肺、气血郁滞、血败肉腐所致。

二、望涕

涕为肺之液，涕是鼻腔分泌的黏液。鼻塞流清涕是外感风寒；鼻流浊涕是外感风热；若鼻流稠涕似脓，量多不止，如泉淌水，或伴有腥臭味，称为鼻渊，多因外感风热或湿热蕴阻所致。鼻中出血称鼻衄，鼻衄色鲜红，多为热证；鼻衄色淡红，多为脾气虚弱，气不摄血。

三、望涎唾

涎唾是口腔中的黏液与唾液。涎为脾液，具有濡润口腔、协助进食和促进消化的作用。望涎主要诊察脾与胃的病变。唾为肾之液，亦与胃有关。

口中清涎量多者，多属脾胃虚寒，气不摄津。

口中黏涎者，多属脾胃湿热，湿浊上泛。

小儿口角流涎，涎渍颐下，称为滞颐，多由脾虚不能摄津所致，亦可见于胃热、虫积或消化不良。

睡中流涎者，多属脾虚、胃热、食积。

口角流涎，伴口眼㖞斜者，多见于中风后遗症，或风中经络。

时时吐唾，多因胃中虚冷或胃阳不足致水液上泛；胃有宿食，或湿邪留滞，唾液随胃气上逆而溢于口，也见多唾。

四、望呕吐物

呕吐是由胃气上逆所致，吐出物或清水，或痰涎，或不消化食物等，通过观察呕吐物形、色、质、量的变化，有助于辨别病因和病性。

呕吐物清稀无臭，或清水，多为寒呕，因胃阳不足，或寒邪犯胃所致。

呕吐物酸腐，夹杂不消化食物，多属伤食，因食滞胃脘，胃气上逆所致。

呕吐黄绿色苦水，多属肝胆湿热或郁热，胃失和降。

呕吐物暗红有血块，或吐血鲜红，夹有食物残渣，多属胃有积热，或肝火犯胃，或胃腑瘀血。

呕吐清水痰涎，伴胃脘振水声，为痰饮，因饮停胃脘，胃失和降所致。

望排出物还包括望二便、望经带等，临床主要通过问诊予以了解。

第六节　望小儿食指络脉

食指络脉，是指虎口至食指内侧（掌侧）桡侧的浅表静脉，也称为指纹。望小儿食指络脉，是观察食指络脉的形色变化以了解病情的方法，适用于 3 岁以内小儿。

小儿指纹诊法始见于唐代王超《水镜图诀》，由《灵枢·经脉》中"诊鱼际络脉法"发展而来。后世医家如宋代钱乙的《小儿药证直诀》、清代陈复正的《幼幼集成》、林之翰的《四诊抉微》、汪宏的《望诊遵经》等，对此法都有详细的论述和发挥，使之广泛应用于儿科临床，对诊断儿科疾病具有重要的作用。

一、原理及意义

小儿食指络脉与成人寸口脉同属手太阴肺经，在一定程度上可以反映寸口脉的变化。望小儿食指络脉诊病与诊成人寸口脉的原理和意义基本相同。3 岁以内小儿寸口脉部短小，诊脉时常易哭闹，不易配合，影响切脉效果；而小儿皮肤薄嫩，脉络易于暴露，便于观察，故常以望食指络脉代替诊小儿寸口脉。

二、方法和注意事项

家属抱小儿向光，医生用左手拇指和食指固定小儿食指，以右手拇指从小儿食指指尖向指根部以轻柔适中的力度轻推几次，观察络脉的形色变化。

三、小儿食指正常络脉

小儿食指按指节分为三关。食指第一节（掌指横纹至第二节横纹之间）为风关，第二节（第二节横纹至第三节横纹之间）为气关，第三节（第三节横纹至指端）为命关（图 1 -56）。

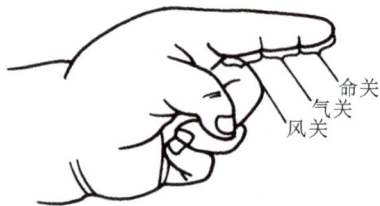

图 1 -56　三关示意图

正常络脉在食指内侧（掌侧）桡侧，隐现于风关之内，淡紫色，其形态多为斜形、单支，粗细适中。

四、病理小儿食指络脉

望小儿食指络脉，应重点观察其浮沉、色泽、形态、长短等，其辨证要领可概括为浮沉分表里，红紫辨寒热，淡滞定虚实，三关测轻重。

（一）浮沉分表里

络脉的浮沉变化可反映病位的深浅。一般络脉浮露，为病位较浅，多见于外感表证。络脉沉隐为病邪入里，多见于内伤里证。

（二）红紫辨寒热

络脉颜色的变化主要反映病邪的性质。若络脉色淡，多属脾虚、气血不足等虚证；络脉鲜红，多属外感表证；络脉紫红，多属里热证；络脉色青，多属疼痛、惊风；络脉紫黑，为血络郁闭，病属重危。

一般而言，络色深浓而暗滞者多属实证，为邪气亢盛；络色浅淡而枯槁不泽者多属虚证，为正气虚衰。

（三）淡滞定虚实

络脉增粗、分支显见者，多属实证。络脉变细、分支不显者，多属虚证。

（四）三关测轻重

络脉仅显于风关，为邪气初入，病情轻浅；络脉达于气关，为病情发展，病位较深；络脉达于命关，为邪深病重；若络脉直达指端者，称为透关射甲，病多凶险，预后不佳。

复习思考题

1. 如何鉴别假神与疾病恢复状态？
2. 怎样理解病色善恶及其临床意义？
3. 根据坐卧姿态变化，如何判断病证的性质？
4. 如何根据鼻的色泽变化辨析病证？
5. 举例说明舌诊的临床意义。

第二章

闻　诊

闻诊是通过听声音和嗅气味来诊察疾病的方法。闻诊包括听声音、嗅气味两个方面。听声音指听患者的发声、语言、呼吸、咳嗽、呕吐、呃逆、嗳气、太息、喷嚏、肠鸣等各种声响。嗅气味指嗅病体发出的异常气味、排泄物的气味和病室的气味。

闻诊是中医特色诊法之一，受到历代医家的重视。据甲骨文有关记载，早在殷商时代就有"疾言"病名的描述，即表现在言语方面的疾病，需闻声来诊断。《黄帝内经》奠定了闻诊的理论基础，不仅提出了五音、五声应五脏的理论，也记载了应用闻诊判断疾病性质的方法。《素问·脉要精微论》曰："声如从室中言，是中气之湿也；言而微，终日乃复言者，此夺气也；衣被不敛，言语善恶，不避亲疏者，此神明之乱也。"《难经·六十一难》曰："闻而知之者，闻其五音，以别其病。"汉代张仲景更以患者的语言、呼吸、喘息、咳嗽、呕吐、呃逆、呻吟等声音作为闻诊的主要内容。后世医家又将对患者的体气、口气、分泌物和排泄物等异常气味的嗅诊列入闻诊范围，促进了闻诊的发展。正如清代王秉衡所说："闻字虽从耳，但四诊之闻，不专主于听声也。"

第一节　闻诊概述

一、闻诊的原理与意义

（一）闻诊的原理

五音（角、徵、宫、商、羽）和五声（呼、笑、歌、哭、呻）配属五脏，五音五声的变化与五脏的生理功能和病理变化密切相关。人体的各种气味变化，亦是在脏腑生理活动和病理变化过程中产生的。

（二）闻诊的意义

声音和气味的变化，均是脏腑生理活动和病理变化的表现。通过诊察各种声音和气味的变化，可以判断相应脏腑的生理功能和病理变化，为临床诊病、辨证提供依据。

1. 确定病变部位　五声、五音分属五脏，五脏受病，声音常随之改变。从五声、五音的变化，可以推断脏腑的病变。

2. 识别病邪性质　机体感受不同病邪，会引起体内不同的病理变化，声音、气味亦会出现不同的改变。例如，呻吟而声音高亢有力者多为实证；口气臭秽者多属胃热。

3. 判断病情轻重和转归　脏腑病变不同，声音、气味亦不同，临床可应用闻诊预测病情轻重和转归。张赞臣在《中国诊断学纲要·闻声与鼻诊之辨别危候》中曰："病至危笃，声音变态，病久闻呃，胃绝端倪，寒呃宜温，热呃宜清，语言不顾，则为神昏，痰声辘辘，瞀乱无言。若见一证，难庆生存，医至病榻，臭秽触鼻，脏腑败坏，无法施治。"

二、闻诊的方法和注意事项

（一）闻诊的方法

病变时的声音、气味并不总是显而易见的，常需细心观察，才能识别。

1. 声音不同，病变有异　应注意声音的大小、高低、强弱、清浊、缓急，从五音五声的异常改变，判断脏腑的病变及疾病的性质，如咳声高亢多为肺热，咳声低沉多为肺寒。

2. 气味异常，病性不同　应注意辨别气味的清浊、浓淡和特殊气味。不同的气味，可判断病性的寒热虚实。例如，臭味明显者多属实热，气味偏淡或臭味不明显着多属虚寒。

（二）闻诊的注意事项

1. 通过比较辨别异常　临证听声音、嗅气味，不仅应将患者声音、气味与其周围人群的声音、气味相比较，而且应与患者自身往常的声音、气味进行比较，以辨异常。

2. 注意非疾病因素影响　由于遗传、种族、季节、时辰、周围环境、职业、饮酒、情绪等因素的影响，声音、气味也有相应变化，均非疾病所致，应注意鉴别。

3. 诊室空气应流通清新　诊室要充分换气，保持空气流通清新，以避免因换气不良而误诊。

第二节　听声音

听声音是指听辨患者语声、语言、气息的高低、强弱、清浊、缓急变化，以及咳嗽、呕吐、肠鸣等声响，以判断脏腑功能与病变性质的诊病方法。

声音的发出，是肺、喉、会厌、舌、齿、唇、鼻等器官的协调活动、共同发挥作用的结果。肺主气，司呼吸，气动则有声，故肺气为发声的动力。喉是发声机关，声由喉出，其余部分则对声音起协调作用。肾主纳气，为气之根，必由肾间动气上出于舌而后能发出声音；肝主疏泄，可调畅气机；脾又为气血生化之源；心主神志，言语发声受心神支配等，均与发声有关。脏腑病变时，除可出现特异的声响以外，也可通过经络影响语言声音。

因此，听辨声音不仅可以诊察发音器官的病变，还可以根据声音的变化，进一步诊察体内各脏腑的变化。《四诊抉微·凡例》说："听声审音，可察盛衰存亡。"并指出："声应于外者，有若桴鼓之捷也。"

一、正常声音

健康人的语声具有发声自然，声调和畅，刚柔相济，应答自如，言与意符等特点，因性别、年龄、体质强弱而有所差异。男性多声低而浊，女性多声高而清，儿童则声音尖利清脆，老人则声音浑厚低沉。此外，声音还受其他因素如情绪、职业等的影响，如生气时发声忿厉而急，悲哀则发声悲惨而断续；长期在嘈杂的环境下工作，平时说话声常较高亢。这些变化均属于正常范围。

二、病变声音

病变声音是指疾病反映于语言、声音上的变化，表现为患者语声异常或出现本不该有的声音。听声音主要诊察患者的发声、语言、呼吸、咳嗽、呕吐、呃逆、嗳气等声音的高低、强弱、清浊、缓急等变化。

一般来说，起病急，病程短，声音高亢有力，语声连续者，多属阳证、实证、热证；起病缓，病程长，声音低微无力，语声断续者，多属阴证、虚证、寒证。

（一）发声

1. 语声重浊 语声重浊是指发出的声音沉闷而不清晰，多为外邪袭表，或湿邪内困，肺气不宣，鼻窍不利所致。

2. 音哑、失音 音哑为声音嘶哑，失音为完全不能发声。新病音哑或失音多因外感风寒或风热袭肺，或痰湿内蕴，致肺气不宣，清肃失司，属于实证，即所谓"金实不鸣"。久病音哑或失音，多因肺肾阴亏，虚火灼肺，津亏肺损，属于虚证，即所谓"金破不鸣"。若久病重病而声音突然嘶哑，为肺气将绝。妊娠晚期，孕妇出现音哑或失音者，称为"子喑"，属生理现象，系胞胎渐长压迫肾之脉络，使肾精不能上荣于咽喉舌本所致，分娩后可自愈。《素问·奇病论》曰："人有重身，九月而喑……胞之络脉绝也……胞络者，系于肾，少阴之脉贯肾系舌本，故不能言……无治也，当十月复。"在情绪发生变化之时，也可突然发生失音，而喉部检查无异常者，多见于脏躁。

若出现持续性声音嘶哑，并逐渐加重者，应及时检查咽喉有无肿瘤。喉部晚期肿瘤，除声音嘶哑之外，还伴有喉痛、咳嗽、血痰，甚则呼吸困难等症。

应注意失音与失语是两个不同的症状。失音是声音不能发出，失语是不能言语，失语多见于中风病。

3. 呻吟 呻吟指患者身体不适时所发出的低哼声，多因身有痛楚或胀满不舒所致。新病呻吟，声音高亢有力者，多为实证；久病呻吟，声音低微无力者，多为虚证。

4. 惊呼 惊呼指患者突然发出惊叫声，多为剧痛或惊恐所致。小儿高热惊风，常见阵发性惊叫。痫病发作时，口中发声似猪羊鸣叫，多因肝风夹痰上逆所致。

（二）语言

语言的辨别，主要是分析患者语言的表达与应答能力有无异常、吐字是否清晰。"言为心声"，语言反映人的神明活动，多与心神有关。病态语言包括谵语、郑声、错语、独语、狂言等，均属语言错乱，为心主神明功能失常的表现，多由热扰心神、心气大伤、痰迷心窍或痰火扰心等所致。

1. 谵语 谵语指神识不清，语无伦次，声高有力，烦躁多言，属热扰心神之实证。《伤寒论》曰："实则谵语。"其可见于温病邪入心包，或伤寒阳明腑实证。

2. 郑声 郑声指神识不清，语言重复，时断时续，声音低弱，属心气大伤，精神散乱之虚证。《伤寒论》曰："虚则郑声，郑声者，重语也。"

3. 错语 错语指语言表达经常出错，但错后自知，多因气血不足，心神失养，或肾精亏虚，髓海空虚所致。

4. 独语 独语指自言自语，喃喃不休，见人则止，多因气血不足，心神失养之虚证，也可见于气郁生痰，痰蒙心窍所致之癫病、郁病。

5. 狂言　狂言指精神错乱，笑骂狂言，不避亲疏，语无伦次，登高而歌，弃衣而走，多因情志不遂，气郁化火，痰火扰神所致，可见于狂病或伤寒蓄血证。

6. 言謇　言謇指神志清醒，思维正常，但吐字含混不清或困难，可兼有半身不遂、口眼㖞斜等，多因风痰阻络所致，常见于中风先兆或中风。

（三）呼吸

闻呼吸是诊察患者呼吸的快慢、是否均匀通畅，气息的强弱粗细，呼吸音的清浊等。呼吸气粗、气急，多属实证、热证；呼吸气微低怯，多属虚证、寒证。病理性呼吸还有气喘、哮鸣、少气、短气等征象。

1. 喘　喘指呼吸困难，呼吸短促急迫，甚则张口抬肩，鼻翼扇动，难以平卧。喘有虚实之分。

实喘者发病急骤，气粗声高息涌，唯以呼出为快，仰首目凸，一般形体较壮实，脉实有力。《景岳全书·杂证谟》谓："实喘者，气长而有余……胸胀气粗，声高息涌，膨膨然若不能容，唯以呼出为快也。"实喘多因外邪袭肺，或痰热郁肺，气道不利所致。

虚喘者发病徐缓，病程较长，喘声低微，息短不续，动则加剧，但以引长一息为快，形体虚弱，动则气喘汗出，脉虚无力。《景岳全书·杂证谟》谓："虚喘者，气短而不续……慌张气怯，声低息短，惶惶然若气欲断，提之若不能升，吞之若不相及，劳动则甚，而唯以急促似喘，但得引长一息为快，

也。"虚喘多因肺气虚或久病及肾，气失摄纳所致。

2. 哮　哮指呼吸急促，喉中痰鸣如哨或如水鸡声，甚则端坐呼吸，不能平卧，多反复发作，不易痊愈。哮因宿痰内伏，复感外邪所引发，或久居寒湿之地，或过食酸、咸、生冷，或过敏体质者接触过敏物质，均可诱发。发作前常有如鼻痒、咽痒、胸闷、咳嗽等先兆症状。

哮与喘均为呼吸困难的表现，但哮不同于喘。喘以呼吸气促困难为特征，哮以喉有哮鸣或如水鸡声为特征。《医学正传·哮喘》曰："哮以声响名，喘以气息言。夫喘促喉中如水鸡声者，谓之哮；气促而连续不能以息者，谓之喘。"喘不兼哮，哮必兼喘。

3. 少气　少气指呼吸微弱而声低，气少不足以息，言语无力的症状，主诸虚劳损，多因久病体弱或肺肾气虚所致。

4. 短气　短气指呼吸气急短促，数而不能接续，似喘而不抬肩，喉中无痰鸣音。短气有虚实之分，虚以肺气不足为多；实为痰饮、气滞、血瘀等蕴阻于肺所致。短气属虚者必兼少气。《诸病源候论·短气候》谓："肺虚则少气不足，亦令短气，则其人气微，常如少气，不足以呼吸。"

5. 鼻鼾　鼻鼾指熟睡或昏迷时鼻喉气道不利所发出的异常呼吸声。正常人特别是劳累后在熟睡时亦可闻鼾声，不属病态。鼻鼾多见于形体肥胖及鼻咽部疾患之人，常为痰气交阻，息道不畅所致。若昏睡不醒，鼾声不断，手撒尿遗，多属中风入脏之危候。

（四）咳嗽

咳嗽指肺失肃降、肺气上逆所产生的一

种症状。有声无痰谓之咳，有痰无声谓之嗽，有痰有声谓之咳嗽。《素问·咳论》曰："五脏六腑皆令人咳，非独肺也。"咳嗽多见于肺脏疾患，但亦与其他脏腑病变有关，外感内伤皆可引起咳嗽。临床上除辨别咳声以外，必须结合痰的色、质、量的变化，以及发病的时间、兼症等，以鉴别其寒热虚实性质。

咳嗽声音重浊，伴鼻塞流清涕、恶寒无汗，属实证，多为风寒犯肺。

咳声低微，少气者，属虚证，多为肺气虚。

咳声重浊不扬，痰多、色白而黏，易于咳出，多属痰湿蕴肺。

干咳声短、清脆，无痰或痰少而黏，咽干，多为燥邪犯肺或肺阴虚。

咳声不扬，痰稠色黄，不易咳出，多属邪热犯肺。

某些咳嗽声音异常，具有特殊的诊断意义。

例如，咳嗽阵发，连声不断，咳止时带吸气吼声如鹭鸶叫声，是"顿咳"，又名"百日咳"。其因外感时邪，与伏痰搏结，阻遏气道，肺失清肃所致，是儿童易患的传染病。

咳声如犬吠，吸气困难，喉部肿胀，见有白色伪膜，此为"白喉"，是疫毒时邪壅阻喉部，气道不畅所致，属于烈性传染病，可危及生命。

（五）呕吐

呕吐指胃失和降，胃内容物（饮食、痰涎）上逆，经口而出的症状。呕指有声有物，吐指有物无声，有声无物称干呕，一般统称为呕吐。呕吐有生理性和病理性之分。

如妇女受孕后，出现妊娠反应，多于晨间或闻到刺激性气味时发生恶心呕吐，不属病理变化。

对疾病引起的呕吐，可根据声音强弱等特征，结合临床症状辨别其寒热虚实。

吐势徐缓，声音微弱，吐物呈清水痰涎，多属虚寒证，常因脾胃阳虚；胃失和降，胃气上逆所致。

吐势较猛，声高有力，呕吐物呈黏痰黄水，或酸或苦者，多属实热证；多因热邪伤及胃津，胃失濡润，胃气上逆所致。

呕吐呈喷射状，提示邪热入营，扰乱神明，或见于脑部外伤者，病情危重。

泛恶欲吐与头胀痛并见，多见于肝阳上亢较重者。

呕吐痰涎，兼见头晕目眩、脘闷、心悸者，多属痰饮内阻。

呕吐酸腐，嗳气厌食，脘腹胀满者，为饮食停滞。

恶心呕吐，兼发热、右胁胀痛、目黄，为肝胆湿热。

突然呕吐，伴发热恶寒、胸脘满闷者，多属外邪犯胃。

朝食暮吐或暮食朝吐，古称"反胃"，多属脾胃阳虚。口干欲饮，饮后即吐，是"水逆证"的特征，由饮停中焦所致。呕吐与暴泻并见，多为霍乱病。

（六）呃逆

呃逆指胃气上逆，从咽喉发出的不由自主的冲击声，声短而频，呃呃作响的症状，俗称"打呃"，唐以前称"哕"。

健康人进食或饮水过快，或饮酒刺激，或突然吸入冷空气，或大笑等原因引起呃逆，属生理现象，大多能自行缓解。此外，情志不悦亦可发生频繁呃逆，甚则持续数日或数周，但入睡后呃逆自行停止。

呃声高亢洪亮、有力，多见于实热证；呃声沉缓、有力，多见于实寒证。呃声低微无力，多见于脾胃阳虚；呃声急促少力，多见于胃阴不足。若久病呃逆不止，声低气怯无力，形瘦骨立，是胃气衰败的危候。

（七）嗳气

嗳气，古名"噫"，是胃中气体上冲，出于咽喉而发出的声音，也是胃气上逆的一种表现。正常人饮食之后，偶有嗳气，并非病态。临床根据嗳气和气味的不同，可判断病性之寒热虚实。

嗳气酸腐，脘腹胀痛，多是食滞胃脘，属实证。

嗳气频频发作，嗳声响亮，可随情绪变化而减轻或加剧，多属肝气犯胃。

嗳气无酸腐气味，多属胃虚气逆。

（八）太息

太息又称叹息，是胸中郁闷不舒，引一声叹气而得以舒缓所发出的声音，为肝气郁结的征象之一。

（九）喷嚏

喷嚏是由肺气上冲于鼻而发出的声音。若偶发喷嚏者，不属病态。若新病喷嚏，兼鼻塞流涕、恶寒身痛，多属表证。久病不愈，忽有喷嚏者，是阳气来复，为疾病向好之兆。

突然和反复发作的鼻痒、喷嚏、流清涕、鼻塞，多见于鼻鼽，常由肺气亏虚，卫表不固，风寒乘虚侵入，或吸入花粉、烟尘而引起。

（十）肠鸣

肠鸣是指停留于肠中之水液辘辘作响。正常人一般难以直接闻及。声响较大者，患者或身旁之人即可听到。

1. 肠鸣增多　脘腹部水声辘辘，得温则减，受寒或饥饿时加重，是由中气不足，水饮停聚于胃肠所致。

肠鸣声响亮频急，脘腹痞满，大便泄泻者，多为寒湿或湿热客于胃肠。

肠鸣阵作，伴有腹痛欲泻、泻后痛减、胸胁满闷不舒者，为肝脾不调。

2. 肠鸣稀少　肠鸣稀少，持续 3～5 分钟才听到 1 次者，多提示肠道传导功能障碍。

肠鸣完全消失，腹胀满痛者，多属肠道气滞不通的重证。

第三节　嗅气味

嗅气味，是指嗅辨与疾病有关的气味以诊察疾病的方法，包括病体的气味、排出物气味，以及病室的气味。一般气味酸腐臭秽者，多属实热；气味不重，或微有腥臭者，多属虚寒。因此，嗅气味可以协助辨别疾病的寒热虚实。

一、病体、排出物气味

病体出现异常气味，与全身或局部病变有关，与分泌物、排泄物的异常变化也有关。

（一）体味

两侧腋下散发特殊气味，出汗时加重，多因湿热内蕴所致，亦可见于狐臭病。

周身有腥膻气味，多因持续汗出，久蕴于皮肤所致，常见于湿温证。

（二）口气

口气是指从口中散发出的异常气味。正

常人口中无异常气味散出。

口气明显或散发臭气，称为口臭，多为口腔不洁，或有龋齿，或消化不良，或胃热。

口气酸臭，兼见食少纳呆、脘腹胀满者，多属胃肠积滞。

口气臭秽，多属胃热。

口气腐臭，或兼咳吐脓血者，多为内有溃腐脓疡。

口气臭秽难闻，牙龈溃烂者，为牙疳。

呼气中带有血腥气，可因咯血或呕血。

服毒者呼气时，伴有毒物的气味（如有机磷农药中毒者，呼出蒜臭味），在急救时有重要的指导意义。

（三）呼吸之气

呼吸之气指呼吸时散发出的异常气味。正常人呼吸时无异常气味散出。

呼吸时鼻出臭气，流黄稠浊涕不止，缠绵难愈，反复发作，多为鼻渊。

呼吸时产生臭秽之气，兼有鼻部溃烂，见于梅毒、疠风或癌肿。

呼出之气带有"烂苹果味"，是消渴病之重症。

呼气带有"尿臊气"，则多见于水肿病晚期，是病情垂危的险症。

（四）痰、涕之气

正常情况下，人体排出少量的痰、涕，但通常无异常气味。

咳吐脓血痰，味腥臭，多为肺痈，为热毒炽盛所致。

咳痰清稀、无气味，多属寒证；咳痰黄稠、气味腥，多属热证。

（五）呕吐物之气

呕吐物清稀、无臭味，多属虚寒；气味臭秽，多属胃热；气味酸腐，多为食积；呕

吐脓血而腥臭，多为内有溃疡。

（六）排出物之气

排出物之气，包括二便、矢气、妇女经带、伤口渗出物等的异常气味，应结合望诊、问诊综合判断。

大便臭秽难闻者，多为湿热证；大便溏泄、微有腥臭者，多为寒湿证；大便泄泻、臭如败卵，为伤食。

小便混浊、臊臭异常者，多属膀胱湿热；小便量多色清、无臭者，多为虚寒证。尿甜并有烂苹果味，为消渴病。

矢气酸臭如败卵，为宿食停滞胃肠。

矢气连连，声响不臭，多属肝郁气滞，腑气不畅。

压疮及其他疮疡溃腐者，体有腐臭气。

妇女月经臭秽者，多见于热证；经血味腥者，多见于寒证。

带下臭秽而黄稠者，多属湿热；带下腥臭而清稀者，多属寒湿；崩漏或带下奇臭，兼见颜色异常者，应警惕妇科癌病。

产后恶露臭秽者，多为湿热或湿毒下注。

二、病室气味

病室气味是由病体或患者排出物散发所形成。若气味充斥病室，说明病情危重，或病室通风不良。

病室臭气触人，轻则盈于床帐，重则充满一室，多见于瘟疫类疾病。

病室有尸臭气味，多为脏腑败坏，病情危重。

病室有血腥气味，患者多患失血症。

病室有尿臊气味，多见于水肿病晚期。

病室有烂苹果样气味，多见于消渴病晚期，亦属危重症。

病室有蒜臭味，多见于有机磷农药中毒。

复习思考题

1. 试述哮与喘的区别与联系。

2. 如何理解"五脏六腑皆令人咳，非独肺也"？

3. 呕吐、嗳气与呃逆在病因病机与临床表现上有何异同？

4. 音哑如何辨析？有何临床意义？

5. 嗅气味的一般规律是什么？常见的体味、口气各有何临床意义？

第三章

问 诊

问诊是医生通过对患者或陪诊者进行有目的的询问，以了解病情的方法。

问诊是中医诊察疾病的基本方法之一。在《黄帝内经》中早已记载许多问诊的具体内容。《素问·三部九候论》说："必审问其所始病，与今之所方病，而后各切循其脉。"《素问·疏五过论》又说："凡欲诊病者，必问饮食居处。"为中医问诊奠定了基础。而后问诊倍受历代医家的重视，在长期的医疗实践中不断得到补充，使之逐渐完善。明代张介宾在《景岳全书·传忠录》中，将问诊归纳为十问，便于临床应用。清代喻嘉言也在《寓意草》中拟定病案的书写格式，对于问诊的一般项目、现病史、既往病史等内容都做了详细的规定，与现在中医病案的书写内容颇为相近。

第一节 问诊概述

一、问诊的意义

问诊是了解病情，诊察疾病的重要方法，在四诊中占有重要的地位。因为疾病的很多情况，如疾病发生、发展、变化的过程及治疗经过，患者的自觉症状、既往病史、生活史和家族史等，只有通过问诊才能获得。上述与疾病有关的资料，是医生分析病情，进行辨证的可靠依据。尤其是某些疾病早期，患者尚未出现客观体征，仅有自觉症状时，只有通过问诊，医生才能抓住疾病的线索，做出诊断。此外，问诊还可以为其他诊法提供一个大体查病的范围，并通过问诊了解患者的思想状况，以便及时进行开导，也有助于疾病的诊断和治疗。所以，问诊是医生诊察疾病的重要方法之一。诚如《素问·征四失论》所说："诊病不问其始，忧患饮食之失节，起居之过度，或伤于毒，不先言此，卒持寸口，何病能中。"这就是说，在诊察疾病时，应首先询问疾病的开始情况、致病原因等，若不询问明白，仓促诊脉，是难以做出正确诊断的。明代张介宾以问诊为"诊治之要领，临证之首务"，充分说明问诊在诊察疾病中的重要作用。

二、问诊的方法

医生询问患者，了解病情，需要有一定的方法。医生能否通过询问，及时、准确、全面地获得有关疾病的临床资料，与询问的方法有着密切的关系。《难经·六十一难》曾说："问而知之谓之工。"经文中的"工"字，就是指问诊技巧而言的。

（一）抓住主症，全面询问

问诊时，医生要善于抓住患者的主要病症，进行询问，要有目的、系统的询问，步骤要细致，既要抓住重点，又要系统了解。主诉和现病史是问诊的核心内容，是中医辨证诊断的主要依据。医生要认真倾听患者叙述的痛苦和不适，善于从中抓住主症、确定主诉，并围绕主诉有目的地进行深入、细致的询问。为了准确判断疾病的性质，在进行重点询问的同时，也要兼顾到患者全身的其他情况，如饮食、睡眠、二便、精神情绪等，以免遗漏。

（二）边问边辨，问辨结合

问诊的过程，实际也是一个医生辨证思维的过程。因此，在问诊过程中，医生必须注重和善于对患者主诉的主要症状从纵、横两个角度进行思考、分析，并根据中医辨证理论，结合望、闻、切三诊的信息，追踪新的线索，以便做进一步有目的、有重点的询问。同时，还要做到边问边辨，边辨边问，问辨结合，从而减少问诊的盲目性，有利于疾病的正确诊断。

三、问诊的注意事项

（一）诊室安静适宜

问诊应在较安静适宜的环境中进行，以免受到干扰。尤其对某些病情不便当众表述者，应单独询问，以便使其能够无拘无束地叙述病情。《素问·移精变气论》中说："闭户塞牖，系之病者，数问其情，以从其意。"就是直接向患者本人询问病情。若因病重、意识不清等原因而不能自述者，可向知情人或陪诊者询问。但当患者能陈述时，应及时加以核实或补充，以便资料准确、可靠。

（二）态度和蔼认真

医生对患者疾苦要关心体贴，视患者如亲人。问诊时，切忌审讯式的询问。对患者的态度，既要严肃认真，又要和蔼可亲，细心询问，耐心听取患者的陈述，使患者感到温暖亲切，愿意主动陈述病情。正如《医门法律·问病论》所说："问者不觉烦，病者不觉厌，庶可详求本末，而治无误也。"如遇病情较重，或较难治愈的患者，要鼓励患者树立战胜疾病的信心。医生切忌有悲观、惊讶的语言或表情，以免给患者带来不良的刺激，增加其思想负担，而使病情加重。

（三）语言通俗易懂

语言是医生和患者交流的直接手段，医生应该口齿清晰，准确鲜明，尽量使用普通话，以避免方言土语不规范的缺点，防止出现理解错误，耽误宝贵的诊疗时间。在问诊时，医生切忌使用大量的医学术语，尤其避免使用有特定意义的医学术语，如隐血、谵语、里急后重、角弓反张等，应使用通俗易懂的语言进行询问，以便使患者听懂，能够准确地叙述病情。

（四）围绕主诉询问

医生在问诊时，应重视患者的主诉。因为主诉是患者最感痛苦的症状或体征，也往往是疾病的症结所在，确切的主诉常可提供对某系统疾患的诊断线索，故要善于围绕主诉进行深入询问。但是有些病情复杂、病程较长的病例，由于症状、体征变化较多，临诊时的主诉可能并非现症的主要表现，因此，还需结合病史分析以选出更贴切的主述。对危急患者应扼要地询问，不必面面俱到，以便迅速抢救；待病情缓解后，再进行详细询问。

（五）分清主次缓急

如果病情复杂，病情较长，多脏腑病变，症状繁多者，患者在陈述其症状时可能是凌乱而主次不清的。因此，医生在问诊过程中，一定要抓住重点，分清主次缓急，对主诉和与本病有关的内容要深入了解。危重患者由于病情变化较快，问诊初时表现尚可，但随时会有昏眩、猝死等恶变发生。现代医学中的脑出血、心肌梗死引起的猝死就属于这种情况。例如，《脉经·扁鹊诊诸反逆死脉要诀》中说："脉病人不病，脉来如屋漏、雀啄者，死。"有些危急重症初期，往往缺乏典型症状，若医生麻痹大意，忽视疾病的恶化因素，耽误于问诊的各项步骤，病情往往会在较短的时间内迅速恶化，造成不可逆转的损失。因此，问诊时医生要迅速判断和分清疾病的主次缓急。

第二节 问诊的内容

一、一般情况

一般情况包括姓名、性别、年龄、婚否、民族、职业、籍贯、工作单位、现住址等。询问一般情况，一是为了便于与患者或家属进行联系和随访，对患者的诊治负责。二是可使医生获得与疾病有关的资料，为疾病的诊断提供一定的依据。年龄、性别、职业、籍贯等不同，则有不同的多发病。例如，水痘、麻疹、顿咳等病，多见于小儿；青壮年气血充盛，抗病力强，患病多实证；老年人气血已衰，抗病力弱，患病多虚证；癌病、胸痹、中风等，多见于中老年人。妇女有月经、带下、妊娠、产育等方面的疾病；男子可有遗精、早泄、阳痿等病变。长期从事水中作业者，易患寒湿痹病；矽肺、汞中毒、

铅中毒等病，常与所从事的职业有关；某些地区因水土关系而使人易患瘿瘤病，疟疾在岭南等地发病率较高，蛊虫病多见于长江中下游一带等。诚如清代喻嘉言所说："某地者，辨高卑、燥湿，五方异宜也。"

二、主诉

主诉是患者就诊时最感痛苦的症状、体征及其持续时间。如"发热咳嗽3天，加重1天"。

主诉往往是疾病的主要矛盾所在，一般只有一两个症状，即是主症。通过主诉常可初步估计疾病的范畴和类别、病情的轻重缓急。因此，主诉具有重要的诊断价值，是了解、分析和认识疾病的重要线索。询问时，医生首先要善于抓住主诉。例如，患者叙述有眩晕、汗出、心悸、胸痛、神疲、乏力等，在这些症状中，其主要症状是心悸、胸痛。医生根据心悸、胸痛这两个主症，可初步考虑为心病。这样就抓住了病变所在的部位，然后围绕主症，进一步深入询问有关兼症和病史，再结合其他三诊全面诊察，才能做出正确诊断。

问诊时还要将主诉所述的症状或体征的部位、性质、程度、时间等情况询问清楚，不能笼统、含糊。就是说，医生要善于抓住主诉，问深问透，问准问清，这对于病证的诊断是极其有益的。在描述主诉时，不能用诊断术语，如"风寒表证""肺气虚证"等，而只能用具体症状、体征进行描述。

三、现病史
（一）发病情况

发病情况主要包括发病的时间，是突然

发作，还是缓慢发生；发病的原因或诱因；最初的症状及其性质、部位，当时曾做何处理等。一般凡起病急、时间短者，多属实证；凡患病已久，反复发作，经久不愈者，多属虚证，或为虚实夹杂证。如因情志不舒而致胁肋胀痛、急躁易怒者，多属肝气郁结；因暴饮暴食而致胃脘胀满疼痛者，多属食滞胃脘等。由此可见，医生通过询问患者的发病情况，对辨别疾病的病因、病位、病性有重要的作用。

尤其是小儿，难以叙述发病情况，应主动了解是否有易使小儿致病的原因存在。小儿脏腑娇嫩，抵抗力弱，调节功能低下，易受气候及环境影响，感受外邪而发病，出现发热恶寒、咳嗽、咽痛等症；小儿脾胃较弱，消化力差，容易伤食，而出现呕吐、泄泻等症；婴幼儿脑神发育不完善，易受惊吓，而见哭闹、惊叫等症。所以，着凉、伤食、受惊是小儿常见的致病原因，询问时应当注意。

（二）病变过程

医生了解患者的病变过程，一般可按照疾病发生的时间顺序进行询问。如某一阶段出现哪些症状，症状的性质、程度；何时病情好转或加重；何时出现新的病情，病情有无变化规律等。通过询问病变过程，可以了解疾病邪正斗争情况，以及疾病的发展趋势。

（三）诊治经过

要询问起病之初到就诊前的整个过程中所做过的诊断和治疗情况。有些患者，尤其是患病较久者，在就诊前已经在其他医院进行过诊断和治疗。所以，对初诊者有必要询问曾做过哪些检查，结果怎样；做过何种诊断，诊断的依据是什么；经过哪些治疗，治疗的药物或其他疗法的名称、剂量、疗程，治疗的效果及反应如何等。了解既往诊断和治疗的情况，可作为当前诊断与治疗的参考。对于复诊的患者，询问以前的诊治效果更为重要，因为这样既可对上次诊断的正确与否做出检验，又可作为本次辨证施治的参考。

（四）现在症状

现在症状是问诊的主要内容，属于现病史范畴，涉及内容较多，为问诊的重点，详见本章第三节。

四、既往史
（一）既往健康状况

患者平素健康状况，可能与其现患疾病有一定的关系，对分析判断现发疾病的病情具有重要的参考价值。例如，素体健壮，现患疾病多为实证；素体虚弱，现患疾病多为虚证或虚实夹杂证；素体阴虚，易感温燥之邪，多为热证；素体阳虚，易感寒湿之邪，多为寒证，或寒湿病证。

（二）既往患病情况

患者过去曾患过何种疾病，如痢疾、疟疾、白喉、麻疹、肝病、痹病等，是否接受过预防接种，有无药物或其他物品的过敏史，做过何种手术治疗等都应该加以询问。

患者既往所患某些疾病，可能与现患病证有着密切关系。例如，哮病、痫病、中风等病，经治疗之后，症状虽已消失，但尚未根除，某些诱因常可导致旧病复发。由此可见，问诊时不能忽视对既往史的询问。

五、个人生活史

个人生活史主要包括生活经历、精神情

志、饮食起居、婚姻生育等。医生询问患者这些情况，在诊断疾病上也有着重要的意义。

（一）生活经历

询问患者的出生地、居住地及经历地，应注意某些地方病或传染病的流行区域，以便判断所患疾病是否与此相关。

（二）精神情志

人生活在社会之中，常常会受到外界因素的刺激，使精神情志产生变化，导致脏腑气血功能紊乱，从而引起疾病。同时，人的精神情志变化，对某些疾病的发展与变化亦有一定影响。了解患者的性格特征、当前精神情志状况及其与疾病的关系等有助于对疾病的诊断，并可提示医生对因精神情志刺激所导致的疾病，在药物治疗的同时，辅以思想上的开导，将有助于治疗。

（三）饮食起居

饮食嗜好、生活起居不当，对身体健康影响很大，甚至会引起疾病。例如，素嗜肥甘者，多病痰湿；偏食辛辣者，易患热证；贪食生冷者，易患寒证；好逸恶劳，脾失健运，易生痰湿；劳倦过度，耗伤精气，易患诸虚劳损；起居无常，饮食失节，易患胃病等。了解患者的饮食嗜好、生活起居情况对分析判断病情有一定的意义。

（四）婚姻生育

对成年男女患者，注意询问是否结婚、结婚年龄、配偶健康状况及有无传染病、遗传性疾病等。对育龄期女性询问月经的初潮年龄，月经周期，行经天数，月经的色、质、量和带下的变化，以及绝经年龄和绝经前后的情况。已婚女性还应询问妊娠次数、生产胎数，以及有无流产、早产、难产等。

六、家族史

家族史主要询问患者的父母、兄弟姐妹、子女及其他与患者有血缘关系的人员的健康和患病情况，必要时询问直系亲属的死亡原因。有时还应询问与患者接触最多的其他人的患病情况，对诊断某些遗传病及传染病有重要意义，如痫病、肺痨等。

第三节　问现在症

问现在症是指对患者就诊时所感到的一切痛苦和不适，以及与其病情相关的全身情况进行详细询问。

现在症状是当前病理变化的反映，是诊病、辨证的首要依据。由于现在症大都为患者的主观感觉，往往缺乏客观指征，如疼痛、眩晕、胀满、困重、麻木、心悸、耳鸣等，只有通过详细询问方能了解清楚。

问现在症的范围广泛，内容较多，明代医学家张介宾在总结前人问诊经验的基础上，编成《十问篇》。经清代陈修园将其略做修改而成《十问歌》："一问寒热二问汗，三问头身四问便，五问饮食六胸腹，七聋八渴俱当辨，九问旧病十问因，再兼服药参机变，妇女尤必问经期，迟速闭崩皆可见，再添片语告儿科，天花麻疹全占验。"《十问歌》言简意赅，目前仍有一定的指导意义。在实际运用中，须根据患者的不同情况，灵活而有主次地进行询问，不能千篇一律地机械套问。

一、问寒热

问寒热是指询问有无怕冷或发热的感觉。寒与热是疾病常见的症状之一，是辨别病邪性质、人体阴阳盛衰及病属外感或内伤的重要依据。

寒即怕冷，是患者的主观感觉，根据其临床特点又有恶风、畏寒、恶寒、寒战之别。恶风是指遇风觉冷、避之可缓的症状。畏寒是指怕冷，加衣添被或近火取暖则能缓解的症状。恶寒是指怕冷，虽加衣被或近火取暖仍不能缓解的症状。寒战是指恶寒严重，而伴有全身发抖的症状。

热即发热，除指体温高于正常以外，还包括体温正常，但患者自觉全身或某一局部发热，如五心烦热、骨蒸发热等。自觉胸中烦热，伴手足心发热者，称为五心烦热；自觉有热自骨髓向外蒸发之感者，称为骨蒸发热。

寒与热的产生，主要取决于病邪的性质和机体阴阳的盛衰两个方面。邪气致病者，由于寒为阴邪，其性清冷，故寒邪致病，恶寒症状突出；热为阳邪，其性炎热，故热邪致病，发热症状明显。机体阴阳失调时，阳盛则热，阴盛则寒，阴虚则热，阳虚则寒。寒热是机体阴阳盛衰的反应，即寒为阴证，热为阳象。诚如张介宾《景岳全书·新方八阵》所说："以寒热分阴阳，则阴阳不可混。"所以，通过询问怕冷与发热的情况，可以辨别病变的性质和阴阳盛衰的变化。

问寒热，首先应该询问有无怕冷或发热的症状。如有寒热的症状，必须询问怕冷与发热是否同时出现，还应注意询问寒热的新久、轻重程度、持续时间的长短，寒热出现有无时间或部位特点，寒热与体温的关系，寒热消长或缓解的条件及其兼症等。

临床常见的寒热症状，有恶寒发热、但寒不热、但热不寒和寒热往来四种类型。

（一）恶寒发热

恶寒发热是指恶寒与发热同时并见的症状，多见于外感病的初期阶段，是诊断表证的重要依据。外邪侵袭肌表，卫阳被遏，肌腠失于温煦，则恶寒；邪气外束，腠理闭塞，卫阳失于宣发，则郁而发热。在外感病中，恶寒是主症，是发热的前奏。外邪袭表，无论是否发热，恶寒为必有之症，故古人谓"有一分恶寒，便有一分表证"。

由于感受外邪的性质不同，寒热症状的轻重可分为三种类型。

1. 恶寒重发热轻　患者感觉怕冷明显，并有轻微发热的症状，是风寒表证的特征，由外感风寒之邪所致。因寒为阴邪，其性收引，寒邪袭表，正邪相争，肌腠闭塞，卫阳郁闭于内，肌表失于温煦，故恶寒重而发热轻。

2. 发热轻而恶风　患者自觉有轻微发热，并有遇风觉冷、避之可缓的症状，为伤风表证的特征，由外感风邪所致。因风性开泄，肌腠疏松，阳气郁遏不甚，正邪交争不剧，故发热轻而恶风。若只恶风，无（或尚无）发热，一般为外感风邪，或为肺卫气虚，卫表不固所致。

3. 发热重恶寒轻　指自觉发热较重，又有轻微怕冷的症状。此乃风热表证的特征，由外感风热之邪所致。因风热为阳邪，阳邪致病则阳盛，阳盛则热，故发热明显；风热袭表，使腠理开泄，故同时有轻微恶寒。

外感表证的寒热轻重，不仅与感受病邪

的性质有关，而且与感邪的轻重和邪正的盛衰有着密切的关系。一般情况下，感邪轻，则寒热俱轻；感邪重，则寒热俱重；邪正俱盛，则寒热俱重；邪盛正衰，则恶寒重而发热轻。

外感病初期的表证阶段，有的虽然只有恶寒，并不觉得发热，但实际体温多有升高，随着病情的发展，很快就会出现同时发热。因此，恶寒与发热并见是诊断表证的重要依据。特别是恶寒一症，为诊断表证所必须。《伤寒论》第 3 条说："太阳病，或已发热，或未发热，必恶寒。"就是说，恶寒是发热的前奏，外邪侵袭肌表，无论自觉发热与否，恶寒为必有之症。因而，古人有"有一份恶寒就有一份表证"的说法。

尽管恶寒发热是表证的特征性症状，但某些里热证亦可表现为寒热并见，如肠痈、疮疡、瘟疫及邪毒内陷等，常表现为自觉恶寒严重，甚至寒战，而又有发热、体温甚高的症状，这是正气与邪气剧烈斗争的反映。

(二) 但寒不热

但寒不热是指只感寒冷而不发热的症状，是里寒证的寒热特征。怕冷多为感受寒邪致病，或阳气不足而阴寒内生。根据发病的缓急和病程的长短，常见有新病恶寒和久病畏寒两种类型。

1. 新病恶寒 新病恶寒指突然感觉怕冷，但体温不高，有四肢不温，或脘腹、肢体冷痛，或呕吐泄泻，或咳喘痰鸣，脉沉紧等症。临床可见于外感表证和某些里证。《伤寒论》曰："太阳病，或已发热，或未发热，必恶寒，体痛，呕逆，脉阴阳俱紧者，名曰伤寒。"又曰："病有发热恶寒者，发于阳也；无热恶寒者，发于阴也。"《张氏医通

·恶寒》云："外感、内伤、伤食、湿痰、火郁，皆有恶寒，非独阳虚也。"

因感受寒邪较重，寒邪直中脏腑、经络，郁遏阳气，肌体失于温煦，故突起恶寒而体温不高。某些风寒表证在发病初期，亦可只出现怕冷的感觉而不发热，但这种怕冷感常是发热的前奏，随着病情的发展，很快会体温升高，呈现出恶寒发热的状态。

2. 久病畏寒 久病畏寒指经常怕冷，四肢凉，得温可缓的症状。《医碥·问症》描述说："外感恶寒，虽近烈火不除，必表解乃已。内伤恶寒，得就温暖即解。"常兼面色㿠白或晦暗、倦怠懒卧、舌淡胖嫩、脉沉迟无力等症，主要见于里虚寒证，因阳气虚衰，形体失于温煦所致。

(三) 但热不寒

但热不寒指只发热，而无怕冷之感的症状，多系阳盛或阴虚所致，是里热证的寒热特征。根据发热的轻重、时间、特点等，临床上常见壮热、潮热和微热三种类型。

1. 壮热 壮热指高热（体温在 39℃ 以上）持续不退，不恶寒只恶热的症状，常兼面赤、口渴、大汗出、脉洪大等症。壮热多因风热内传，或风寒入里化热，正邪相搏、阳热炽盛、蒸达于外所致，多见于伤寒阳明经证和温病气分阶段，属里实热证。

2. 潮热 潮热指按时发热，或按时热势加重，如潮汐之有定时的症状。

下午 3～5 时（即申时）热势较高者，称为日晡潮热，常见于阳明腑实证，亦称阳明潮热。由于胃肠燥热内结，阳明经气旺于申时，正邪斗争剧烈，故在此时热势加重。

午后和夜间有低热者，称为午后或夜间潮热。有热自骨内向外透发的感觉者，称为

骨蒸发热。两者多属阴虚火旺所致，由于阴液亏虚，不能制阳，机体阳气偏亢，午后卫阳渐入于里，夜间卫阳行于里，使体内偏亢的阳气更加亢盛而生内热，故午后和夜间有低热。此外，午后或夜间发热，亦可见于瘀血积久，郁而化热者。

发热以夜间为甚者，称为身热夜甚，常是温病热入营分，耗伤营阴的表现。

3. 微热　微热是指发热不高，体温一般在38℃以下，或仅自觉发热的症状。发热时间一般较长，病因病机较为复杂，多见于温病后期和某些内伤杂病。

长期微热，劳累则甚，兼疲乏、少气、自汗等症者，多属气虚发热。时有低热，兼面白、头晕、舌淡、脉细等症者，多属血虚发热。长期低热，兼颧红、五心烦热等症者，多属阴虚发热。每因情志不舒而时有微热，兼胸闷、急躁易怒等症者，多属气郁发热，亦称为郁热。小儿于夏季气候炎热时长期发热，兼有烦渴、多尿、无汗等症，至秋凉自愈者，多属气阴两虚发热。

（四）寒热往来

寒热往来是指自觉恶寒与发热交替发作的症状，是正邪相争、互为进退的病理反映，常见于伤寒病的少阳病证，为邪在半表半里的特征。因外感病邪至半表半里阶段时，正邪相争，正胜则发热，邪胜则恶寒，故恶寒与发热交替发作，发无定时。

恶寒战栗与高热交替发作，每日或二三日发作1次，发有定时的症状，常见于疟疾。其特点是发作时先出现恶寒战栗，痛苦非常，伴有剧烈头痛，然后又出现发热较甚，热后大汗出，口渴引饮，热退神清如常人。因疟邪侵入人体，潜伏于半表半里的膜原部位，入与阴争则寒，出与阳争则热，故恶寒战栗与高热交替出现，休作有时。

其他气郁化火及妇女热入血室等也可出现寒热往来，似疟非疟，临床应结合病史及其他兼症详细辨识。

二、问汗

汗是阳气蒸化津液经玄府达于体表而成。《素问·阴阳别论》说："阳加于阴谓之汗。"正常汗出有调和营卫、滋润皮肤、调节体温的作用。正常人在体力活动、进食辛辣、气候炎热、衣被过厚、情绪激动等情况下出汗，属于生理现象。

若当汗出而无汗，不当汗出而多汗，或仅见身体的某一局部汗出，均属病理现象。病理性汗出的有无，与病邪的侵扰和机体正气的亏虚有着密切的关系。由于病邪的性质，或正气亏损的程度不同，可出现各种病理性的汗出异常。所以，询问汗出的异常情况，对于判断病邪的性质和机体阴阳的盛衰有着重要的意义。

询问时，应首先询问汗出与否。若有汗，进一步询问汗出的时间、多少、部位及其主要兼症；若无汗，重点询问兼症。

（一）有汗无汗

在疾病过程中，特别是外感病，汗的有无是判断病邪性质和卫阳盛衰的重要依据。

1. 无汗　无汗指当汗出而不汗出者。无论外感内伤，新病久病者，均可见有全身无汗。如《素问·脉要精微论》有"阳气有余为身热无汗……阴阳有余则无汗而寒"的记载。病理性无汗有表证里证之分。表证无汗者，多属风寒表证，因寒性收引，寒邪袭表，腠理致密，玄府闭塞所致。《伤寒明理论·无汗》曰："寒邪中经,腠理致密,津液内渗,则无汗。"里证无汗出者,多因津血亏虚,化汗乏源,或阳气虚,无力化汗所致。

2. 有汗 病理性有汗有表证、里证之分。表证有汗出者,多见于风邪犯表证和风热表证。由于风性开泄,热性升散,故风邪、热邪袭表,使肌腠疏松,玄府不能密闭而汗出。里证有汗出者,多见于里热证,如风热内传或寒邪入里化热,或其他原因导致里热炽盛,迫使津液外泄,则汗出量多;亦可见于里虚证,如阳气亏虚,肌表不固,或阴虚内热,蒸津外泄,均常有出汗的症状。

(二) 特殊汗出

特殊汗出是指具有某些特征的病理性汗出,见于里证,主要有以下几种。

1. 自汗 自汗指醒时经常汗出,活动尤甚的症状。《伤寒明理论·自汗》中指出:"自汗之证,又有表里之别焉,虚实之异焉。"自汗多见于气虚证和阳虚证,因阳气亏虚,不能固护肌表,玄府不密,津液外泄,故见自汗,动则耗伤阳气,故活动后汗出尤甚。

2. 盗汗 盗汗指睡则汗出、醒则汗止的症状。《伤寒明理论·盗汗》曰:"盗汗者,谓睡而汗出者也。"盗汗多见于阴虚证,因阴虚阳亢而生内热,入睡则卫阳由表入里,肌表不固,内热加重,蒸津外泄而汗出;醒后卫阳由里出表,内热减轻而肌表得以固密,故汗止。《医学正传·汗证》曰:"盗汗者,寐中而通身如浴,觉来方知,属阴虚,营血之所主也。"若气阴两虚,常自汗、盗汗并见。

3. 绝汗 绝汗指在病情危重的情况下,出现大汗不止的症状,常是亡阴或亡阳的表现,由于亡阴、亡阳属危重证候,故其汗出谓之绝汗,又称脱汗。《素问·诊要经终论》曰:"绝汗乃出,出则死矣。"《灵枢·经脉》亦说:"六阳气绝,则阴与阳相离,离则腠理发泄,绝汗乃出。"

若病势危重,冷汗淋漓如水,面色苍白,肢冷脉微者,属亡阳之汗,为阳气亡脱,津随气泄之象。若病势危重,汗热而黏如油,躁扰烦渴,脉细数疾者,属亡阴之汗,为内热逼涸竭之阴津外泄之象。

4. 战汗 战汗指先恶寒战栗而后汗出的症状,因邪盛正馁,邪伏不去,一旦正气来复,正邪剧争所致,常见于温病或伤寒邪正剧烈斗争的阶段,是病变发展的转折点。战汗后的症状、体征可反映疾病的预后,如患者体质素盛,汗出热退,脉静身凉,呼吸平稳,为正胜邪却,邪去正安,疾病好转之佳象;若汗出而身热不退,烦躁不安,脉来急疾,则是正不胜邪,邪盛正衰,病情恶化之危象。

5. 黄汗 黄汗指汗出沾衣、色如黄柏汁的症状。《金匮要略·水气病脉证并治》中记载:"黄汗之为病,身体肿,发热汗出而渴,状如风水,汗沾衣,色正黄,如柏汁。"黄汗多因肌肤闭郁,营卫壅遏或湿热蕴积,熏蒸脾胃所致。《医宗金鉴·疸证总括》所谓:"黄汗微肿皆湿热。"《类证治裁·汗症》曰:"胃热上蒸,额汗发黄,小水不利。"

(三) 局部汗出

局部汗出是指身体的某一部位汗出,也是体内病变的反映。应询问局部汗出的情况及其兼症,有助于病证的诊断。临床常见的局部汗出有以下几种。

1. 头汗　头汗又称但头汗出，指汗出仅见于头部，或头颈部汗出量多的症状。头汗可因上焦热盛，迫津外泄；中焦湿热蕴结，湿郁热蒸，迫津上越；元气将脱，虚阳上越，津随阳泄；进食辛辣、热汤、饮酒，使阳气旺盛，热蒸于头等导致。

2. 半身汗　半身汗指仅一侧身体汗出的症状，或左侧，或右侧，或见于上半身，或见于下半身，但汗出常见于健侧，无汗的半身常是病变的部位。半身汗多见于痿病、中风及截瘫患者，多因风痰、痰瘀、风湿等阻滞经络，营卫不能周流，气血失和所致，故《素问·生气通天论》说："汗出偏沮，使人偏枯。"

3. 手足心汗　手足心汗指手足心汗出的症状。手足心微汗出，多为生理现象。若手足心汗出量多，则为病理性汗出，可因阴经郁热熏蒸；阳明燥热内结，热蒸迫津外泄；脾虚运化失常，津液旁达四肢而引起。

4. 心胸汗　心胸汗指心胸部易出汗或汗出过多的症状。《类证治裁·汗症》谓："当心一片，津津自汗，名心汗。"《张氏医通·汗》曰："别处无汗，独心胸一片有汗，此思伤心也。其病在心，名曰心汗，归脾汤倍黄芪。"心胸汗多见于虚证，伴心悸、失眠、腹胀、便溏者，多为心脾两虚；伴心悸心烦、失眠、腰膝酸软者，多为心肾不交。

5. 阴汗　阴汗指外生殖器及其周围汗出的症状。阴汗多与肝经湿热和肾阳虚衰有关。若阴汗伴见阴部瘙痒灼痛、尿赤、汗液臭秽，多为肝经湿热下注所致；若阴部汗湿而冷、汗液清稀，多为肾阳虚衰，阴寒内盛，寒湿下注所致。

三、问疼痛

疼痛是临床上最常见的一种自觉症状。患者机体的各个部位皆可发生。疼痛有虚实之分。实性疼痛多因感受外邪、气滞血瘀、痰浊凝滞，或食积、虫积、结石等阻滞脏腑经脉，气血运行不畅所致，即所谓"不通则痛"。虚性疼痛多因阳气亏虚，精血不足，脏腑经脉失养所致，即所谓"不荣则痛"。

问疼痛，应注意询问疼痛的部位、性质、程度、时间及喜恶等。

（一）问疼痛的性质

由于导致疼痛的病因、病机不同，疼痛的性质亦异。询问疼痛的性质，可以辨别疼痛的病因与病机。对疼痛采用可靠的量化和性状特征分析，对疾病的诊断和治疗能发挥重要作用。应用正确规范的语言描述疼痛的性状，如隐痛、刺痛、窜痛等，有助于对疼痛的正确评估和治疗。

1. 胀痛　胀痛指疼痛部位有发胀感的症状，是气滞作痛的特点，常见于胸胁、脘腹等部位。若胸胁胀痛，时作时止，走窜不定，多属肝郁气滞；胃脘胀痛，兼喜热恶冷，多为中焦寒凝气滞；但头目胀痛，则多因肝火上炎或肝阳上亢所致。

2. 刺痛　刺痛指疼痛如针刺之状的症状，是瘀血致痛的特点。瘀血停着，经络闭阻不通而致刺痛，故瘀血停留之处，均可出现刺痛。如头部外伤，瘀血停着，可出现头痛如刺；肝血瘀阻不通，可见胁肋刺痛；胃痛日久不愈，久痛入络，可出现胃脘刺痛。

3. 冷痛　冷痛指疼痛有冷感而喜暖的症状，是阴盛或阳虚致痛的特点，常见于腰脊、脘腹、四肢关节等处。寒邪阻滞经络所致者，为实证；阳气亏虚，脏腑经脉失于温煦所致者，为虚证。

4. 灼痛 灼痛指疼痛兼有灼热感而喜凉的症状，是阳盛或阴虚致痛的特点，常见于咽喉、口舌、胸胁、胃脘、四肢关节等部位。火邪窜络所致者，为实热证；阴虚火旺所致者，为虚热证。

5. 重痛 重痛指疼痛兼有沉重感的症状，多因湿邪困阻气机所致。由于湿性重浊黏滞，故湿邪阻滞经脉，气机不畅，使人有沉重而痛的感觉。但头重痛亦可因肝阳上亢，气血上壅所致。重痛常见于头部、四肢、腰部及全身。

6. 酸痛 酸痛指疼痛兼有酸软不适感的症状，是湿邪、气血亏虚致痛的特点，常见于腰背肌肉、四肢关节等部位。其多因湿邪侵袭肌肉、关节，气血运行不畅所致；或因气血亏虚，或肾虚骨髓失养，经络失荣而成。

7. 闷痛 闷痛指疼痛伴有满闷、憋闷的感觉，常见于胸部心、肺病变，多因痰浊或痰瘀内阻，气机不畅所致。

8. 绞痛 绞痛指痛势剧烈，如刀割样，或撕裂样或绞榨样的症状，常见于胸胁、腰腹、胃肠等部位。其多因有形实邪阻闭气机，或寒邪凝滞气机所致，如心脉痹阻所引起的"真心痛"，结石阻滞胆管所引起的上腹痛，寒邪犯胃所引起的胃脘痛等，皆具有绞痛的特点。

9. 空痛 空痛指疼痛兼有空虚感的症状，常见于头部、胃脘、腰脊等部位。其多因气血亏虚，阴精不足，脏腑经脉失养所致，如肾精亏虚，髓海不足，脑窍失荣则头痛伴空虚感；肾精不足，腰府失其濡养、温煦，则腰间隐隐疼痛而空豁。

10. 隐痛 隐痛指疼痛不剧烈，尚可忍耐，但绵绵不休的症状，常见于头部、胸胁、脘腹、腰背等部位，为疼痛程度之最轻者，多因阳气精血亏虚，脏腑经脉失养所致。

11. 走窜痛 走窜痛指疼痛部位游走不定，或走窜攻撑作痛的症状。若胸胁脘腹疼痛而走窜不定，称之为窜痛，多因气滞所致；四肢关节疼痛而游走不定，多见于痹病，因风邪偏盛，流注经脉，闭阻气血所致。

12. 固定痛 固定痛指疼痛部位固定不移的症状。常见于头部、胸胁、胃脘、四肢关节等部位。若胸胁、脘腹等处固定作痛，多是瘀血为患；若四肢关节固定作痛，多因寒湿、湿热阻滞，或热壅血瘀所致。

13. 掣痛 掣痛指抽掣牵引作痛，由一处连及他处的症状，也称"引痛""彻痛"，是气滞、瘀血、阴寒、痰浊致痛的特点，常见于头项、胸胁、脘腹四肢等部位。如风寒外袭，上犯颠顶，凝滞经脉，可致头痛连及项背；寒凝经脉，气血闭阻，可致四肢关节拘急疼痛；瘀血、痰浊、阴寒、气滞等阻闭心脉，可致胸痛彻背、背痛彻心等。

疼痛之虚实寒热的鉴别：新病疼痛，痛势剧烈，持续不解，或痛而拒按，多属实证；久病疼痛，痛势较轻，时痛时止，或痛而喜按，多属虚证；冷痛喜温，痛处不温，遇寒邪剧者，属寒证；灼痛喜凉，痛处发热，遇寒觉舒者，属热证。

（二）问疼痛的部位

机体的各个部位与一定的脏腑经络相联系，通过询问疼痛的部位，可以了解病变所在的脏腑经络，对于诊断有着重要的意义。

1. 头痛 头痛指头的某一部位或整个头部疼痛的症状，有"真头痛""脑痛""厥头痛"之称。《灵枢·厥病》曰："真头痛，头痛甚，脑尽痛，手足寒至节，死不治。"《难经·六十难》曰："手三阳之脉，受风寒，伏留而不去者，则名厥头痛。"

由于手、足三阳经均直接循行于头部，故"头为诸阳之会"，足厥阴肝经亦上行于头，与督脉相交，其他阴经也多间接与头部相联系，故根据头痛的部位，可确定病变在哪一经。阳明经与任脉行于头前，故前额连眉棱骨痛，病在阳明经；多见于眼、鼻疾病及虚劳。太阳经与督脉行于头后，故后头连项痛，病在太阳经；多见于项痹、风眩、脑瘤等。少阳经行于头两侧，故头侧痛，病在少阳经；一侧头痛多见于耳病及偏头风（痛）、面风痛等。足厥阴经系目系达颠顶，故颠顶痛，病在厥阴经。头痛连齿者属少阴经头痛，因足少阴肾主骨、生髓、充于脑；若头痛昏沉，腹泻，自汗出者，属太阴经头痛。

头痛的主要病因为外感和内伤两类。外感头痛多因起居不慎，坐卧当风，感受风、寒、湿、热等邪，多以风邪为主。若头痛时作，痛连项背，起病较急，遇风寒尤剧，伴恶风畏寒、骨节疼痛、口不渴，属风寒头痛；若头痛而胀，遇热加重，甚则头痛如裂，伴发热恶风、面红目赤、咽喉肿痛、口渴欲饮、便秘溲黄者，属风热头痛；若头痛如裹，阴雨天加重，伴胸闷不舒、脘满纳呆、肢体困重、苔白腻者，属风湿头痛。内伤头痛的病因多与肝、脾、肾三脏病变及痰浊、瘀血有关。若头痛如眩，偏于两侧，伴心烦易怒、面红目赤、失眠耳鸣、怒则加重，或有胁痛，属肝阳头痛；若头痛且空，眩晕乏力，腰痛酸软，遗精带下，耳鸣少寐，舌红少苔者，属肾虚头痛；若头部空痛，遇劳则甚，伴神疲乏力、食欲不振、气短便溏者，属脾虚头痛；若头痛隐隐，伴头晕、心悸少寐、目涩微黄、神疲乏力、唇舌色淡者，属血虚头痛。

头痛有虚实之分。凡外感风、寒、暑、湿、燥、火，以及瘀血、痰浊、郁火、亢阳、癥积、寄生虫等阻滞或上扰脑窍所致者，多属实证；凡气血阴精亏虚，不能上荣于头，脑窍空虚所致者，多属虚证。

痨虫犯脑、疟疾、中毒等均可引起头痛。某些耳、目、鼻的疾病亦可引起头痛。临床应根据病史、兼症及头痛的性质，辨别头痛的原因。

2. 面部疼痛　面部疼痛指部分或整个颜面包括目眶、鼻颊、鼻唇沟、面颊、颌、口唇等处剧烈疼痛的症状，以半侧面部疼痛为常见，又称"面风痛"。《黄帝内经》有"两颌痛""颊痛"的记载，相当于西医学的三叉神经痛等。面部是脏腑气血的外荣，又为经脉所聚，《灵枢·邪气脏腑病形》曰："十二经脉，三百六十五络，其血气皆上于面而走空窍。"脏腑经络受邪，可影响到面部的气血运行，"不通则痛"。

若发作性面痛，呈烧灼样或刀割样，痛时面红、出汗，遇热加重，得凉稍舒，同时伴有口干、溲赤便秘、舌红苔黄燥者，为风热上攻，夹痰阻络所致；若面痛为发作性、抽掣样疼痛，剧烈难忍，痛时面色苍白，遇冷加重，得温则减者，为风寒侵袭，夹痰阻络所致；若面部灼痛，多因情志抑郁或忧思恚怒伤肝，木失条达，郁而化火，肝火上犯，遂致面部疼痛；若面痛日久，痛如锥刺，固定不移，或伴抽搐，由发作性疼痛逐渐转化为持续性疼痛，伴面色晦暗，甚至肌肤甲错，少气懒言，舌质暗淡者，属气虚血瘀，多因长期面痛、久病入络、气血亏损、脉络瘀滞所致。

3. 胸痛 胸痛指胸部正中或偏于某一侧疼痛的症状。根据部位区分，胸居上焦，内藏心肺，宗气之所聚，凡十二经脉除足太阳膀胱经以外，均循行于此。胸部疾病多属心肺疾患。因心主血，肺主气，各种内外因素导致胸部气机闭塞，经脉不通均会发生胸痛。《症因脉治·内伤胸痛》曰："内伤胸痛之因，七情六欲，动其心火，刑其肺金，或怫郁气逆，伤其肺道，则痰凝气结，或过饮辛热，伤其上焦，则血积于内，而闷闭胸痛矣。"临床问诊时，应详询胸痛的具体部位及不同兼症，有助于分析胸痛的病因及性质。

临床常把心系病变引起的胸痛称为"心痛""胸痹"。心痛之名首见于《黄帝内经》，《素问·标本病传论》有"心病先心痛"之说。胸痹之名首见于《金匮要略》，《金匮要略·胸痹心痛短气病脉证并治》曰："夫脉当取太过不及，阳微阴弦，即胸痹而痛，所以然者，责其极虚也。今阳虚知在上焦，所以胸痹、心痛者，以其阴弦故也。"若胸痛隐隐，时轻时重，时发时止，兼有胸闷气短，动则尤甚，心悸，自汗，神疲乏力，面色白者，属心气亏虚；若胸痛胀闷，疼痛时轻时重，甚至突然心痛如绞，心痛彻背，伴心悸气短、面色苍白、畏寒、手足不温者，属寒凝气滞；若胸痛剧烈，刺痛有定处，固定不移，缓解后体倦乏力，精神萎靡，舌紫暗苔有紫斑者，属心血瘀阻；若心胸胀痛，痛无定处，时作时止，情志不畅而诱发或加剧，伴急躁易怒、善太息，属肝郁气滞。

肺系病变亦可引起胸痛。若胸痛，颧赤盗汗，午后潮热者，多因肺阴亏虚，虚火灼络所致，可见于肺痨等病；胸痛，咳喘气粗，壮热面赤者，多因热邪壅肺，肺络不利所致，可见于肺热病等病；胸痛，壮热，咳吐脓血腥臭痰者，多因痰热阻肺，热壅血瘀所致，可见于肺痈等病；胸肋软骨疼痛而局部高起，皮色不变，或沿肋骨相引掣痛者，多因气结痰凝血瘀，经气不和所致，可见于胸肋痛等病。此外，肺癌、胸部外伤等，亦可导致胸部疼痛。

4. 胁痛 乳下两旁至肋骨尽处，谓之胁；肋骨尽处之下，谓之季胁。胁痛是指胁的一侧或两侧疼痛的症状。《金匮要略·五脏风寒积聚病脉证并治》称"胁下痛"，《丹台玉案》称"季胁痛"。两胁为足厥阴肝经和足少阳胆经的循行部位，肝胆又位于右胁下，其气常行于左，故胁痛多与肝胆病变有关。正如《景岳全书·杂证谟》说："胁痛之病本属肝胆二经，以二经之脉皆循胁肋故也。"

胁肋胀痛或窜痛，情志抑郁，胸闷善太息者，多因肝气郁滞所致，可见于郁证等病；胁肋胀痛灼热，口苦口干，纳呆厌油腻，苔黄腻者，多因湿热壅滞肝胆，胆汁泛溢所致，可见于黄疸等病；胁肋灼痛，头晕胀痛，面红目赤，急躁易怒者，多因肝火炽盛所致；胁肋刺痛，或胁下触及肿块，固定而拒按，夜间尤甚，舌紫暗者，多因肝血瘀阻所致，可见于癥积等病；胁痛，伴有病侧肋间饱满，甚者胸廓隆起，咳唾引痛者，多为饮停胸胁，气机受阻，压迫肺脏所致，可见于悬饮病。

5. 胃脘痛 胃脘痛指上腹部、剑突下，胃之所在部位疼痛的症状。胃脘一般指两胁下缘连线以上至鸠尾形成梯形的部位。古人常把胃脘痛称为心痛。《素问·六元正纪大论》曰："木郁之发……故民病胃脘当心而痛。"《灵枢·邪气脏腑病形》指出："胃病者，腹膜胀，胃脘当心而痛。"《伤寒论》中的"心痞，按之濡"或"心下痞，按之痛"，实皆指胃部而言。脘是胃腑所居之处，胃主受纳、腐熟水谷，以和降为顺，寒、热、虚、食积、气滞血瘀等原因引起的胃失和降，气机阻滞均可导致胃脘疼痛。问诊时应结合脘痛的性质、特点及兼症，辨别其证的寒热虚实。

若胃脘胀痛，以胀为主，伴嗳腐吞酸，或呕吐不消化食物，吐食或矢气后痛减，或大便不爽，苔厚腻者，属饮食停滞，多有暴饮多食史；若胃脘胀闷，攻撑作痛，脘痛连胁，伴嗳气频繁、大便不畅，情志刺激加剧者，属肝气犯胃，问诊时要详细询问是否有情志不遂，或精神刺激的病史；若胃脘灼痛，痛势急迫，伴烦躁易怒、泛酸嘈杂、口干口苦、舌红苔黄者，属肝胃郁热；若胃脘疼痛，痛有定处而拒按，或痛有针刺感，食后痛甚，舌质紫暗者，属瘀血停滞；若胃痛隐隐，或灼痛，伴嘈杂似饥，饥不欲食，口燥咽干，大便干结，舌红少津者，属胃阴亏虚。

因寒、热、气滞、瘀血和食积所致者，属实证；因胃阴虚或胃阳不足，胃失所养引起者，属虚证。实证多在进食后疼痛加剧，虚证多在进食后疼痛缓解。胃脘剧痛暴作，出现压痛及反跳痛者，多因胃脘穿孔所致。胃脘疼痛失去规律，痛无休止而明显消瘦者，应考虑胃癌的可能。临床应根据病史，结合疼痛的性质和兼症进行辨证。

6. 腹痛 腹痛指剑突下至耻骨毛际以上（胃脘所在部位除外）的腹部疼痛，或其中某一部位疼痛的症状。腹有大腹、小腹和少腹之分。脐以上为大腹，属脾胃；脐以下至耻骨毛际以上为小腹，属膀胱、大小肠及胞宫；小腹两侧为少腹，是足厥阴肝经循行的部位。腹部内藏脾、胃、肝、胆、大小肠、膀胱、胞宫等脏器，又为手足三阴经、足阳明胃经，以及冲、任、带脉等所循行之部，任何致病因素损伤脏腑经脉，均可引起腹痛。正如《诸病源候论·腹痛候》所指出："腹痛者，由脏腑虚，寒冷之气客于肠胃募原之间，结聚不散，正气与邪气交争相击，故痛。"

因寒、热、寒湿、湿热、气滞、瘀血、结石、虫积和食积等所致者，多属实证；因气虚、血虚、阳虚、阴虚所致者，多属虚证。

腹部持续疼痛，阵发加剧，伴腹胀、呕吐、便闭者，多见于肠痹或肠结，因肠道阻滞，气机闭塞不通所致；全腹痛，有压痛及反跳痛者，多因腹部脏器穿孔或热毒弥漫所致；脐外侧及下腹部突然剧烈绞痛，向大腿内侧及阴部放射，尿血者，多系结石所致；腹部脏器破裂，或癌瘤亦可引起腹痛，疼痛部位多是破裂脏器或癌瘤所在部位；妇女小腹及少腹部疼痛，常见于痛经、异位妊娠破裂等。

腹痛病因复杂，涉及内、妇、外、儿各科，需要问诊与按诊相配合，首先查明疼痛的部位，判断病变所在的脏腑，然后根据病史，结合疼痛的性质及兼症，做出诊断。

7. 背痛 背痛是指自觉背部疼痛的症状。背是指躯干后部上平大椎、下至季肋的部位。背部中央为脊骨，脊骨内有髓，督脉贯脊行于正中，足太阳膀胱经分行夹于腰背两侧，其上有五脏六腑背俞穴，两肩背部又是手三阳经分布之处。背痛病因，有内外两因。《医学入门·问症》曰："暴痛为外感，久痛为虚损夹瘀。"

若背痛僵硬，牵连颈项，因痛不可回顾，或肩背重滞，伴恶寒，舌苔白腻者，属寒湿侵袭，多由素体虚弱，寒湿侵表，寒湿凝滞，经络闭阻，气血运行不畅所致；若背部常于睡后疼痛，时觉麻木，起床活动后痛减，舌淡暗或有紫点者，属气血瘀滞，常发于老年人或久病体弱之人，多由气血虚少，气虚无力推动血行，血流不畅，气滞血凝，经络失养所致。

8. 腰痛 腰痛指腰部两侧，或腰脊正中疼痛的症状。腰是指躯干后部季肋以下、髂嵴以上的部位。腰部中间为脊骨，腰部两侧为肾所在部位，故称"腰为肾之府"。带脉横行环绕腰腹，总束阴阳诸经。《素问·脉要精微论》指出："腰者，肾之府，转摇不能，肾将惫矣。"说明了肾虚腰痛的特点。《素问·刺痛论》根据经络，阐述了足三阴、足三阳及奇经八脉为病所出现的腰痛病证，并介绍了相应的针灸疗法。《黄帝内经》的其他篇中记载了腰痛的性质、部位与范围，并提出病因以虚、寒、实为主。《金匮要略·五脏风寒积聚病脉证并治》提出"肾着"之病，"其人身体重，腰中冷，如坐水中……腰以下冷痛，腹重如带五千钱"。其是寒湿内侵所引起。

腰部经常酸软而痛，多因肾虚所致，此肾虚腰痛病程较长，痛势绵绵，酸楚如折，时发时止，遇劳加剧，得逸则缓，揉按则痛

减；腰部冷痛沉重，阴雨天加重，多因寒湿所致，寒湿腰痛，其痛多冷，重着不适，甚则转侧不利，每遇阴雨寒冷季节加重，得温痛减，喜揉喜按；腰部刺痛，或痛连下肢者，多因瘀血阻络或腰椎病变所致，其痛处固定，或胀痛不适，或痛如针刺，按之痛甚，常伴颜面色暗唇暗，舌有紫点或紫斑。另外，腰部突然剧痛，向少腹部放射，尿血者，多因结石阻滞所致；腰痛连腹，绕如带状，多因带脉损伤所致。骨痨、外伤亦可导致腰痛。临床应根据病史和疼痛的性质以确定引起腰痛的原因。

9. 四肢痛 四肢痛指四肢的肌肉、筋脉和关节等部位疼痛的症状，多为经络病变，常见于痹证。《素问·痹论》曰："风寒湿三气杂至，合而为痹也。其风气胜者为行痹，寒气胜者为痛痹，湿气胜者为着痹也。"上肢与下肢乃手足六经循行所过，风、寒、湿、热之邪最易侵袭，故《严氏济生方·诸痹门》说："皆因体虚，腠理空疏，受风寒湿气而成痹也。"其病因多为风、寒、湿邪侵袭，或风湿郁而化热，或痰瘀、瘀热阻滞气血运行所致；亦可因脾胃虚损，水谷精微不能布达于四肢引起。

四肢疼痛，游走不定者，为行痹，以感受风邪为主，因风邪善行数变；若疼痛剧烈，遇寒痛甚，得热痛缓者，为痛痹，以感受寒邪为主，因寒邪收引凝滞；四肢沉重而痛者，为着痹，以感受湿邪为主，因湿邪沉重黏腻，阻滞气机；关节红肿热痛者，为热痹，多因感受湿热之邪；关节痛剧，伴肿大变形、屈伸受限者，为尪痹，多因湿热久蕴，痰瘀阻络所致；若独见足跟痛或胫膝酸痛者，多因肾虚所致，常见于老年人或体

弱者。

10. 周身痛　周身痛指头身、腰背及四肢等部位皆痛的症状。其病因有外感内伤之分，《张氏医通·身体痛》曰："体痛为一身尽痛，伤寒霍乱，中暑阴毒，湿痹痛痹，皆有体痛，但看兼症，及问因诊脉而别之。"应注意询问发病时间，病程长短，疼痛性质及兼症等情况。

若周身疼痛，伴恶寒发热、无汗、鼻塞流涕、咽痒咳嗽者，属风寒束表，由于外感风寒，卫阳被郁，腠理不得舒展所致，风性游动，寒性收引，故周身疼痛；若周身疼痛，伴肢体沉重、头胀如裹，或见恶寒发热、无汗、舌苔白腻者，属湿着肌表，多由感受湿邪，着于肌表，湿性凝滞，筋脉气血运行不畅，故致周身疼痛；若周身疼痛，转侧不利，舌暗有紫斑者，属瘀阻络脉，多由痹证日久入络，或由气病入血，或因其他慢性病引起气血失其调和，久病入血，瘀滞络脉所致。

新病周身痛者，多属实证，以外感风寒、风湿或湿热疫毒所致者居多。久病卧床不起而周身痛者，多属虚证，常因气血亏虚，形体、筋脉失养所致。

四、问头身胸腹不适

问头身胸腹不适指问头身胸腹除疼痛之外的其他不适或异常，主要包括头晕、胸闷、心悸、胁胀、脘痞、腹胀、身重、麻木，以及恶心、神疲、乏力、气坠、心烦、胆怯、身痒等症。这些症状不仅临床常见，各有重要的诊断价值，并且只有患者自己才能感觉到，故应详问其病史，并注意不适的程度、时间，有否诱因及兼症等。

（一）头晕

头晕是指自觉头脑眩晕，轻者闭目自止，重者感觉自身或眼前景物旋转，不能站立的症状，又称眩晕。眩即眼花，晕是头晕，两者常同时并见，故统称眩晕。头晕病机复杂，虚实皆有。《黄帝内经》提出"上虚则眩"，《重订严氏济生方·眩晕门》提出六淫、七情所伤致眩说，其曰："所谓眩晕者，眼花屋转，起则眩倒是也。由此观之，六淫外感，七情内伤，皆能所致。"因此，对头晕的询问，应注意了解引发或加重头晕的可能原因，头晕的程度及兼有症状，如头痛等。眩晕和头痛可单独出现，亦可同时互见。

头晕胀痛，口苦，易怒，脉弦数者，多因肝火上炎，肝阳上亢，脑神被扰所致。《素问·至真要大论》曰："诸风掉眩，皆属于肝。"头晕面白，神疲乏力，舌淡脉弱，多因气血亏虚，脑失充养所致。《证治汇补·眩晕》云："血为气配，气之所丽，以血为荣，凡吐衄崩漏产后亡阴……此眩晕生于血虚也。"头晕耳鸣，腰酸遗精，多因肾虚精亏，髓海失养所致。《灵枢·海论》曰："髓海不足，则脑转耳鸣，胫酸眩冒，目无所见，懈怠安卧。"头晕而重，如物缠裹，痰多苔腻，多因痰湿内阻，清阳不升所致。《丹溪心法·头眩》提出："无痰则不作眩。"外伤后头晕刺痛，多因瘀血阻滞脑络所致。

（二）胸闷

胸闷是指自觉胸部痞塞满闷的症状，又称胸痞、胸满、胸中痞满。胸闷一症，其病机虚实皆有。《临证指南医案·胸痹》曰："胸痹有暴寒郁结于胸中者，有寒热互郁者，有气实填胸而痞者，有气衰而成虚痞者，亦有肺胃津液枯涩，因燥而痞者，亦有上焦湿浊弥漫而痞者。"胸闷与心、肺等脏气机不畅，肺失肃降，肺气壅滞有着密切的关系。临证时应注意询问胸闷的特点及伴随症状，进行鉴别诊断。

胸闷，心悸气短，多因心气虚或心阳不足所致。胸闷，咳喘痰多，多系痰饮停肺所致；胸闷，壮热，鼻翼扇动，多因热邪或痰热壅肺所致；胸闷气喘，畏寒肢冷，多因寒邪客肺所致；胸闷气喘，少气不足以息，多因肺气虚或肺肾气虚所致；胸闷憋气，伴胸痛隐隐、舌紫暗有紫点，多系心脉瘀血闭阻不通所致，即《素问·痹论》所谓："心痹者，脉不通。"胸闷不舒，善太息，伴胁痛、急躁易怒，多因肝失疏泄，气机郁滞所致。

气胸、肝气郁结等均可导致胸闷。

（三）心悸

心悸是指自觉心慌心跳，惊惕不安，甚则不能自主的症状。心悸包括怔忡与惊悸，多为心与心神病变的反映。因受惊而致心悸，或心悸易惊者，谓之惊悸；常由外受异常刺激所引起，如目见异物，遇险临危，或剧烈精神刺激等，使心神浮动而失藏所致。惊悸属心悸之轻者，多呈发作性，全身情况较好，常属心脏功能性改变。无明显外界诱因，心跳剧烈，上至心胸，下至脐腹，悸动不安者，谓之怔忡。怔忡多由心悸发展而来，病情较心悸为重。

引起心悸的原因主要有心胆气虚，突受惊吓；胆郁痰扰，心神不安；心气、心阳亏虚，鼓动乏力；心阴、心血不足，心神失养；心脉痹阻，血行不畅；脾肾阳虚，水气凌心等。

若心悸怔忡，伴心胸憋闷或痛、自汗气短、形寒畏冷，属心阳虚证；若心悸不宁，胸满少气，神疲乏力，属心气虚证；若心悸心烦，失眠多梦，五心烦热，潮热盗汗，口干咽痒，属心阴虚证；若心悸，伴头晕、失眠多梦、健忘、面色萎黄，属心血虚证；若心悸善惊，惕而不安，多梦易醒，属惊恐伤神证；若心悸怔忡，心胸憋闷疼痛，时作时止，或痛如针刺，舌暗或有青紫斑点，属心脉痹阻证；若心悸烦躁，口舌糜烂，口苦咽干，便秘溲赤，苔黄腻，属痰火扰心证。

（四）胁胀

胁胀是指自觉一侧或两侧胁部胀满不舒的症状。由于肝胆居于右胁，其经脉又皆分布于两胁，故胁胀多与肝胆病变有关。

胁胀，善太息，精神抑郁或易怒，多因肝气郁结所致；胁胀，口苦尿黄，舌苔黄腻，多因肝胆湿热所致；胁胀而肋间饱满，咳唾引痛，多因饮停胸胁所致。

（五）脘痞

脘痞是指自觉胃脘胀闷不舒的症状，是脾胃病变的表现，多因胃失和降，中焦气机不畅所致。脘痞有虚实之分。

脘痞，进食尤甚，嗳腐吞酸，多为食积胃脘；脘痞，食少，便溏，多属脾胃气虚；脘痞，饥不欲食，干呕，多为胃阴亏虚；脘痞，纳呆呕恶，苔腻，多为湿邪困脾；脘痞，胃脘有振水声，呕吐清水，为饮邪停胃。

（六）腹胀

腹胀是指自觉腹部胀满，痞塞不适，甚则如物支撑的症状，多因脾胃、肝肾、大小肠等病变，使中焦气机不畅所致。腹胀有虚实之分。

腹胀时减而喜按，属虚证，多因脾胃虚弱，腐熟运化无力所致；腹胀持续不减而拒按，属实证，多因食积胃肠，或燥热结滞肠道，或肠道气机阻塞引起；腹大胀满如鼓，皮色苍黄，腹壁青筋暴露，称为鼓胀，多因酒食不节，或情志所伤，或虫积血癥，使肝、脾、肾功能失常，气、血、水等邪气结聚于腹部而成。

（七）身重

身重是指自觉身体沉重的症状。其症主要与水湿泛溢及气虚不运有关。

身重，脘闷苔腻，多因湿困脾阳，阻滞经络所致；身重，浮肿，系水湿泛溢肌肤所致；身重，嗜卧，神疲乏力，多因脾气虚，不能运化精微布达四肢、肌肉所致；热病后期见身重乏力，多系邪热耗伤气阴，形体失养所致。

（八）麻木

麻木是指肌肤感觉减退，不知痛痒，甚至消失的症状，亦称不仁。《医学正传·麻木》曰："唧唧然麻木不知痛痒，如绳扎缚初松之状。"《证治汇补·外候入门》曰："木者，不痒不痛，按之不知，搔之不觉，如木之厚。"临床上麻与木常常并见，故统称麻木。

半身麻木，面色少华，自汗消瘦，属营阴亏虚，多由失血过多，房劳多产，或热病后期营液受灼，或服用辛温生热之品，使阴血亏损，筋脉失荣所致；半身麻木，肢软无力，心慌气短，畏风自汗，属脾胃气虚，多由劳力过度，饮食不洁，中气受损，元气失充所致；半身麻木，头身疼痛，恶风无汗，属风寒袭络，多由风寒侵袭皮毛，因皮毛入于络脉，络脉闭阻所致；半身麻木，头晕震颤，烦躁易怒，失眠多梦，属肝风内动，多由肝阳偏旺，阳旺生风，风窜经络，经络失荣所致；半身麻木，头身困重，眼目昏花，脘闷呕恶，呕吐痰涎，属痰湿阻络，多由脾不化津，津蓄成湿，湿聚成痰，痰伏经络，气血失养所致。

（九）身痒

身痒是指皮肤瘙痒而无原发性皮损的症状。其病因是由湿热蕴于肌肤，或血虚肝旺，生风生燥，肌肤失养，或肝胆湿热下注，或感染滴虫病邪，或病久脾虚，肝肾不足，或冲任失调兼因湿热内蕴所致。

若周身皮肤瘙痒，痒无定处，抓破血溢，随破随收，或伴皮肤脱屑者，属风淫，多由肌肤腠理不密，外受风邪，郁久化热，浸淫肌肤所致；若皮肤瘙痒，搔抓起水疱或丘疹，浸淫四窜，易于蚀烂，属湿淫，多由恣食肥甘厚味，辛辣油腻，湿蕴体内，复感风邪，风湿搏于肌肤所致；若皮肤瘙痒，如虫行皮中，奇痒难忍，阴暗多汗部位常发生皮损，浸淫蔓延，频流黄水者，属虫淫，有较大传染性；若皮肤瘙痒，伴皮肤干燥脱屑，瘙痒日轻夜重，属血虚，多由气血两虚，皮肤化燥，血不养肤所致。

（十）乏力

乏力是指自觉肢体倦怠、疲乏无力的症状，亦称疲乏。《灵枢·海论》称为"怠惰"，《灵枢·寒热病》称其"体惰"。乏力是多种内科疾病的常见症状，常因气血亏虚、阳气虚衰或脾虚湿困等所致，与肝、脾、肾关系最为密切。

乏力伴神疲倦怠、气短懒言、动则尤甚、舌淡脉弱，多为气虚；伴头晕健忘、心悸气短、面唇舌淡、脉弱，多为气血两虚；伴身重困倦、脘痞纳少、苔腻脉濡，多为湿邪困阻；伴腹胀纳少、便溏、舌淡脉弱，多为脾气亏虚。

五、问耳目

耳目为人体的感觉器官，分别与内脏、经络有着密切的联系。肾开窍于耳，手足少阳经脉分布于耳，耳为宗脉所聚；肝开窍于目，五脏六腑之精气皆上注于目。所以，问耳目不仅能够了解耳目局部有无病变，而且根据耳目的异常变化还可以了解肝、胆、肾、三焦等有关脏腑的病变情况。

（一）问耳

1. 耳鸣、耳聋 耳鸣指自觉耳内鸣响，细如蝉声，或暴如潮声，妨碍听觉的症状。《外科证治全书》曰："耳鸣者，耳中有声，或若蝉鸣，或若钟鸣，或若火熇熇然，或若流声者，或若簸米声，或睡着如打战鼓，如风入耳。"耳鸣有虚实之分。凡突发耳鸣，声大如潮，按之鸣声不减或加重者，多属实证，多因肝胆火盛，上扰清窍所致。若渐觉耳鸣，声音细小，如闻蝉鸣，按之鸣声减轻或暂止，多属虚证，常由肝肾阴虚，肝阳上扰所致；或因肾虚精亏，髓海不充，耳失所养而成。

耳聋指听力减退，甚至听觉丧失的症状。《杂病源流犀烛·耳病源流》云："耳聋者，音声闭隔，竟一无所闻者也，亦有不至无闻，但闻之不真者，名为重听。"重听即指耳聋之轻者。一般新病暴聋者，多属实证，常由肝胆火逆，或邪壅上焦，耳窍失灵，或药毒损伤耳窍等所致。久病或年老渐聋者，属于虚证，多因肝肾亏虚，精气虚衰，不能上充清窍所致。

2. 重听 重听指自觉听力略有减退，听音不清，声音重复的症状。

日久渐成者，以虚证居多，常见于老年体弱者，多因肾之精气亏虚，耳窍失荣所致；若骤发重听，以实证居多，常因痰浊上蒙，或风邪上袭耳窍所致。

3. 耳胀、耳闭 耳胀指自觉耳内胀闷不适的症状。耳闭是指耳内胀闷，且有堵塞感，听力减退的症状。耳胀反复发作，迁延日久，多成耳闭，故耳胀、耳闭是同一疾病由轻变重的两个不同阶段。耳胀、耳闭的病因病机基本相同，多因风邪侵袭，经气痞塞，或痰湿蕴结于耳，或邪毒滞留，气血瘀阻所致。

若耳内作胀不适，听力减退，低音耳鸣，伴鼻塞流涕、恶寒发热、无汗，属风寒袭肺。《景岳全书·杂证谟》曰："邪闭者，因风寒外感，乱其营卫而然，解其邪而闭自开也。"

（二）问目

1. 目痒 目痒指自觉眼睑、眦内或目珠瘙痒的症状。轻者痒处不定，揉拭则止；重者痒若虫行，极痒难忍。其病因多为风、火、湿热、血虚等因素，邪退正复，气血得行亦可引起目痒。《普济方·眼目门》说："夫肝经虚，风邪乘之，则目痒。"《审视瑶函·目痒》曰："痒有因风、因火、因血虚者。"若有偶然发痒，痒轻不甚者，则不属病态。

两目痒甚如虫行，伴畏光流泪、灼热，多属实证，因肝火上扰或风热上袭等所致；目微痒而势缓，多属虚证，因血虚，目失濡养所致，亦可见于实性目痒初起或剧痒渐愈，邪退正复之时。

2. 目痛 目痛指自觉单目或双目疼痛的症状，可见于许多眼科疾病，原因复杂。一般痛剧者，多属实证；痛微者，多属虚证。目剧痛难忍，面红目赤者，多因肝火上炎所致；目赤肿痛，羞明多眵者，多因风热上袭所致；目微痛微赤，时痛时止而干涩者，多因气血不足或阴虚火旺所致。

3. 目胀　目胀指自觉眼珠发胀，甚则眉棱骨亦感酸胀的症状。《证治准绳·目肿胀》称"神珠自胀"。其曰："神珠自胀证：目珠胀也，有内外轻重不同。若轻则自觉目内胀急不爽，治亦易退……重则变赤，痛胀急重者有瘀塞之患。疼滞甚而胀急，珠觉起者，防鹘眼之祸。"

目胀，甚则延及眉棱骨疼痛或酸痛，眼睑无力，不能久视，舌红苔黄，属外感风热，因风邪夹热，循太阳、阳明经脉上乘于目，故目珠自胀，延及眉棱骨痛；目珠自觉发胀不适，无疼痛及目赤眵泪，伴胸闷胁痛、口苦咽干，属肝郁气滞，因足厥阴肝经与目系相连，肝郁不达，厥阴经气失疏，经气壅滞，气郁化热，故目珠自感发胀，胸闷胁痛，口苦咽干。

4. 目眩　目眩亦称眼花，指自觉视物旋转动荡，如坐舟车，或眼前如有蚊蝇飞动的症状，病机有虚实之分。由肝阳上亢、肝火上炎、肝阳化风及痰湿上蒙清窍所致者，多属实证，或本虚标实证；由气虚、血亏、阴精不足，目失所养引起者，多属虚证。

5. 目昏、雀盲、歧视　目昏指视物昏暗、模糊不清的症状。雀盲是指白昼视力正常，每至黄昏以后视力减退，视物不清的症状，亦称夜盲、雀目、鸡盲。歧视是指视一物成二物而不清的症状。

目昏、雀盲、歧视三者，皆为视力不同程度减退的病变，各自有其特点，但病因、病机基本相同，多因肝肾亏虚，精血不足，目失所养引起，常见于年老、体弱或久病之人。

六、问睡眠

睡眠是人体为适应自然界昼夜节律性变化，维持机体阴阳平衡协调的重要生理活动。睡眠的情况与人体卫气的循行、阴阳的盛衰、气血的盈亏及心肾的功能密切相关。《灵枢·口问》曰："阳气尽，阴气盛，则目瞑；阴气尽而阳气盛，则寤矣。"

正常情况下，卫气昼行于阳经，阳气盛则醒；夜行于阴经，阴气盛则眠。若人体气血充盈，阴平阳秘，心肾相交，则睡眠正常，精力充沛；若机体阴阳失调，气血亏虚，心肾不交，则可出现各种睡眠异常的症状。

问睡眠主要询问睡眠时间的长短、入睡的难易、是否易醒、有无多梦等情况，并结合其他兼症，以探求其病因病机。睡眠异常可分为失眠和嗜睡两类。

（一）失眠

失眠指经常不易入睡，或睡而易醒不能再睡，或睡而不酣，时易惊醒，甚至彻夜不眠为特征的症状，常伴有多梦，又称不寐或不得眠。正常人睡眠时间的长短有个体差异，且与年龄大小相关。不能单以睡眠时间的长短判断是否失眠。

失眠的病因在古代医书中均有论述，如《素问·逆调论》中有"胃不和则卧不安"的记载。《金匮要略·血痹虚劳病脉证并治》中，亦有"虚劳虚烦不得眠"的论述。《景岳全书·杂证谟》进一步对形成失眠的原因做了精辟的分析："不寐证虽病有不一，然唯知邪正二字则尽之矣。盖寐本乎阴，神其主也，神安则寐，神不安则不寐，其所以不安者，一由邪气之扰，一由营气之不足耳。有邪者多实证，无邪者多虚证。"

失眠是机体阳盛阴虚，阳不入阴，神不守舍，心神不安的病理表现，多由阴虚阳亢所致。其病机有虚实之分。虚者多因阴血亏虚，心神失养，或心胆气虚，心神不安所致，常见于心脾两虚、心肾不交、心胆气虚等证。实者多因邪气内扰，心神被扰所致，如心肝火盛，或痰火扰神，或食滞内停所致的"胃不和则卧不安"等。

若失眠，伴心烦躁扰不宁、口干舌燥、小便短赤，甚则口舌生疮者，属心火炽盛，多由五志过极，心火内炽，或感受火热之邪，或过食辛热、温补之品，化热生火，扰乱心神，心神不安所致。若失眠多梦，甚则彻夜不眠，伴急躁易怒、头晕头胀、目赤口苦、小便黄赤、大便秘结者，属肝郁化火，多由恼怒伤肝，肝失条达，气郁化火，上扰心神所致。若睡卧不安，时时惊醒，伴胸闷眩晕、泛恶痰多、胆怯心烦、口苦者，属胆郁痰扰，多因情志所伤，肝气郁结，化火炼液成痰，痰热互结，胆气不宁，心神不安而失眠。唐容川提出："肝经有痰，扰其魂而不得寐者，温胆汤加枣仁治之。"若失眠，难以入睡，伴心烦、心悸不安、头晕、耳鸣、健忘、腰酸梦遗、五心烦热者，属心肾不交，多因久病耗伤肾阴，不能上承于心，水不济火，心阳偏亢，热扰神明，神志不宁，故而不寐。

（二）嗜睡

嗜睡指不分昼夜，时时欲睡，呼之能醒，醒后复睡的症状，也称多寐、多睡眠，临床上以神疲困倦、睡意正浓、经常不自主

入睡为证候特点，多由阳虚阴盛所致。

若困倦嗜睡，伴头目昏沉、胸闷脘痞、肢体困重者，乃痰湿困脾，清阳不升所致。《血证论·卧寐》指出："身体沉重，倦怠嗜卧者，乃脾经有湿。"若饭后困倦嗜睡，伴面色无华、心悸气短、腹胀纳少者，多因心血耗伤，中气不足，脾失健运，心神失养所致。《杂病源流犀烛·不寐多寐源流》中记载："多寐，心脾病也。一由心神昏浊，不能自主；一由心火虚衰，不能生土而健运。"若精神极度疲惫，困倦易睡，畏寒肢冷，蜷卧喜温者，多因阳气虚衰，神失温养所致。《类证治裁·多寐》中提到："多寐者，阳虚阴盛之病。"

嗜睡与昏睡不同。嗜睡者，神疲困倦，时时入睡，但呼之即醒，神志清楚；昏睡者，日夜沉睡，神志不清，不能正确应答，甚则神志昏迷，属昏迷范畴，病情危重，如中风患者昏睡而伴有鼾声、痰鸣者，为痰瘀蒙蔽心神，属中风危象；温热患者出现高热神昏，是热入心包之象。

七、问饮食口味

问饮食口味主要是询问病理状态下的口渴与饮水、食欲与食量，以及口中气味等情况。应注意了解有无口渴、饮水多少、喜冷喜热，有无食欲、食量多少、食物的喜恶、口中有无异常味觉和气味等。临床很多疾病过程都能影响饮食口味且使其发生异常改变，故通过询问饮食口味，可了解体内津液的盈亏及输布是否正常，脾胃及有关脏腑功能的盛衰，疾病的寒热虚实性质，对临床诊断有重要作用。《景岳全书·传忠录》云："问饮食者，一可察胃口之清浊，二可察脏

腑之阴阳。"

（一）口渴与饮水

口渴指口中干渴的感觉，饮水指实际饮水的多少及喜恶。一般情况下，口渴与饮水呈正比，即微渴饮少，渴甚饮多。病理情况下，有时则不呈正比，如渴不欲饮、渴不多饮等。询问时既要问清是否口渴，还要问清楚饮量的多少。口渴与饮水情况是体内津液的盛衰和输布情况的反映，二者密切相关。《景岳全书·传忠录》曰："渴与不渴，可以察里证之寒热，而虚实之辨，亦从以见。"《脾胃论·脾胃盛衰论》曰："饮食不节，劳役所伤，以致脾胃虚弱，乃血所生病。主口中津液不行，故口干、咽干也。病人自以为渴。"

1. 口不渴饮　口不渴饮指口不渴，亦不欲饮，提示津液未伤，多见于寒证、湿证。因寒、湿之邪为阴邪，不耗伤津液，故口不渴，亦不欲饮。无明显燥热的病证，因津液未伤，亦可见口不渴饮的症状。若患者口虽不渴，但喜饮少量热水，伴畏寒肢冷者，属里寒证，乃阴寒内盛，阳气阻遏，欲借热饮以温运之故。

2. 口渴多饮　口渴多饮指口渴明显，饮水量多，提示津液损伤，多见于燥证、热证或消渴病。口渴饮水的多少直接反映体内津伤的程度。如口干微渴而饮水稍多，兼发热、微恶风寒、咽喉肿痛者，多见于外感温热病初期。如口大渴喜冷饮，兼有面赤、汗出、脉洪数者，多属里热炽盛，津液大伤，多见于阳明经证。如口渴多饮，小便量多，多食易饥，体渐消瘦者，为消渴病；汗、吐、泻之后，体内津液大量丢失，也可见口渴多饮。

实热证中出现的口渴引饮，与消渴病的口渴引饮虽相类似，但前者口渴多饮而无多食、多尿并见的特点，而消渴病口渴也无壮热多汗的特点。若口渴发生于屡经汗下之后，伴心悸而烦、舌干少苔者，属亡阴之象。水湿证本不渴，服药后口渴者，为水湿已解之证；水饮呕吐后出现口渴，为水饮之邪将解之兆。

3. 渴不多饮　渴不多饮指虽有口干或口渴的感觉，但饮水不多或不欲饮水，提示营阴耗损或津液输布障碍，可见于阴虚、湿热、痰饮、瘀血等多种病证。《医宗己任篇·口渴》云："有一等中气虚寒，寒水泛上，逼其浮游之火于咽喉口舌之间者，渴欲引饮，但饮水不过一二口即厌，少顷复渴饮，亦不过若此。盖上焦一段，欲得水救，至中焦则以水见水，正其所恶也……又有一等口欲饮水，但饮下少顷即吐，吐出少顷复求饮，药食毫不能下，此是阴盛格阳，肾经伤寒之证……此二证俱系阴证，但一属太阴、一属少阴，不能混看。"

如口咽干燥而不多饮，夜间尤甚，兼见潮热、颧红、盗汗、消瘦、舌红瘦少津者，多属阴虚证；如渴喜热饮，饮水不多，为痰饮内停，或阳气虚弱，水不上承；先渴饮而作呕，或饮后即吐，多为饮停于胃的"水逆"证；如口渴而不多饮，兼身热不扬、头身困重、脘闷、苔黄腻者，属湿热证；如口干，但欲漱水而不欲咽，兼舌有紫斑者，为内有瘀血；如身热夜甚，口干不甚渴饮，心烦失眠，时有神昏谵语，斑疹隐现，舌红绛，脉细数者，为温病热入营分，邪热蒸腾，营阴上潮所致，《温病条辨·上焦篇》曰："太阴温病，寸脉大，舌绛而干，法当渴，今反不甚渴者，热在营中也，清营汤去黄连主之。渴乃温之本病，今反不渴，滋人疑惑！而舌绛且干，两寸脉大，的系温病。"

（二）食欲与食量

食欲指进食的要求和对进食的欣快感觉；食量是实际的进食量多少。由于胃主受纳、腐熟水谷，脾主运化，转输水谷精微，二者协同作用，完成饮食物的消化吸收过程。食欲和食量与脾胃功能直接相关。胃气和降，脾气健运，则有食欲，并能保持适当的食量。若脾胃或相关的脏腑发生病变，则可引起食欲与进食的异常变化。询问食欲与食量，可判断脾胃及相关脏腑的功能盛衰，以及疾病的预后转归。《素问·疏五过论》指出："凡欲诊病者，必问饮食居处。"

1. 食欲减退 食欲减退指进食的欲望减退，甚至不想进食的症状，又称不欲食，食欲不振，亦有称纳呆者。食欲减退是疾病过程中常见的病理现象，主要是脾胃病变的反映，抑或是其他脏腑病变影响到脾胃功能的表现。

本症发生的根本原因为脾胃受损。《景岳全书·杂症谟》曰："病后胃口不开，饮食不进者，有二证：盖一以浊气未净，或余火未清，但宜以小和中饮加减主之；一以脾胃受伤，病邪虽去而中气未复。故或有数日不能食，或旬日不能开，或胸喉中若有所哽如梅核气者，此中本无停积，但以阳气未舒，阴翳作滞，胃气太虚，不能运化而然，轻者温胃饮，甚者加人参、附子，但使阳气得行，则胃口自开也。"《杂病源流犀烛·伤食不能食源流》曰："不能食，脾胃俱虚病也……唯审知脾胃中或有积滞，或有实火，或有寒痰，或有湿饮，而元气未衰，邪气方

甚者，方可稍用消导，而仍以补益为主。"

若新病食欲减退，一般是正气抗邪的保护性反应，故病情较轻，预后良好；久病食欲逐渐减退，食量渐减，是脾胃功能衰弱的表现；若食欲减退，兼有神疲倦怠、面色萎黄、舌淡、脉虚者，多属脾胃气虚；食少纳呆，伴有头身困重、脘闷膨胀、舌苔厚腻者，多属湿盛困脾；若疾病过程中，食欲恢复，食量渐增，是胃气渐复，疾病向愈之兆；若食欲逐渐下降，食量逐渐减少，是脾胃功能衰退的表现，提示病情加重；若久病或重病患者，本不欲食或不能食，如突然欲食或暴食，称为"除中"，是脾胃之气将绝的征象，属病危。

2. 厌食 厌食指厌恶食物，甚至恶闻食臭的症状，或称恶食，多见于食积。若厌食，兼嗳气酸腐、脘腹胀满作痛者，为食积胃脘，多因饮食不节，停滞胃腑，腐熟水谷功能失常；若厌油腻食物，兼脘痞腹胀、呕恶身重、便溏不爽者，多属脾胃湿热；若厌食油腻厚味，伴胁肋胀痛灼热、口苦尿黄、身目发黄者，为肝胆湿热。

妇女妊娠早期，若有短暂择食或厌食反应，乃妊娠引起冲脉之气上逆，影响胃之和降所致，属生理现象；但严重者，长期或反复呕恶，厌食，甚至食入即吐，则属病态，称为妊娠恶阻。

3. 消谷善饥 消谷善饥指食欲过于旺盛，食后不久即感饥饿，进食量多，亦称多食易饥。如多食易饥，伴牙龈肿痛、口渴心烦、尿赤便秘者，乃胃火炽盛，腐熟太过所致。《灵枢·师传》曰："胃中热，则消谷，令人悬心善饥。"《灵枢·五邪》谓："阳气有余，阴气不足，则热中善饥。"若消谷善

饥，形体反见消瘦，伴多饮、多尿者，多属消渴病；兼颈前肿物、心悸、多汗者，多属瘿病。若多食易饥，兼大便溏泄者，属胃强脾弱。所谓胃强，指胃腐熟功能过亢，故多食易饥；所谓脾弱，指脾运化水谷功能减弱，故大便溏泄。正如《医学入门·问症》所说："能食不能化者，为脾寒胃热。"若善食易饥，伴发热不恶寒、口燥咽干、但欲漱水不欲咽、少腹硬满、小便自利、大便色黑、面唇色暗者，属阳明蓄血，多由久有瘀血，又兼新感，热邪与瘀血交结于胃肠所致。《伤寒论》曰："阳明证，其人喜忘者，必有蓄血。所以然者，本有久瘀血，故令喜忘，屎虽硬，大便反易，其色必黑者，宜抵当汤下之。"

4. 饥不欲食　饥不欲食指虽有饥饿的感觉，但不想进食，勉强进食，量亦很少的症状。饥不欲食，兼脘痞、干呕呃逆者，多属胃阴虚证，胃阴不足，虚火内扰，则有饥饿感；阴虚失润，胃之腐熟功能减退，故不欲食。蛔虫内扰亦可见饥而不欲食的症状。

5. 饮食偏嗜　饮食偏嗜指偏嗜某种食物或异物，多为虫积之证，亦可因情志异常而致。正常人由于地域与生活习惯的不同，常有饮食偏嗜，一般不会引起疾病。若偏嗜太甚，则有可能导致病变，如偏嗜肥甘，易生痰湿；偏食生冷，易伤脾胃；过食辛辣，易病燥热等。若嗜食生米、泥土、纸张等异物，称为嗜食异物，常见于小儿，多属虫病，多由饮食不节而生虫，脾运失常所致。《张氏医通·虫》曰："人患虫积，多因饥饱失宜，中脘气虚，湿热失运，故生诸虫……其心嘈腹痛，呕吐涎沫，面色萎黄，眼眶鼻下有黑，嗜食米纸茶叶泥炭之类。"妇女妊娠早期偏嗜酸辣等食物，属早孕反应，一般不属病态。

（三）口味

口味指口中的异常味觉或气味。脾开窍于口，其他脏腑之气亦可循经上至口中，故口中异常味觉或气味，多是脏腑，特别是脾胃病变的反映。实际上，口味异常可因感受外邪、饮食所伤、七情失调及劳倦过度等，导致脏腑功能失调或虚衰，引起脏气上溢于口使然。《证治汇补·口病》云："肝热则口酸，心热则口苦，脾热则口臭，肺热则口辛，肾热则口咸……亦有谋虑不决，肝移热于胆而口苦者。有脾气弱，木乘土位而口酸者；有膀胱移热与小肠，膈肠不便，上为口糜，而生疮溃烂者；有热积心胸之间，脾气凝滞，不能运化，浊气熏蒸而口臭者。此脏气移热为病也。"

1. 口淡　口淡指味觉渐退，口中乏味，甚至无味的症状，多与脾胃失于健运所致。《灵枢·脉度》曰："脾气通于口，脾和则口能知五谷矣。"

若口淡，食不知味，伴不欲饮食、神疲乏力、脘痞腹胀、便溏者，属脾胃气虚；若口淡黏腻，饮食无味，伴纳呆、胸脘痞闷、恶心呕吐、便溏者，属湿阻中焦；若口不知味，伴咽干口燥、纳谷不馨、精神倦怠、气短乏力者，属气阴两虚。

2. 口甜　口甜指自觉口中有甜味的症状。口甜亦称"口甘"，最早见于《黄帝内经》。《素问·奇病论》云："有病口甘者……此五气之溢也，名曰脾瘅。"口甜多因湿热蕴结于脾，与谷气相搏，上蒸于口，故口甜而黏腻不爽。若口甜而少食，神疲乏力，大便不调，多属脾气亏虚。

3. 口黏腻 口黏腻指自觉口舌黏腻，滞涩不爽，甚则食不知味的症状。口腻的产生与湿邪关系密切。脾主运化水湿，为胃行其津液。湿性黏滞重浊，脾胃湿浊上泛于口，而见口舌黏腻不爽。

若口中黏腻，伴口淡不渴、纳呆、胃脘满闷、腹胀便溏、苔白腻者，属寒湿困脾；若口中黏腻滞涩，伴口气秽浊、食不知味、口干不欲饮、脘腹胀满、苔黄腻者，属湿热中阻；若口中黏腻，伴口渴不欲饮、胸膈满闷、心烦不宁，属痰热内蕴。

4. 口酸 口酸指自觉口中有酸味，或泛酸，甚至闻之有酸腐气味的症状。口酸与吞酸或吐酸不同，前者是口酸则仅自觉有酸味，而无酸水泛出；吞酸或吐酸是胃中酸水上泛，多见于伤食、肝胃郁热等。《血证论·口舌》曰："口酸是湿热，观炎天羹肉过夜则酸，便知酸是湿热所化。"

若口酸口苦，甚者吞酸，反复发作，吞酸时胃中有烧灼感，伴胸胁胀痛、性急易怒或心中懊恼、便干溲黄者，属肝胃郁热；若口中泛酸，或伴吐酸呕苦，或嗳气太息、纳谷不香、食后脘痞腹胀、倦怠乏力、大便稀溏者，属脾虚肝乘。《医学正传·口病》曰："亦有脾胃气弱，木乘土位而口酸者。"若口中发酸，或嗳气酸腐，伴纳呆恶食、脘腹痞闷胀满，属食积胃肠。

5. 口苦 口苦指自觉口中有苦味的症状。口苦一般属热证。苦为火之味，而心主火，又胆液味苦，故苦为胆之味。口苦多见于心火上炎或肝胆火热之证。

口苦，伴目眩咽干、寒热往来、胸胁苦满、心烦喜呕、食少纳呆者，属邪入少阳。正所谓："少阳之为病，口苦、咽干、目眩

也。"口苦，伴心烦、口干欲饮、目赤眩晕、太息易怒、两胁灼痛、溲黄便干者，属肝胆郁热。《杂病源流犀烛·口齿唇舌病源流》曰："肝移热于胆亦口苦，《内经》胆瘅是也。注云：肝主谋，胆主决，或谋不决，为之急怒，则气上逆，胆汁上溢故也。"口苦，伴面赤心烦、口舌生疮、失眠者，属心火上炎。

6. 口涩 口涩指自觉口有涩味，如食生柿子的症状，多与舌燥同时出现，为燥热伤津，或脏腑热盛，气火上逆所致。

7. 口咸 口咸指自觉口中有咸味的症状，多认为是肾病及寒水上泛之故。肾阳虚而不摄，寒水生而上泛，或肾阴虚致虚火上炎，肾液上乘，皆可致口中发咸。

八、问二便

大便由肠道排出，但与脾胃的腐熟运化、肝的疏泄、肾阳的温煦及肺气的肃降有着密切的关系。小便由膀胱排出，但与脾的运化、肾的气化、肺的肃降及三焦的通调等有着密切的关系。询问大、小便的情况，不仅可以直接了解消化功能和水液的盈亏与代谢情况，亦是判断疾病寒热虚实的重要依据。《景岳全书·传忠录》云："二便为一身之门户，无论内伤外感，皆当察此，以辨其寒热虚实。"

问二便应注意询问二便的性状、颜色、气味、时间、便量、排便次数、排便时的感觉及兼有症状等。其中颜色、气味等见望诊和闻诊。

(一) 大便

健康人一般每日或隔日大便1次，排便通畅，便质成形不燥，多呈黄色，内无脓血

黏液及未消化的食物。大便异常是多种疾病的共有症状，主要与小肠的泌别、大肠的传导及胃气的顺降失常有关。

1. 便次异常　便次异常指排便增多或减少的异常变化，因各种原因导致大肠传导功能失常所致，常见的有便秘和泄泻。

（1）便秘　又称大便难。指大便燥结，排便时间延长，便次减少，或时间虽不延长但排便困难的症状。

便秘有虚实之分，实证多由热邪内结或寒邪凝滞大肠所致；虚证多由阴血、津液亏虚，肠道失润，或气虚、阳虚，肠道传导无力所致。《景岳全书·杂证谟》曰："阳结证，必因邪火有余，以致津液干燥。"《金匮翼·便闭》曰："气闭者，气内滞而物不行也。"《医宗必读·大便不通》曰："更有老年津液干枯，妇人产后亡血，乃发汗利小便，病后血气未复，皆能秘结。"

若便秘，腹胀痛拒按，口渴喜饮，舌苔黄燥者，为热结便秘，因邪热结聚于胃肠，大肠津液受伤，肠失濡润所致。

大便秘结，排出困难，数日一行，兼口燥咽干、舌红少苔、脉细数者，属阴虚，久病、年老、产后，致气阴亏虚者，亦常见便秘。

大便秘结，难以排出，兼见面色无华、少气乏力、头晕目眩者，为气血亏虚。

大便艰涩，排出困难，面色苍白，手足不温，舌淡，脉沉迟者，属冷秘，因阳气虚衰，或阴寒内盛，阻滞大肠气机所致。

（2）泄泻　指大便次数增多，粪质稀薄不成形，甚至呈水样的症状。古人以大便溏薄而势缓者为泄，大便清稀如水而直下者为泻。泄泻有虚实之分，实证多因寒湿、湿热、食积

或肝郁气滞等引起，虚证多由脾虚，或肾阳虚，命门火衰所致。其中尤与脾虚、湿盛关系最为密切。正如《素问·阴阳应象大论》所说："清气在下，则生飧泄……湿胜则濡泻。"

新病暴泻，泻下清稀如水，肠鸣腹痛，或伴恶寒发热者，属寒湿泄泻。

泄泻腹痛，泻而不爽，粪色黄褐，气味臭秽，兼见肛门灼热、小便短黄者，属湿热泄泻。

脘闷纳呆，腹痛泄泻，泻下臭秽，泻后痛减，或大便中伴有不消化之物，属伤食。

纳少腹胀，大便溏泄，脘腹隐痛喜按，面色萎黄，消瘦神疲者，属脾虚。

黎明前腹痛作泻，泻后则安，腰膝酸冷，形寒肢冷者，称为"五更泻"，属脾肾阳虚，为肾阳不足，命门火衰，火不生土所致。黎明前为阳气未旺、阴气极盛之时，故此时腹痛作泻。

腹痛作泻，泻后痛减，每因情志抑郁恼怒或精神紧张时症状加重，属肝郁乘脾。

若大便泻下黄臭稀水或纯青稀水，伴绕脐疼痛、腹部拒按或按之有形、胃脘满闷者，属热结旁流。

2. 便质异常　便质异常指大便形质出现异常。除便秘和泄泻伴有便质干燥或稀薄以外，常见的便质异常还有完谷不化、溏结不调、脓血便和便血。

（1）完谷不化　指大便中含有较多未消化食物的症状，多见于脾虚泄泻和肾虚泄泻。若完谷不化，伴腹部隐痛、食欲不振、体倦乏力者，属脾虚；若完谷不化，伴腰膝酸软、小便清长、形寒肢冷者，属肾虚。

（2）溏结不调　指大便时干时稀的症状，多因肝郁脾虚，肝脾不调所致。若大便

时干时稀，伴胁肋胀痛、食少腹胀者，属肝郁乘脾，脾失健运；若大便先干后溏者，属脾胃虚弱。

（3）脓血便　又称大便脓血。指大便白如胶冻，或红如瓜瓤，或红白相杂如鱼脑，伴有腹痛、便频、里急后重等症状，多见于痢疾和肠癌，常因湿热疫毒等邪，积滞交阻肠道，肠络受损所致。

（4）便血　指血自肛门排出，包括血随便出，或便黑如柏油状，或单纯下血的症状。便血有远血和近血之分。胃、食管等离肛门较远的部位出血，为远血；直肠或肛门附近的出血，为近血。

远血大多表现为先便后血，便血暗红或紫黑，甚至色黑如柏油样，多由脾虚不能统摄血液，或瘀阻胃络所致。

近血大多表现为大便带血，血色鲜红，血液附于粪便表面，或于排便前后点滴而出者，多由大肠湿热，或大肠风燥，伤及血络所致。

3. 排便感异常

（1）肛门灼热　指排便时自觉肛门灼热的症状，因大肠湿热，或热结旁流，热迫直肠所致。

（2）里急后重　指便前腹痛，急迫欲便，便时窘迫不畅，肛门重坠，便意频数的症状，常见于湿热痢疾。其多因湿热内阻，肠道气滞所致。《伤寒来苏集》曰："暴注下迫属于热，热利下重，乃湿热之秽气郁遏大肠，故魄门重滞而难出也。"

（3）排便不爽　指排便不通畅，有涩滞难尽之感的症状。泻下如黄糜而黏滞不爽者，多因湿热蕴结大肠，气机不畅，传导不利所致；腹痛欲便而排出不爽，抑郁易怒者，多因肝郁脾虚，肠道气滞所致；腹泻不爽，大便酸腐臭秽者，多因食积化腐，肠道气机不畅所致。

（4）大便失禁　指大便不能随意控制，滑出不禁，甚至便出而不自知的症状。其常因督脉损伤、年老体衰、久病正虚、久泄不愈、脾虚气陷、肠道湿热瘀阻等，引起脾肾虚损，肛门失约所致，多见于脊柱外伤、久泻久痢、年老体衰及久病虚损等。骤起暴泻，后阴难以约束，或神志昏迷，神机失控者，亦可发生大便失禁，但一般不属脾肾虚损。

（5）肛门气坠　指肛门有下坠感觉的症状。肛门气坠常于劳累或排便后加重，多因脾虚中气下陷所致，常见于久泄久痢或体弱患者。

（二）小便

一般情况下，健康成人日间排尿 3～5 次，夜间排尿 0～1 次。一昼夜总尿量 1000～2000mL。尿的颜色淡黄而清亮，无特殊气味，尿量和尿次的多少受温度（气温、体温）、饮水、出汗和年龄等因素的影响。

小便为津液所化，与肺、脾、肾、三焦和膀胱等脏腑功能密切相关。问小便的情况，可诊察体内津液的盈亏和有关脏腑的气化功能是否正常。一般包括问尿量、尿次、尿质、排尿感的异常等情况。

1. 尿次异常　尿次异常指小便次数增加或减少的异常变化。总体来说，尿次异常是由于多种原因影响膀胱气化功能。若膀胱失约，则尿次增多而频数；若膀胱不利则尿次减少，甚至癃闭。

（1）小便频数　指排尿次数增多，时欲小便的症状。新病小便频数，尿急、尿痛、小便短赤，多因湿热蕴结膀胱，热迫气滞所致，常见于淋病；久病小便频数，色清量多，夜间明显，多因肾阳虚或肾气不固，膀胱失约所致，常见于老人及神衰、久病肾虚等患者。

（2）癃闭　指小便排出困难，尿液点滴难出，甚则小便闭塞不通。其中以小便不利，点滴而短少，病势较缓者为"癃"；以小便闭塞，点滴不通，病势较急者称为"闭"。本症首见于《黄帝内经》。《素问·宣明五气》曰："膀胱不利为癃，不约为遗溺。"《灵枢·本输》说："三焦……实则闭癃，虚则遗溺。"

癃闭有虚实之分。实性癃闭多由瘀血、结石或湿热、败精阻滞、阴部手术等，使膀胱气化失司，尿路阻塞所致。虚性癃闭，多因久病或年老气虚、阳虚，肾之气化不利，开阖失司所致。

若小便点滴不通，伴小腹胀满、口苦口黏、渴不欲饮、苔根黄腻者，属膀胱湿热，多由中焦湿热不解，下注膀胱，或肾移热于膀胱，膀胱气化不利所致。《诸病源候论·小便不通候》曰："小便不通，由膀胱与肾俱有热故也。"若小便不通，伴胸闷、咳嗽气急、咽干、烦渴欲饮、大便秘结者，属肺热气壅，水道通调不利，不能下输膀胱。若尿液不能排出，时通时闭点滴而下，伴小腹胀满疼痛、舌质紫暗有紫点者，属尿路阻塞，多由肿块结石，或瘀血败精，阻塞尿路所致。《景岳全书·杂证谟》曰："或以败精，或以槁血，阻塞水道而不通也。"

2. 尿量异常　尿量异常指尿量增多和尿量减少两种情况。

（1）尿量增多　指尿次、尿量皆明显超过正常量次的症状。其病在肾，因肾主二便，肾虚下元不固，则水液排泄过多，故尿量增多。

小便清长量多，属虚寒证，因阳虚不能蒸化水液，水津直趋膀胱所致。《诸病源候论·小便利多候》称为"小便利多"。《素问·至真要大论》曰："诸病水液，澄澈清冷，皆属于寒。"多尿、多饮而形体消瘦，多为消渴。

（2）尿量减少　指尿次、尿量皆明显少于正常量次的症状。其多由热盛伤津、腹泻伤津、汗吐下伤津，小便化源不足；或心阳衰竭及脾、肺、肾功能失常，气化不利，水液内停；或湿热蕴结，或尿路损伤、阻塞等，水道不利所致，常见于各种热病和水肿病。

3. 排尿感异常　排尿感异常即排尿时，尿道有不适的异常感觉，常见尿道涩痛、余溺不尽、小便失禁和遗尿。

（1）尿道涩痛　指排尿时自觉尿道灼热疼痛，小便涩滞不畅的症状。《素问玄机原病式》称小便"涩痛"，《景岳全书》则称"溺管疼痛"。其可因湿热下注、热灼津伤、结石或瘀血阻塞、肝郁气滞、阴虚火旺、中气下陷等所致，常见于各种淋病。

本症与小便不利、小便不通不同。小便不利指尿液减少或无尿，不一定疼痛；小便不通指尿液排出受阻，无尿痛或仅有轻度疼痛；本症则强调排尿时尿道有疼痛感，部分病例可与小便不利或小便不通并见。

（2）余溺不尽　指小便之后仍有余溺点滴不净的症状，多因病久体弱，肾阳亏虚，肾气不固，或湿热邪气留著于尿路等所致。若小便余溺不尽，伴神疲体倦、腰膝酸软者，属肾气不足，开阖失司；若小便余沥点滴，时作时止，伴纳少便溏、少腹坠胀者，属中气不足；若小便频数，尿后余沥不净，伴尿道灼热疼痛、舌红苔黄腻者，属膀胱湿热。

（3）小便失禁　指小便不能随意控制而自遗的症状。

若小便失禁，尿频清长，伴倦怠乏力、腰膝酸软、四肢不温者，属肾气不固；若小便失禁，尿黄尿短，伴尿道灼热刺痛、小腹重坠、口苦口干者，属膀胱蓄热；若小便失禁，尿短涩且色黄，伴头晕耳鸣、胁肋隐痛、潮热盗汗、五心烦热者，属肝肾阴虚。

（4）遗尿　指成人或 3 岁以上小儿于睡眠中经常不自主地排尿的症状。其病机为膀胱失于约束。本症多为虚证，《灵枢·本输》曰：“虚则遗溺，遗溺则补之。”

小儿遗尿为肾气未充；若遗尿，伴畏寒肢冷、腰膝酸软、小便频数清长者，属肾阳不足；若遗尿，伴尿频而少、色深而热、颧红面赤、潮热盗汗者，属肾阴不足；若过劳则遗尿，伴神疲乏力、少气懒言、食少嗜卧，或脱肛、子宫脱垂者，属脾虚气陷。

九、问经带

妇女有月经、带下、妊娠、产育等生理病理特点，对妇女问诊，除上述内容以外，还应了解月经、带下、妊娠、产育等情况。

月经、带下异常，不仅是妇科常见疾病，也是全身病理变化的反映。即使一般疾病，也应询问月经、带下情况，作为诊断妇科或其他疾病的依据。

问妊娠、产育的意义在于妊娠期、产育期患其他疾病，不仅要考虑其病变特点及对妊娠、产育的影响，还要考虑妊娠、产育对其他疾病变化的影响，以便正确地指导诊断和治疗。妇女在非妊娠期、产育期患病，对于妊娠、产育的情况，一般作为个人生活史询问。妇女妊娠、产育的病变见《中医妇科学》。

（一）月经

月经是指规律性、周期性的子宫出血。一般每月 1 次，信而有期，又称月汛、月水或月信。李时珍在《本草纲目》中说：“女子，阴类也，以血为主。其血上应太阴，下应海潮。月有盈亏，潮有朝夕，月事一月一行，与之相符，故谓之月水、月信、月经。”健康而发育成熟的女子，一般到 14 岁左右月经第一次来潮，称为初潮。到 49 岁左右，月经停止，称为绝经。正常月经周期约 28 天，行经期一般 3 ~ 5 天。经期排出的血量一般为 50 ~ 100mL，月经的颜色正红；经质不稀不稠，不夹杂血块，无特殊臭气。月经的形成与肾、肝、脾、胞宫、冲任二脉及气血等关系十分密切，询问月经的有关情况，可以诊察相关脏腑的功能状况及气血的盛衰与运行情况。

常见的月经异常表现在期、量、色、质、伴随症状等方面。问月经应注意了解月经的周期，行经的天数（经期），月经的量、色、质，以及有无闭经或行经腹痛等伴随症状。必要时可询问末次月经日期，以及初潮或绝经年龄。

1. 经期异常　月经周期的异常有生理性和病理性两种情况。生理性周期异常有并月、居经、避年和暗经的区分。若身体无病而月经定期两月一潮者，称为并月；3 月一潮者，称为居经，又称季经；1 年一潮者，称为避年；月经终身不潮而仍能受孕者，称为暗经。此皆属于生理上变异，不作病论。

（1）月经先期　指连续两个月经周期以上出现月经来潮提前7天以上的症状，亦称"经期超前""经行先期"或"经早"。本症多因脾气亏虚、肾气不足，冲任不固，或因阳盛血热、肝郁化热、阴虚火旺，热扰冲任，血海不宁所致。

（2）月经后期　指连续两个月经周期以上出现月经来潮延后7天以上的症状，亦称"经迟""月经落后""经水后期"。如每次只延长3~5天，或偶然后延1次，下次仍如期而来，或青春期初潮后数月内或更年期月经时有延后，又无其他症状，均不作"后期"论。虚者多因营血亏损、肾精不足，或因阳气虚衰，无以化血，使血海不能按时蓄溢所致；实者多因气滞血瘀、寒凝血瘀、痰湿阻滞、冲任不畅所致。

（3）月经先后无定期　指月经或提前或延后，差错在八九天以上，连续发生3个月经周期以上的病证，亦称"经期错乱"或"月经愆期"。《景岳全书·妇人规》称为"经乱"，分"血虚经乱"和"肾虚经乱"。本症多因肝郁气滞，或脾肾虚损、心脾两虚、瘀血阻滞，血海蓄溢失常所致。

2. 经量异常　正常情况下，经量的多少，可以因个人体质、年龄不同而略有差异。在病理情况下，经量较正常经量有明显差异，过少或过多，甚至骤然下血不止。

（1）月经过多　指月经血量较常量明显增多的症状，又称"经水过多"。其多因血热内扰，迫血妄行；或气虚，冲任不固，经血失约；或瘀血阻滞冲任，血不归经所致。

（2）月经过少　指月经周期基本正常，但经量较常量明显减少，甚至点滴即净；或经期缩短不足两天，经量亦少者。月经正常者，偶有1次经量减少，不能诊断为"月经过少"。如初潮即现月经过少，应考虑是否"子宫发育不良"。生育期妇女平素月经正常，突然出现经量减少，应排除妊娠。更年期妇女若出现经量渐次减少，是"绝经"前兆，亦不可作"月经过少"论。其虚证，多因精血亏少或气血两虚所致；其实证，常因寒凝胞宫或气滞血瘀或痰湿阻滞，冲任不畅所致。

（3）崩漏　指非行经期间，阴道内大量出血，或持续下血，淋沥不止者。一般来势急，出血量多者，称为崩，或称崩中；来势缓，出血量少者，称为漏，或称漏下。关于崩漏的描述，早在《素问·阴阳别论》中就有记载："阴虚阳搏谓之崩。"《诸病源候论》专立有"崩中漏下候"，指出"冲任之气虚损，不能约制其经脉，故血非时而下"。《景岳全书·妇人规》曰："崩漏不止，经乱之甚者也。"崩与漏发病机理基本相同，又常互相转化，交替出现，故统称为崩漏。其形成多因热伤冲任，迫血妄行；或脾肾气虚，冲任不固；或瘀阻冲任，血不归经所致。

（4）闭经　指女子年逾18周岁，月经尚未初潮，或已行经后又中断达3个月以上又未受孕的病证。妊娠期、哺乳期或绝经期的月经停闭，或有些少女初潮后，一段时间内一时性停经，又无其他不适反应者，均属生理现象，不作闭经论治。也有一些女子由于生活环境等外界因素的突然变化，偶见一两次月经不潮，又无其他不适者，亦不作病论。

闭经最早见于《黄帝内经》，称为"女

子不月""月事不来""血枯"。病理性闭经的病因病机较为复杂，主要因冲任气血失调所致。其病机有虚实两方面：虚证多因肝肾精血不足，或冲任气血亏损，或阴虚血燥，血海空虚所致；实证多因气滞或寒凝而血瘀，或痰湿阻滞胞宫，胞脉不通所致。

3. 经色、经质异常 经色、经质异常指月经颜色、经血质地异常的症状。经色淡红质稀，多属气虚或血少不荣；经色深红质稠，多为血热内炽；经色紫暗，夹有血块，兼小腹冷痛，多属寒凝血瘀；经血暗红有块，多为气滞血瘀证。

若经色淡红，伴经期延长而量少、少腹绵绵而痛、面色无华、头晕目眩、心悸失眠者，属血虚；若经色淡红，质地清稀，伴经期提前量多、神倦气短、自汗恶风者，属气虚；若经来色淡质黏，伴经期愆期、带下黏稠、胸闷脘胀、呕恶痰涎者，属脾虚痰湿。

4. 痛经 痛经指正值经期或行经前后，出现周期性小腹疼痛，或痛引腰骶，甚至剧痛难忍而昏厥者，又称经行腹痛。本症最早见于《金匮要略》。《金匮要略·妇人杂病脉证并治》曰："带下，经水不利，少腹满痛，经一月再见。"本病的主要发病机制为气血运行不畅，"不通则痛"；或气虚血少，冲任胞宫失于濡养，"不荣则痛"。

临床主要根据疼痛发生的时间、性质、部位及疼痛的程度，结合月经的期、量、色、质、舌脉等进行辨证。一般经前或经期腹痛，剧烈拒按者，多属实证；经期或经后腹痛，喜揉喜按者，多属虚证。小腹胀痛或刺痛，多属气滞或血瘀；小腹冷痛，得温痛减，多属寒凝或阳虚；小腹隐痛，劳则加剧，多属气血两虚，胞脉失养。痛在两侧少腹病多在肝，痛连腰际病多在肾。

（二）带下

带下是指阴道内的一种少量、质黏、无色、无臭的阴液，具有润泽阴道、防御外邪入侵的作用，称生理性带下，是肾气充盛，脾气健运，任、带约束的表现。月经前后、排卵期或妊娠早期带下稍有增多，属生理现象。若带下过多，淋沥不断，或伴有颜色、质地、气味等异常改变者，均属病理性反应，多由脾失健运、肾虚失固，或湿邪下注，任脉失约，带脉不固所致。

问带下，注意询问带下量的多少、颜色、质地、气味及伴随症状等。

1. 白带 生理情况下，阴道内有少量白色黏液，无臭气，亦无局部刺激症状，起润滑和保护阴道表面作用。王孟英说："带下女子生而即有，津津常润，本非病也。"若黏液增多，绵绵如带，并有临床其他症状者，称为白带。

带下色白量多，质稀如清涕，淋沥不断，多属脾肾阳虚，寒湿下注所致；带下色白质稠，状如凝乳，或呈豆腐渣状，气味酸臭，伴阴部瘙痒者，多属湿浊下注；白带多，质黏稠，伴痰多、恶心纳差者，属痰湿内遏，痰浊下注所致。

2. 黄带 黄带指带下色黄、质黏臭秽的症状。若带下量多，色黄绿如脓液，质黏腻，有臭气，伴外阴瘙痒、胸闷口腻、小腹坠痛、小便灼热感、苔黄腻者，属湿热下注，多由脾湿下注，郁久化热，或经行产后，胞脉空虚，摄生不洁，或因久居阴湿之地，湿邪乘虚而入，蕴而化热，伤及任、带二脉所致；若黄带日久不止，量多质稀，无臭气，伴腰酸腿软、食欲不振者，属脾虚湿浊下注，多由黄带日久不愈，湿热耗损脾气所致。

3. 赤白带　白带中混有血液，赤白杂见，质黏无臭者，多为肾阴不足，阴虚火旺所致；黏腻臭秽，多因肝经湿热下注或热毒蕴蒸所致；若绝经后又见杂色带下，伴气味臭秽，多因湿热蕴毒下注所致，应警惕患有妇科癥瘕的可能，须及早做专科检查，进一步明确诊断，以防延误病情。

十、问男子

（一）阳痿

阳痿指阴茎不能勃起，或勃起不坚，或坚而不能持久，不能进行性交的症状。阳痿并非不适感觉，是性功能低下的表现。阳痿一词首见于《景岳全书》。《黄帝内经》中对本症首有记载。《素问·阴阳应象大论》《素问·五常政大论》《灵枢·邪气脏腑病形》等篇称本症为"阴痿"，《灵枢·经筋》篇称"阴器不用""不起"。《太平惠民和剂局方》称"阳事不举"。本病多由情志失调、思虑太过、恣情纵欲或嗜食醇酒，导致肾阳亏虚、气血不足、肝失条达、湿热下注所致。

阳痿伴腰膝酸软、畏寒肢冷者，多因肾阳虚，命火衰微，性机能衰减所致；阳痿伴心悸失眠、纳呆腹胀者，多因思虑过度，损伤心脾所致；阳痿伴精神抑郁易怒者，多因肝气郁结，失于疏泄，宗筋弛缓所致；阳痿伴肢体困重、苔黄腻者，多因湿热下注，宗筋弛纵所致；暴受惊恐之后而出现阳痿者，系惊恐伤肾之故。

（二）遗精

遗精指不性交而精液遗泄的症状。《素问·上古天真论》谓："丈夫……二八，肾气盛，天癸至，精气溢泻。"《寿世保元·遗精》云："年少壮盛，鳏旷逾时，强制情欲，不自知觉，此泄如瓶之满而溢也。是以无病，不药可也。"其中，清醒时精液流出者，谓之"滑精"；梦中性交而遗精者，谓之"梦遗"。成年未婚男子，或婚后夫妻分居者，1月遗精1~2次，为精满自溢，属于生理现象。遗精频繁，甚至清醒时精液自出，并出现其他症状者，则属于病理表现。

梦遗伴失眠多梦、腰膝酸软、颧赤潮热者，多为肾阴亏虚，相火扰动精室所致；遗精伴过劳则甚、心悸失眠、纳呆腹胀者，多为心脾两虚，气不摄精所致；梦遗频作，甚则滑精，腰膝酸软，面白，头晕耳鸣者，多为肾气亏虚，精关不固所致；遗精伴小便混浊、苔黄腻者，多为湿热下注，扰动精室所致。

（三）早泄

早泄指阴茎插入阴道不足1分钟，甚至尚未插入便发生射精，不能进行正常性交的症状。《沈氏尊生书·色欲伤源流》云："未交先泄，或乍交即泄。"《秘本种子金丹》云："男子玉茎包皮柔嫩，少一挨，痒不可当，故每次交合，阳精已泄，阴精未流，名曰鸡精。"早泄常是肾气亏虚，精关不固的表现。阴虚火旺，心肾不交；肝气郁结，疏泄失常；湿热下注，扰动精室等亦可引起早泄。

十一、问小儿

由于小儿的语言应答能力受年龄因素所限，儿科问诊有一定难度，小儿的病情资料主要通过询问陪诊者来获得，故儿科古称"哑科"。小儿从出生到成年，处于不断生长发育过程中，无论在形体、生理、病理等方面，都与成人有所不同，年龄越小越显著。根据小儿脏腑娇嫩、生机蓬勃、发育迅速的生理特点和发病较快、变化较多、易虚易实的病理特点，临诊进行儿科问诊时，除询问一般内容以外，还需结合小儿的特点，重点询问以下内容。

（一）问出生前后情况

问出生前后情况，应视小儿的年龄阶段不同，询问的内容有所侧重。

新生儿（出生后至1个月）的疾病多与先天因素或分娩情况有关，着重询问妊娠期及产育期母亲的营养健康状况，有何疾病，曾服何药，分娩时是否难产、早产等，以了解小儿的先天情况。

婴幼儿（1个月至3周岁）发育较快，重点询问喂养方法及坐、爬、立、走、出牙、学语的迟早情况，从而了解小儿后天营养状况和生长发育是否符合规律，为这一年龄段常患的营养不良、呕吐、腹泻及"五迟""五软"等病证诊断提供参考。

（二）问预防接种、传染病史

小儿6个月~5周岁之间，从母体获得的先天免疫力逐渐消失，而后天的免疫机能尚未形成，故易感染水痘、麻疹等急性传染病。预防接种，可帮助小儿建立免疫机能，以减少感染发病概率。患过某些传染病，如麻疹，常可获得终身免疫，而不会再患此病。密切接触传染病患者，如水痘及某些肝病等，常可引起小儿感染发病。另外，如梅毒、艾滋病、病毒性肝炎等疾病可由母婴传播而使小儿染病。因此，询问上述情况可作为确定诊断的重要依据。

（三）问发病原因

由于小儿脏腑娇嫩，抵抗力弱，调节功能低下，易受气候及环境影响而发病。伤食、受惊、着凉是小儿致病的常见原因，均与小儿生理病理特点关系密切。例如，因感受六淫之邪而导致外感病，出现发热恶寒、咳嗽、咽痛等症；小儿脾胃薄弱，运化功能尚未健全，而生长发育对水谷精气的需求迫切，加之幼儿饮食无节制，极易伤食，出现呕吐、积滞、泄泻等症；婴幼儿气阴不足，脑神发育不完善，易受惊吓，而见哭闹、惊风等症。要了解小儿发病原因时，应注意围绕上述情况进行询问。此外，还应询问小儿家族遗传病史。

复习思考题

1. 何谓潮热？试述其分类及临床意义。

2. 何谓自汗、盗汗、绝汗、战汗？其病因病机如何？

3. 如何辨别疼痛的虚实？

4. 问口渴与饮水有什么临床意义？

5. 嗜睡、昏迷与昏睡如何鉴别？

第四章

切 诊

切诊是医生用手指或手掌对患者体表的某些部位进行有目的的触、摸、按、叩，以了解健康状态、获取疾病信息的一种诊察方法。切诊主要包括脉诊和按诊两个部分。

第一节 脉 诊

脉诊又称切脉、候脉、号脉、把脉等，是医生用手指对患者身体某些部位的动脉搏动进行切按，体验脉动应指的形象，以了解健康或疾病，并进行病证判断的一种诊察方法。脉诊依靠医生手指的灵敏触觉加以体验而识别，学习脉诊既要熟悉脉学的基本理论和知识，又要掌握切脉的基本要求和方法，通过规范操作、反复训练、仔细体会，逐步识别脉象的各种特征，提高切脉的技能，并有效地运用于临床实践。

脉诊有着悠久的历史，早在《黄帝内经》中就记载了"三部九候"等脉法。《难经》倡导"独取寸口"诊脉。东汉张仲景确立了"平脉辨证"的原则，创立了三部诊法。西晋王叔和著《脉经》，分述三部九候、寸口脉法等，确定了24种脉象，是中国现存最早的脉学专著。明代张介宾《景岳全书·脉神章》对脉神、正脉十六部、脉之常变、脉之顺逆及从舍等论述甚详。明代李时珍

《濒湖脉学》汲取历代脉学精华，载27脉，并编成"七言诀"，便于学习。明末李士材《诊家正眼》增加疾脉到28种，即常说的28脉。此外，李延昰的《脉诀汇辨》、张璐的《诊宗三昧》、黄宫绣的《脉理求真》、周学霆的《三指禅》等脉学专著，对于脉理辨析和临证应用均具有较高的价值。

一、脉象形成的原理

脉象是手指下感觉到的脉搏跳动的形象，也是人体对脉搏搏动的感知。人体的血脉贯通全身，内连脏腑，外达肌表，运行气血，周流不休。因此，全身脏腑、气血、阴阳的综合信息及身体各脏器、部位的病理信息均能反映在脉象上。脉象的产生，与心脏的搏动、脉管的通利和气血的充盈及各脏腑的协调作用直接有关。

（一）心主血脉

心主血脉，心气推动血液在脉中运行，使气血布达周身。其功能的正常依赖于宗气和心气的作用及心血的充盈、血脉的通畅。《素问·五脏生成》说："诸血者，皆属于心。"《素问·六节藏象论》说："心者……其充在血脉。"这些论述指出，脉的搏动源于心，脉搏是心功能的具体表现。因此，脉搏的跳动与心脏搏动的速率、节律基本一致。

心气和心血是心脏搏动的物质基础，心阴和心阳的协调一致，是保障心脏搏动正常

的基本条件。当心气旺盛，血液充盈，心阴、心阳平衡时，心脏搏动的节奏和谐有力，脉搏亦从容和缓，均匀有力。反之，脉搏的大小、强弱、快慢或节律的异常则提示心脏的病变。

脉既是气血运行的通道，又制约着血流的运行。《素问·脉要精微论》说："夫脉者，血之府也。"《灵枢·决气》说："壅遏营气，令无所避，是谓脉。"指明了脉还具有约束、控制和推进血液沿着脉道运行的作用，是气血周流不息、正常运行的重要条件。因此，脉的功能状态能直接影响脉象。

（二）气血运行

气、血是构成人体组织和维持生命活动的基本物质。脉道依赖血液以充盈，因而血液的盈亏，直接关系到脉象的变化；气属阳主动，血液的运行依靠气的推动，脉的壅遏营气需要气的固摄，心脏搏动的强弱和节律也需要气的调节。因此，气血是脉象形成的物质基础，只有气血充足，才具备正常脉象的基本条件。若气血不足，则脉象弱或虚软；气滞血瘀，则脉象多涩滞不畅。

（三）脏腑协同

脉象的形成不仅与心、脉、气血有关，同时与脏腑的整体功能密切相关。肺主气，司呼吸，朝百脉，肺协助心推动血液的运行，体现了肺与心、气和血的密切联系。所以，肺的呼吸运动是影响脉动的重要因素。一般情况下，呼吸平缓则脉象徐和；呼吸加快，脉率亦随之急促；呼吸不已则脉动不止，呼吸停息则脉搏亦难以维持。因而前人亦将脉搏称为脉息。另外，脾胃运化水谷精微，为气血生化之源，为"后天之本"。气血的盛衰和水谷精微的多寡，均可表现在脉

之"胃气"上，故而可根据脉象中"胃气"的盛衰判断疾病预后的善恶。同时，脾主统血，统摄血液在脉管中正常运行而形成脉象，还使血液不溢于脉管之外。肝藏血，调节血量；主疏泄，调畅气血。肾藏精，为元气之根，是脏腑功能的动力源泉，亦是全身阴阳的根本。肾气充盛则尺部脉搏有力，沉取不绝，是谓"有根"。

二、诊脉的部位

历史上就诊脉的部位有多种认识。《素问·三部九候论》有三部九候诊法；《灵枢·终始》提出人迎寸口相参合的诊法；《素问·五脏别论》有独取寸口可以诊察全身状况的论述；《难经》明确提出"独取寸口"的诊脉法；东汉张仲景在《伤寒杂病论》中常用人迎、寸口、趺阳或太溪的诊法，创立"三部诊法"。到西晋王叔和的《脉经》，"独取寸口"的诊法，不仅理论已趋完善，部位、方法亦已确立，从而得到推广运用，成为中医临床重要诊察方法之一。

（一）遍诊法

遍诊法，又称三部九候诊法，出自《素问·三部九候论》。遍诊法是遍诊上、中、下三部有关的动脉，以判断病情的一种诊脉方法。上为头部、中为手部、下为足部。上、中、下三部又各分为天、地、人三候，合而为九，故称为三部九候诊法。从脉诊的发展来看，早期遍诊法的采用是获取局部脉动的信息，判断相应部位经络、脏腑的病变，通过多部脉象相参而实现对整体状态的判断。以后随着各部位诊脉经验的总结，从中发现某些具有较高临床价值的诊脉部位，之后逐渐演变为寸口诊法（图4-1、表4-1）。

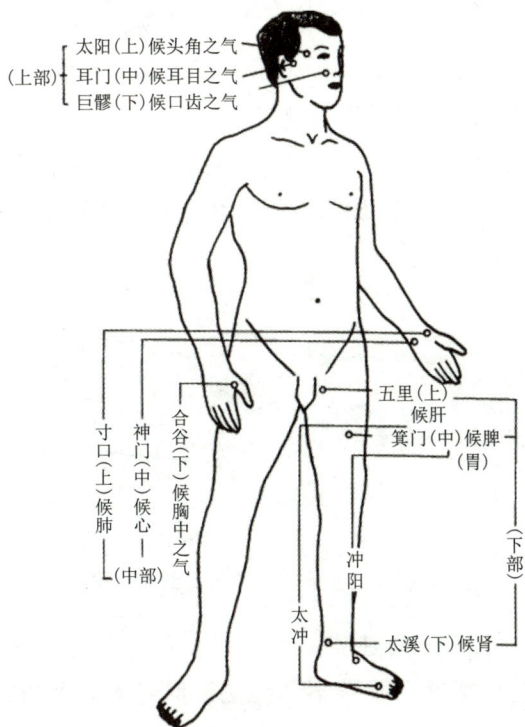

图 4 - 1 三部九候诊法示意图

表 4 - 1 遍诊法诊脉部位及临床意义

三部	九候	诊脉部位	临床意义
上部 （头）	天	足少阳经太阳穴	候头角之气
	地	足阳明经巨髎穴	候口齿之气
	人	手少阳经耳门穴	候耳目之气
中部 （手）	天	手太阴经太渊穴、经渠穴 （寸口）	候肺之气
	地	手阳明经合谷穴	候胸中之气
	人	手少阴经神门穴	候心之气
下部 （足）	天	足厥阴经五里穴或太冲穴	候肝之气
	地	足少阴经太溪穴	候肾之气
	人	足太阴经箕门穴或足阳明 经冲阳穴	候脾胃之气

（二）三部诊法

张仲景在《黄帝内经》人迎寸口诊法的基础上提出三部诊法，载于《伤寒杂病论》中。其诊脉部位为人迎、寸口、跌阳（或太溪）三部，其中诊人迎、跌阳（或太溪）候胃肾之气，诊寸口候十二经脉及其络属脏腑的变化（图4-2～图4-5）。一般情况用寸口脉法，寸口无脉、病情危重等特殊情况则诊人迎、跌阳、太溪，此三部诊法对于危重病情的预后判断更有价值。跌阳或太溪脉尚有一定力量时，多提示患者的胃肾之气尚存，预后尚可。

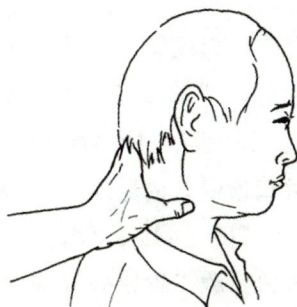

图 4 - 2 诊人迎脉

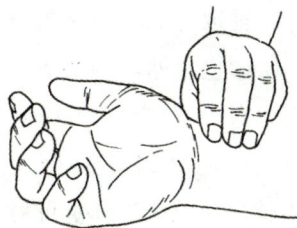

图 4 - 3 诊寸口脉

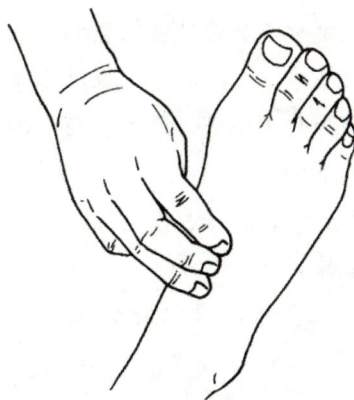

图 4 - 4 诊跌阳脉

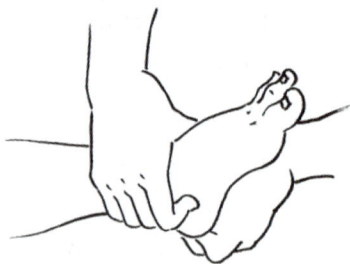

图 4－5　诊太溪脉

（三）寸口诊法

寸口又称气口或脉口，是指切按桡骨茎突内侧桡动脉的搏动，根据其脉动形象以推测人体生理、病理状态的一种诊察方法。

1.「寸口诊病」的原理　《素问·五脏别论》说："胃者，水谷之海，六腑之大源也。五味入口，藏于胃以养五脏气，气口亦太阴也。是以五脏六腑之气味，皆出于胃，变见于气口。"《难经·一难》指出："十二经皆有动脉，独取寸口，以决五脏六腑死生吉凶之法，何谓也？然：寸口者，脉之大会，手太阴之脉动也。"说明诊脉独取寸口的理论依据：一是寸口处为手太阴肺经原穴，称为"脉之大会"。肺朝百脉，气血循环流注起始于手太阴肺经。营卫气血遍布周身又终止于肺经，复会于寸口，为十二经脉的始终。全身各脏腑功能的盛衰、气血的盈亏，均可从寸口部的脉象上反映出来。二是手太阴肺经起于中焦，连于脾胃。由寸口可诊察胃气的强弱及全身气血的盛衰。另外，寸口处动脉位置表浅，诊察简便易行，故为理想的诊脉部位。

2. 寸口分部　寸口脉分为寸、关、尺三部（图 4－6）。通常以腕后高骨（桡骨茎突）为标记，其内侧部位为关，关前（腕侧）为寸，关后（肘侧）为尺。两手各

有寸、关、尺三部，共六部脉。寸、关、尺三部又可施行浮、中、沉三候。《难经·十八难》说："三部者，寸、关、尺也。九候者，浮、中、沉也。"由此可见，寸口诊法也有三部九候之说，但与遍诊法的三部九候不同。

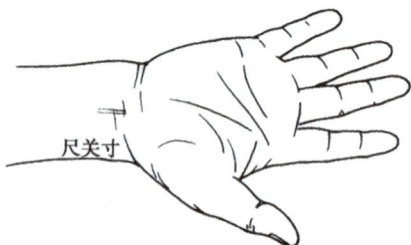

图 4－6　寸口脉寸关尺三部示意图

3. 分候脏腑　关于寸、关、尺分候脏腑，文献记载有不同说法，但对五脏及胃、胆、膀胱的分属部位，各家所说皆同，分歧主要在大、小肠和三焦。产生分歧的主要原因有两个方面：一是根据脏腑经络表里关系，肺与大肠定位于右寸，心与小肠定位于左寸。二是根据脏腑解剖位置，"尺主腹中"，故把大、小肠定位在尺部。将尺部定为三焦者，只是个别医家的意见。

现在临床上一般根据《黄帝内经》中"上竟上""下竟下"的诊断规律，即上（寸脉）以候上（身躯上部），下（尺脉）以候下（身躯下部）来划分寸口三部所分候的脏腑（表 4－2）：左寸候心，右寸候肺，包括胸以上及头部；左关候肝胆，右关候脾胃，包括膈以下至脐以上部位；两尺候肾，包括脐以下至足部。

此外，也有不分寸、关、尺，只以浮、中、沉分候脏腑的方法，如以左手浮取候心，中取候肝，沉取候肾；右手浮取候肺，中取候脾，沉取候肾（命门）。

表 4 - 2　常用寸关尺分候脏腑

寸口	左	右
寸	心与膻中	肺与胸中
关	肝胆与膈	脾与胃
尺	肾与小腹	肾与小腹

寸口诊法的脏腑相应定位，在临床实践中积累了丰富的经验。但其中还存在着不少理论和实际问题，有待进一步研究。

三、诊脉的方法和注意事项
(一) 诊脉的方法

1. 时间（五十动）　清晨（平旦）未起床、未进食是诊脉最佳的时间。脉象易受饮食、运动、情绪等各方面因素的影响而变化。清晨未起床、未进食时，机体内外环境安定，脉象可以准确地反映机体的生理病理信息，故《素问·脉要精微论》说："诊法常以平旦，阴气未动，阳气未散，饮食未进，经脉未盛，络脉调匀，气血未乱，故乃可诊有过之脉。"但在临床上这样的要求一般难以达到，特别是对门诊、急诊的患者，要及时诊察病情，而不能拘泥于"平旦"。但是诊脉时应保持诊室安静，让患者在安静的环境中得到必要的休息，尽量减少各种因素的干扰，以保证诊察到的脉象能准确地反映病情。

五十动是指医生对患者诊脉的时间一般不应少于 50 次脉搏跳动的时间。现在临床要求每次诊脉每手应不少于 1 分钟，两手以 3 分钟左右为宜，如诊察需要可适当延长。诊脉必须保证必要的时间，有利于对脉象节律的诊察，避免因时间过短而漏诊节律不齐的脉象，如促、结、代脉等。这也是对医生诊脉态度的严格要求，不得随便触按而草率从

事，正如张仲景在《伤寒论·序》中所言："动数发息，不满五十，短期未知决诊，九候曾无仿佛……夫欲视死别生，实为难矣。"

2. 体位　患者诊脉时的正确体位是正坐（图 4 - 7）或仰卧（图 4 - 8），前臂自然向前平展，与心脏置于同一水平，手腕伸直，手掌向上，手指自然放松，在腕关节下垫一软硬适中的脉枕，使寸口部充分暴露伸展，使气血畅通，便于诊察。如果手臂受压或扭转，脉气不能畅通；或手臂过高或过低，与心脏不在一个水平面都会影响气血的运行，使脉象失真。因此，《王氏医存》说："病者侧卧，则在下之臂受压，而脉不能行；若覆其手，则腕扭而脉行不利；若低其手，则血下注而脉滞；若举其手，则气上窜而脉弛；若身覆，则气压而脉困；若身动，则气扰而脉忙。故病轻者，宜正坐、直腕、仰掌；病重者，宜正卧、直腕、仰掌，乃可诊脉。"因此，诊脉时必须保证患者采取正确的体位，才能获得较为准确的脉象。

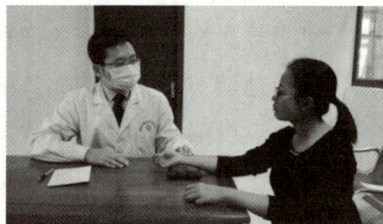

图 4 - 7　坐位诊脉

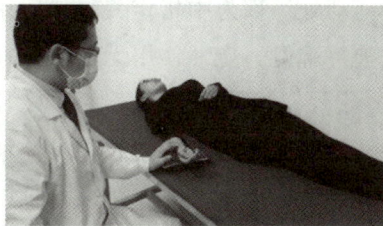

图 4 - 8　卧位诊脉

3. 平息　息指呼吸，平息是指医者在诊脉时要保持呼吸均匀，静心宁神，以自己的呼吸作为时间单位来计算患者脉搏的至数。平息的主要意义有二：一是通过调整呼吸使医生思想集中，专注于指下，以仔细辨识脉象，即所谓"持脉有道，虚静为保"。诊脉时不可进行问诊，以免医生分散精力及影响患者情绪而引起脉象变化。二是以医生的一次正常呼吸为时间单位，来计算患者的脉搏搏动次数。《素问·平人气象论》说："人一呼脉再动，一吸脉亦再动，呼吸定息脉五动，闰以太息，命曰平人。"正常人呼吸每分钟16～18次，每次呼吸脉动4次，间或5次，即一息四到五至。

4. 布指　通常医生选用左手或右手的食指、中指和无名指进行诊脉。三指指端平齐，略呈弓形（图4－9），与受诊者体表约呈45°角，以使指目紧贴于脉搏搏动处（图4－10）。指目即指头和指腹交界棱起之处，与指甲二角连线之间的部位（图4－11），形如人目，是手指触觉比较灵敏的部位，而且推移灵活，便于寻找指感最清晰的部位，并可根据需要适当地调节指力。例如，脉象细小时，手指着力点可偏于指目前；脉象粗大时，着力点可偏于指目后。指尖的感觉虽灵敏，但因有指甲，不宜垂直加压。

医生下指时，先以中指按在掌后高骨内侧脉搏搏动处，称为中指定关，然后用食指按在关前（腕侧）定寸，用无名指按在关后（肘侧）定尺。切脉时，因患者身材及前臂长短不一，手指间距离依据患者具体情况疏密适当。《诊家枢要》说："人臂长则疏下指，臂短则密下指。"小儿寸口部位很短，一般多用"一指（拇指或食指）定关法"，

而不必细分寸、关、尺三部。

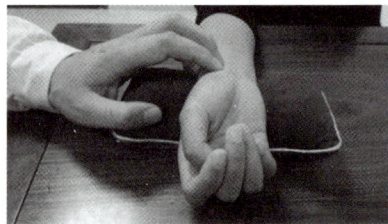

图4－9　三指略呈弓形

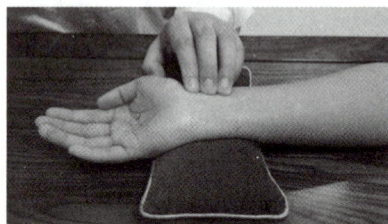

图4－10　指目诊脉

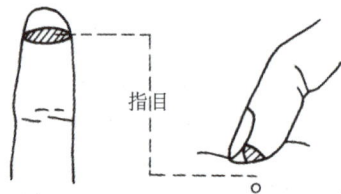

图4－11　指目部位

5. 指法　指法指医生布指之后，运用指力的轻重、推寻及布指变化以体察、辨识脉象。常用的指法有举、按、寻（图4－12）及总按、单按等。

（1）举　也称轻取、浮取，指医生的手指较轻地按在寸口脉搏跳动部位以体察脉象。

（2）按　也称重取、沉取，指医生手指用力较重，甚至按到筋骨以体察脉象。

（3）寻　即寻找的意思，指医生手指用力在轻重之间变化并左右前后推寻，以寻找脉动最明显的特征。"寻"也有指力适中、中取之意。

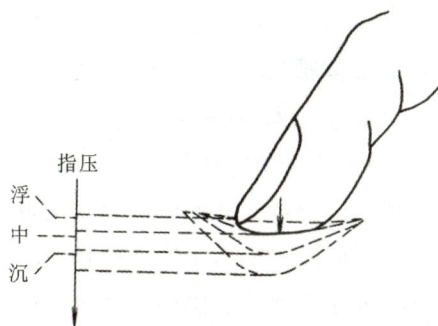

图 4 - 12 手指以浮、中、沉三个等级的压力取脉

（4）总按 即三指同时用大小相等的指力诊脉的方法（图 4 - 13），可从总体上辨别寸、关、尺三部和左右两手脉象的形态、脉位、脉力等，以诊察全身生理病理状况。

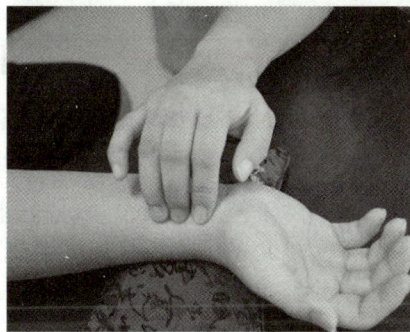

图 4 - 13 总按

（5）单按 也称单诊，是用单个手指诊察一部脉象的方法（图 4 - 14），可分别了解寸、关、尺各部脉象的特征，以诊察病变的脏腑经络。

临床时一般三指均匀用力，但亦可三指用力不一，总按和单按配合，灵活运用，以全面把握脉象信息。

（二）诊脉注意事项

脉象易受人体内外环境因素的影响，亦随患者年龄、性别、体质及精神状况的不同而变化。因此，诊脉时必须注意环境安静、静心宁神和调整姿势。

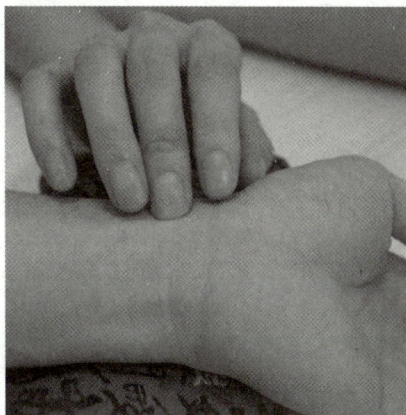

图 4 - 14 单按

1. 环境安静 进行诊脉时要注意诊室内外环境的安静，避免因环境的嘈杂对医生和患者的干扰。

2. 静心宁神 医生诊脉时应心绪平静，精力集中，全神贯注于指下，细心审查。一般不同时进行问诊，避免医生分散精力和对患者情绪的影响。住院患者，最好在清晨诊脉；门诊遇步行远路或情绪激动的就诊者，需经适当休息后方可诊脉。

3. 调整姿势 诊脉时，尽量使患者坐姿舒适，并保证手腕与心脏在同一水平上。避免手表、手镯、挎包等物品对手臂脉管的压迫。

（三）脉象要素

脉象的辨识主要依靠手指的感觉。脉象的种类很多，中医文献常从位、数、形、势四个方面加以分析归纳，其与脉搏的频率、节律，显现的部位、长度、宽度，脉管的充盈度、紧张度，血流的通畅流利度，心脏搏动的强弱等因素有关。近代通过对脉学文献的深入理解及临床研究的资料总结，将构成各种脉象的主要因素归纳为脉位、至数、脉长、脉宽、脉力、脉律、流利度、紧张度八个方面。掌握这些基本要素，对于理解各种脉象的特征及形成机理，可起到执简驭繁的作用。

1. 脉位　脉位指脉动显现部位的浅深。脉位表浅为浮脉；脉位深沉为沉脉。脉位的深浅主要是通过指力的轻重来感知。

2. 至数　至数指脉搏的频率。正常成人一息脉来四五至为平脉，一息五至以上为数脉，一息不足四至为迟脉。

3. 脉长　脉长指脉动应指的轴向范围长短。脉动范围超越寸、关、尺三部为长脉；应指不及三部，但见关部或寸部者均为短脉。

4. 脉宽　脉宽指脉动应指的径向范围大小，即指下感觉到脉道的粗细。脉道宽大的为大脉，脉道狭小的为细脉。

5. 脉力　脉力指脉搏的强弱。脉搏应指有力为实脉，应指无力为虚脉。

6. 脉律　脉律指脉动节律的均匀度，包括两个方面，一是脉动节律是否均匀，有无停歇；二是停歇的至数、时间是否规则。

7. 流利度　流利度指脉搏来势的流利通畅程度。脉来流利圆滑者为滑脉；来势艰难，不流利者为涩脉。

8. 紧张度　紧张度指脉管的紧急或弛缓程度。脉的紧张度主要体现在脉长、张力和指下搏动变化情况。脉紧张度高如弦脉、紧脉；脉弛缓者可见于缓脉。

以上是构成脉象的基本要素，也是体察脉象的基本要点。脉象的辨别，主要依据医者指下感觉。因此，医者察脉必须细心体察，只有将各种脉象要素综合起来进行分析，才能逐步掌握各种脉象的形态特征，对各种病脉正确地进行甄别和判断。

四、正常脉象

正常脉象也称为平脉、常脉（图4-15），是指正常人在生理条件下出现的脉象，既具有基本的特点，又有一定的变化规律和范围，而不是指固定不变的某种脉象。正常脉象反映机体脏腑功能协调、气血充盈、气机健旺、阴阳平衡、精神安和的生理状态，是健康的象征。

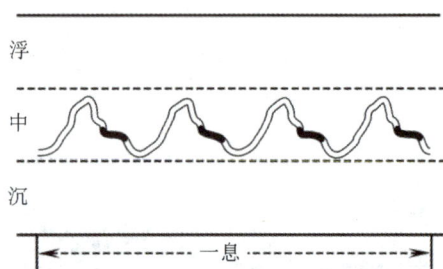

浮

中

沉

一息

图4-15　正常脉象示意图

（一）正常脉象的特点

正常脉搏的形象特征：寸、关、尺三部皆有脉，不浮不沉，不快不慢，一息四五至，相当于70~90次/分（成年人），不大不小，从容和缓，节律一致，尺部沉取有一定的力量，并随生理活动、气候、季节和环境等的不同而有相应变化。古人将正常脉象的特点概括为"有胃""有神""有根"（表4-3）。

1. 有胃　有胃指脉有"胃气"。脾胃的功能通过经络气血变见于寸口脉象之中。诊脉之胃气，可了解脾胃功能的盛衰及气血盈亏。《素问·平人气象论》云："人以水谷为本，故人绝水谷则死，脉无胃气亦死。"脉象中的"胃气"，在切脉时可以感知。现在一般认为，脉有胃气的表现是指下具有从容、徐和、流利的感觉。平人脉象不浮不沉，不疾不徐，从容和缓，节律一致，是为有胃气。即使是病脉，不论浮、沉、迟、数，但有徐和之象，便是有胃气。

人以胃气为本，脉亦以胃气为本，有胃气则生，少胃气则病，无胃气则死。正如清代程国彭《医学心悟·脉法金针》所言："凡诊脉之要，有胃气曰生，胃气少曰病，胃气尽曰不治。"因此，诊察脉象胃气的盛衰有无，对于推断疾病的轻重、预后具有重要的意义。

2. 有神 有神即脉有"神气"。诊脉神之有无，可察脏腑精气之盛衰。脉之有神的主要表现是柔和有力，脉律整齐。即使微弱之脉，微弱之中不至于散乱而完全无力的为有神；弦实之脉，仍有柔和之象，且脉律整齐者皆属脉有神气。反之，脉来散乱，时大时小，时急时徐，时断时续，或弦实过硬，或微弱欲无都是无神的脉象。

由于神以精气为物质基础，而精气产生于水谷之气，有胃即有神，故脉之"有神"与脉之"有胃"均表现为和缓有力之象，正如周学海所说："脉以胃气为有神。"

"神"是人体生命活动的整体外在表现，亦可表现在脉象上。脉象有神，常人见之，精气充盛；有病之人见之，虽病而精气未竭。因此，观察脉神推测病情，须与全身情况结合，患者形神充沛，虽见脉神不振，尚有挽回之望；若形神已失，虽脉无凶象，亦不能掉以轻心。

3. 有根 有根即脉有"根基"。脉之有根、无根主要说明肾气的盛衰。由于肾藏精，乃先天之本，元气之根，是人体脏腑组织功能活动的原动力，人身十二经脉全赖肾间动气之生发，故《难经·八难》说："然：

诸十二经脉者，皆系于生气之原。所谓生气之原者，谓十二经之根本也。谓肾间动气也，此五脏六腑之本，十二经脉之根。"有根脉主要表现为尺脉有力、沉取不绝两个方面。因为尺脉候肾，沉取候肾，尺脉沉取应指有力，就是有根的脉象。若在病中，证虽危重，但尺脉沉取尚可摸得，则为肾气未绝，尚有生机。相反，若尺脉沉取不应，则说明肾气已败，病情危笃。

表4-3 正常脉象特征分析表

脉象特点	表现	意义
有胃	从容、徐和、流利	了解胃气盛衰及气血盈亏
有神	柔和有力，节律整齐	判断脏腑功能和精气盛衰
有根	尺脉有力，沉取不绝	说明肾气盛衰

脉贵有胃、有神、有根，是从不同侧面反映脉象正常与否的必备条件，三者相互补充而不能截然分开。不论是何种脉象，只要节律整齐，有力中不失柔和，和缓中不失有力，尺部沉取应指有力，就是有胃、有神、有根的表现，说明脾胃、心、肾等脏腑功能不衰，气血精神未绝，虽病而病未深重，正气未伤，生机仍在，预后良好。

(二) 脉象的生理变异

脉象与人体内外环境的关系密切，易受内外因素的影响而产生相应的生理性变化。这些变化既体现了性别、年龄、体质、生活、职业等因素的特点，又体现了机体为适应内外环境的变化而进行的自身调节，因而可以出现各种生理变异。

1. 影响因素

(1) 季节 季节气候的变化影响着人体的生理活动，人体为适应气候而进行的生理性调节，亦可反映在脉象上。正常人可表现出与时令气候相应的四季脉象，《素问·平人气象论》以"春胃微弦""夏胃微钩""秋胃微毛""冬胃微石"来概括，与人体春生、夏长、秋收、冬藏相应。春令虽阳气初升，但寒气未尽消退，气机仍有约束之象，故脉管紧张而稍弦；夏季阳气旺盛，人应盛长之气，气盛血涌，脉来势盛而去势衰，故脉来形体较大；秋季气机开始收敛，人应之而阳气乍敛，脉势已减，轻而如毛，故脉稍浮；冬季严寒，人应闭藏之气，阳气内潜，故脉来深沉而应指。此为顺应四时之脉，属无病，反此则病。因此，《素问·玉机真脏论》曰："脉从四时，谓之可治……脉逆四时，为不可治。"

（2）昼夜　一日之中随着平旦、日中、日西、夜半的阴阳消长，脉象也有昼夜节律的变化，一般昼日脉象偏浮而有力，夜间脉象偏沉而细缓。

（3）地理　长时期生活在不同地区的人，由于受地理环境的影响，以至体质有别，因而出现的平脉亦不同。例如，南方地处低下，气候偏温，空气湿润，人体肌腠疏松，脉多细软或略数；北方地势较高，气候偏寒，空气干燥，人体肌腠紧缩，脉多沉实。

（4）性别　由于性别的不同，体质有所差异，脉象亦随之各异。一般而言，与男性脉象相比，女性脉象的脉势稍弱、脉形稍细、至数稍快。

（5）年龄　健康人的脉象，随年龄的变化而有所不同。3岁以内的小儿，一息七八至为平脉；5～6岁的小儿，一息六至为平脉；青年人的脉象较大流利且有力，可见滑脉；老年人脉管较硬，多弦脉。所以，滑、弦都可以是相应年龄组的平脉。

（6）体质　身材高大者，脉的显现部位较长；身材矮小者，脉的显现部位较短。瘦人脉多浮；胖人脉多沉；运动员脉多缓而有力。由于禀赋、体质的不同，有六脉同等沉细而无病者，称为六阴脉；有六脉同等洪大而无病者，称为六阳脉，均不属病脉。

（7）情志　恐惧、兴奋、忧虑、紧张等情绪的变化常导致脉象的变异。《素问·经脉别论》指出："人之居处、动静、勇怯，脉亦为之变乎……凡人之惊恐、恚劳、动静，皆为变也。"例如，喜则伤心而脉多缓；怒则伤肝而脉多弦；恐则伤肾而脉多沉；惊则气乱而可脉动暂时无序等。当情绪恢复平静之后，脉象亦随之恢复正常。

（8）劳逸　剧烈活动之后，脉多洪数急疾；入睡之后，脉多迟缓。长期从事体力劳动者与从事脑力劳动者比较，脉多大而有力。

（9）饮食　酒后、饭后脉稍数而有力；饥饿时脉多缓弱乏力。

2. 脉位变异　少数人脉不见于寸口，而从尺部斜向手背，称为斜飞脉；若脉出现在寸口的背侧，称为反关脉；还有出现于腕侧其他位置者，都是生理特异的脉位，即桡动脉解剖位置的变异，不属病脉。

五、诊脉内容

由疾病引发的脉象变化，称为病理脉象，简称"病脉"。一般而言，除正常生理变化范围内及个体生理变异之外的脉象，均属病脉。

（一）常见脉象

脉象是人体对脉动应指形象的感知，是

对指下感觉抽象化的认识，历代医家对常见病理脉象的分类和命名存在明显的差别。《黄帝内经》记载有浮、沉、弦、缓、钩等21种脉象，为后世脉学研究和发展奠定了基础。其后，《伤寒杂病论》中载26种脉，《脉经》总结为24种，《景岳全书》只分为16种脉象，《濒湖脉学》《三指禅》分为27种，《诊家正眼》增疾脉而为28脉，《脉理求真》综合各家论述及个人临床心得，载述脉象30种。近代临床所提及的脉象，有浮、沉、迟、数、洪、细、虚、实、滑、涩、弦、紧、促、结、代、长、短、缓、濡、弱、微、散、芤、伏、牢、革、动、疾28种。

脉象尽管种类繁多，但均离不开脉位、至数、脉长、脉力、脉宽、脉律、流利度、紧张度八个要素的变化和相兼。诊察中应对各种脉象的主要特征仔细体察，认真辨识，方可将其作为了解疾病的病位、性质、邪正盛衰，以及判断病情轻重与预后的客观依据。

1. 浮脉

【脉象特征】轻取即得，重按稍减而不空，举之有余，按之不足（图4-16）。

浮脉的脉位表浅，其脉象特征是脉的搏动在皮下较浅表的部位，即位于皮下浅层。诊脉时轻按脉位上皮肤就能摸到明显的脉搏跳动，若稍加指力按压，脉搏应指反而不明显，但仍然能够触及而不空。《濒湖脉学》云："浮脉法天，轻手可得，泛泛在上，如水漂木。"《难经·十八难》载："浮者，脉在肉上行也。"《濒湖脉学》言："浮脉唯从肉上行，如循榆荚似毛轻。"

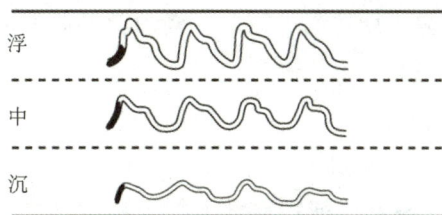

图4-16 浮脉示意图

【临床意义】多见于表证。浮而有力为表实；浮而无力是表虚。亦见于虚阳外越证。

秋天脉浮为平，瘦人肌肉瘦薄，脉亦浮，属正常。

【脉理分析】《黄帝内经》称为毛脉，在时应秋，在脏应肺。

表证见浮脉是机体驱邪向外的表现。外邪侵袭肤表，卫阳抗邪于外，人体气血趋向于肤表，脉气亦鼓动于外，故见浮脉。邪盛而正气不虚时，脉浮而有力；虚人外感或邪盛正虚时，脉多浮而无力。外感风寒，则寒主收引，血管拘急，故脉多浮紧；外感风热，热则血流迫急，故脉多浮数。

一般情况下，表证见浮脉，正气衰弱者，气血不足，抗邪无力，机体反应不强，不显浮象，临证须注意。若脉证不符，则需决选从舍，或舍脉从证，或舍证从脉，进行施治。若久病体虚，脉见浮而无力，散乱无根，可能为虚阳外越，病情危重的表现。正如《濒湖脉学》所说："久病逢之却可惊。"不可误作外感论治。

秋天是万物收成，阳气渐降而轻虚以浮的时候，人体相应起变化，脉应之而平静轻虚以浮。《素问·平人气象论》云："平肺脉来，厌厌聂聂，如落榆荚，曰肺平。"《素问·玉机真脏论》云："秋脉者，肺也……故其气来，轻虚以浮，来急去散，故曰浮。"

瘦人肌薄而见浮脉，桡动脉部位浅表而多显浮象。

相类脉

（1）散脉

【脉象特征】浮散无根，稍按则无，至数不齐（图4－17）。

散脉的脉象特征是浮取散漫，中候似无，沉候不应，漂浮无根，并常伴有脉律不齐，或脉力不匀，故散脉为浮而无根之脉。《诊家正眼》言："散脉浮乱，有表无里，中候渐空，按则绝矣。"《濒湖脉学》喻其为"散似杨花散漫飞，去来无定至难齐。"

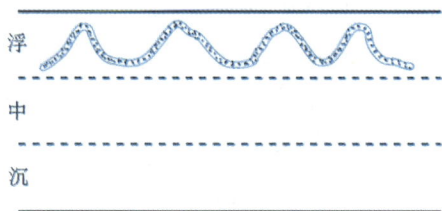

图4－17　散脉示意图

【临床意义】多见于元气离散，脏腑精气衰败，尤其是心、肾之气将绝的危重病证。

【脉理分析】由于气血衰败，精气欲竭，阴阳不敛，元气耗散，脉气不能内敛，涣散不收，故脉轻取浮散而不聚，重按则无，漫无根蒂，至数不齐，应属无根脉。因此，散脉为元气耗散，脏腑精气欲绝之危候。不管何种病证见散脉均为病危。《诊家枢要》言："（散脉）为气血耗散，脏腑气绝……主虚阳不敛，又主心气不足。"

（2）芤脉

【脉象特征】浮大中空，如按葱管（图4－18）。

芤为草名，又指草茎中空。脉象取芤为名，是类比慈葱，脉形浮而大，来势柔软，按之中央空，上下或两边实，有如按葱的感觉。说明芤脉位偏浮、形大、势软而中空。《脉经》言：（芤脉）"浮大而软，按之中央空，两边实。"《濒湖脉学》云："芤形浮大耎如葱，边实须知内已空。"此为脉道中血量减少，充盈度不足，紧张度低下的一种状态。

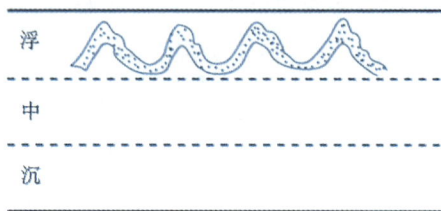

图4－18　芤脉示意图

【临床意义】常见于失血、伤阴等。

凡吐血、衄血、咯血、便血、尿血、崩中漏下等失血过多，均可出现芤脉；失精、伤津亡液、伤阴，亦可见芤脉。

【脉理分析】脉为血之府，芤脉中空，为脱血之象。血崩、呕血、外伤性大出血等突然失血过多之时，血量骤然减少，无以充脉，或因剧烈吐泻，津液大伤，血液不得充养，血去则脉空，气无所归，阳无所附而浮散在外，致脉来浮大中空，软而无力，皆可见芤脉。正如《诊家正眼》所言："芤脉中空，故主失血。"《景岳全书》说："芤脉……为孤阳脱阴之候，为失血脱血，为气无所归，为阳无所附。"

（3）革脉

【脉象特征】浮而搏指，中空外坚，如按鼓皮（图4－19）。

革为皮革之象，如鼓皮外急而内空，为阳中之阴脉。革脉的脉象特点是浮取感觉脉管搏动的范围较大，硬而搏指，重按则乏力，有豁然而空之感。外坚中空如以指按压鼓皮之状。徐春甫说："浮弦大虚，如按鼓皮，内虚外急。"

芤与革以中空相类，不同的是，芤脉中候独空，轻取重按均有，脉管柔软不硬；革脉浮取弦大，如按鼓皮之绷紧状，脉管较硬，按之中央空。

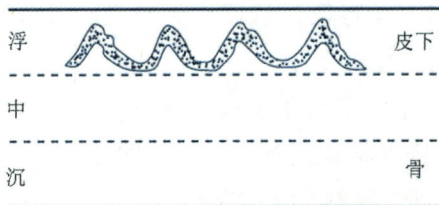

图 4－19 革脉示意图

【临床意义】多见于亡血、失精、半产、漏下等病证。

【脉理分析】脉为血之府，气血互根互存。因精血耗伤，脉道不充，正气不固，气无所恋而浮越于外，以致脉来浮大搏指，外急中空，恰似绷急的鼓皮，有刚无柔，此为太过，为无胃气的真脏脉，多属危候。《金匮要略》言：（革脉）"妇人则半产漏下，男子则亡血失精。"

2. 沉脉

【脉象特征】轻取不应，重按始得，举之不足，按之有余（图 4－20）。

沉脉与浮脉的脉位相反，沉脉位居肌肉深部，近于筋骨之处。因此，轻按不应指，中取脉动也不明显，只有重按脉动才豁然清楚。《濒湖脉学》言："如石投水，必极其底。"《脉诀汇辨》云："沉行筋骨，如水投石。"

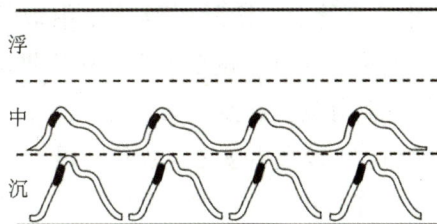

图 4－20 沉脉示意图

【临床意义】主里证。有力为里实；无力为里虚。亦可见于正常人。

冬天脉沉为平，肥人脉多沉。

【脉理分析】沉脉《黄帝内经》中称为"石脉"，在时应冬，在脏应肾。

沉脉的形成有虚实两方面因素。一为邪实内郁，正气尚盛，邪正相争于里，致气滞血阻，阳气被遏，不能鼓搏脉气于外，故脉沉而有力，可见于气滞、血瘀、食积、痰饮等病证；二为脏腑虚弱，气血不足，或阳虚气乏，升举鼓动无力，不能统运营血于外，故脉沉而无力，可见于各脏腑的虚证。《三指禅》言："有病而沉兼别脉，沉而无病世人多。"《景岳全书》言："沉虽属里，然必察其有力无力，以辨虚实。"

沉脉在时应冬，因冬季气候肃杀，万物潜藏，气候寒冷而凝滞，使机体浅络脉收缩，导致脉沉。或身体偏胖，皮肉厚实，其脉亦沉；或性格镇静沉着的人，阳气潜藏，脉亦沉；或有两手六脉皆沉细而无临床症状，称为六阴脉，均可视为平脉。

相类脉

（1）伏脉

【脉象特征】重按推筋着骨始得，甚则暂伏而不显（图 4－21）。

伏为深沉、隐伏之象。伏脉的脉象特点是脉动应指的部位比沉脉更深，隐伏于筋下，附着于骨上。诊脉时浮取、中取均不见，需用重指力直接按至骨上，然后推动筋肉才能触到脉动，甚则伏而不见。正如《脉经》所说："极重指按之，着骨乃得。"《景岳全书》亦言伏脉"附骨乃见"。

伏脉与沉脉相类，两者的脉位均在肌肉深部，仅在程度上有差别。沉脉近筋骨，重按应指即清楚；伏脉则较沉脉脉位更为深在，位于筋骨之间，重按不应指，须推筋着骨始得应指清楚。又沉脉可以分部出现，伏脉则六部全伏。

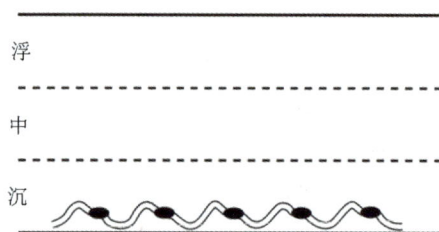

图 4 - 21　伏脉示意图

【临床意义】 主里证。常见于邪闭、厥证、痛极。

伏而有力，多主实邪内伏，气血阻滞所致病证，如呕吐、泄泻、惊骇、暴痛、热厥、寒厥，以及痰食阻滞等证可见伏脉。体内藏积肿块，病在脏，痛有定处，推之不移，多见脉伏而细。伏而无力，多为久病体虚，气血亏耗，阳气衰微所致，见于严重呕吐与泄泻、寒疝厥逆等。

【脉理分析】 伏脉多为邪气内伏，脉气不得宣通而致。邪气闭塞，气血凝结，乃致正气不能宣通，脉管潜伏而不显，但必伏而有力，多见于暴病。如实邪内伏，气血阻滞所致气闭、热闭、寒闭、痛闭、痰闭等。《景岳全书》言：(伏脉)"阴阳潜伏，阻隔闭塞之候。或火闭而伏，或寒闭而伏，或气

闭而伏。为痛极，为霍乱，为疝瘕，为闭结，为气逆，为食滞，为忿怒，为厥逆、水气。"如久病缠绵，气血虚损，阳气欲绝，不能鼓脉于外，而致脉搏沉伏着骨，必伏而无力。伏脉为正虚真气欲亡之兆，多见于卒中、昏迷、虚脱等危重之证。因此，《脉简补义》说："久伏致脱。"若两手脉涩伏，同时太溪与趺阳脉均不见者，属险证。

（2）牢脉

【脉象特征】 沉而实大弦长，坚牢不移（图 4 - 22）。

"牢"指深居于内，坚固结实。牢脉的脉象特点是脉位沉，应指范围超过寸、关、尺三部，脉势实大而弦。牢脉行于肌肉深部，轻取、中取均不应，沉取始得，但应指有力，势大形长，为沉、弦、大、实、长五种脉象的复合脉。《诊家正眼》言："牢脉沉分，大而弦实，浮中二候，了不可得。"又言："牢有二义，坚固牢实之义，又深居在内之义也。故树木以根深为牢，盖深入于下者也。监狱以禁囚为牢，深藏于内者也。"

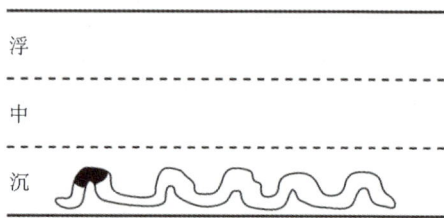

图 4 - 22　牢脉示意图

【临床意义】 多见于阴寒内盛、疝气癥积等病证。

牢脉主实证，多为顽固性难以治愈的疾病，病气牢固，病程较长。因病邪深伏在内，结聚阻滞所致病证，如疝气、喘逆、拘急及痛证等易出现牢脉。

【脉理分析】 牢脉多由病气坚实，阴寒内积，使阳气沉潜于下，固结不移所成。牢脉主实，有气血之分。癥积肿块，为实在血分；瘕聚疝气，是实在气分。若失血、阴虚等患者反见牢脉，当属危重征象。因此，《濒湖脉学》言：（牢脉）"疝癫癥瘕何愁也，失血阴虚却忌之。"

3. 迟脉

【脉象特征】 脉来迟慢，一息多三至，不足四至（相当于每分钟脉搏在 60 次以下）（图 4 - 23）。

迟是以至数而言，即脉搏跳动次数少于正常，正常是一息四至，间或五至，迟则一息多三至，少于正常人，每分钟脉搏跳动多在 40～60 次之间，来去较慢。《脉经》言："迟脉，呼吸三至，去来极迟。"

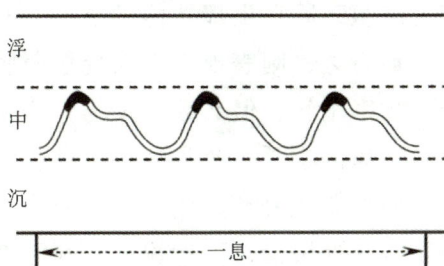

图 4 - 23 迟脉示意图

【临床意义】 多见于寒证，亦可见于邪热结聚之里实热证。

迟为寒证的主脉，迟而有力为实寒；迟而无力为虚寒。兼浮为表寒，兼沉为里寒。亦可见于黄疸、癥瘕、结胸等证。

【脉理分析】 "迟主脏寒，其病为阴。"脉的搏动缘于血流，血属阴，血的运行有赖于阳气的推动。另外，血亦有得温则行、得寒则凝的特性。寒邪侵袭人体，困遏阳气，或阳气亏损，均可导致心动迟缓，气血凝滞，脉流不畅，使脉来迟慢。若为阴寒内盛而正气不衰的实寒证，则脉来迟而有力；若心阳不振，无力鼓运气血，则脉来迟而无力；因此，《濒湖脉学》言："有力而迟为冷痛，迟而无力定虚寒。"

阳明腑实证多因邪热亢盛与肠道糟粕相搏，结为燥屎，实邪阻于肠中，腑气壅滞不通，气血运行受阻，故必迟而有力。迟脉不可一概认为是寒证，临床当脉症合参。

运动员或经过锻炼之人，在静息状态下脉来迟而和缓；正常人入睡后，脉率较慢，都属于生理性迟脉。

相类脉

缓脉

【脉象特征】 一息四至，来去缓怠（图 4 - 24）。

缓脉的脉象特点是脉率稍慢于正常脉而快于迟脉，每分钟 60～70 次。脉搏跳动从容和缓，不徐不疾。缓脉有平缓脉与病缓脉之分。脉来和缓，一息四至，往来调匀，从容不迫，是脉有胃气的表现，称为平缓脉，多见于正常人。若脉来怠缓无力，弛纵不鼓，属于病缓脉。《濒湖脉学》言："缓脉阿阿四至通，柳梢袅袅飐轻风。"

缓与迟以慢相类，二者不同的是，迟脉以至数而言，一息多三至；缓脉合以脉形脉力，稍快于迟，病理缓脉怠缓无力，一息四至。

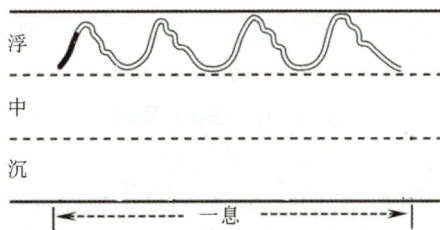

图 4 - 24 缓脉示意图

【临床意义】多见于湿病，脾胃虚弱，亦可见于正常人。

若从容和缓有神，为脾气健旺，身体健康之征。若脉来怠缓无力，属病脉，为湿阻气机或脾虚之征。如在病中见脉转和缓，是疾病向愈之兆。

缓而浮为表虚；缓而沉为寒湿。

【脉理分析】缓为脾胃本脉。和缓有神，为脾气健旺，身体健康之征，故为平人之正脉。《三指禅》载："四时之脉，和缓为宗。"脾胃为气血生化之源，脾胃虚弱，气血不足，则脉道不充，亦无力鼓动，故脉象怠缓无力，弛纵不张。若湿性黏滞，阻遏脉道，气机被困，则脉来虽缓，必见怠慢不振，脉管弛缓有似困缚之象。若有病之人，脉转和缓，是正气恢复之征，提示疾病将愈。

4. 数脉

【脉象特征】脉来急促，一息五六至（图4-25）。

数脉脉象特点是脉率较正常为快，脉搏每分钟90～120次。《濒湖脉学》说："一息六至，脉流薄疾。"因此，数脉为速率太过的脉象。

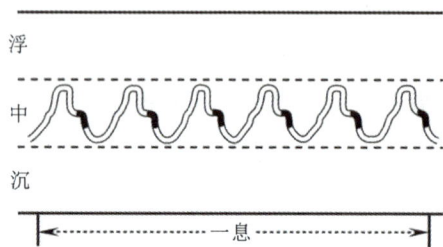

图4-25 数脉示意图

【临床意义】多见于热证，亦见于里虚证。

数为阳热之象，属热属火，主热证。有力无力辨虚实，以兼脉辨表里。数而有力为实热；数而无力为虚热。洪数脉多阳盛实热，也可见于疮痈之类；细数脉多为阴虚内热；弦数脉多为痰火实热。

【脉理分析】数脉是热证的主脉。《难经·九难》谓："数则为热。"《濒湖脉学》言："数脉为阳热可知，只将君相火来医。"实热内盛，或外感病邪热亢盛，正气不衰，邪正相争，气血受邪热鼓动而运行加速，则见数而有力，往往热势越高，脉搏越快。病久阴虚，虚热内生，也可使气血运行加快，且因阴虚不能充盈脉道，而脉体细小，故阴虚者可见脉细数无力。

数脉还可见于气血不足的虚证，尤其是心气血虚证。心主血脉，主要依赖于心气的推动。若人体气血亏虚，未满足身体各脏腑、组织、器官生理功能的需要，心气勉其力而行之，则表现为心动变快而脉动加速、脉率增快，但必数而无力。若为阳虚阴盛，逼阳上浮，或为精血亏甚，无以敛阳，而致阳气外越，亦可见数而无力之脉。正如《景岳全书》所说："凡患虚损者，脉无不数，数脉之病，唯损最多，愈虚则愈数，愈数则愈危，岂数皆热病乎？若以虚数作热数，则万无不败者矣。"总之，数脉主病较广，表里、寒热、虚实皆可见之，不可概作热论。

肺病患者，在秋天见数脉，是病情进展的现象。另有病愈后，脉仍数者。其原因可能是余热未清，致脉数而有力；或热病伤阴，致阴虚内热，脉数而无力。

数脉应注意与生理性脉搏加快相区别，如儿童、体力劳动后、进餐后、情绪激动时均可出现脉数，属正常脉象。

相类脉

疾脉

【脉象特征】脉来急疾，一息七八至（图4-26）。

疾脉的脉象特点是脉来急疾，脉率比数脉更快，相当于每分钟120次以上。《诊家枢要》云："疾，盛也。快于数而疾，呼吸之间脉七至。"《诊家正眼》言："疾为急疾，数之至极，七至八至，脉流薄疾。"

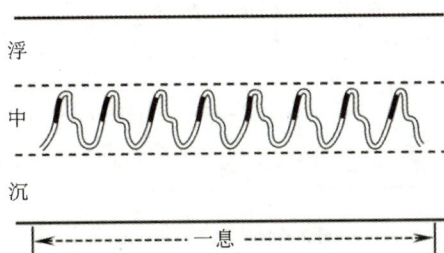

图4-26 疾脉示意图

【临床意义】多见于阳极阴竭、元气欲脱之病证。疾而有力多为邪热亢极；疾而虚弱或散乱多为虚阳外越，元气欲脱。

【脉理分析】邪热极盛或真阴垂绝，阳亢无制，鼓动气血运行加速，则脉疾而有力，可见于伤寒、温病在热极之时；真阴竭于下，虚阳外越，元气欲脱之时，则脉疾而无力或散乱无序，可见于劳瘵虚惫之人，属病危。

生理性疾脉可见于剧烈运动后。3岁以下小儿脉来一息七八至，亦为平脉，不作病脉论。孕妇临产时亦可见到疾脉。

5. 虚脉

【脉象特征】三部脉举之无力，按之空豁，应指松软（图4-27）。虚脉亦是无力脉象的总称。

虚脉的含义有二，一是无力之脉，其脉象特点是脉搏搏动力量软弱，寸、关、尺三部，浮、中、沉三候均无力，是脉管的紧张度减弱，脉中充盈度不足的状态。《脉理求真》云："虚则豁然，浮大而软，按之不振。"《诊家枢要》言：（虚脉）"散大而软，举按豁然，不能自固。"虚脉的另一个含义为无力脉象的总称，统括濡、弱、微、虚、散等多种无力脉象。

虚脉与芤脉以浮大而中空相类，但芤脉相对有力，虚脉则绝对无力；芤与弦相合便成革脉，虚脉则无法与其他有力脉相合构成另一种脉象。

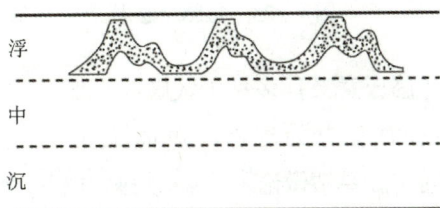

图4-27 虚脉示意图

【临床意义】见于虚证，多为气血两虚。

虚脉主虚证，常见于血虚及虚劳等疾患，亦见于伤暑等。《诊家枢要》言：（虚脉）"气血俱虚之故也，为伤暑，为虚烦多汗，为恍惚多惊，为小儿惊风。"

【脉理分析】虚为气血不足之象，气虚不足以运其血，搏动力弱，故脉来无力；气虚不敛，则脉管松弛，故按之空豁；血虚不能充盈脉管，脉道空虚，则脉来无力。迟而虚多阳气不足，数而虚多阴血亏虚，故虚脉可见于气血两虚及脏腑诸虚。

相类脉

短脉

【脉象特征】首尾俱短，常只显于关部，而在寸尺两部多不显（图4-28）。

短脉的脉象特点是脉搏搏动的范围短小，脉体不如平脉之长，脉动不满本位，多在关部应指较明显，而寸部及尺部常不能触及。《濒湖脉学》云："不及本位，应指而回，不能满部。"《诊家枢要》言：（短脉）"两头无，中间有，不及本位。"

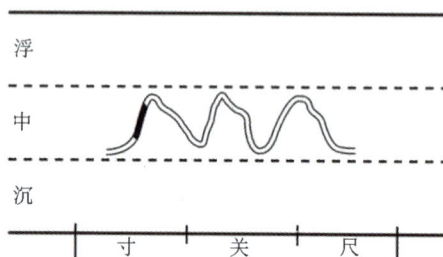

图 4－28　短脉示意图

【临床意义】多见于气虚或气郁。

短而有力为气滞，短而无力为气虚。《素问·脉要精微论》言："短则气病。"

【脉理分析】气虚不足，无力推动血行，则气血不仅难以达于四末，亦不能充盈脉道，致使寸口脉短缩且无力。《诊家枢要》言："气不足以前导其血也。"气滞血瘀或痰凝食积，致使气机阻滞，脉气不能伸展而见短脉者，必短涩而有力，故短脉不可盖作虚证论。

6. 实脉

【脉象特征】三部脉举按均充实有力，其势来去皆盛，应指幅幅（图 4－29）。实脉亦为有力脉象的总称。

实脉的含义有二，一是有力之脉，其脉象特点是脉搏搏动力量强，寸、关、尺三部，浮、中、沉三候均有力量，脉管宽大。《濒湖脉学》云："浮沉皆得，脉大而长，微弦，应指幅幅然。"实脉的另一个含义是一切有力脉象的总称，统括洪、长、实、弦、紧、牢等有力脉象。

实脉与洪脉，在脉势上相同，均充实有力。其区别在于脉形不同，洪脉浮数，状如洪水，盛大满指，来盛去衰；实脉长大坚实，寸、关、尺三候皆然，来去皆盛。实脉与紧脉在来势上亦相似，但两者脉形不同，易区别。紧脉绷急如牵绳转索，左右弹指；实则大而长，三部皆有力而坚实。

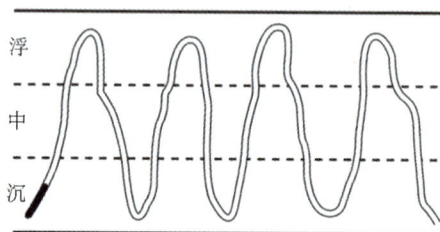

图 4－29　实脉示意图

【临床意义】见于实证，亦见于常人。

【脉理分析】实为邪气亢盛，正气不虚之象。邪正相搏，气血壅盛，脉道坚满充盈，故脉来充实有力。新病邪盛，机体抗病有力，其脉多实，为脉证相应。《诊家枢要》言：（实脉）"为三焦气满之候。为呕，为痛，为气塞，为气聚，为食积，为利，为伏阳在内。"

若久病虚证出现实脉，为脉证不符，则预后多不良，往往为孤阳外脱的先兆，但必须结合其他症状加以辨别。

实脉也见于正常人，必兼和缓之象，且无病证表现。一般两手六脉均实大而无病者，称为六阳脉，是气血旺盛的表现。

相类脉

长脉

【脉象特征】首尾端直，超过本位（图 4－30）。

长脉的脉象特点是脉搏的搏动范围显示

较长，超过寸、关、尺三部。首尾端直，直上直下，如循长竿。脉动范围向前超逾寸部至鱼际者称为溢脉，向后超逾尺部者又称履脉。《素问·平人气象论》喻之为"如揭长竿末梢"。

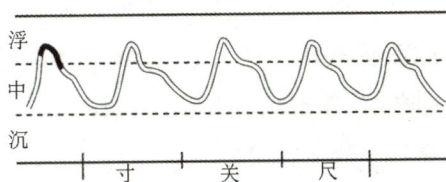

图 4-30 长脉示意图

【临床意义】常见于阳证、热证、实证，亦可见于平人。

病中出现长脉，是向愈之征。正常人见长脉，是正气旺盛之征。

【脉理分析】长脉主阳热内盛等有余之证。若热盛、痰火内蕴、阳亢，正气不衰，使气血壅盛，脉道充实，则致脉长而有力，前后超过寸尺，如循长竿之状。

正常人五脏健旺，气血充盛，百脉调和，脉气充盈有余，故搏击之势过于本位，可见到柔和之长脉，为强壮之象征。老年人两尺脉长而滑实，多长寿。《素问·脉要精微论》说："长则气治。"说明长脉亦是气血充盛，气机调畅的反映。

7. 洪脉

【脉象特征】脉体宽大而浮，充实有力，来盛去衰，状若波涛汹涌（图4-31）。

洪脉的脉象特征主要表现在脉搏显现的部位、形态和气势三个方面，脉体宽大，搏动部位浅表，指下有力。《脉经》言：（洪脉）"极大在指下。"其脉来状如波峰高大陡峻的波涛，汹涌盛满，充实有力，即所谓"来盛"，呈现出浮、大、强的特点；脉去如落下之波涛，较来时势缓力弱，即所谓"去衰"，其脉势亦较正常脉为甚。《诊家枢要》言："洪，大而实也。举按有余，来至大而去且长，腾上满指。"

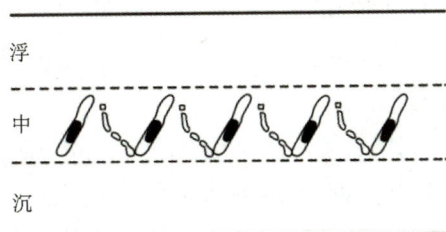

图 4-31 洪脉示意图

【临床意义】多见于阳明气分热盛，亦主邪盛正衰。

【脉理分析】洪脉，在时应夏，在脏应心。洪为阳脉，临床常见于外感热病的极期阶段，如伤寒阳明经证或温病气分证。此时由于阳气有余，内热鸱张，且正气不衰而奋起抗邪，邪正剧烈交争，致使脉道扩张，气盛血涌，故脉大而充实有力。《景岳全书》言：（洪脉）"为气血燔灼，大热之候。"《诊家正眼》言："洪为盛满，气壅火亢。"若久病气虚，或虚劳、失血、久泄等病证而出现洪脉，必浮取盛大，而沉取无力无根，或见躁疾，此为阴精耗竭，孤阳将欲外越之兆，多属危候。

此外，夏令阳气亢盛，肤表开泄，气血向外，故脉象稍现洪大，为夏令之平脉。

相类脉

大脉

【脉象特征】脉体宽大，但无脉来汹涌之势。

大脉的体形粗大，大于常脉一倍，应指满溢。其主要特点为寸、关、尺三部皆脉形宽大而从容、和缓。《诊宗三昧》中言："大脉者，应指满溢，倍于寻常。"

大脉与洪脉、实脉以大相类，但各有特点：大脉以脉形宽大为名，无来盛去衰的趋势；洪脉是洪盛而大，搏指有力，有来盛去衰的特点，多兼数脉，从脉形与脉势定名；实脉既大见长，坚实有力，主要以脉力定名。

【临床意义】多见于健康人，或为病进。脉大有力，多实证；脉大无力，多虚证。

【脉理分析】健康人见之，为体魄健壮的征象，其脉来去从容和缓，不快不慢，三部脉皆大。疾病中若脉大，则提示病情加重，故《素问·脉要精微论》说："大则病进。"脉大而数实者为邪实，如《伤寒论》云："伤寒三日，阳明脉大。"若脉大而无力者为正虚，《金匮要略》云："男子平人，脉大为劳。"

8. 细脉

【脉象特征】脉细如线，但应指明显（图4-32）。

细脉的脉象特点是脉道狭小，往来如线，但按之不绝，应指明显。《濒湖脉学》言：（细脉）"细来累累细如丝，应指沉沉无绝期。"

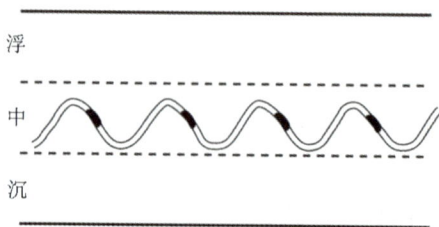

图4-32 细脉示意图

细脉与大脉相反，大脉应指满大，倍于常脉；细脉则应指如线，小于常脉。

【临床意义】多见于虚证、湿证。

细脉主气、血、阴之不足，诸虚劳损，又主湿证。临床多见于阴虚证、血虚证，如吐血、衄血、呕吐、腹泻者，还可见于秋冬季及年老、体弱者。

【脉理分析】《诊家正眼》言："细主气衰，诸虚劳损。"气虚则无力鼓动血行，阴血亏虚不能充盈脉道，故脉来细小如线且无力。《诊家枢要》说："来往微细如线，盖血冷气虚，不足以充故也。"湿性重浊黏滞，脉道受湿邪困遏，气血运行不利而致脉体细小而缓。若温热病神昏谵语见细数脉，则为热邪深入营血或邪陷心包之征象。

相类脉

（1）濡脉

【脉象特征】浮细无力而软（图4-33）。

濡脉的脉象特点是位浮、形细、势软。其脉管搏动的部位在浅表，形细势软而无力，如絮浮水，轻取即得，重按不显。《脉经》称之为软脉，言其体象"极软而浮细"。《诊家枢要》言：（濡脉）"虚软无力，应手散细，如棉絮之浮水中，轻手乍来，重手即去。"

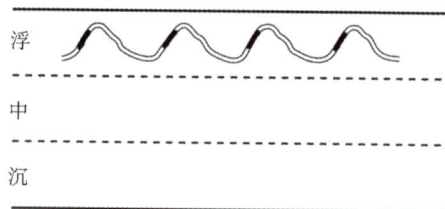

图4-33 濡脉示意图

濡脉与虚脉、芤脉、散脉四脉，以脉位浅表，脉来无力而相似。不同的是濡则浮细无力，重按若无；虚则浮大无力，重按空虚；散为浮散无根，稍按即无；芤则浮大中空边实，按久渐出。

【临床意义】多见于虚证或湿证。

濡属阴脉，主诸虚劳损，见于亡血阴虚，如崩中、漏下、产后、失血等；或见于劳损精血不足，如骨蒸盗汗、自汗、久病伤精、泄泻等；或见于湿邪外袭。其中以脾病多见。

【脉理分析】多见于崩中漏下、失精、泄泻、自汗喘息等所致的精血、阳气亏虚之证。脉道因气虚而不敛，无力推运血行，形成松弛软弱之势；精血虚而不荣于脉，脉道不充，则脉形细小应指乏力。《诊家枢要》言：（濡脉）"为气血两虚之候。为少气，为无血，为疲损，为自汗，为下冷，为痹。"若湿困脾胃，郁遏阳气，阻压脉道，也可以出现濡脉。因此，《脉如》云："濡为中湿。"

（2）弱脉

【脉象特征】沉细无力而软（图4-34）。

弱脉的脉象特点是位沉、形细、势软。由于脉管细小不充盈，其搏动部位在皮肉之下靠近筋骨处，指下感到细而无力。《脉经》云："极软而沉细，按之欲绝指下。"《濒湖脉学》言："弱来无力按之柔，柔细而沉不见浮。"

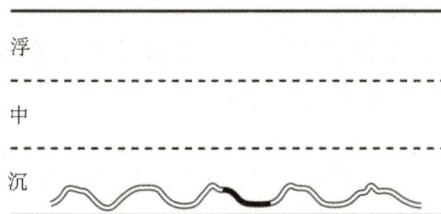

图4-34 弱脉示意图

【临床意义】多见于阳气虚衰、气血两虚。

若见于阴虚阳衰精血弱，多有久咳、失血、虚劳；若见于脾胃虚寒，多有腹胀、纳少与便溏、体倦乏力。此外，久病体虚者，以及产妇和老人，亦可见弱脉。

【脉理分析】弱脉是气血亏虚，阳气耗损所致。脉为血之府，阴血亏少，不能充其脉道，故脉形细小；阳气衰少，无力推动血液运行，脉气不能外鼓，则脉深沉而软弱无力。久病正虚，见脉弱为顺；新病邪实，见脉弱为逆。《脉经》言："弱为虚、为悸。"《诊家枢要》言：（弱脉）"由精气不足，故脉息萎弱而不振也。为元气亏耗，为萎弱不前，为痼冷，为关热，为泄精，为虚汗。"

（3）微脉

【脉象特征】极细极软，按之欲绝，若有若无（图4-35）。

微脉的脉象特点是脉形极细小，脉势极软弱，以致轻取不见，重按不明显，似有似无。《诊家枢要》言："微，不显也。依稀轻细，若有若无。"《脉理求真》云："微则似有若无，欲绝不绝，指下按之，稍有模糊之象。"

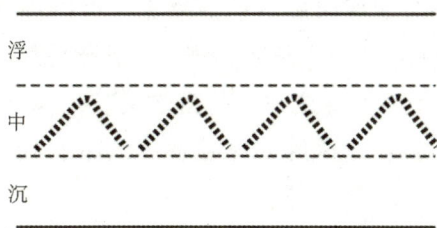

图4-35 微脉示意图

细脉、濡脉、弱脉、微脉以形细相类，不同的是细脉细直如线，应指明显，脉位居中，举按皆然；微脉极细而软，若有若无，按之欲绝；濡脉浮细而软，轻取即得；弱脉沉而细软，重按始得。

【临床意义】多见于气血大虚，阳气衰微。

微脉多见于因大汗、失血、呕吐、泄泻、厥逆、拘急而引发的亡阳重症。在气血亏虚已极、阳气欲脱等危重症中，均可出现微脉。

【脉理分析】营血大虚，脉道失充，阳气衰微，鼓动无力，故见微脉，按之欲绝，似有似无。若久病脉微，是正气将绝，气血衰微之兆；新病脉微，则是阳气暴脱之征，临床上多见于心肾阳衰及暴脱的患者，或久病元气大虚者。正如《景岳全书》所说："微脉……乃血气俱虚之候……而尤为元阳亏损，最是阴寒之候。"《诊家正眼》言："微脉模糊，气血大衰。"

急病脉微，治疗及时，回复较快；慢病、久病脉微，恢复较难。

9. 滑脉

【脉象特征】往来流利，应指圆滑，如盘走珠（图4-36）。

滑脉的脉象特点是脉搏形态应指圆滑如珠，其搏动极其流利，往来之间有一种由尺部向寸部回旋滚动的感觉，可以理解为流利脉。《诊家正眼》云："滑脉替替，往来流利，盘珠之形，荷露之义。"《濒湖脉学》言："滑脉如珠替替然，往来流利却还前。"

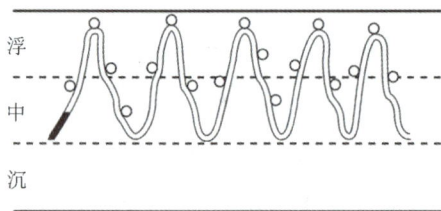

图4-36　滑脉示意图

【临床意义】多见于痰湿、食积和实热证，亦主妊娠。

浮滑多风痰；沉滑多痰饮喘咳，或食积；滑数多湿热，痰火伤食亦可见之。

【脉理分析】滑脉为气血涌盛之候，实热、痰湿、食积和痰饮喘咳等证，常见滑脉。《素问·脉要精微论》说："滑者，阴气有余也。"痰湿留聚，食积饮停，皆为阴邪内盛，实邪壅盛于内，气实血涌，故脉见圆滑流利而无滞碍。火热之邪波及血分，血行加速，则脉来亦滑，但必兼数。正如《脉简补义》所说："夫滑者，阳气之盛也，其为病本多主热而有余。"《诊家枢要》言：（滑脉）"为血实气壅之候，盖血不胜于气也。为呕吐，为痰逆，为宿食；滑而断绝不匀者，为经闭。"

若其人平素健康，脉来滑利而和缓，这是荣卫气血充盛，身体健康的征兆，属平脉，多见于青壮年人。育龄妇人经停而见脉滑，应考虑为妊娠，若过于滑大则为有病。

相类脉

动脉

【脉象特征】脉形如豆，滑数有力，厥厥动摇，关部尤显（图4-37）。

动脉的脉象特点是同时见有短、滑、数三种脉象的特点，其脉搏搏动部位在关部明显，应指如豆粒动摇。《脉经》说："动脉，见于关上，无头尾，大如豆，厥厥然动摇。"

动与短相类，但动脉应指圆滑如豆，厥厥动摇，急数有力；短脉虽短，但不圆不滑不数。

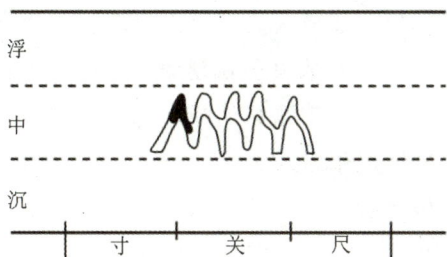

图 4-37 动脉示意图

【临床意义】常见于惊恐、疼痛。

动为阴阳相搏之候，妊娠、惊恐、疼痛、发热、自汗等皆可见到动脉。

【脉理分析】动脉是因阴阳相搏，升降失和，使其气血冲动，而脉道随其气血冲动搏动而成。痛则气结，阴阳不和，气血阻滞；惊则气乱，气血运行乖违，脉行躁动不安，则出现滑数而短的动脉。《脉经》言："动为痛、为惊。"《濒湖脉学》有"动脉专司痛与惊"之论。

10. 涩脉

【脉象特征】形细而行迟，往来艰涩不畅，脉势不匀（图 4-38）。

涩脉的脉象特点是脉形较细，其搏动往来迟滞艰涩，极不流利，脉律与脉力不匀，呈三五不调之状。《濒湖脉学》比喻为："如雨沾沙容易散，病蚕食叶慢而艰。"滑伯仁喻为"如轻刀刮竹"，可理解为不流利脉。

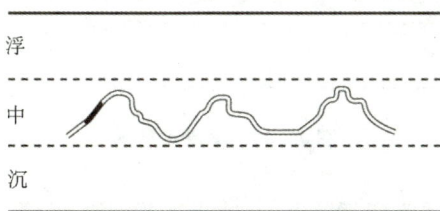

图 4-38 涩脉示意图

滑与涩相反，滑脉为气血充盛，血流通畅之候，脉来应指流利圆滑；涩则气血衰少，推动无力，血行艰涩，脉来应指涩滞，迟细而短。

【临床意义】多见于气滞、血瘀、痰食内停和精伤、血少。

涩脉主病，以有力无力辨虚实。脉涩而有力，多为邪气阻滞脉道，气血运行不畅，见于心痛、痰食积滞，亦可见于癥瘕积聚。脉涩而无力，多为津血亏少不能充其脉，见于精亏、伤津、亡血等证。

【脉理分析】气滞、血瘀、痰浊、宿食等邪气内停，阻滞脉道，气机不畅，血行壅滞，以致脉气往来艰涩，此系实邪内盛，正气未衰，故脉涩而有力。精血亏少，津液耗伤，不能充养脉道，久而脉失濡润，气血运行不畅，以致脉气往来艰涩而无力。总之，脉涩而有力者，为实证；脉涩而无力者，为虚证。正如《诊家正眼》中言："涩为血少，亦主精伤。"

11. 弦脉

【脉象特征】端直以长，如按琴弦（图 4-39）。

弦脉的脉象特点是脉形端直而形长，脉势较强，脉道较硬，切脉时有挺然指下、直起直落的感觉，故形容为"从中直过""挺然于指下"。其弦硬程度随病情轻重而不同，轻则如按琴弦，重则如按弓弦，甚至如循刀刃。《脉经》言：（弦脉）"按之如弓弦状。"

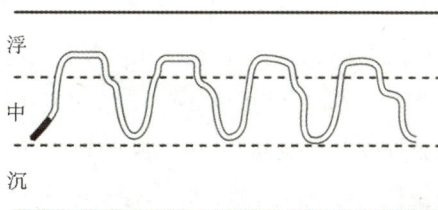

图 4-39 弦脉示意图

弦脉与濡脉相反，弦脉以端直以长，如琴弦状，硬而有力，挺然于指下为特征；濡脉以位浮、形细而柔软无力，重按始得为特征。

【临床意义】多见于肝胆病、疼痛、痰饮等，或胃气衰败。

弦为肝脉，肝气郁结、肝胆气逆、肝风内动、肝火上炎等均可出现弦脉，亦主痰饮、食滞、疟疾、癥瘕积聚、疼痛、寒疝等。弦脉应春，健康人在春季脉亦稍弦，但不失柔和之状，为常脉。弦脉亦见于老年健康者。

【脉理分析】弦脉在脏应肝，是脉气紧张的表现。

肝失疏泄，气机郁结致使经脉拘束而失柔和之象，而见脉弦。所以，称弦脉"在脏应肝"，多主肝胆病变。若疟邪侵入，伏于半表半里，少阳枢机不利，亦可见弦脉。《金匮要略》谓："疟脉自弦。"寒热诸邪、疼痛、痰饮等，均可使肝失条达，气机阻滞，阴阳不和，脉气因而紧张，故脉可强硬而弦，并随邪气性质不同而或为弦紧，或为弦数，或为弦滑等。临床上，弦数多为肝经有热；浮弦多为支饮；沉弦多为悬饮疼痛；弦大无力多虚证；弦细多为肝阴肝血不足；弦脉兼滑多为痰饮。《诊家正眼》言："弦为肝风，主痛主疟，主痰主饮。"

虚劳内伤，中气不足，肝木乘脾土；或肝病及肾，阴虚阳亢，也可见弦脉，但应为弦缓或弦细。如脉弦劲如循刀刃，为生气已败，病多难治。《脉诀刊误》说："弦而耎，其病轻；弦而硬，其病重。"是以脉中胃气的多少来衡量病情轻重的经验，临床有一定意义。

弦脉在时应春，春季平人脉象多稍弦，是由于初春阳气主浮而天气犹寒，脉道稍带

敛束，故脉如琴弦之端直而挺然，此为春季平脉。老年人脉象多弦硬而失柔和，为精血衰减，脉道失其濡养而弹性降低的征象，属于生理性退化表现。

相类脉

紧脉

【脉象特征】脉来绷急弹指，状如牵绳转索（图4-40）。

紧脉的脉象特点是脉势紧张有力，力坚搏指，脉管的紧张度、力度均比弦脉高，其指感比弦脉更加有力，且有旋转绞动或左右弹指的感觉。《诊家正眼》云："紧脉有力，左右弹人，如绞转索，如切紧绳。"《景岳全书》言："紧脉，急疾有力，坚搏抗指，有转索之状。"

弦脉与紧脉均兼长脉，均与长脉相类。弦脉端直以长，如按琴弦，有劲有弹力，脉形较窄；紧脉绷急如按绳状，且有旋转绞动或左右弹手，脉势有力；长脉形长过于本位，如循长竿末梢，软而有弹性，脉形稍宽于弦脉。实脉与紧脉在脉势上亦相似，但两者脉形不同，易区别。紧脉绷急如牵绳转索，左右弹指；实脉则大而长，三部皆有力而坚实。

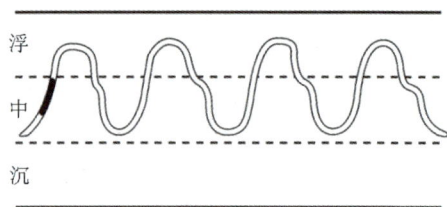

图4-40　紧脉示意图

【临床意义】多见于实寒证、疼痛、食积等。

紧脉主寒证，亦主诸痛、喘咳、惊风、感冒、咽痛、下利、宿食、寒痰、疝瘕等病。

浮紧为寒邪在表；沉紧为寒邪在里；弦紧多疝瘕腹痛。

【脉理分析】 寒为阴邪，主收引凝滞，寒邪侵袭机体，则脉管收缩紧束而拘急。正气未衰，正邪相争剧烈，气血向外冲击有力，则脉来绷急而搏指，状如切绳，故主实寒证。寒邪在表，脉见浮紧；寒邪在里，脉见沉紧。《景岳全书》云："紧脉为阴多阳少，乃阴邪激搏之候。"紧为收引之象，除寒证外，痛证、食积、拘急、痉挛等，均可使经脉收引而出现紧脉。《脉诀汇辨》言："紧为收敛之象，犹天地之有秋冬，故主寒邪，阳困阴凝，故主诸痛。"

12. 结脉

【脉象特征】 脉来缓慢，时有中止，止无定数（图4-41）。

结脉的脉象特点是脉来迟缓，脉律不齐，有不规则的歇止。《脉经》曰："结脉，往来缓，时一止复来。"《诊家正眼》称结脉是"迟滞中时见一止"。

结脉与迟脉，以脉来迟慢而相类，但结脉是在迟慢中有歇止，迟脉则只是脉来迟慢，一息多三至，没有歇止。

结脉与涩脉以脉来迟缓而相类。结脉迟缓，脉来时而中止，止无定数，属不整齐脉；涩脉迟而细短，似有节律不均。

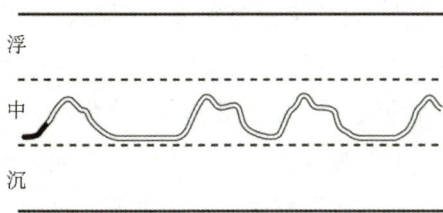

图4-41 结脉示意图

【临床意义】 多见于阴盛气结、寒痰血瘀，亦可见于气血虚衰。

结脉主病，有力无力辨虚实。结而有力，主实证，见于气血凝滞、痰结、食积、癥积、疝痛、情志郁结等证。结而无力，主虚证，见于心气、心阳虚衰。

结而浮多为寒邪滞经；结而沉或涩多为瘀积；结而滑多为痰邪积滞；结而弦多为七情郁结。

正常人有因情绪激动、过劳、酗酒、饮用浓茶等而偶见结脉者，不属病脉。

【脉理分析】 阴寒偏盛则脉气凝滞，故脉率缓慢；气结、痰凝、血瘀等积滞不散，心阳被抑，脉气阻滞而失于宣畅，故脉来缓慢而时有一止，且为结而有力。《诊家枢要》言：（结脉）"为癥结，为七情所郁。"《诊家正眼》言："结属阴寒，亦因凝积。"若久病气血衰弱，尤其是心气、心阳虚衰，鼓动无力，气血运行不畅，脉气不续，故脉来缓慢而时有一止，且为结而无力。

相类脉

（1）代脉

【脉象特征】 脉来缓弱，时一止，止有定数，良久方还（图4-42）。

代脉的脉象特点是脉律不齐，表现为有规则的歇止，歇止的时间较长，脉势较弱。《脉经》云："代脉，来数中止，不能自还，因而复动。"《诊家正眼》亦载："代为禅代，止有常数，不能自还，良久复动。"

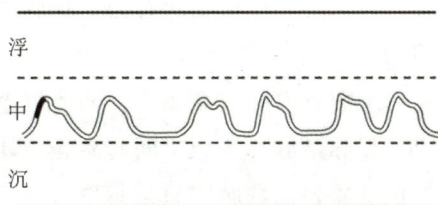

图4-42 代脉示意图

【临床意义】 见于脏气衰微、疼痛、惊恐、跌仆损伤等。

代而无力为脏气衰微；代而有力多为邪气阻滞。

【脉理分析】 脏气衰微，元气不足，鼓动乏力，以致脉气不相接续，故脉来时有歇止，良久复还，脉虚无力。《伤寒溯源集》云："代，替代也，气血虚惫，真气衰微，力不支给。"《素问·脉要精微论》言："代则气衰。"《诊家正眼》指出："代主脏衰，危恶之候。"常见于心脏器质性病变。若疼痛、惊恐、跌打损伤等见代脉，是因暂时性的气结、血瘀、痰凝等阻抑脉道，血行涩滞，脉气不能衔接，而致脉代而应指有力。代脉主病，脏气衰微多见，亦可见于剧痛证、惊恐、跌仆等。

（2）促脉

【脉象特征】 脉来数而时有一止，止无定数。

促脉的脉象特点是脉来急促，节律不齐，有不规则的歇止，即止无定数（图4-43）。正如《脉经》所云："促脉，来去数，时一止复来。"

促脉与结脉、代脉相类，脉跳中间均有歇止。促脉与结脉两者均有不规则的歇止，促脉脉率快而有歇止，结脉脉率缓而有歇止，区别在脉率的快慢；代脉是有规律的歇止，多二动或三动一止，且歇止的时间稍长。结、促脉跳动应指相对有力，代脉多缓弱而少力。

促脉与数脉以脉数而相类，两者以歇止作区别。促脉是脉动急数中间有歇止，属脉律不整的脉象；而数脉则只是脉率快，一息五六至，但节律整齐。

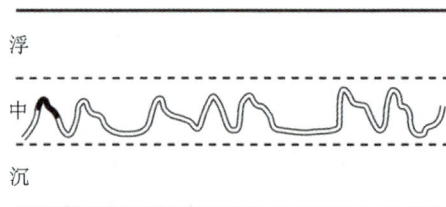

图4-43　促脉示意图

【临床意义】 多见于阳盛实热、气血痰食停滞；亦见于脏气衰败。

促而有力多为阳盛实热；促而滑多为痰饮食积，促而细微多为脏气衰败。

促而有力，主阳盛，为实热阻遏脉气所致，见胸满、气逆、瘀血发狂、肿痛实热等证。促而无力，主心悸、喘咳等。促脉止数渐少，为病情向愈之征；止数渐增，是病情加剧的表现。若是暴病中偶然出现促脉，多可自愈；若重病、久病见之，则为不利。

正常人中也有因情绪激动、过劳、酗酒、饮用浓茶等而偶见促脉者，不属病脉。

【脉理分析】 脉数主热，歇止主心气损伤或邪实阻滞。阳邪亢盛，热迫血行，心气亢奋，故脉来急数；热灼阴津则津血衰少，心气受损，脉气不相接续，故脉有歇止；气滞、血瘀、痰饮、食积等有形实邪阻滞，脉气接续不及，亦可时见歇止。两者均为邪气内扰，脏气乖违，脉不接续所致，故其脉来促而有力。《诊家枢要》言：（促脉）"阳独盛而阴不能相和也。或怒气逆上，亦令脉促。促为气痛，为狂闷，为瘀血发狂。又为气，为血，为饮，为食，为痰。盖先以气热脉数，而五者或有一留滞乎其间，则因之而为促。"

若因真元衰惫，心气亏损，虚阳浮动，亦可致脉气不相顺接而见促脉，但必促而无力。《诊家正眼》指出："若真元衰惫，则阳弛阴涸，失其揆度之常，因而歇止者，其症为重。"

（二）相似脉的鉴别

在28种常见病脉中，有些脉象很相似，容易混淆不清，正如王叔和在《脉经·序》中所云："脉理精微，其体难辨……在心易了，指下难明。"因此，必须注意相似脉的鉴别。对此，历代医家积累了丰富的经验，如李时珍在《濒湖脉学》中编有言简意赅的"相类诗"加以鉴别；徐灵胎更具体地说明脉象的鉴别可用近似脉象相比的比类法，与用相反脉象对比的对举法。

1. 比类法 比类法可从两个方面着手：一是归类，或称分纲，即将相似的脉象归为一类；二是辨异，即分析相似脉象的区别。

（1）归类 因脉象繁多，且有很多脉象彼此相似，不易掌握和记忆，将28种脉进行归类、分纲，就能提纲挈领、执简驭繁。

以往对脉象的分类标准并不一致。东汉张仲景把脉象分成阴阳两大类：浮、数、大、动、滑诸脉为阳脉，沉、涩、弱、弦、微诸脉为阴脉；宋代崔嘉彦以浮、沉、迟、数四脉为纲，将24脉隶属其下；元代滑伯仁主张以浮、沉、迟、数、滑、涩六脉统辖各脉；清代陈修园则主张以浮、沉、迟、数、细、大、短、长八脉为纲，以统各脉。

各种病脉均是在邪正斗争中形成的，辨证以表里、寒热、虚实为纲，脉象则有浮、沉、迟、数、虚、实之相应。因此，现按浮、沉、迟、数、虚、实六个纲脉加以归类比较。临床常见病脉的脉象和主病归类见表4-4。

表4-4　常见病脉归类

脉纲	共同特点	相 类 脉		
		脉名	脉象	主病
浮脉类	轻取即得	浮	举之有余，按之不足	表证，亦见于虚阳浮越证
		洪	脉体阔大，充实有力，来盛去衰	热盛
		濡	浮细无力而软	虚证，湿困
		散	浮取散漫而无根，伴至数或脉力不匀	元气离散，脏气将绝
		芤	浮大中空，如按葱管	失血，伤阴之际
		革	浮而搏指，中空边坚	亡血，失精，半产，崩漏
沉脉类	重按始得	沉	轻取不应，重按始得	里证
		伏	重按推至筋骨始得	邪闭，厥病，痛极
		弱	沉细无力而软	阳气虚衰，气血俱虚
		牢	沉按实大弦长	阴寒内积，疝气，癥积
迟脉类	一息不足四至	迟	一息不足四至	寒证，亦见于邪热积聚
		缓	一息四至，脉来怠缓	湿病，脾胃虚弱，亦见于平人
		涩	往来艰涩，迟滞不畅	精伤，血少，气滞，血瘀，痰食内停
		结	迟而时一止，止无定数	阴盛气结，寒痰瘀血，气血虚衰

续　表

| 脉纲 | 共同特点 | 相　类　脉 | | |
		脉名	脉象	主病
数脉类	一息五至以上	数	一息五至以上，不足七至	热证，亦主里虚证
		疾	脉来急疾，一息七八至	阳极阴竭，元气欲脱
		促	数而时一止，止无定数	阳热亢盛，瘀滞、痰食停积，脏气衰败
		动	脉短如豆，滑数有力	疼痛，惊恐
虚脉类	应指无力	虚	举按无力，应指松软	气血两虚
		细	脉细如线，应指明显	气血俱虚，湿证
		微	脉细极软，似有似无	气血大虚，阳气暴脱
		代	迟而中止，止有定数	脏气衰微，疼痛、惊恐、跌仆损伤
		短	首尾俱短，不及本部	有力主气郁，无力主气损
实脉类	应指有力	实	举按充实有力	实证，平人
		滑	往来流利，应指圆滑	痰湿，食积，实热，青壮年，孕妇
		弦	端直以长，如按琴弦	肝胆病，疼痛，痰饮等，老年健康者
		紧	绷急弹指，状如转索	实寒证，疼痛，宿食
		长	首尾端直，超过本位	阳气有余，阳证，热证，实证，平人
		大	脉体宽大，无汹涌之势	平人，病进

（2）辨异　在了解同类脉象相似特征的基础上，再将不同之处进行比较而予以区别，这就是脉象的辨异。这样有比较有鉴别，更易于掌握，也便于诊察。

①浮脉与濡脉、芤脉、革脉、散脉：5种脉象的脉位均表浅，轻取皆可得。

不同的是浮脉举之有余，重按稍减而不空，脉形不大不小；芤脉浮大无力，中间独空，如按葱管；濡脉浮细无力而软，重按若无；革脉是浮取弦大搏指，外急中空，如按鼓皮；散脉是浮而无根，至数不齐，脉力不匀。

②沉脉与伏脉、牢脉、弱脉：4种脉象的脉位均在皮下深层，故轻取不应。不同的是沉脉重按乃得；伏脉较沉脉部位更深，须推筋着骨始得其形，甚则暂时伏而不见；牢脉沉取实大弦长，坚牢不移；弱脉是沉而细

软，搏动无力，按之乃得。

③迟脉与缓脉、结脉：三者脉率均小于五至。但迟脉一息不足四至；缓脉虽然一息四至，但脉来怠缓无力；结脉不仅脉率不及四至，而且有不规则的歇止。

④数脉与疾脉、滑脉、促脉：数脉、疾脉与促脉的共同点是脉率均快于正常脉象。不同的是数脉一息五至以上，不足七至；疾脉一息七八至；促脉不仅脉率每息在五至以上，且有不规则的歇止。滑脉仅指脉形、脉势上往来流利，应指圆滑，不受脉率限定，可似数但并不数。

⑤细脉与微脉、弱脉、濡脉：4种脉象都是脉形细小且脉势软弱无力。细脉形小如线而应指明显；微脉极软极细，按之欲绝，若有若无，起落模糊；弱脉沉而细软，搏动无力；濡脉浮细而无力，即脉位与弱脉相

反，轻取即得，重按反不明显。

⑥弦脉与紧脉、长脉：弦脉与紧脉，二者均为脉气紧张，但弦脉如按琴弦之上，无绷急之势；紧脉端直绷急，弹指如牵绳转索，紧脉比弦脉更有力，更紧急。弦脉与长脉相似，长脉首尾俱端，过于本位，如循长竿，但长而不急；弦脉端直以长，但脉气紧张，指下如按琴弦。

⑦实脉与洪脉：二者在脉势上都是充实有力。但实脉应指有力，举按皆然，来去俱盛；洪脉浮而有力，状若波涛汹涌，盛大满指，来盛去衰。

⑧短脉与动脉：二者在脉搏搏动范围上都较小，仅关部明显。但短脉常兼迟涩；动脉其形如豆，常兼滑数有力之象。

⑨结脉与代脉、促脉：三者均属有歇止的脉象。但促脉为脉数而中止，结脉为脉缓而中止，二者歇止均不规则；代脉是脉来一止，其歇止有规则，且歇止时间较长。

2. 对举法 对举法是将两种相反的脉象对比而加以鉴别的方法。除六纲脉包含对举以外，其他见表4-5。

（1）浮脉与沉脉 为脉位浅深相反的两种脉象。浮脉脉位浅表，轻取即得，重按反弱，"如水漂木"；沉脉脉位深沉，轻取不应，重按始得，"如石投水"。

（2）迟脉和数脉 为脉率慢快相反的两种脉象。迟脉脉率比平脉慢，一息不足四至；数脉脉率比平脉快，一息五至以上不足七至。

（3）虚脉与实脉 为脉搏气势相反的两种脉象。虚脉三部脉举按均无力；实脉三部脉举按皆有力。

（4）滑脉与涩脉 为脉搏流利度相反的两种脉象。滑脉往来流利，应指圆滑，"如盘走珠"；涩脉往来艰涩，滞涩不畅，"如轻刀刮竹"。

（5）洪脉与细脉 为脉体大小和气势强弱相反的两种脉象。洪脉的脉体宽大，充实有力，来势盛而去势衰；细脉脉体细小如线，其势软弱无力，但应指明显。

（6）长脉与短脉 为脉位长短相反的两种脉象。长脉的脉象为脉管搏动的范围超过寸、关、尺三部；短脉的脉象为脉管的搏动短小，仅在关部明显，而在寸、尺两部不明显。

（7）紧脉与缓脉 为脉搏气势相反的两种脉象。紧脉脉势紧张有力，如按切绞绳转索，脉管的紧张度较高；缓脉脉势怠缓，脉管的紧张度较低，且脉来一息仅四至。

（8）散脉与牢脉 为脉位与气势相反的两种脉象。散脉脉位浅表，浮取应指，脉势软弱，散而零乱，至数不清，中取、沉取不应；牢脉脉位深沉，脉势充实有力，大而弦长，坚牢不移。

表4-5 对举法脉象鉴别

脉象	对比	脉象不同
浮脉与沉脉	脉位浅深相反	浮脉——脉位浅，轻取即得，重按反减
		沉脉——脉位深，轻取不应，重按始得
迟脉与数脉	脉率快慢相反	迟脉——比平脉慢，一息三四至
		数脉——比平脉快，一息五六至

脉象	对比	脉象不同
虚脉与实脉	脉搏气势相反	虚脉——三部举按皆无力
		实脉——三部举按皆有力
滑脉与涩脉	脉搏流利度相反	滑脉——往来流利，应指圆滑，如盘走珠
		涩脉——往来艰涩，滞涩不畅，如轻刀刮竹
洪脉与细脉	脉体和脉势相反	洪脉——脉体宽大，充实有力，来盛去衰
		细脉——脉体细小如线，其势软弱无力，应指明显
紧脉与缓脉	脉的紧张度相反	紧脉——紧张有力，如按转绳
		缓脉——怠缓无力，一息四至
长脉与短脉	脉体长短相反	长脉——脉动应指范围超过寸、关、尺三部
		短脉——脉动应指范围不及寸、关、尺三部
散脉与牢脉	脉位与脉势相反	散脉——脉位浅，浮散无根，稍按则无，至数不清
		牢脉——脉位深，充实有力，大而弦长，坚牢不移

（三）相兼脉与主病

凡两种或两种以上的单因素脉相兼出现，复合构成的脉象即称为"相兼脉"或"复合脉"。

由于疾病是一个复杂的过程，可以由多种致病因素相兼致病，疾病中邪正斗争的形势会不断发生变化，疾病的性质和病位亦可随之而变。因此，患者的脉象经常是两种或两种以上相兼出现。

在28脉中，有的脉象属于单因素脉，如浮、沉、迟、数、长、短、大、细等脉；有些脉本身就由几种单因素脉合成，如弱脉由沉、细、软3种脉合成；濡脉由浮、细、软3种脉合成；动脉由滑、数、短3种脉合成；牢脉由沉、实、大、弦、长5种脉合成。

实际上，临床所见脉象基本上都是复合脉。因为脉位、脉次、脉形、脉势等都只是从一个侧面论脉，而诊脉时则必须从多方面进行综合考察，论脉位不可能不涉及脉之次、形、势，其余亦然。如数脉，必究其是有力还是无力，是浮数还是沉数，是洪数还是细数等。

其他还有一些复合脉，如浮数为二合脉，沉细数为三合脉，浮数滑实为四合脉。

只要不是性质完全相反的脉，一般均可相兼出现。这些相兼脉象的主病，往往是各种单因素脉象主病的综合。

浮紧脉：多见于外感寒邪之表寒证，或风寒痹病疼痛。

浮缓脉：多见于风邪伤卫，营卫不和的太阳中风证。

浮数脉：多见于风热袭表的表热证。

浮滑脉：多见于表证夹痰、素体多痰湿而又感受外邪者。

沉迟脉：多见于里寒证。

沉弦脉：多见于肝郁气滞，或水饮内停。

沉涩脉：多见于血瘀，尤常见于阳虚而寒凝血瘀者。

沉缓脉：多见于脾虚，水湿停留。

沉细数脉：多见于阴虚内热或血虚。

弦数脉：多见于肝郁化火或肝胆湿热、肝阳上亢。

弦紧脉：多见于寒证、痛证、寒滞肝脉，或肝郁气滞等所致疼痛等。

弦细脉：多见于肝肾阴虚或血虚肝郁，或肝郁脾虚等证。

弦滑数脉：多见于肝火夹痰，肝胆湿热或肝阳上扰，痰火内蕴等病证。

滑数脉：多见于痰热（火）、湿热或食积内热。

洪数脉：多见于阳明经证、气分热盛，亦可见于外感热病。

任何脉象都包含部位、至数、长度、宽度、力度、节律、流利度、紧张度等，当某一因素突出表现异常时，就以此单一因素命名，如以脉位浮为单一的突出表现，而脉率适中，脉的形和势不大不小、和缓从容，即为浮脉；如脉位浮而脉率速，其他因素无异常时，为浮数脉。又如脉沉而脉形小，脉软无力时，可采用已经定义了的脉名——弱脉，亦可将几种特征并列而命名为沉细无力脉。辨脉时务必考察诸方面的因素，并将各种变化因素作为辨证诊断的依据。

（四）真脏脉

真脏脉又称"败脉""绝脉""死脉""怪脉"，为无胃气而真脏之气外泄的脉象。其特点是无胃、无神、无根。无胃的脉象以无冲和之意、应指坚搏为主要特征；无神之脉象以脉形散乱、脉律无序，或有或无为主要特征；无根之脉象以浮大散乱或微弱不应指为主要特征。《素问·玉机真脏论》说："邪气胜者，精气衰也。故病甚者，胃气不能与之俱至于手太阴，故真脏之气独见，独见者病胜脏也，故曰死。"真脏脉的出现往往提示病邪深重、元气衰竭、胃气已败，为病情极重，濒临死亡的征象。

1. 釜沸脉

【脉象特征】脉在皮肤，浮数之极，至数不清，如釜中沸水，浮泛无根。

《世医得效方》曰："釜沸，如汤涌沸，息数俱无。"其特点为脉位极表浅，至数极快，脉力弱且重按无根。

【临床意义】三阳热极，阴液枯竭。

2. 鱼翔脉

【脉象特征】脉在皮肤，头定而尾摇，似有似无，如鱼在水中游动。

《医学入门》曰："鱼翔脉在皮肤，其本不动，而末动摇，如鱼之在水中，身尾帖然，而尾独悠飏之状。"其特点是脉位极浮，至数极慢，脉律严重不齐，似有似无，重按无根。

【临床意义】三阴寒极，亡阳于外。

3. 虾游脉

【脉象特征】脉在皮肤，来则隐隐其形，时而跃然而去，如虾游冉冉，忽而一跃的状态。

《世医得效方》曰："状如虾游水面，杳然不见，须臾又来。隐隐然不动。"其特点为脉位极浮，至数极慢，脉律严重紊乱，脉力极弱而不匀，时而突然一跳随即隐没，重按无根。

【临床意义】阴绝阳败，主死。

4. 屋漏脉

【脉象特征】脉在筋肉之间，如屋漏残滴，良久一滴，溅起无力，状如水滴溅地貌。

《脉经》曰："屋漏者，其来既绝而止，时时复起而不相连属也。"其特点为脉位居中或沉，至数极慢，一息二至，脉律规则或不规则，脉力弱。

【临床意义】脾气衰败，化源枯竭，胃气荣卫俱绝。

5. 雀啄脉

【脉象特征】脉在筋肉之间，连连数急，三五不调，止而复作，如雀啄食之状。

《脉诀乳海》曰："凡雀之啄食，必连连啄之，时一回顾，恐人之将捕也。怪脉之来，连连数急，时复一止，如雀啄食之状。"又曰：雀啄者，脉来甚数而疾，绝止复顿来也。"其特点为脉位居中或沉，至数快，脉律不齐，在连续三五次快速搏动后出现一次较长的歇止，反复出现，并伴有脉力不匀。

【临床意义】脾之谷气绝于内。

6. 解索脉

【脉象特征】脉在筋肉之间，乍疏乍密，散乱无序，如解乱绳状。

《医学入门》曰："解索脉如解乱绳之状，指下散散无复次第，五脏绝也。"其特点为脉位居中或沉，至数时快时慢，脉律严重紊乱、散乱无序，脉力强弱不等，绝无规律。

【临床意义】肾与命门之气皆亡。

7. 弹石脉

【脉象特征】脉在筋骨之间，如指弹石，劈劈凑指。

《脉诀乳海》曰："弹石者，如指弹于石上，劈劈而坚硬也。"其特点为脉位偏沉，至数偏快，脉律基本规则，紧张度极高，毫无柔和软缓之象。

【临床意义】肾水枯竭，阴亡液绝，孤阳独亢，风火内燔。

六、妇人脉与小儿脉
（一）妇人脉

妇人有经、带、胎、产等特殊的生理病理特点，脉象也有相应的变化。因而其脉诊具有一定的特殊性。

1. 诊月经脉　妇人左关、尺脉忽洪大于右手，口不苦，身不热，腹不胀，为月经将至；寸关脉调和而尺脉弱或细涩者，为月经不利。

妇人闭经，尺脉虚细而涩者，多为精血亏少的虚闭；尺脉弦涩者，多为气滞血瘀的实闭；脉象弦滑者，多为痰湿阻于胞宫。

2. 诊妊娠脉　已婚妇女，平时月经正常，突然停经，脉来滑而略数，兼饮食偏嗜者，多为妊娠之征。《素问·阴阳别论》言："阴搏阳别，谓之有子。"《素问·平人气象论》又说："妇人手少阴脉动甚者，妊子也。"指出妇人两尺脉搏动强于寸脉或左寸脉滑数动甚者，均为妊娠之征。尺脉候肾，胞宫系于肾，妊娠后胎气鼓动，故两尺脉滑数搏指，异于寸部脉者为有孕之征。有以上临床表现者，均可作为诊断妊娠的依据。

3. 诊临产脉　妇人临产时，脉象会异于平常。《诸病源候论·产难候》云："诊其尺脉，转急如切绳转珠者，即产也。"《脉经·平妊娠分别男女将产诸证》谓："妇人怀妊娠离经，其脉浮，设腹痛引腰脊，为今欲生也。"《医宗必读·新著四言脉诀》认为："离经者，离乎经常之脉也。"由上可知，临产妇人可出现不同于平常的脉象，其脉多浮，或脉数而滑或紧。清代王燕昌《王氏医存》云："妇人两中指顶节之两旁，非正产时则无脉……若此处脉跳，腹疼，一阵紧一阵，二目乱出金花，乃正产时也。"薛己《女科撮要·保产》亦指出："欲产之时，但觉腹内转动……试捏产母手中指中节或本节跳动，方与临盆，即产矣。"这说明，孕妇在平时无脉的中指中节或本节的两旁出现脉搏跳动，即是临产之兆。

（二）小儿脉

诊小儿脉在《黄帝内经》已有记述，自后世医家提出望小儿指纹的诊法以后，对于3岁以内的婴幼儿，也可以用望指纹代脉诊，对3岁以上者才采用脉诊。小儿不同于成人，其寸口脉狭小，难分寸、关、尺三部，故采用一指定三关（一指总按三部）的诊脉法。小儿临诊时容易哭闹，易扰乱气机，气乱脉亦乱，则难以准确获取脉象特征。医生须待小儿平静后诊脉方可准确。

1. 小儿脉诊法 小儿寸口部位短，常采用一指总候三部诊法，简称一指定三关。操作时，医生用左手握小儿手，对3岁以内婴幼儿，用右手拇指或食指按于掌后高骨处诊得脉动，不分三部，以定至数为主（图4-44）；对于3～5岁病儿，以高骨中线为关，向高骨的前后两侧（掌侧和肘侧）滚转寻三部（图4-45）；对6～8岁病儿，向高骨的前后两侧（掌侧和肘侧）挪动拇指，分别诊寸、关、尺三部；对9～10岁病儿，可循寸、关、尺三部依次下指诊脉；对10岁以上的病儿，按诊成人脉的方法取脉。在临床实践中，应根据小儿生长状况及身材灵活运用指法。

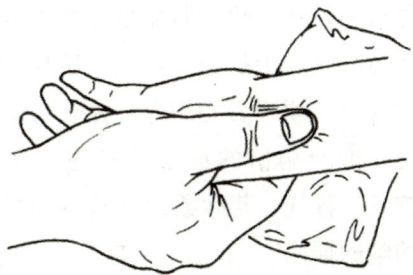

图4-44 诊小儿脉法示意图1

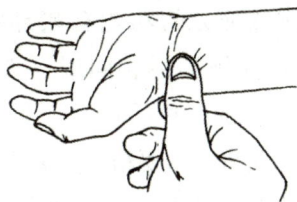

图4-45 诊小儿脉法示意图2

2. 小儿脉主病 小儿脏腑娇嫩、形气未充，且又生机旺盛、发育迅速，故正常小儿的平和脉象较成人脉软而快，年龄越小，脉率越快。若按成人正常呼吸定息，2～3岁的小儿，脉动6～7次为常脉，每分钟脉跳100～120次；5～10岁的小儿，脉动6次为常脉，每分钟脉跳100次左右。

小儿疾病一般比较单纯，病脉不似成人复杂，主要以脉的浮、沉、迟、数辨病证的表、里、寒、热；以脉的有力、无力定病证的虚、实。浮脉多见于表证，浮而有力为表实，浮而无力为表虚；沉脉多见于里证，沉而有力为里实，沉而无力为里虚；迟脉多见于寒证，迟而有力为实寒，迟而无力为虚寒；数脉多见于热证，浮数为表热，沉数为里热，数而有力为实热，数而无力为虚热。痰热壅盛或食积内停可见滑脉；湿邪为病可见濡脉；心气、心阳不足可见歇止脉。

七、脉诊的临床意义及运用

（一）脉诊的临床意义

诊脉是中医临床不可缺少的诊察步骤和内容。脉诊之所以重要，是因为脉象能传递机体各部分的生理病理信息，是诊察体内脏腑功能及气血运行状态的窗口，可为诊断病证提供重要依据。

中医学整体观指出，人体是一个有机的

整体，机体各部分的功能有赖经络气血的运行流注和温煦濡养；同时，天人相应，人体经脉气血随日月运转而产生相应的变化，正如《素问·脉要精微论》所说："四变之动，脉与之上下。"上述各种生命现象，都可以通过脉象的动态变化及时地反映出来。但是脉象的生理性变化有一定的限度和规律。当机体遭受外邪侵扰时，这种生理性平衡就遭到破坏，造成气血、脏腑功能紊乱，在脉象上就反映出各种病理表现。《景岳全书·脉神章》言："脉者，血气之神，邪正之鉴也。有诸中必形诸外，故血气盛者脉必盛，血气衰者脉必衰，无病者脉必正，有病者脉必乖。"脉象的盛、衰、正、乖都是气血邪正的外在表现，通过诊脉可了解气血的虚实，阴阳的盛衰，脏腑功能的强弱，以及邪正力量的消长，为诊治提供依据。医生不识脉象就无法准确辨证，论治也就必然出错。只有精通脉理，方能成为良医。脉诊的临床意义，可归纳为以下4个方面。

1. 辨别病位　病位是指机体发生疾病时，病证所在的部位，即病邪所在的表、里，或某脏、腑、经络等。当脏腑出现病理改变时，便会影响气血的正常运行而在脉象上反映出来。例如，浮脉多主表证，沉脉多为里证。寸口部的寸、关、尺三部，在左分候心、肝胆、肾，在右分候肺、脾胃、肾。若某部脉象发生特异变化，则应考虑其相应脏腑发生病变的可能。例如，两手尺部脉见微弱，多为肾气虚衰；右关部见弱脉多为脾胃气虚；右寸部见洪脉多为心火上炎或上焦实热等。五脏病变也有直接对应的脉象，濡脉、缓脉多为脾虚；弦脉多为肝胆病；促、

结、代脉常见于心病。

2. 判断病性　病证的性质是指寒、热、虚、实。大多数脉象都能在一定程度上反映证候的性质。例如，寒与热均可改变气血在体内运行的速率，常反映出不同的脉象，故可从不同的脉象上判断病变的性质。数脉、洪脉、滑脉、长脉等多见于热证，有力为实热，无力为虚热；迟脉、紧脉等多见于寒证，有力为实寒，无力为虚寒。

3. 分析病机　不同的致病因素及发病过程与机体气血运行状态有着密切的联系，通过脉象可以推测疾病的病因病机。疾病的发生、发展往往以病机的演变为主线。脉象对机体状态的反映有整体性、时序性特点，即通过脉象可以分析一些简单的病机，如脉浮提示正气向外，正邪交争于肌表；脉弦提示肝失疏泄，气机阻滞等。

4. 推断进退　通过诊脉能及时反馈病变的信息，判断病情的轻重，推测预后的凶吉，观察疗效的好坏。观察脉象推断疾病的进退须结合症状，脉症合参，并要注意对脉象的动态观察。例如，外感病脉象由浮转沉，表示病邪由表入里；由沉转浮为病邪由里出表。久病而脉象和缓，或脉力逐渐增强，是胃气渐复，病退向愈之兆；久病气虚或失血、泄泻而脉象虚大，多属邪盛正衰，病情加重的征兆。热病脉象多滑数，若汗出热退而脉转缓和为病退；若大汗后热退身凉而脉反促急、烦躁者为病进，并有亡阳虚脱的可能。推断病情的进退还应注重脉之胃气、神气、肾气，若脉象缺乏从容和缓，为预后凶险的征兆。

（二）脉症的顺逆与从舍

脉症顺逆，是指脉与症的相应与不相

应,以判断病情的顺逆。一般而论,脉与症相一致者为顺,反之为逆。例如,暴病脉来浮、洪、数、实者为顺,反映正气充盛能够抗邪;久病脉来沉、微、细、弱者为顺,说明正虽不足而邪亦不盛。若新病脉反见沉、细、微、弱,说明正气虚衰;久病脉反见浮、洪、数、实等,表示正气衰而邪不退,均属逆证。

脉与症有时表现不一致,其中必有一方反映疾病本质,另一方则是与本质不一致的假象。正如《景岳全书·脉神章》所说:"治病之法,有当舍症从脉者,有当舍脉从症者。何也?盖症有真假,脉亦有真假,凡见脉症不相合者,则必有一真一假隐乎其中矣。"因此,脉症不相应者应四诊合参,认真分析,这样才能全面认识疾病的本质,决定脉症之取舍。若症真脉假,则舍脉从症;若脉真症假,则舍症从脉。

1. 舍脉从症 舍脉从症是在脉症不相应的情况下,医生经过分析,认为症状反映了疾病的本质,而脉象与疾病本质不相符,即症真脉假。例如,症见腹部胀满疼痛、拒按,大便燥结,舌红苔黄燥,脉迟细者。此症状所反映的是燥热内结肠腑的本质,而脉象所反映的是因热结于里,阻滞血脉运行的迟细脉,是假象。此时应以症状为临床辨证依据而舍弃脉象,称为舍脉从症。

2. 舍症从脉 舍症从脉是在脉症不相应的情况下,医生经过分析,认为脉反映了疾病的本质,而症状与疾病本质不相符,即症假脉真。例如,伤寒热闭于里,症见四肢厥冷,而脉滑数。此脉所反映的是真热的本质,而症所反映的是由于热邪内伏,格阴于外,出现四肢厥冷,是假寒。此时

应以反映疾病本质的脉象作为临床辨证依据,而舍弃与疾病本质不符的症状表现,称为舍症从脉。

何梦瑶在《医碥·脉证从舍》中指出:"凡脉证不相合,必有一真一假,须细辨之。如外虽烦热,而脉见微弱者,必虚火也;腹虽胀满,而脉见微弱者,必胃虚也。虚火虚胀,其堪攻乎?此宜从脉之真虚,不从证之假实也。其有本无烦热,而脉见洪数者,非火邪也;本无胀滞,而脉见弦强者,非内实也。无热无胀,其堪泻乎?此宜从证之真虚,不从脉之假实也。"因此,脉有从舍,说明脉象只是临床表现的一个方面,而不能把其作为诊断疾病的唯一依据,只有四诊合参,才能确定脉之从舍,得出正确的诊断。

第二节 按 诊

按诊是医生用手直接触摸患者身体的某些部位,以了解局部冷热、润燥、压痛、肿块等体征的变化,从而推断疾病的病位、病性、病势的一种诊断方法。

一、按诊的原理及意义

中医学认为,人体是一个有机的整体,局部的病变可以影响全身,全身的病理变化又可反映于局部。

按诊是切诊的重要组成部分,按诊所获得的信息可以补充和完善望、闻、问诊所获资料。例如,按诊不仅可以进一步确定望诊之所见,补充望诊之不足,而且亦可为问诊

提示重点，特别是对脘腹部疾病的诊断有着更为重要的作用。因此，在望、闻、问诊法运用的基础上，通过按诊可更进一步地深入探明疾病的部位、性质和程度，为诊断和治疗疾病提供重要依据。

按诊运用于诊病和辨证由来已久。早在《黄帝内经》中就对按诊有许多记载，如《素问·调经论》曰："实者外坚充满，不可按之，按之则痛……虚者聂辟气不足，按之则气足以温之，故快然而不痛。"指出临床上一般实证多拒按，虚证多喜按。汉代张仲景在《伤寒论》和《金匮要略》中对按诊的记述更多，并将胸腹部按诊作为辨别病证的重要依据。清代以后，许多医家对按诊也十分重视，许多医书中有关于按诊的专门论述。如俞根初《通俗伤寒论》设立按胸腹专篇，详尽记载了内痈、肝痈、虫病及虚里等按诊方法，简便实用。后世医家在前人成就的基础上不断充实和发展，使中医按诊成为独具特色又简便易行的诊病方法，在临床上具有重要的实用价值。

按诊位于四诊之末，必须根据望、闻、问诊的情况，有目的地进行，并结合患者的异常感觉和形态变化进行综合分析，方能做出较为正确的判断。

二、按诊的方法和注意事项
（一）按诊的方法

根据按诊的目的和准备检查的部位不同，采取不同的体位和手法，主要包括触法、摸法、按法和叩法。浅部按诊用触法、摸法，深部按诊用按法和叩法。

1. 触法　触法是医生用右手掌（劳宫穴附近）轻轻接触患者局部皮肤（图4－46），如额部、腹部及四肢的皮肤，以了解肌肤的凉热、润燥等情况；或以右手拇指或中指指端轻轻接触患者局部皮肤，如四肢及腹背部的腧穴，以了解穴位的润燥，用于分辨病属外感还是内伤，以及阳气阴津之盈亏等情况。

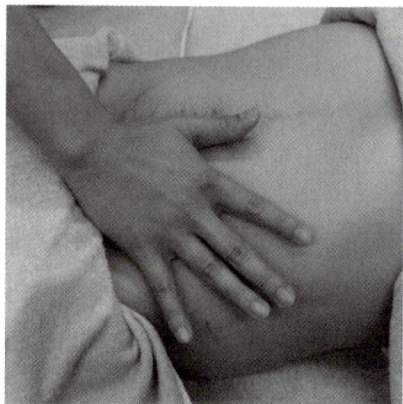

图4－46　触法

2. 摸法　摸法是医生用右手中指指端轻轻按压局部（图4－47①），如原穴、背俞穴，察看穴位是否有低陷或高凸的表现，以了解经络及脏腑的虚实情况；或用指掌稍用力寻抚局部（图4－47②），如胸腹、肿胀部位等，探明局部的感觉情况，如有无疼痛及喜按或拒按，有无肿物及肿物的形态、大小，肿胀部位的范围及肿胀程度等，以辨别病位及病性的虚实。

3. 按法　按法是医生以重手按压（图4－48①）或推寻（图4－48②）局部，如胸腹、腧穴、肿胀或肿块部位，了解深部有无压痛或肿块，肿块的形态、大小，质地的软硬、光滑度、活动程度等，以辨别脏腑虚实和邪气的痼结情况。

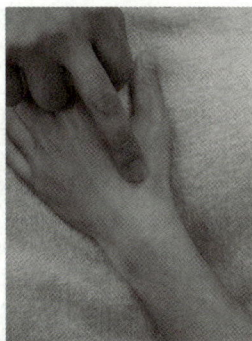 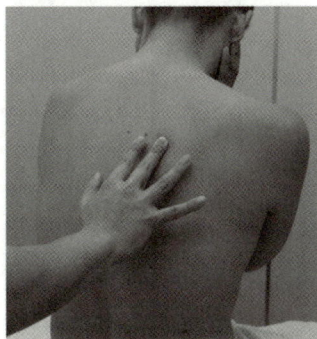

①中指摸法　　　　　　②指掌摸法

图 4 – 47　摸法

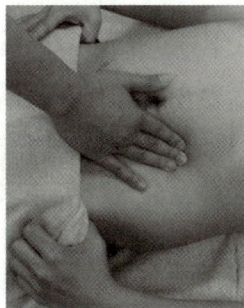 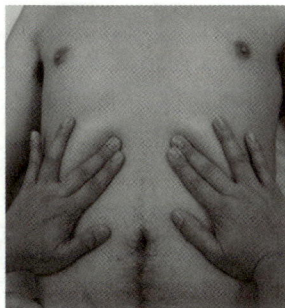

①按压　　　　　　②推寻

图 4 – 48　按法

以上三法的区别在于指力轻重不同，所达部位浅深有别。触则用手轻诊皮肤，摸则稍用力达于肌层，按则以重指力诊筋骨或腹腔深部，临床操作时可综合运用。按诊的顺序一般是先触摸，后按压，由轻而重，由浅入深，从健康部位开始，逐渐移向病变区域，先远后近，先上后下地进行诊察。《三订通俗伤寒论》曰："轻手循抚，自胸上而脐下，知皮肤之润燥，可以辨寒热。中手寻扪，问其痛不痛，以察邪气之有无。重手推按，察其硬否，更问其痛苦，以辨脏腑之虚实，沉积之何如。"

4. 叩法　叩法是医生用手或手指叩击患者身体某部位，使之振动产生叩击音或振动波，以确定病变的性质和程度的一种方法，一般分为直接叩击法和间接叩击法。

（1）直接叩击法（图 4 – 49）　医生用手指或掌面轻轻地直接叩击或拍打诊察部位，通过听音响和叩击手指的感觉来判断病变部位的情况。若叩音如鼓者为气鼓；叩音浊者为水鼓。也可将手放于患者腹部两侧对称部位，叩击单侧时，查看对侧手掌是否感应到振动波，阳性者为积水的表现。

（2）间接叩击法　分为拳掌叩击法和指指叩击法。

拳掌叩击法（图 4 – 50）是医生用左手掌平贴患者检查部位，右手轻握空拳叩击自己的左手背，边叩边询问患者叩击部位的感

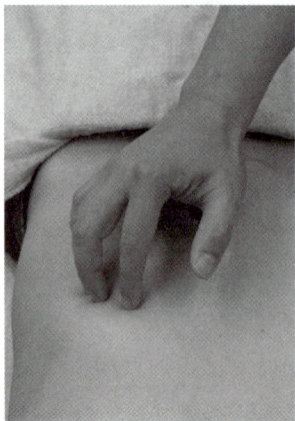

图 4 – 49　直接叩击

觉，有无局部疼痛，根据患者感觉及医生左手震动感推测病变部位、性质和程度。临床常用以诊察腰部疾病，多与肾脏疾病有关。

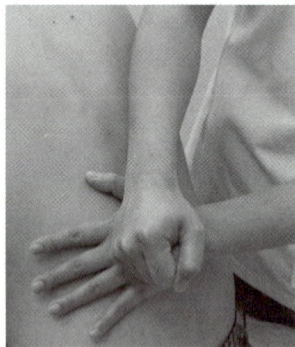

图 4 – 50　拳掌叩击法

指指叩击法（图 4 – 51）是医生左手中指第二节紧贴患者检查部位，其他左手指稍抬起离开患者体表，右手指自然弯曲，以中指指端叩击左手中指第二指节远端，方向须与叩击部位垂直。叩击时利用腕关节与掌指关节活动力，动作要灵活、短促、富有弹性，叩击后右手指立即抬起，以免影响音响。《素问·至真要大论》指出："诸病有声，鼓之如鼓，皆属于热。"

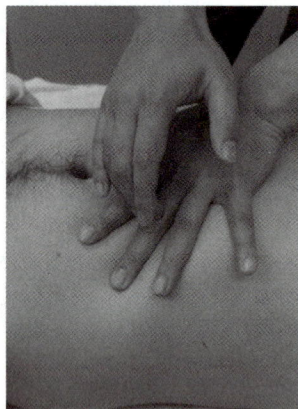

图 4 – 51　指指叩击法

（二）按诊的注意事项

医生按诊时应注意以下事项。

1. 患者配合　因按诊需要直接触摸患者的身体，并且需要患者充分暴露按诊部位，检查前要向患者及家属说明检查方式与诊察目的，得到患者的理解和同意，消除患者的紧张情绪，得到患者的配合，这样才能获得按诊部位的准确信息。

2. 患者准备　腹部检查前先嘱咐患者不要吃得太饱，先排尿，必要时排出大便，以免误认为腹部包块。

3. 体位　根据按诊的目的和准备检查的部位不同，选择相应的体位和手法。一般采取的体位有坐位、仰卧位和侧卧位。选择好体位后，让患者充分暴露按诊部位，并全身放松，医生站在患者右侧，用右手或双手按诊。患者仰卧位出现腹肌高度紧张时，可让患者屈起双膝，慢慢呼气，以使腹肌松弛，便于按诊。

4. 手法　操作手法要轻巧柔和、规范，避免突然暴力或冷手按诊。边检查，边注意观察患者的反应和表情变化，调节手法，以便了解病变的准确部位和程度。按诊操作必须细致、精确、全面而有重点，避免反复翻动患者。

5. 上下、左右、表里对比 胸、腹、背部、四肢、腧穴和经络的按诊要左右双侧对比。腹诊时，以脐中为中心，上、下、左、右多方向对比。手足心与手足背、募穴与背俞穴、所属经络的表里特定穴都是对比对象。

三、按诊的内容

按诊的运用相当广泛，涉及全身各个部位，临床常用的按诊检查有按额部、按头颈部、按胸胁、按脘腹、按背部、按肌肤、按手足、按经络腧穴等。

（一）按头颈部

头为精明之府，诸阳之会。在颈项部，任脉行于前正中线，督脉行于后正中线，手足三阳并行两侧，为人体呼吸、饮食之路径，脑髓之门户，三阳之通汇。按诊头颈部不仅可以诊察头颈的局部病变，还可以探知其相关经络脏腑之病变。

1. 头部按诊 按头部常用来诊察小儿囟门及骨缝闭合的情况，需结合望诊进行诊察。囟门属肾，肾主骨、生髓以藏精，乃人生之根本，故囟门主候肾，小儿囟门及骨缝闭合的迟早及其异常，对肾气的盛衰、胎儿禀赋的强弱皆有一定的诊断意义。

2. 颈部按诊 注意有无肿块、瘿瘤、结节，肿块与周围组织有无粘连等。瘿瘤质地、形态随瘤的性质而变。肉瘤柔软如棉团，外形如碗覆盖于颈部；筋瘤质地坚硬，青筋盘曲；血瘤软硬相间，半球状或扁平状隆起，边缘明显，可触及波动，皮肤上血丝压之可暂时褪色；气瘤软而不坚，或消或长；骨瘤坚硬如石，紧贴于骨，按推不动。

结节、瘰疬三五成串，日久可粘连成片，按之不动，质地坚硬，可有压痛，日久可溃破。

（二）按额部

额部按诊主要检查有无发热，低热还是高热。发热时需与手心热度对比，推测是外感还是内伤。额上热甚于手心热为表热，手心热甚于额上热为里热。额部属心，按额部的冷暖还可探知心阳的盛衰。《素问·刺热》云："肝热病者，左颊先赤；心热病者，颜先赤；脾热病者，鼻先热；肺热病者，右颊先赤；肾热病者，颐先赤。"

（三）按胸胁

胸胁是前胸和侧胸部的统称，前胸部指锁骨上窝至横膈以上部分。侧胸部又称胁肋部，即胸部两侧，由腋下至第十一、第十二肋骨端的区域（图4-52）。胸为人体上焦的主要组成部分，包含胸廓、虚里、乳房等重要组织，胸内藏心、肺，胁内包括肝、胆。胸胁按诊除可排除局部皮肤、经络、骨骼病变之外，主要用以诊察心、肺、肝、胆、乳房等脏器组织的病变。

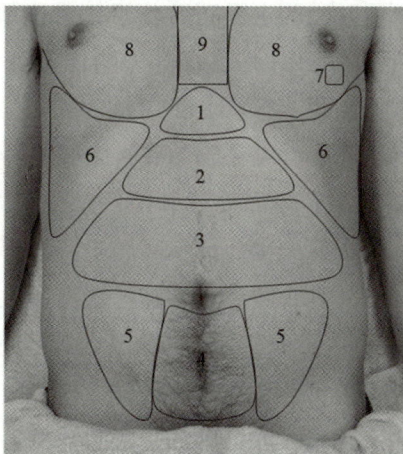

图4-52 胸腹部位划分图

1. 心下；2. 胃脘；2+3. 大腹；4. 小腹；5. 少腹；6. 胁肋；7. 虚里；8. 左、右胸；9. 胸膺

1. 胸部按诊　中医所指的"胸"为缺盆（锁骨上窝）下至腹之上有骨之处，胸骨体下端剑突谓之"鸠尾"，胸肌部分谓之"膺"，软肋处谓"季肋"，左乳下心尖搏动处谓之"虚里"。胸为心肺之所居，按胸部可以了解心肺、虚里及腔内（胸膜）等的病变情况。

胸部按诊时，患者最好采取坐位，若不能坐时，可先选择仰卧位察前胸，然后侧卧位察侧胸及背部。手法多采用触法、摸法、指指叩击法等。叩击胸部时，医生左手中指沿肋间隙滑行，右手指力适中，顺序由上而下，由前胸至侧胸、背部进行，注意两侧对称部位的对比。

前胸高凸，叩之膨膨然，其音清者，多为肺胀，亦见于气胸；若按之胸痛，叩之音实者，常为饮停胸膈或痰热壅肺；若胸部外伤瘀血，则见局部青紫肿胀而拒按。

2. 胸（肺）部叩诊　呈清音，但胸肌发达者、肥胖者或乳房较大者叩诊稍浊，背部较前胸音浊，上方较下方音浊。胸部自上而下叩诊时，浊音与实音交界处即为肺下界，平静呼吸时，肺下界正常位于锁骨中线第 6 肋（左侧可因胃脘鼓音区影响而有变动）、腋中线第 8 肋、肩胛线第 10 肋。

肺下界下移可见于肺胀、腹腔脏器下垂等；肺下界上移可见于肺痿、悬饮、鼓胀、腹内积聚或癥瘕等。前胸高凸，叩之膨膨然有如鼓音，其音清者，系肺气壅滞所致，多为肺胀，可见于气胸；叩之音浊或呈实音，并有胸痛，亦多为饮停胸膈，或肺痨损伤，或肺内有积聚，或为肺痈、痰热壅肺者。胸部压痛，有局限性青紫肿胀者，多因外伤（肋骨骨折等）所致。同时很多要穴居于胸肋部，通过探查腧穴的不良反应可以了解病位及病势情况（参见本章切经）。

3. 按胁部　按胁部常采取仰卧位或侧卧位，除了在胸侧腋下至肋弓部位进行按、叩之外，还应从上腹部中线向两侧肋弓方向轻循，并按至肋弓下，以了解胁内脏器状况。按诊时应注意是否有肿块及压痛，肿块的质地、大小、形态等。正常情况下，两胁部（包括肋缘下）无脏可触及，无压痛。只有腹壁松弛的瘦人，深吸气时肋弓下缘可触及肝脏下缘，质地柔软，无压痛。肝胆居于右胁，肝胆经脉分布两胁，按胁部可了解肝胆疾病。

若胁痛喜按，胁下按之空虚无力为肝虚；胁下肿块，刺痛拒按为血瘀；若右胁下肿块，质软，表面光滑，边缘钝，有压痛者，多为肝热病等；若右胁下肿块，质硬，表面平或呈小结节状，边缘锐利或不规则，压痛或压痛不明显，可能为肝积；若右侧腹直肌外缘与肋缘交界处附近触到梨形囊状物，并有压痛，多为胆石、胆胀等病变。左胁下痞块，多为肥气等病变；疟疾后左胁下可触及痞块，按之硬者为疟母。

（四）乳房按诊

若发现乳房内肿块时，应注意肿块的数目、部位、大小、外形、硬度、压痛和活动度，以及腋窝、锁骨下淋巴结的情况。乳房有大小不一的肿块，边界不清，质地不硬，活动度好，伴有疼痛者，多见于乳癖。乳房有形如鸡卵的硬结肿块，边界清楚，表面光滑，推之活动而不痛者，多为乳核。乳房有结节如梅李，边缘不清，皮肉相连，病变发展缓慢，日久破溃，流稀脓夹有豆渣样物者，多为乳痨。乳房块肿质硬，形状不规则，高低不平，边界不清，腋窝多可扪及肿块，应考虑乳癌的可能。女子月经将行的青春发育期，或男子、儿童一侧或两侧乳晕部有扁圆形稍硬肿块，触之疼痛，为乳病。

（五）诊虚里

虚里为诸脉之所宗，位于左乳下第四、第五肋间，乳头下稍内侧。按虚里可测知宗气之强弱，疾病之虚实，预后之凶吉，尤以危急病证寸口脉难凭时，更具有重要诊断价值。

《素问·平人气象论》说："胃之大络，名曰虚里，贯膈络肺，出于左乳下，其动应衣，脉宗气也。盛喘数绝者，则病在中；结而横，有积矣，绝不至曰死。"

诊虚里时，取仰卧位，医生右手平抚于虚里部，诊察其动气之强弱、至数和聚散。

平人虚里搏动不显，仅按之应手，搏动直径在 2.5cm 以内，动而不紧，缓而不急，动气聚而不散，节律清晰，乃心气充盛，宗气积于胸中，为无病之征象。

动气微弱者为不及，为宗气内虚之征；动气而应衣为太过，为宗气外泄之象；按之弹手，洪大而搏，或绝而不应者，为心气衰绝，属危证之候；孕妇胎前产后，虚里动高者为恶候；虚损劳瘵之病，虚里日渐动高者为病进。虚里搏动数急而时有一止，为宗气不守；搏动迟弱，或久病体虚而动数者，为心阳不足；胸高而喘，虚里搏动散漫而数，为心肺气绝之兆；虚里动高，聚而不散为热甚，多见于外感热邪或小儿食滞、痘疹将发之时。

因惊恐、大怒或剧烈运动后，虚里动高，片刻之后即能平复如常，不属病态；肥胖之人因胸壁较厚，虚里搏动不明显，亦属生理现象。

（六）背部按诊

背部按诊，姿势分坐位与俯卧位。

1. 坐位 用于双侧肩胛骨下角连线以上的背部检查，一般嘱咐被检查者做开甲法（图 4－53），医生用右手心轻轻触摸其第 7 颈椎棘突下，查看大椎穴的寒热反应，鉴别是外感风寒还是风热。医生站在被检查者左侧，先用左手扶稳其前胸部，避免按背时向前倾，再用右手循背部正中线，由第 3 胸椎棘突间开始至第 7 胸椎棘突间探查是否有压痛点，一般第 3 胸椎下压痛为肺热表现，第 4 胸椎下压痛为心热表现，第 5 胸椎下为肝热表现，第 6 胸椎下为脾热表现，第 7 胸椎下为肾热表现等。《素问·刺热》曰："热病气穴，三椎下间主胸中热，四椎下间主膈中热，五椎下间主肝热，六椎下间主脾热，七椎下间主肾热。"

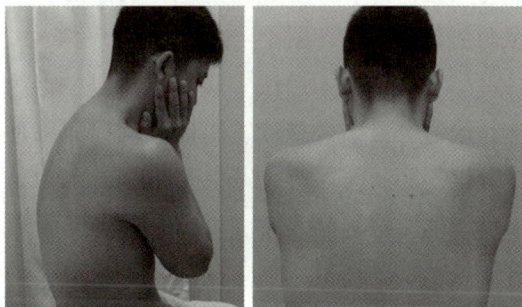

①开甲法（侧面）　②开甲法（背面）

图 4－53　开甲法

医生用右手中指触按被检查膀胱经第一线风门及背俞穴，探查其相应脏腑气血的充盈；再用右手中指触按其膀胱经第二线，探查相应脏腑阴精之耗损程度。

2. 俯卧位 用于检查肩胛骨以下腰背部反应。医生站在被检查左侧，用手掌触摸其下背至腰部，查看冷热、出汗，或用右手中指探查背俞穴的凹凸、条索及压痛、喜按及拒按等，辨别脏腑虚实情况。

（七）按脘腹（腹诊）

1. 腹诊概述 腹诊指诊察胸腹部特定部

位所表现出的某些病理反应的诊断方法，包括胸腹部体表经络，腧穴及脏腑特定部位的望、闻、问、切四诊的全面诊察。腹诊中最重要的部分是按脘腹。

按脘腹，是通过触按胃脘部及腹部，了解其凉热、软硬、胀满、肿块、压痛等情况，以辨别不同脏腑的发病及寒热虚实的诊断方法。

（1）腹诊体位　按脘腹时，嘱咐患者仰卧位，双腿伸直，双手放在躯体两侧，医生用右手掌或用食指、中指和无名指并拢按压其相应部位。

（2）腹部名称　膈以下为腹部，上腹部剑突下方为心下，上腹部又称胃脘部，脐上部为大腹，脐下部至耻骨上缘称为小腹，小腹两侧称为少腹（图4-52）。

（3）腹诊基本手法　腹诊主要以按诊为主，同时也要结合望诊、闻诊和问诊，以便充分把握病情，判断疾病性质、转归及预后。

2.《难经》的腹诊　《难经》腹诊以脐为中心，分上、下、左、右归属五脏的关系诊断疾病。腹诊时脐左、上、中、右、下有动气，按之有坚硬或疼痛感，是判断病位分别在肝、心、脾、肺、肾的重要依据（图4-54）。

患者取仰卧位，两腿屈曲，两臂沿身体两侧平伸，露出腹部。医者以中指同身寸为度量标准，分别按压其脐上1寸处即任脉水分穴、脐下1.5寸处即任脉气海穴、脐左5分、脐右5分处即足少阴肾经肓俞穴、脐中处即任脉神厥穴。脐左属肝，脐上属心，脐中属脾，脐右属肺，脐下属肾。如《难经·十六难》提到，肝病其内证脐左右动气，按之牢苦痛，心病其内证脐上有动气，脾病当脐有动气，肺病脐右有动气，肾病脐下有动

气等。这与《难经·五十六难》之五脏积的属性也类同。

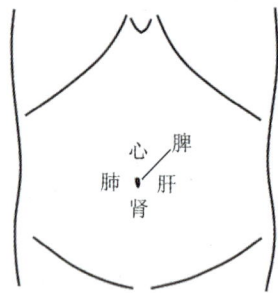

4-54　《难经》的腹诊

五脏异常判定方法如下。

（1）肝病　肝经分布胁肋，故肝病者腹诊两胁，轻按胁下，皮肉满实而有力者为肝之平，即无病。两胁下空虚无力者为肝虚，为中风和筋病之证候。《诊病奇侅》提到，男子积在左肋者多属疝气，女子块在左肋者多属瘀血，动气在左胁者为肝火亢进的表现。

（2）心病　膏之源出于鸠尾，故心病者腹诊应查看鸠尾穴。轻按有力而无动气者为心坚之候；轻按有动气、重按其动有根者为心虚之候；手下跳动，重手却无根者为触物惊心之候；心下动气牵脐间者为心肾兼虚之候；心下有动气，身如摇者为心神衰乏之候。

（3）脾病　太仓下口为幽门，大肠、小肠会为阑门。此为传送幽阴，分阑化物，输当脐上一二寸之分，名曰下脘、水分，胃气之所行也。此处为诊断脾胃盛衰之地。脐上充实，按之有力者为脾胃健实之候；脐上柔虚，按之无力者为脾胃虚损之候；脐上虚满，如按囊水者为胃气下陷之候。

（4）肺病　左右膈下肤润，举按有力者，为肺气充实之候；轻按胸上，腠理枯而不密者，为肺虚之候；左右膈下柔虚，随手陷者，

为胃气下陷，肺气大虚之候，其人多为短气。

（5）肾病 脐下肾间动气者，人之生命也，十二经之根本也，故按脐下和缓有力，一息二至，绕脐充实者，肾气之是也。一息五六至属热，手下虚冷，其动沉微者，命门之大虚也；手下热燥不润，其动细数，上至中脘者，阴虚之动也；按之分散者，一止者原气虚败之候；一切卒病，诸脉虽绝，脐尚温者，其动未绝者，仍有复苏之机。

3. 《伤寒杂病论》的腹诊（腹证） 在《黄帝内经》《难经》的基础上张仲景的《伤寒杂病论》对腹诊进行了发挥，将腹诊部位分为心下、胸胁、脐上、脐下、少腹等，并且将所得到的腹证创立专名，如心下痞、胸胁苦满、少腹急结等，每一腹证都有对应的方剂治疗。正常人的腹部无膨满、紧张，心下部舒适，少腹肌张力适中，肌肉与皮肤不分离，无硬结肿块、动悸、压痛等。病理情况下可见以下几种腹证。

（1）腹满 腹满为一种自觉或他觉的全腹部膨满状态，有虚、实之分。《金匮要略·腹满寒疝宿食病脉证并治》曰："病者腹满，按之不痛为虚，痛者为实。"仅凭痛与不痛还不能正确判断虚实。实证的腹满内容充实、紧张，用力按压腹壁有抵力；虚证的腹满腹壁张力低或松弛，抑或紧张但按之无抵力。腹壁虽软弱但有抵力的为实证，相反腹壁硬但无抵力者属虚。腹满、便秘者多实，腹满、腹泻者多虚，伴有腹水者多为虚证。腹满应与妊娠、腹腔肿瘤相鉴别。

（2）心下痞与心下痞满 心下痞以自觉心下部痞塞不适但触摸时没有抵抗和压痛为特点，如有膨满状的为心下痞满，多属虚证（图4-55）。

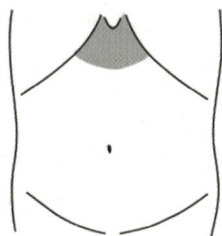

图 4-55 心下痞

（3）心下痞硬 心下痞硬与心下痞部位相同，只是心下痞硬有心下部的腹直肌紧张，按之有抵抗感。可单独出现，也可与胸胁苦满同时存在；亦多出现于邪在半表半里时，有虚实之分。

诊察心下痞硬时注意三点。

①如中年妇女，皮下脂肪多者，有时腹壁表面柔软，没有抵抗但深部有抵抗亦为心下痞硬。

②因腹壁没有自然放松，腹直肌紧张似乎有心下痞硬，但仔细检查可发现腹直肌如板样的痉挛，可让患者屈膝，使腹直肌松弛后再行诊察即可鉴别。

③范围广至脐周围，有膨满抵抗者不是心下痞硬，应予腹满论治。根据心下痞硬的程度可分为心下硬满、心下痞坚、心下石硬等，多属实证。

（4）心下支结 心下支结为上部腹直肌拘紧、支撑心下的一种状态。触诊可有紧张感，下腹部柔软。心下支结易与里急相混，应注意鉴别（图4-56）。

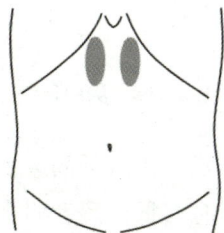

图 4-56 心下支结

（5）心下软 指心下部软弱无力、无任何抵抗感的一种腹证，多为虚证，亦有实证者，实证多深部有力。

（6）胃内停水 胃内停水为在心下部闻及振水音的一种腹证，多为水饮凌心，心阳受阻。腹诊一般医生用右手触摸患者心下部，同时结合闻诊获取信息。检查前需询问患者 30 分钟内是否饮水，否则易呈现暂时性胃内停水，造成误诊（图 4-57）。

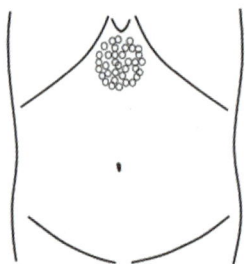

图 4-57 胃内停水

（7）胸胁苦满 胸胁苦满是一种两季肋区撑胀痞塞的痛苦感，如用手由肋下向胸腔内上方按压时有明显抵抗感，同时患者感到气短痛苦加重，可两侧同时出现，也可单见于一侧，一般右侧多见，多为实证（图 4-58）。

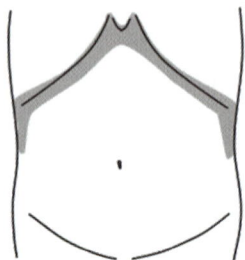

图 4-58 胸胁苦满

（8）少腹满与少腹硬满 下腹部的膨满叫少腹满，同时有抵抗感者叫少腹硬满。少腹满有自觉与他觉同时都见者，也有仅自觉满者。自觉、他觉都有者多为虚证。本证还有水症及血症的区别。水证者小便不利，血证者小便自利。《伤寒论》第 125 条说："少腹硬，小便不利者，为无血也；小便自利，其人如狂者，血证谛也。"瘀血证多只有自觉的膨满而体征上无膨满（图 4-59）。

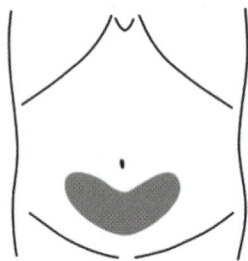

图 4-59 少腹满

（9）少腹拘急与少腹弦急 少腹拘急为下腹部的一种拘挛状态，可见腹直肌从脐下至耻骨联合附近痉挛。少腹弦急在程度上较前者为重。这种腹证提示下焦虚衰及肾虚（图 4-60）。

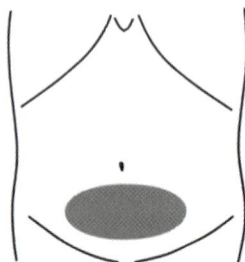

图 4-60 少腹拘急

（10）里急 里急是腹壁的深层拘挛而被触到的一种状态，一般认为由整个腹直肌的拘挛而引起。无腹直肌拘挛，腹部软弱无力，但肠管蠕动亢进，"上冲皮起，出见有头足，上下痛而不可触近"，属里急。里急多为虚证。

（11）少腹急结 少腹急结可见于少腹

左侧，触之如条索状，对于擦过性之压力有急迫性疼痛。该腹证多见于女性。腹诊时让患者伸直两腿，用手指尖轻轻地触及皮肤，然后迅速从脐旁擦过样移向髂窝。如有少腹急结证，患者就会突然感到疼痛而屈膝，即使是意识不清的患者也会皱眉，并努力避开医生的手。仅用力按压时产生的疼痛并不是少腹急结。少腹急结是瘀血的体征（图4－61）。

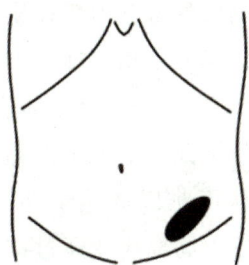

图4－61 少腹急结

（12）小腹不仁 小腹不仁为小腹麻痹之意，并有无力空虚感。小腹不仁也如少腹拘急，亦为肾虚的一种体征，即肾虚元气不足的腹证。不仁又为感觉不灵及功能障碍的意思，截瘫、昏迷患者或腹部手术后大小便功能未恢复等，属于小腹不仁的性质（图4－62）。

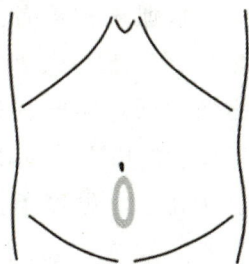

图4－62 小腹不仁

（13）胸腹动悸 动悸是腹动脉搏动而显现出来的一种跳动，体瘦者在腹诊时易从腹部表面望到，并可通过指掌感到一种腹部他觉症状。如果诊者感觉不到，仅患者自我感觉到的则叫悸，即自觉心跳不安的感觉。动悸的部位因病情而异，如有心下悸、脐下悸、水分动、肾间动、脐旁大动悸等（图4－63）。

①心下悸：按之逆满，气上冲胸，为心下部有痰饮水气。

②脐下悸：其动轻按之即陷下，为肾虚；其动按之陷痛，为真水不足。

③水分动：其动在脐下属肝肾虚火，水毒停留。

④肾间动：有称脐中动、脐下丹田动、气海动，属肾虚证。

⑤脐旁大动悸：属肝木虚，痰火旺。

正常人动脉的搏动位于腹底，其程度使人感觉不到，病理情况下就会产生自觉或他觉的动悸。动悸均为虚证，禁发汗、催吐、攻下。

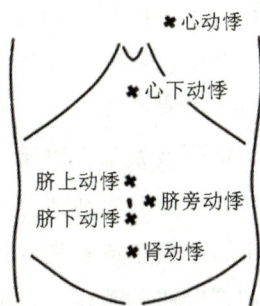

图4－63 胸腹动悸

（14）全腹紧张 为一种危重的腹证。多兼腹痛，常是外科、妇科急腹症的表现，多为实证，需及时处理。这种腹证出现在痉挛性疾病（破伤风、脑膜炎等）及腹水证时，需与上述的腹满进行鉴别。

（15）全腹软弱 多为虚证，可分不同

程度，有稍微按压即能触及脊椎者；有软弱同时伴腹满者；有软弱伴局部紧张者；有软弱伴振水音者，需详细诊察。一般全腹软弱无力，脉沉弱，手足逆冷者为里虚证。虽然软弱但重按有力者为实证。

（八）按肌肤

按肌肤是指触摸某些部位的肌肤，通过诊察其寒热、润燥、滑涩、疼痛、肿胀、皮疹、疮疡等情况，以分析病情的寒热虚实及气血、阴阳盛衰的诊断方法。

1. 正常肌肤表现　正常肌肤温润而有光泽，富有弹性，无皮疹、肿胀、疼痛、疮疡、结节等。

2. 按肌肤的方法　按肌肤时，可根据病变部位不同，选择适宜体位，以充分暴露按诊部位为原则，医生位于患者右侧，右手手指自然并拢，掌面平贴诊部肌肤轻轻滑动，以诊肌肤的寒热、润燥、滑涩，有无皮疹、结节、肿胀、疼痛等。若患者有疼痛，医生需在局部进行轻重不同程度的按压，以找准疼痛的部位、范围、程度和性质。若发现结节，需对结节进一步按诊，可用右手拇指与食指寻其结节边缘及根部，以确定结节的大小、形态、软硬程度、活动情况等。若有肿胀，医生需用右手拇指或食指在肿胀部位进行按压，以掌握肿胀的范围、性质等。疮疡按诊，医生用两手拇指和食指自然伸出，其余三指自然屈曲，用两食指寻按疮疡根底及周围肿胀状况，未破溃的疮疡，可用两手食指对应夹按，或用一食指轻按疮疡顶部，另一食指置于疮疡旁侧，诊其软坚，有无波动感，以了解成脓的程度。

3. 按肌肤的内容

（1）诊寒热　按肌肤的寒热可了解人体阴阳的盛衰、病邪的性质等。一般肌肤寒冷、体温偏低者，为阳气衰少；若肌肤冷而大汗淋漓、脉微欲绝者，为亡阳之征。肌肤灼热，体温升高者，多为实热证；若汗出如油，四肢肌肤尚温而脉躁疾无力者，为亡阴之征。身灼热而肢厥，为阳热内闭，不得外达，属真热假寒证。外感病汗出热退身凉，为表邪已解；皮肤无汗而灼热者，为热甚。身热，初按热甚，久按热反转轻者，为热在表；久按其热反甚者，为热在里。肌肤初扪之不觉很热，但扪之稍久即感灼手者，称为身热不扬，常兼头身困重、脘痞、苔腻等症，主湿热蕴结证。由于湿性黏滞，湿邪遏制，阳热内伏而难以透达于外，湿郁热蒸，故身热而不扬。局部病变通过按肌肤之寒热可辨证之阴阳。皮肤不热、红肿不明显者，多为阴证；皮肤灼热而红肿疼痛者，多为阳证。

（2）诊润燥滑涩　通过触摸皮肤的滑润和燥涩，以了解汗出与否及气血津液的盈亏。一般皮肤干燥者，为尚未出汗；湿润者，为身已出汗；干瘪者，为津液不足；肌肤滑润者，为气血充盛；肌肤枯涩者，为气血不足。新病皮肤多滑润而有光泽，为气血未伤之表现。久病肌肤枯涩者，为气血两伤；肌肤甲错者，多为血虚失荣或瘀血所致。

（3）诊疼痛　通过触摸肌肤疼痛的程度，可以分辨疾病的虚实。一般肌肤濡软，按之痛减者，为虚证；硬痛拒按者，为实证；轻按即痛者，病在表浅；重按方痛者，病在深部。

（4）诊肿胀　用重手按压肌肤肿胀程度，以辨别水肿和气肿。按之凹陷，不能即起者，为水肿；按之凹陷，举手即起者，为气肿。可辨别病证属阴属阳和是否成脓。肿硬不热者，属寒证；肿处烙手、压痛者，为热证。根盘平塌漫肿的属虚，根盘收束而高起的属实。患处坚硬，多属无脓，边硬顶软，内必成脓。至于肌肉深部的脓肿，以"应手"或"不应手"决定有脓无脓。方法是两手分放在肿物的两侧，一手时轻时重地加以压力，一手静候深处有无波动感，若有波动感应手，即为有脓，根据波动范围的大小，即可测知脓液的多少。

（5）诊疮疡 触按疮疡局部的凉热、软硬，可判断证之阴阳、寒热。一般肿硬不热者，属寒证；肿处灼手而有压痛者，属热证；根盘平塌漫肿者，属虚证；根盘收束而隆起者，属实证。患处坚硬多无脓；边硬顶软的为已成脓。

（6）诊尺肤 通过诊察尺肤的情况，以了解全身病情的一种诊法，称为诊尺肤，或称尺肤诊法。诊尺肤的方法，最早载于《黄帝内经》。《灵枢·论疾诊尺》云："余欲无视色持脉，独调其尺，以言其病，以外知内，为之奈何？岐伯曰：审其尺之缓急、小大、滑涩，肉之坚脆，而病形定矣。"

①关于"尺肤"的部位：一般认为"尺"指尺肤，其部位在肘至腕（手掌横纹到肘部内侧横纹）之皮肤。这种理解比较普遍，但此部位应包括内与外两侧之肌肤。其部又分为上、中、里三部，近寸口部位为上，近尺泽部位为尺里，两部之间为中；沿鱼际前缘上肘部尺泽穴处为外，沿尺侧后缘上肘部为内（图4-64）。

②诊尺肤的原理：尺肤与全身脏腑经气相通，并有一定的相应部位。通过尺肤可以了解全身五脏六腑的信息。《素问·脉要精微论》说："尺内两傍，则季胁也，尺外以候肾，尺里以候腹中。附上，左外以候肝，内以候膈；右外以候胃，内以候脾。上附上，右外以候肺，内以候胸中；左外以候心，内以候膻中。前以候前，后以候后。上竟上者，胸喉中事也；下竟下者，少腹腰股膝胫足中事也。"认为尺肤是全身脏腑、组织器官的缩影，如"上竟上""上附上""中附上""尺内""下竟下"，即是从腕至肘，依次而下，对应着从头至足的肢体和器官。

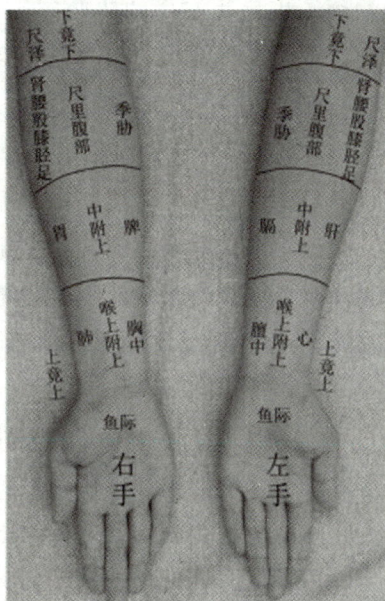

图4-64 "尺肤"的部位

《黄帝内经》的论述，是将人体从头至足按比例缩小，依次排列在尺肤上，因而尺肤诊法亦是生物全息理论在中医诊断学上的一个典型例证。尺肤为全身皮肤的缩影，五脏六腑于尺肤部位皆有全息投射区域，诊病往往可以独取尺肤。诊尺肤与诊寸口一样，可以反映全身脏腑组织器官的病变，可以判断内脏的盛衰虚实。正如《灵枢·论疾诊尺》所说："审其尺之缓急、大小、滑涩，肉之坚脆，而病形定矣。"

③尺肤的主病：从尺肤部位包括内外二侧肌肤看，尺肤是手三阳经、手三阴经循行经过的部位，故辨病定位为尺肤阳面（即手背侧）主要诊察大肠、小肠、三焦的病变；尺肤阴面（即手掌面侧）主要诊察心、肺、心包的病变。从尺肤肌肤的张力与弹性程度，以及润泽与寒热状况，如缓、急、滑、涩、冷、热、浮、沉等，可以推测疾病的阴阳、虚实、寒热、表里之病理变化。

尺肤缓：指尺肤部位的肌肤缓纵不急，其证主热、主气虚，多见于温热病及久病虚损。热性开泄，故热邪可使肌肤弛缓不收；气虚不能充养肌肤，则尺肤缓纵不急。

尺肤急：指尺肤部位的肌肤拘急绷紧而不弛缓，其证主寒、主痛，属实，多见于外感风寒及寒痹、诸痛。寒性收引、凝涩，寒束于肌肤与经脉，则尺肤拘紧；寒凝血脉，不通则痛。

尺肤滑：指尺肤部位的肌肤光滑而润泽，有流利光彩之容。其证属阳，主阳气绰泽，多见于风病，亦多为正常之象。阳气充盛则外泽温煦肌肤，以使尺肤润泽而滑；风为阳邪，外风袭于肌表，卫气为之激荡，可使尺肤洋溢光泽，亦显滑利。

尺肤枯：指尺肤部位的肌肤枯涩、粗糙或肌肤甲错。其证属阴，主阴血亏虚或气血瘀阻，多见于血痹、虚劳之病。阴血不足，肌肤失于濡养滋润，则尺肤之部见枯萎凹陷不光泽之貌；气血凝滞，经脉失畅，肌肤失养，以致尺肤部肌肤失荣而枯涩、粗糙，严重者则出现肌肤甲错。

尺肤浮：指尺肤部位之肌肤奋然沸起，肌肤丰满，呈升腾浮发之状。其证主表，属实，多见于诸病初起，外感风湿、湿温病等。邪气入侵肌腠，正气奋起抗御，正邪斗争，故为实证、表证。

尺肤沉：指尺肤形损而减，肌肉瘦削，显萎缩沉伏之态。其证主气血亏虚，津液耗损，多见于久病、虚劳，以及大吐大泻，气血大虚或吐泻津液大损，肌肤失于充养及濡润，以致尺肤形损而减，肌肤不丰。

尺肤冷：指尺肤部肌肤自觉冷感，触之不温，甚或有如触及冰块之感。其证主寒，主阳虚，多见于外感、虚劳。风寒袭于肌表，或寒邪直中太阴，或阳气亏虚，以致肌肤为寒邪所束，阳气不能达外，或阳气不足，失于温养，则出现尺肤冷感或触之有不温发凉之感。

尺肤热：自觉尺肤部灼热，触之有烫手之感，或见尺肤红肿而热。其证主热，主阳盛阴虚，多见于外感热病、中暑、肺热咳嗽等。阳明实热内盛，或暑热外袭，或热邪蕴肺等，均可使肌肤炎灼，而出现尺肤部灼热烫手，或自觉温热难受。

（九）按手足

按手足指通过触摸患者手足部位的冷热程度，判断病情的寒热、虚实及表里内外顺逆。按诊时患者可取坐位或卧位（仰位、侧位皆可），充分暴露手足。医生可单手抚摸，亦可双手分别抚握患者双手足，并做左右比较。按诊的重点在手足心寒热的程度。正常情况的手足一般是温润的。诊手足寒温，对判断阳气存亡，推测疾病预后具有重要意义。若阳虚之证，四肢犹温，为阳气尚存；若四肢厥冷，多病情深重。手足俱冷者，为阳虚寒盛，属寒证；手足俱热者，多为阳盛热炽，属热证。热证见手足热者，属顺候；

热证反见手足逆冷者，属逆候，多因热盛而阳气闭结于内，不得外达，即热深厥亦深的表现，应注意鉴别。

诊手足时还可做比较诊法。例如，手足心与手足背比较，若手足背热甚者，多为外感发热；手足心热甚者，多为内伤发热，即《东垣十书·辨手心手背》所说："内伤及劳役饮食不节病，手心热，手背不热；外伤风寒，则手背热，手心不热。"手心热与额上热比较，若额上热甚于手心热者为表热；手心热甚于额上热者为里热。

按手足主要在探明寒热，以判断病证性质属虚属实、在内在外及预后。凡疾病初起，手足俱冷，多为阳虚寒盛，属寒证；手足俱热，多为阳盛热炽，属热证。

诊手足寒热，还可辨别外感病或内伤病。手足背部较热，为外感发热，手足心较热，为内伤发热。还有以手心热与额上热互诊来分别表热或里热的方法。额上热甚于手心热，为表热；手心热甚于额上热，为里热。

在儿科方面，小儿指尖冷主惊厥。中指独热主外感风寒。中指末独冷，为麻痘将发之象。诊手足的寒温可测知阳气的存亡，对于决定某些阳衰证预后良恶相当重要。阳虚之证，四肢犹温，为阳气尚存，尚可治疗；若四肢厥冷，其病多凶，预后不良。

（十）切经

切经是医生用手法顺着患者手足十二经脉及奇经八脉循行部位探测其经脉、腧穴情况，从而推测病位、病性的一种诊断方法，同时要求医生对病变经脉与其所生病（即经脉病候）、是动病（即脏腑病候）有一定的了解。

《黄帝内经》记载，十二经病候一般以《灵枢·经脉》"是动病"与"所生病"为主，以及十二经脉的特点，如每条经脉都有内连脏腑、外络肢节的两个部分，都隶属一个脏腑；在脏与腑之间又有表（腑）里（脏）经的关系，可将其病候分为3个方面：一是本经经脉所过肢节部位的病候；二是本经所属脏腑的病候；三是与其表里经之间合病与并病的病候。

例如，手太阴肺经可见胸膺、缺盆、肩背，以及手臂前廉的疼痛，是它所过肢节部分的病候；又可出现咳嗽、哮喘、寒热、鼻塞不利等本经所属肺脏的病候；同时还可出现表经（大肠）的病候，如大便溏泄等。足太阴肾经可见腰痛或髀部和大腿内侧后廉痛、足下热等本经经脉所过肢节部位的病候；又可见眩晕、面色灰暗、面肿、目视模糊、口干、气短促、心烦嗜卧、大便溏薄久泄、阳痿、两足厥冷、足痿无力等本经所属脏腑的病候。在应用十二经脉病候辨证时，可结合以上三点辨明病证在哪一条经，再辨别寒热、虚实，给予相应的治疗等。

1. 切经的顺序 切经按照全体的轻擦、经脉的轻擦、撮诊、手指捏诊、轻按经脉、重按经脉的顺序进行，范围主要包括手太阴肺经的鱼际穴到尺泽穴，手厥阴心包经的劳宫穴到曲泽穴，手少阴心经的少府穴到少海穴，手太阳小肠经的腕骨穴到小海穴，手阳明大肠经的合谷穴到曲池穴，手少阳三焦经的阳池穴到天井穴，足阳明胃经的冲阳穴到足三里穴，足少阳胆经的足临泣穴到阳陵泉穴，足太阳膀胱经的京骨穴到委中穴，足太阴脾经的商丘穴到阴陵泉穴，足厥阴肝经的太冲穴到曲泉穴，足少阴肾经的然谷穴到阴谷穴。

2. 切经手法

（1）轻擦 轻擦皮肤表面，诊察腠理的状态，温度和有无汗出。腠理粗，皮肤表现多处细小凹陷，缺乏光泽；腠理密，皮肤表现部分毛孔收缩凸起，一般有光泽。出汗部位摩擦力较强，温度较低。一般腠理粗、有汗、温度低为虚证表现，腠理密、无汗、温度高为实证表现。触诊时最先用手掌大面积地轻擦，然后用食指、中指推动各经脉循行部位。

（2）撮诊 撮诊是切经的一种特殊手法。医生用拇指和食指沿着经脉将皮肤轻轻提起顺着经脉循行前行，同时感知患者皮肤被提起时的抵抗、皮肤的张力、硬度等，以医生察觉的信息与患者知觉过敏部位综合分析异常经脉。

（3）手指压诊 医生用拇指、食指捏住患者手指按压，从手指远端指甲根开始按压至手指根底部，查看是否有压痛，一般喜按为虚证表现，拒按为实证表现，都可作为经筋病变的诊断依据。

（4）轻按经脉 医生用食指或中指轻按患者经脉巡行部位，探查其表层软组织的紧张度、陷凹、结节、压痛等。紧张度较强、局部凸起、条状结节、压痛拒按为实证表现，陷凹、压痛喜按为虚证表现。

（5）重按经脉 医生用拇指、食指或中指重按患者经脉循行部位，探查其深部结节与压痛等。深部结节多为表虚里实之象。

3. 十二经脉切经与病证 见表 4 - 6。

表 4 - 6   十二经脉切经与病证

经脉	脏腑病证	经脉病证
手太阴肺经	肺胀满，膨膨而喘咳，缺盆中痛，甚则交两手而瞀，此为臂厥	咳，上气，喘咳，烦心，胸满，臑臂内前廉痛厥，掌中热。气盛有余，则肩背痛，风寒汗出中风，小便数而欠。气虚，则肩背痛，寒，少气不足以息，溺色变
手阳明大肠经	齿痛，颈肿	目黄，口干，鼻衄，喉痹，肩前臑痛，大指次指痛不用，气有余，则当脉所过者热肿，虚，则寒栗不复
足阳明胃经	洒洒振寒，善呻，数欠，颜黑，病至则恶人与火，闻木声则惕然而惊，心欲动，独闭户塞牖而处，甚则欲上高而歌，弃衣而走，贲响腹胀，是为骭厥	狂，疟，温淫，汗出，鼻衄，口喎，唇胗，颈肿，喉痹，大腹水肿，膝膑肿痛，循膺，乳，气街，股，伏兔，骭外廉，足跗上皆痛，中指不用。气盛，则身以前皆热，其有余于胃，则消谷善饥，溺色黄。气不足，则身以前皆寒栗，胃中寒则胀满
足太阴脾经	舌本强，食则呕，胃脘痛，腹胀善噫，得后与气，则快然如衰，身体皆重	舌本痛，体重不能动摇，食不下，烦心，心下急痛，溏瘕泄，水闭，黄疸，不能卧，强立，股膝内肿、厥，足大指不用。脾之大络，实则身尽痛，虚则百节尽皆纵
手少阴心经	嗌干，心痛，渴而欲饮，是为臂厥	目黄，胁痛，臑臂内后廉痛厥，掌中热痛
手太阳小肠经	嗌痛，颔肿，不可以顾，肩似拔，臑似折	耳聋，目黄，颊肿，颈、颔、肩、臑、肘臂外后廉痛
足太阳膀胱经	冲头痛，目似脱，项如拔，脊痛，腰似折，髀不可以曲，腘如结，踹如裂，是为踝厥	痔，疟，狂，癫疾，头囟项痛，目黄，泪出，鼻衄，项、背、腰、尻、腘、踹、脚皆痛，小指不用

经脉	脏腑病证	经脉病证
足少阴肾经	饥不欲食，面如漆柴，咳唾则有血，喝喝而喘，坐而欲起，目慌慌如无所见，心如悬若饥状，气不足则善恐，心惕惕如人将捕之，是为骨厥	口热，舌干，咽肿，上气，嗌干及痛，烦心，心痛，黄疸，肠澼，脊、股内后廉痛，痿、厥，嗜卧，足下热而痛
手厥阴心包经	手心热，臂肘挛急，腋肿，甚则胸胁支满，心中憺憺大动，面赤，目黄，喜笑不休	烦心，心痛，掌中热
手少阳三焦经	耳聋，浑浑焞焞，嗌肿，喉痹	汗出，目锐眦痛，颊痛，耳后、肩、臑、肘臂外皆痛，小指次指不用
足少阳胆经	口苦，善太息，心胁痛，不能转侧，甚则面微有尘，体无膏泽，足外反热，是为阳厥	头痛，颔痛，目锐眦痛，缺盆中肿痛，腋下肿，马刀、侠瘿，汗出振寒，疟，胸胁、肋、髀、膝外至胫、绝骨、外踝前，及诸节皆痛，小指次指不用
足厥阴肝经	腰痛不可以俯仰，丈夫㿉疝，妇人少腹肿，甚则嗌干，面尘脱色	胸满，呕逆，飧泄，狐疝，遗弱，闭癃

4. 十二经筋切经 《黄帝内经》记载，十二经筋的分布与十二经脉相一致，是经脉在肢体外周的连属部分，有其所结和所盛的部位，大部分在四肢的筋肉。十二经筋皆起于四肢指、趾之间，而后上行于腕、踝、肘、膝，联于肌肉，上于颈项，终于头面，不进入脏腑，是十二经脉所属的筋肉系统。经筋的病候大部分表现在本条经筋循行部位的功能障碍和肌肉的牵引、拘挛、弛缓、转筋、强直和抽搐等症状，很少有本经脏腑的病候，这是与十二经脉病候不同之处。然而，经筋的功能活动要依赖经络气血的濡养，它不是孤立的某一经的病候，有时可与经络病候同时出现，这是辨证时应注意之处。

经筋的病候可以从两方面分析，一是寒邪侵袭引起经筋的反折、筋急等病候；二是热邪所伤引起经筋的弛纵不收、阴痿不用等病候。临床可根据经筋之病候，辨别发病部位，结合寒热、虚实进行治疗。

5. 按腧穴 按腧穴是按压身体的某些特定穴位，通过穴位的变化和反应判断内脏某些疾病的方法。腧穴是脏腑经络之气转输之处，是内脏病变反映于体表的反应点。因此，早在《灵枢·背腧》就有记载，其曰："欲得而验之，按其处，应在中而痛解，乃其俞也。"按腧穴可根据按诊需要，取坐位或卧位（仰卧、俯卧、侧卧），关键在于找准腧穴。医生用单手或双手的食指或拇指按压腧穴，若有结节或条索状物时，手指应在穴位处滑动按寻，进一步了解指下物的形态、大小、软硬程度、活动情况等。

按腧穴要注意发现穴位上是否有结节或条索状物，有无压痛或其他敏感反应，然后结合望、闻、问诊所得资料综合分析判断疾病。

正常腧穴按压时有酸胀感、无压痛、无结节或条索状物、无异常感觉和反应。腧穴的病理反应，有明显压痛，或有结节，或有条索状物，或其他敏感反应等。例如，肺俞穴摸到结节，或按中府穴有明显压痛者，为肺病反应；按上巨虚穴下 1~2 寸处有显著压痛者，为肠痈表现；肝病患者在肝俞或期门穴常有压痛等。这种具有诊断意义的特定腧穴，在《灵枢·九针十二原》记载有十二原穴，其曰："五脏有疾也，应出十二原，而原各有所出，明知其原，睹其应，而知五脏之害矣。"临床观察发现，背俞穴亦同样具有重要的诊断价值。

（1）脏腑病变与腧穴　脏腑病变程度与穴位有一定规律，一般原穴反映脏腑元气不足，郄穴反映急性病，络穴反映慢性病及表里两经变化，募穴、背俞穴多用以诊断和治疗本脏腑病证。

（2）五行穴按诊　井穴主治心下满为肝病反应，荥穴主身热为心病反应，体现人体发热情况，俞穴主体重节痛为脾病反应，经穴主喘咳寒热为肺病反应，合穴主逆气而泄为肾病及六腑疾病反应。

（3）八会穴按诊　八会穴指脏、腑、气、血、筋、脉、骨、髓等精气聚会的八个腧穴，章门反映脏病、中脘反映腑病、膻中反映气病、膈俞反映血病、大杼反映骨病、阳陵泉反映筋病、太渊反映脉病、悬钟反映髓病等。

（4）下合穴按诊　下合穴是六腑之气下合足三阳的腧穴，胃病下合于足三里，大肠病下合于上巨虚，小肠病下合于上巨虚，胆病下合于阳陵泉，膀胱病下合于委中，三焦病变下合于委阳。

复习思考题

1. 平脉有哪三个特点，有何意义？
2. 寸口部寸、关、尺如何分候脏腑？
3. 促脉、结脉、代脉三脉脉象有何异同？
4. 叩法有几种？简述其手法要领。
5. 气肿、水肿按诊时各有何特点？

中 篇

辨 证

第五章

八纲辨证

八纲，是指表、里、寒、热、虚、实、阴、阳八个纲领。

八纲辨证，是指运用八纲理论对四诊所收集的临床资料进行综合分析，从而辨别疾病部位的浅深、性质的寒热、邪正的盛衰及病证类别的阴阳，以作为辨证纲领的方法。

《黄帝内经》中虽无八纲这一名词，但却有八纲具体内容的散在性论述，并且基本确定了其相互间的辩证关系。张仲景在《伤寒杂病论》中，已具体运用八纲对疾病进行辨证论治。方隅曾在《医林绳墨》中说："仲景治伤寒，著三百九十七法，一百一十三方……然究其大要，无出乎表里、虚实、阴阳、寒热，八者而已。"到了明代，八纲辨证的概念与内容已为许多医家所重视和接受。陶节庵在《伤寒六书·看伤寒识证内外须知》中说："察得阴阳表里、寒热、虚实、真切，复审汗、下、吐、温、和解之法治之，庶无差误。"王执中在《伤寒正脉》亦说："治病八字，虚实阴阳表里寒热，八字不分，杀人反掌。"张三锡在《医学六要》中也说："古人治病大法有八，曰阴、曰阳、曰表、曰里、曰寒、曰热、曰虚、曰实。"张介宾在《景岳全书·传忠录》专设"阴阳篇""六变辨"，对八纲做了进一步论述，并以二纲统六变。其曰："阴阳既明，则表与里对，虚与实对，寒与热对，明此六变，明此阴阳，则天下之病固不能出此八者。"明

显地将二纲六变作为辨证的纲领。因此，将表、里、寒、热、虚、实、阴、阳八者作为辨证的纲领，实际上形成于明代。近人祝味菊在《伤寒质难》中说："所谓八纲者，阴阳、表里、寒热、虚实是也。古昔医工，观察各种疾病之征候，就其性能之不同，归纳于八种纲要，执简驭繁，以应无穷之变。"这是八纲名称的正式提出。第二版《中医诊断学》教材正式将八纲列为专章进行讨论，于是八纲辨证的内容得以普及。

八纲是从各种具体证候的个性中抽象出来的，带有普遍规律的共性，它能把错综复杂的临床表现，分别概括为表证、里证、寒证、热证、虚证、实证，再进一步归纳为阴证、阳证两大类。就是说，对于任何一种证候，从大体病位来说，总离不开表或里；从基本性质来说，一般可分为寒与热；从邪正斗争的关系来说，主要反映为实与虚；从病证类别来说，都可归属于阴或阳。因此，八纲辨证是中医辨证的纲领，是用于分析各种疾病共性的辨证方法，在诊断过程中能起到执简驭繁、提纲挈领的作用。

八纲辨证突出地反映了中医学辨证思维的特点。虽然八纲辨证主要将各种证候概括为四对纲领性证候，每对证候的双方都有与另一方区分的临床表现，但是这并不意味着把临床上各种证候只是划分为八个孤立而毫不相关的、界限分明的区域，而是八纲之间

既相互区别，又相互转化、相互联系、相互错杂。因此，对于八纲辨证，既要掌握八纲的基本证候，又要熟悉八纲之间相互组合形成的各种复合证候类型。

必须指出，八纲辨证毕竟是"纲"，八纲辨证的结果比较笼统、抽象，对疾病本质的认识尚不够具体、全面。临床辨证不能只满足于对八纲的分辨，而应结合其他的辨证方法，对疾病的具体临床表现进行深入的分析，这样才能对证做出更加精确的判断，为诊治提供全面可靠的依据。

第一节　八纲基本证

八纲基本证包括表证、里证，寒证、热证，虚证、实证，阴证和阳证。

一、表里辨证

表与里是相对的概念，如皮肤与筋骨相对而言，皮肤属表，筋骨属里；脏与腑相对而言，腑属表，脏属里；经络与脏腑相对而言，经络属表，脏腑属里；经络中三阳经与三阴经相对而言，三阳经属表，三阴经属里等。临床辨证，一般因皮毛、肌腠、经络在外，属表；脏腑、气血、精髓在内，属里。

表里辨证，是辨别疾病部位浅深和病势趋向的过程。从病势浅深来说，外邪侵犯人体引起的外感病，有一个由浅逐渐深入的病变过程，表里辨证就成为分析这个过程的一种辨证方法。表里辨证的意义主要是明确病变部位的浅深、病情的轻重和病理变化的趋势。一般而言，病变在表者病较轻浅，病变在里者病较深重；病邪由表入里是病势前进，病邪由里出表提示病势减退。这种相对概念的认识，对伤寒六经辨证和温病卫气营血辨证尤为重要。

（一）表证

表证是指外邪（六淫、疫疠、虫毒）经皮毛、口鼻侵入身体浅表层，正气抗邪所表现的轻浅证。表证多见于外感病的初起阶段。

【临床表现】恶寒、发热、舌苔薄、脉浮等症状为主，也常见头痛、身痛、关节酸痛，或鼻塞流涕、喷嚏、微有咳喘等症状。

【证候分析】表证是由六淫之邪从皮毛、口鼻侵入人体浅表所引起的。《景岳全书·传忠录》所说："表证者，邪气之自外而入者也。凡风寒暑湿火燥，气有不正，皆是也……病必自表而入者，方得谓之表证。"

由于外邪束表，郁于肌腠，阻遏人体卫气的正常宣发，肌表得不到卫阳之气的温煦，故出现恶寒的感觉。又因卫气具有抗御外邪的功能，外邪侵入体表，肌腠闭郁，卫气起而抗邪，正邪相争，故出现发热。正如《素问·玉机真脏论》所说："今风寒客于人，使人毫毛毕直，皮肤闭而为热。"病邪在浅表尚未深入，故舌象没有显著的变异而呈现薄苔；邪在皮毛，正气与之相争于表，脉气亦为之鼓动于外，故见浮脉。由于外邪束表，郁于经络，使经气不得畅通，不通则痛，故见头痛、身痛、关节酸痛。肺主皮毛，鼻为肺之窍，皮毛受邪，内传于肺，引起肺气失宣，则出现鼻塞流涕、喷嚏、咳嗽、气喘等症状。

表证是正气抗邪于外的表现，不能简单地将表证理解为是皮肤等浅表部位的病变，也不能机械地以为皮毛的病变就一定是表证。

【辨证要点】 表证的特点是起病急，病情轻，病程短，因外邪。临证以外感病史及恶寒、发热、苔薄、脉浮等外邪束表症状为辨证要点。

【治疗方法】 发汗解表。因感受的病邪不同可形成不同表证，如风寒束表证、风热犯表证、风湿遏表证、燥邪犯表证、暑湿袭表证、风袭表疏证等，当在发汗解表的基础上根据相关的证候做出适当调整。

（二）里证

里证是指病变部位在内，由脏腑、气血、精髓等受病，以脏腑功能失调症状为主所反映的证。

【临床表现】 里证包括的范围极为广泛，临床表现多种多样，但其证候特征是无新起恶寒发热并见，以脏腑症状为主要表现，具体内容详见脏腑辨证。

【证候分析】《景岳全书·传忠录》说："里证者，病之在内、在脏也。凡病自内生则或因七情，或因劳倦，或因饮食所伤，或为酒色所困，皆为里证。"里证由于形成的原因、性质不同，其证候、机理亦各不相同。里证的成因大致有 3 种情况：一是表证不解，病邪入里，形成里证。例如，外感病过程中，表寒入里化热，表证已罢，出现潮热、神昏、烦躁、汗出、口渴等症状，即是邪热炽盛的里热证；若出现胸闷、腹痛、大便秘结、舌质深红、舌苔黄干、脉象沉实等症状，即是热结胃肠的里实证。二是外邪直接侵犯脏腑，所谓"直中"。病一开始，就主要表现为里证。例如，过食生冷，或腹部受凉，寒湿之邪直中脏腑，出现呕吐清水、腹泻肠鸣、脘腹冷痛等症状，即是里寒证。三是内伤七情、劳倦、饮食等因素，直接影响脏腑、气血、精髓而为病，病变之初，就是里证。例如，郁怒伤肝，肝郁气滞，出现两胁胀痛、气短、乏力、失眠、健忘等症状，都属里证。

里证的病位虽然同属于"里"，但仍有浅深之别，一般病变在腑、在上、在气者，较为轻浅，病变在脏、在下、在血者，较为深重。

【辨证要点】 相对于表证而言，里证一般起病较缓，病程较长，病位较深，且无新起恶寒发热并见症状。里证的辨证要点，其一，病位已不在表（无恶寒）或半表半里（无寒热往来）；其二，以脏腑、气血、精髓病变为主要表现。

【治疗方法】 根据八纲分类，里证包括里寒证、里热证、里虚证、里实证的不同；根据病变脏腑分类，证型更为复杂。对于里证的治法，中医学的"治疗八法"之中，除汗法、和法应用较少，其余吐、下、温、清、消、补六法均有广泛应用。

（三）半表半里证

半表半里证是指病变既非完全在表，又未完全入里，病位处于表里进退变化之中，以寒热往来为主要表现的证。

【临床表现】 寒热往来，胸胁苦满，神情默默，不欲饮食，心烦喜呕，口苦，咽干，目眩，脉弦。

【证候分析】 半表半里证是外邪由表入里，邪郁少阳胆经，且病邪又未全离肌表的过渡阶段，病势徘徊于表里之间所表现出来的证候。

因病位在半表半里，正邪分争，正胜则发热，邪胜则恶寒，寒热交替出现，即是寒热往来。胆之经脉循行两胁，邪犯其处，经气不畅，故见胸胁苦满；胆热犯胃，胃气失和，故神情默默，不欲饮食。热郁则心烦，胃气上逆则喜呕。胆火上炎，灼伤津液，故口苦、咽干。少阳之脉起于目锐眦，且胆与肝合，肝开窍于目，邪热循经上干清窍，故头目昏眩。脉弦是肝胆气郁，失于柔和，经脉劲急的反映。

【辨证要点】半表半里证在六经辨证中称之为"少阳病证"。相对于表证和里证而言，其表证、里证的表现不显著，但是足少阳胆经病证症状明显。临证以往来寒热和胸胁苦满并见为辨证要点。

【治疗方法】和解表里。

【类证鉴别】表证、里证的鉴别要点见表5-1。

《医学心悟·寒热虚实表里阴阳辨》说："一病之表里，全在发热与潮热，恶寒与恶热，头痛与腹痛，鼻塞与口燥，舌苔之有无，脉之浮沉以分之。假如发热恶寒，头痛鼻塞，舌上无苔，脉息浮，此表也；假如潮热恶热，腹痛口燥，舌苔黄黑，脉息沉，此里也。"可作为辨别表里证的参考。

表5-1　表证、里证的鉴别要点

证名	病史	寒热	内脏证候	舌象	脉象
表证	新病程短，病急位浅	寒热并见	身痛、流涕，内脏症不显	舌苔变化多不明显	脉浮
里证	久病程长，病缓位深	但热不寒，但寒不热	咳喘、心悸腹痛、呕泻	舌苔多有异常变化	沉脉或见其他脉象
半表半里证	外感病有一段时日	寒热往来	胸胁苦满及口苦、咽干	舌象多无明显变化	脉弦

二、寒热辨证

寒和热是辨别疾病性质的一对纲领。

《景岳全书·传忠录》云："寒热者，阴阳之化也。"《类经·疾病类》亦指出："水火失其和，则为热为寒。"可见，寒热虽是疾病的性质，但由于寒热是体内阴阳偏盛偏衰的表现，故寒热辨证也辨别机体阴阳盛衰。

寒热辨证是根据四诊资料辨别疾病寒热属性的方法。病邪有阴邪与阳邪之分，正气有阴液与阳气之别。一般而言，阳邪致病可使阳气偏盛而阴液受伤，或阴液亏损而阳气偏亢，均可表现为热证；阴邪致病可使阳气受损，或是阳气虚衰而阴寒内盛，均可表现为寒证。《素问·阴阳应象大论》谓："阳盛则热，阴盛则寒。"《素问·调经论》谓："阳虚则外寒，阴虚则内热。"即是此义。

寒象、热象与寒证、热证既有区别，又有联系。寒象和热象是疾病的表现征象，不是疾病的本质。如真热假寒证可见表面有寒象，真寒假热证可见表面有热象，与寒证、热证有本质的区别。在一般病变中，疾病的本质和表现的征象多是相符的，故热证多见热象，寒证多见寒象。

辨清寒热，对于认识疾病的性质和指导治疗有重要意义，是确定"寒者热之，热者寒之"治法的依据。

（一）寒证

寒证是指感受寒邪，或阳虚阴盛，导致机体的机能活动衰退所表现的具有冷、凉特点的证。

【临床表现】 恶寒喜暖，手足冷凉，口淡不渴，或渴喜热饮，面色苍白，蜷卧喜静，冷痛喜温，痰、涕、涎、液澄澈清冷，小便清长，大便稀溏，舌质浅淡或青紫，舌苔白滑，脉紧或迟等。

【证候分析】 寒证多因外感阴寒之邪，或因内伤久病，阳气耗伤，阴寒内盛所致。

阳气不足，或为外寒所伤，不能发挥其温煦周身的作用，故见恶寒喜暖，肢凉蜷卧。阴寒内盛，津液未伤，故口淡不渴。阴盛阳虚，欲得热助，故见渴喜热饮。寒邪不伤阴液，或阳虚不能温化水液，以致痰、涕、涎、尿等皆为澄澈清冷。寒可伤及脾阳，或脾阳久虚者，则使运化失常而见大便稀溏。寒湿内盛，阳虚不化，则舌质浅淡，舌苔白滑。寒邪束遏阳气则脉紧，阳虚鼓动乏力则脉迟。

【辨证要点】 有感寒或伤阳的病史，并有以"冷、白、稀、润、静"为特征的主症为寒证的辨证要点。

【治疗方法】 祛寒。《素问·至真要大论》指出："寒者热之。"由于寒证有表寒、里寒之别，故治表寒证，宜用辛温解表的方法，治里寒证则用温里散寒的治法。

(二) 热证

热证是指感受热邪，或阴虚阳亢，致使机体的机能活动亢进所表现的具有温、热特点的证。

【临床表现】 发热或恶热，手足温，口渴，面赤或颧红，烦躁不宁，小便黄短，大便燥结，舌红少津，脉数等。

【证候分析】 热证多因外感火热之邪，或寒湿郁而化热，或七情过激，五志化火；或过食辛燥，蓄积为热等，导致体内阳热过盛；亦有因房事不节，劳倦内伤，劫夺阴精，致使阴虚阳亢而表现为热的证候。

阳热偏盛，或阴虚内热，故见发热或恶热。阴液亏少，或火热伤津，故见口渴，舌干少津，小便短少，大便干燥。火性炎上，故见面赤，颧红，舌红。虚阳偏亢，或火热内扰，心神不宁，故见烦躁。火热迫血妄行，心动加速，则见脉数。

【辨证要点】 有受热或伤阴的病史，并有以"热、红（黄）、稠、干、动"为特征的主症为热证的辨证要点。

【治疗方法】 清热。《素问·至真要大论》指出："热者寒之。"由于热证有表热、里热之别，故治表热证宜用辛凉解表的方法，治里热证用清里散热的治法。

【类证鉴别】 寒证与热证的临床鉴别见表5-2。

《医学心悟·寒热虚实表里阴阳辨》说："一病之寒热，全在口渴与不渴，渴而消水与不消水，饮食喜热与喜冷，烦躁厥逆，溺之长短赤白，便之溏结，脉之迟数以分之。假如口渴而能消水，喜冷饮食，烦躁，溺短赤，便结，脉数，此热也；假如口不渴，或假渴而不能消水，喜饮热汤，手足厥冷，溺清长，便溏，脉迟，此寒也。"可作为辨别寒热证的参考。

表5-2 寒证、热证的鉴别要点

证名	寒热	渴饮	面肢	二便	舌象	脉象
寒证	恶寒喜温	口淡不渴	面白肢凉	尿清便溏	舌淡苔白	脉迟或紧
热证	恶热喜凉	口渴喜饮	面赤肢热	尿赤便结	舌红苔黄	脉数或滑

（三）寒证与热证的真假辨别

寒证或热证发展到严重阶段，出现一些与病理本质相反的"假象"证候，即寒热真假，包括真热假寒证和真寒假热证。

1. 真热假寒证　真热假寒证为内有真热，外见假寒，"寒极似热"的证。其表现可见胸腹灼热、口渴尿黄、口臭息粗、舌红苔黄、脉搏有力等邪热内盛的征象明显，但同时可见四肢厥冷、恶寒寒战、神识昏沉、面色暗紫等寒证之象。这是由于体内邪热极盛，阳气郁闭于内，不能布达于外所致，即所谓"阳盛格阴""热极肢厥"。其热盛为"真热"，寒象为"假寒"。

2. 真寒假热证　真寒假热证为内有真寒，外见假热的证。其表现可见自觉发热，但反欲盖被；面色浮红，但时隐时现；口渴，但并不欲饮；咽痛，但并不红肿；神志躁扰，但疲乏无力；脉显浮大，但按之无力。同时可现肢厥身冷、便溏尿清、舌淡苔白等寒象。这是由于阳气虚衰，阴寒内盛，迫阳浮越，格阳于上所致，即所谓"阴盛格阳，虚阳浮越"，其寒证为"真寒"，而热象为"假热"。

【类证鉴别】寒热真假证的鉴别见表5－3。

假象的出现，多在四肢、皮肤、面色；真象的表现，常在脏腑、气血、津液等方面，尤其应以里证症状、舌象、脉象等为诊断依据。《温疫论·论阳证似阴》指出："捷要辨法，凡阳证似阴，外寒而内必热，故小便血赤；凡阴证似阳者，格阳之证也，上热下寒，故小便清白。但以小便赤白为据，以此推之，万不失一。"确为经验之谈。

表5－3　寒热真假证的鉴别

证名	渴饮	小便	胸腹	盖被	舌象	脉象
真热假寒证	口渴喜饮	尿短而赤	胸腹灼热	不欲盖被	舌红苔黄	脉数有力
真寒假热证	口淡不渴	尿清而长	身冷畏冷	加衣盖被	舌淡苔薄	脉迟无力

三、虚实辨证

虚，指正气不足；实，指邪气太盛。《素问·通评虚实论》说："邪气盛则实，精气夺则虚。"《景岳全书·传忠录》亦说："虚实者，有余不足也。"所以，实与虚是用以概括和辨别邪正盛衰的两个纲领。

虚实辨证，是辨别病体邪正盛衰的两类证型。虚证反映人体正气虚弱而邪气也不太盛；实证反映邪气太盛而正气亦尚未虚衰，邪正相争剧烈。

由于邪正斗争是疾病过程中的根本矛盾，阴阳盛衰及其所形成的寒热证候，亦存在着虚实之分。所以，分析疾病过程中邪正的虚实关系，是辨证的基本要求，《素问·调经论》即有"百病之生，皆有虚实"之说。辨别疾病的虚实，可了解病体邪正的盛衰，为确定采用补虚扶正或泻实祛邪的治法提供依据。实证宜攻，虚证宜补，虚实辨证准确，攻补方能适宜，才能免犯实实虚虚之误。

一般来说，虚证多见于慢性疾病或病变的后期，病程较长；实证多见于疾病的初期、中期，病程较短。因此，单纯的虚证、实证临床不难识别。

(一) 虚证

虚证是指人体正气虚弱，以不足、衰退为特点的各种临床表现的病理概括。正气虚弱可包括阳虚、阴虚、气虚、血虚、津亏、液少、精亏、髓少、营虚、卫弱，以及脏腑各种不同的虚损。虚证的特点表现在正气不足，但邪气并不盛；且多见于慢性疾病和病证后期，一般病程较长。

【临床表现】由于正气虚弱的范围、程度及影响脏腑器官的不同，虚证的表现也各不相同。临床一般久病、势缓者多虚证，耗损过多者多虚证，体质素弱者多虚证，故《难经·四十八难》有"出者为虚""缓者为虚"的说法。《类经·疾病类》亦说："内出之病多不足，如七情伤气、劳倦伤精之类也。"以人体气血阴阳亏虚而言，常见面色无华，精神萎靡，身倦无力，气短自汗，形寒肢冷，大便滑泄，小便失禁；或面色萎黄，手足心热，心烦心悸，盗汗，舌嫩无苔，脉细无力等。

【证候分析】虚证的形成，有先天不足和后天失养两个方面，但以后天失于调养为主。例如，饮食失调，后天之本不固；情志怫郁、劳倦过度，内伤脏腑气血；产育过多、房事过度，耗伤肾脏元真；久病不愈、失治误治，损伤人体正气等，均可形成虚证。

在辨证时，虚证主要分为阳气虚损与阴血不足两个方面。人体阳虚气弱，失于温运、固摄，可见面色无华、精神萎靡、身倦无力、气短自汗、形寒肢冷、大便滑泄、小便失禁等功能活动低弱的症状。若阴虚血少，失于濡润、滋养，故见面色萎黄、手足心热、心烦心悸、盗汗等物质基础耗损的症

状。舌嫩无苔乃阳气虚衰，不能蒸化水津，或阴血亏损，无以滋养上承所致；脉虚细无力乃气血两虚，经脉既不能充盈，血行又失其鼓动所致。

【辨证要点】虚证的表现虽有差别，但其共性表现有3点：①久病渐起。②耗损较多。③体质素弱。

【治疗方法】补虚。《素问·三部九候论》说："虚则补之。"由于虚证有气虚、血虚、阴虚、阳虚等不同，故补法有补气、补血、补阴、补阳等不同治法（见辨证部分）。

(二) 实证

实证是指对人体感受外邪或体内病理产物蓄积而产生的以有余、强烈、停聚为特点的各种临床表现的病理概括。实证特点表现：①邪气充盛，实邪停积。②邪气充盛，但正气尚未虚衰。③邪正相争剧烈，而表现有余、强烈、停聚证候。④多见于疾病初、中期，病程较短。

【临床表现】《难经·四十八难》有"入者为实""急者为实"之论。《类经·疾病类》亦说："凡外入之病多有余，如六气所感、饮食所伤之类也。"由于感邪性质的差异，致病的病理产物之不同，实证的临床表现很不一致。常见的表现有身热面赤，烦躁，甚至神昏谵语，呼吸喘粗，胸闷不适，痰涎壅盛，脘腹胀痛拒按，大便秘结，小便不利；或体内有痰凝、饮停、水泛、血瘀、虫积等；舌老苔厚，脉实有力。

【证候分析】实证形成的原因主要有二：一是风、寒、暑、湿、燥、火六淫之邪，侵入人体，郁闭经络或内结脏腑；二是内脏功能失调，代谢障碍，使本来属于正气的气、血、津液转化为病邪，如气机不畅而停滞，

出现气滞，血行不畅而瘀积，成为血瘀，津液不化而停聚，变成水湿等。气滞血瘀和水湿，以及食积、虫积等都可形成邪气盛的实证。

实证一方面表现为邪正相争，功能亢进。由于邪气太盛，正气与之抗争，以至于阳热亢盛，而见发热面赤；实邪扰心或蒙蔽心神，引起烦躁，甚至神昏谵语；邪阻于肺，则肺气宣降失常，故见胸闷、喘息气粗，其痰多者，可见痰涎壅盛；实邪积于肠胃，可见腹胀满疼痛拒按，大便秘结；或水湿内停，气化失司，则见小便不利。实邪内积，多见舌质老而舌苔厚。邪正相争，搏击于血脉，故脉来有力。另一方面因脏腑功能失调，病理产物停积，痰饮、水湿、瘀血、气

滞，以及虫积、宿食等均为病邪停积体内，影响正常的生理活动，从而出现种种实证病变。

【辨证要点】　实证的表现各有异同，但其共性表现有3点：①新病暴起。②病情激剧。③体质壮实。

【治疗方法】　泻实。《素问·三部九候论》说："实则泻之。"由于实证有气滞、血瘀、食阻、水停等不同，故泻法也有行气、活血、化食、逐水等不同治法（见相关内容）。

【类证鉴别】　虚证与实证的临床鉴别见表5-4。

从虚证和实证的病理本质、临床主症的特点和舌象、脉象的改变等3个方面予以鉴别。

表5-4　虚证和实证的鉴别要点

证名	病程	形体	精神	声息	疼痛	舌象	脉象
虚证	久病程长	形衰体弱	精神欠佳	声低息微	痛缓喜按	舌嫩苔薄	脉弱无力
实证	新病程短	形壮体实	精神亢奋	声高息粗	痛剧拒按	舌老苔厚	脉实有力

（三）虚证与实证的真假辨别

虚证或实证发展到严重阶段，出现一些与病理本质相反的"假象"症状，即虚实真假。《内经知要》所谓"至虚有盛候""大实有羸状"，就是指证候的虚实真假，包括真实假虚证和真虚假实证。

1. 真实假虚证　病本实证，反见虚羸现象的证。其表现可见神情默默，但语高气粗；身体倦怠，但稍动反舒；身体消瘦，但腹满拒按；脉象沉细，但按之有力。这是由于体内大积大聚，阻滞经脉，气血不畅，故致"虚象"，即所谓"大实有羸状"。其充盛之状为"真实"，而虚弱表现为"假虚"，即如《顾松园医镜》所云："积聚在中，按之

则痛，色红气粗，脉来有力，实也；甚则嘿嘿不欲语，肢体不欲动，或眩晕昏花，或泄泻不止，是大实有羸状也。"

2. 真虚假实证　真虚假实证为病本虚证，反见实盛现象的证。其表现可见腹部胀满，但时有缓解，且喜按压；咳喘气促，但气短无力，或呼吸短促；大便秘结，但腹部并不硬满；脉弦，但脉搏无力；舌苔偏厚，但舌体淡胖。这是由于脏腑虚衰，运化无力，气机壅滞，故见"实象"，即所谓"至虚有盛候"。其虚证为"真虚"，而充盛之状为"假实"，即如《顾松园医镜》所云："心下痞痛，按之则止，色悴声短，脉来无力，虚也；甚则胀极而不得食不得入，气不得

舒，便不得利，是至虚有盛候也。"

【类证鉴别】　虚实真假的鉴别要点见表5-5。

《古今医案按·伤寒》指出："证有真假凭诸脉，脉有真假凭诸舌。果系实证，则脉必洪大躁疾而重按而愈有力者也；果系实火，则舌必干燥焦黄而敛束且坚卓者也。岂有重按全无脉者，而尚得谓之实证；满舌俱胖壮者，而尚得谓之实火哉？"可见，虚实真假之辨，关键在于脉象的有力无力、有神

无神，其中尤以沉取之象为真谛。其次是舌质的嫩胖与苍老、言语呼吸的高亢粗壮与低怯微弱；患者体质状况、病之新久、治疗经过等也是辨析的依据。

临床上反映于虚实方面的证候，往往虚实夹杂者更为常见，即既有正气虚的方面，又有邪气实的方面，病性的虚实夹杂与虚实真假难以截然区分。临床辨证时，应区分虚实的孰轻孰重，并分析其间的因果关系。

表 5-5　虚实真假证的鉴别

证名	语声	体质	病程	精神	舌质	脉象
真实假虚证	高亢	形盛	新病	健旺	苍老	有神
真虚假实证	低怯	形衰	久病	疲惫	胖嫩	无神

四、阴阳辨证

阴、阳分别代表着事物相互对立的两个方面的属性。一般事物具有兴奋的、躁动的、亢进的、明亮的等特征者属阳；具有抑制的、沉静的、衰退的、晦暗的等特征者为阴。根据四诊资料，用阴阳进行归纳分类的方法称阴阳辨证。

阴阳是概括疾病类别的一对纲领。它的运用范围很广，既可以概括整个病情，又可用于一个症状的分析归纳。《类经·阴阳类》说："人之疾病……必有所本。或本于阴，或本于阳，病变虽多，其本则一。"《景岳全书·传忠录》又说："凡诊病施治，必须先审阴阳，乃为医道之纲领。阴阳无谬，治焉有差？医道虽繁，而可以一言蔽之者，曰阴阳而已。"阴阳是辨证的基本大法，故《素问·阴阳应象大论》强调："善诊者，察色按脉，先别阴阳。"

由于阴阳是对各种病情从整体上做出最基本的概括，故根据阴与阳的基本属性，可以对疾病的症状、病位、病性、病势等，进行阴阳分类。八纲中的表里、寒热、虚实六纲，可以从不同侧面概括病情，但只能说明疾病某一方面的特征，而不能反映疾病的全貌，而阴阳两纲则可以对病情进行总的归纳，使复杂的证候纲领化。因此，阴阳两纲可以统帅其他六纲而成为八纲中的总纲。

（一）阴证和阳证

1. 阴证　凡见抑制、沉静、衰退、晦暗等表现的里证、寒证、虚证；症状表现于内的、向下的、不易发现的；或病邪性质为阴邪致病、病情变化较慢等，均属阴证范畴。

【临床表现】　不同的疾病，表现出的阴证证候不尽相同，各有侧重。其特征性表现主要有面色苍白或暗淡，精神萎靡，身重蜷卧，畏冷肢凉，倦怠无力，语声低怯，纳差，口淡不渴，小便清长或短少，大便溏泄

气腥，舌淡胖嫩，脉沉迟、微弱、细。

【证候分析】精神萎靡、声低乏力为气虚的表现；畏冷肢凉、口淡不渴、小便清长、大便溏泄气腥为里寒的症状；舌淡胖嫩，脉沉迟、微弱、细均为虚寒舌脉。

【辨证要点】发病原因多为阴邪致病（寒邪、湿邪、痰浊、水饮等）；病变趋势相对较慢；病理特点多呈阳气不足，机能减退；病变范畴多为里证、寒证、虚证。

2. 阳证　凡见兴奋、躁动、亢进、明亮等表现的表证、热证、实证，以及症状表现于外的、向上的、容易发现的，或病邪性质为阳邪致病、病情变化较快等，均属阳证范畴。

【临床表现】不同的疾病，阳证表现出的证候不尽相同，各有侧重。其特征性表现主要有面赤，恶寒发热，肌肤灼热，烦躁不安，语声高亢，呼吸气粗，喘促痰鸣，口干渴饮，小便短赤涩痛，大便秘结，舌红绛，苔黄黑生芒刺，脉浮数、洪大、滑实。

【证候分析】恶寒发热并见是表证特征；面赤，肌肤灼热，烦躁不安，口干渴饮，小便短赤涩痛，为热证表现；语声高亢，呼吸气粗，喘促痰鸣，大便秘结，为实证症状；舌红绛，苔黄黑起刺，脉浮数、洪大、滑实均为实热的特征。

【辨证要点】发病原因多为阳邪致病（热邪、温邪、火邪、燥邪等）；病变趋势相对较快；病理特点多呈阳气偏亢，机能亢进；病变范畴多为表证、热证、实证。

【类证鉴别】阴证与阳证的鉴别要点见表5-6。

八纲中的阴证和阳证的鉴别，寓于表里寒热虚实的辨证之中。因此，《医学心悟·寒热虚实表里阴阳辨》说："至于病之阴阳，统上六字而言，所包者广。热者为阳，实者为阳，在表者为阳；寒者为阴，虚者为阴，在里者为阴。"这样阴阳二纲可以统帅其他六纲而成为八纲的总纲。

表5-6　阴证与阳证的比较

证别		概　念	临床表现
阳证	表证	外邪犯表，病变首先反映在身体浅层而以恶寒发热为主症的证	恶寒发热，头身痛，关节酸痛，鼻塞流涕，喷嚏，微有喘咳，舌淡红，苔薄白，脉浮
	热证	阳热盛而阴液亏，机体机能亢进所产生的证	发热或恶热，手足温，面赤，烦躁不安，尿黄短，便燥结，舌红少津，脉数
	实证	新病急病，邪气亢盛所产生的有余、强烈、停聚的证	身热，面赤，烦躁，甚则神昏谵语，呼吸喘粗，胸闷不适，痰涎壅盛，腹胀痛拒按，大便秘结，小便不利，舌质苍老，苔厚，脉实
阴证	里证	病变在身体深层，脏腑气血受病所反映的证	里证包括范围极广，临床表现多种多样，但它的基本特点是以脏腑证候为主
	寒证	阴寒盛而阳气虚，机体机能衰退所产生的证	恶寒喜暖，手足凉，口淡不渴，或渴喜热饮，面色白，冷痛喜温，尿清便稀，舌淡淡或青紫，苔白润，脉紧或迟
	虚证	慢性久病，正气虚衰所呈现的不足、松弛、衰退的证	面色无华，精神萎靡，身倦无力，气短自汗，形寒肢冷，大便滑脱，小便失禁；或面色萎黄，手足心热，心烦心悸，盗汗，舌嫩无苔，脉细无力

（二）阴虚证和阳虚证

1. 阴虚证 阴虚证是指体内阴液亏少，滋润、濡养作用减弱或阴不制阳所表现的证。因阴虚生内热，阴虚证又称虚热证。

【临床表现】 形体消瘦，口燥咽干，头晕目眩，心悸，失眠，脉细，舌红少苔；甚则五心烦热，潮热，盗汗，颧红，舌红绛，脉细数等。

【证候分析】 由于阴精亏损，滋养和润泽的作用减弱，故见形体消瘦、口燥咽干、头晕目眩、心悸、失眠、脉细、舌红少苔等阴虚的表现。所以，《景岳全书·传忠录》说："阴虚者，水亏也。"阴虚不能制阳，导致阳气相对偏盛而生虚热，除见阴精不足的虚象以外，还有五心烦热、潮热、盗汗、颧红、舌红绛、脉细数等阴虚火旺的现象。《类经·论治类》认为此证"非火之有余，乃真阴之不足也，阴不足则阳有余而为热"。

【辨证要点】 阴虚证多见久病程长，病势较缓，有潮热盗汗、咽干颧红、舌红少苔、脉细而数等虚热症状。

【治疗方法】 滋阴清热。对于不同脏腑的阴虚证，在滋阴清热的基础上可有相应的调整。

2. 阳虚证 阳虚证是指由于体内阳气亏损，机体失却温煦，推动、蒸腾、气化等功能减退或阳不制阴所产生的证。因阳虚生内寒，阳虚证又称虚寒证。

【临床表现】 神疲乏力，少气懒言，蜷卧嗜睡；畏寒肢冷，口淡不渴，或渴喜热饮，尿清便溏，或尿少浮肿，面色㿠白，舌淡胖，脉沉迟无力等。

【证候分析】 由于阳气不足，温煦和推动作用减弱，故见神疲乏力、少气懒言、蜷卧嗜睡等现象。阳虚不能制阴，导致阴气相对偏盛而生虚寒，除见阳气不足的虚象以外，还有畏寒肢冷、口淡不渴、尿清便溏、或尿少浮肿、面色㿠白、舌淡胖、脉沉迟无力等寒从内生的表现。《类经·论治类》认为此证"非寒之有余，乃真阳之不足也，阳不足则阴有余而为寒。"

【辨证要点】 阳虚证多病久体弱，病势较缓，有形寒肢冷、口淡不渴、尿清便溏、舌淡脉虚等虚寒症状。

【治疗方法】 温阳散寒。对于不同脏腑的阳虚证，在温阳散寒的基础上可有相应的调整。

（三）亡阴证和亡阳证

1. 亡阴证 亡阴证是指体液大量耗损，阴液严重亏乏而欲竭所表现的危重证。

【临床表现】 汗热味咸而黏，呼吸短促，恶热，手足温，躁妄不安，口渴喜冷饮，面色潮红，舌干无津，脉细数疾而按之无力。

【证候分析】 热盛之病，或阴虚之体，容易引起亡阴的病证；大量出血，或汗出吐泻过度，也多引起亡阴的病证。

由于阴液消耗过度，阴气欲竭，故出现汗味咸而稠黏，并可见一系列热盛的表现。正如徐灵胎《医学源流论·亡阴亡阳论》所说："亡阴之汗，身畏热，手足温，肌热，汗亦热而味咸，口渴喜凉饮，气粗，脉洪实，此其验也。"但毕竟属于虚证，脉洪实者少，多是脉细数疾而按之无力。

亡阴证所涉及的脏腑，常与心、肝、肾等有关，但临床一般不再逐一区分。亡阴证若救治不及，势必阳气亦随之而衰亡。

【辨证要点】 患者有大量耗伤阴血的病史；并出现汗热而黏、呼吸急促、恶热肢温、脉细数疾等主症。

【治疗方法】养阴固脱。

2. 亡阳证 亡阴证是指体内阳气极度虚衰而表现出阳气将脱的证。

【临床表现】冷汗淋漓，汗味淡而微黏，肌肤凉，手足冷，口不渴或喜热饮，呼吸气微，面色苍白，舌淡而润，脉微欲绝。

【证候分析】寒盛之病，或阳虚之体，容易引起亡阳的病证；大汗淋漓，阳随汗泄过度，也容易导致亡阳的病证。

由于阳气耗散过多，故见冷汗淋漓，汗味淡而微黏，并可见一系列虚寒的现象。正如《医学源流论·亡阴亡阳论》所说："亡阳之汗，身反恶寒，手足冷，肌凉，汗冷而味淡微黏，口不渴，而喜热饮，气微，脉浮数而空，此其验也。"由于虚阳外越，故脉浮数而空，或阳气消亡，故脉微欲绝。

亡阳证一般是指心肾阳气虚脱。由于阴阳互根，故阳气衰微欲脱者，亦可使阴液也消亡。

【辨证要点】有寒盛之病，伤阴过度或毒瘀痰阻的病史；并出现冷汗淋漓、呼吸微弱、精神萎靡、肢体厥冷、脉微欲绝等主症。

【治疗方法】回阳固脱。

【类证鉴别】亡阴证与亡阳证的鉴别见表5-7。

亡阳和亡阴均出现于疾病的危重阶段，故必须及时、准确地辨识。在病情危重的基础上，若突然汗出，往往是亡阴或亡阳之兆；根据汗质的稀冷如水或黏热如油，结合病情，身凉或身灼、四肢厥逆或温和、面白或面赤、脉微或数疾等，仔细辨别亡阳证与亡阴证。

表5-7 亡阴证与亡阳证的鉴别要点

证名	汗质	肢体	气息	面神	渴饮	舌脉
亡阴证	汗热而黏	恶热肢温	呼吸短促	面赤躁扰	口渴喜饮	舌干脉疾
亡阳证	汗稀而凉	肤凉肢厥	呼吸微弱	㿠白神萎	口淡不渴	舌淡脉微

第二节 八纲证之间的关系

八纲中，表里、寒热、虚实、阴阳，各证概括一方面的病理本质。然而病理本质的各个方面是互相联系的，即寒热病性、邪正相争不能离开表里病位而存在，反之也没有可以离开寒热、虚实等病性而独立存在的表证或里证。因此，用八纲来分析、判断、归类病证，并不是彼此孤立、绝对对立、静止不变的，而是相互间可有相兼、错杂，可有中间状态，并随着病变发展而不断变化。临床辨证时，不仅要注意八纲基本证的识别，更应把握八纲证之间的相互关系，只有将八纲联系起来对病情做综合性的分析考察，才能对证候有比较全面、正确的认识。

八纲证之间的相互关系，主要可归纳为证的相兼、证的错杂和证的转化3个方面。

一、证的相兼

证的相兼，是指在疾病某一阶段，在病位（表、里）、性质（寒、热）、邪正盛衰

（虚、实）的证候同时并见，所形成的综合性证。

表里、寒热、虚实各自是从不同的侧面反映疾病某一方面的本质，故不能互相概括或替代；临床上的证候，又不可能只涉及病位或病因、病性的某一方面。因而辨证时，论述病位之在表、在里，必然要区分其寒热和虚实性质；论述病性之属寒、属热时，必然要辨别病位在表在里、系邪盛或是正虚；论述邪正之虚实时，也必然察其病位之表里、病性之寒热。

八纲辨证中证的相兼之原则是除了对立两纲（如表和里、寒和热、虚和实）之外，其他任意反映病位、病性、邪正盛衰三纲均可组成相兼之证。据此证的相兼组合可形成表实寒证、表实热证、表虚证、里实寒证、里实热证、里虚寒证、里虚热证等。

（一）表证相兼

1. 表实寒证　表实寒证是指风寒之邪侵袭肌表所表现的证，常简称为"表寒证"或"表实证"。

【临床表现】恶寒重，发热轻，身痛，无汗，脉浮紧。

【证候分析】常因外感风寒邪气所致。由于寒为阴邪，袭表伤阳，故恶寒明显；且卫阳郁闭失宣，故见轻微发热；寒凝经脉，经气不畅，故而身痛；寒滞腠理，汗孔闭塞，则无汗；风寒之邪袭于肌表，脉气鼓动于外，则脉浮而紧。

【辨证要点】有外感寒邪病史；有恶寒重、发热轻、无汗、脉浮紧等症状。

【治疗方法】散寒解表。

2. 表实热证　表实热证是指温热邪气侵犯肌表所表现的证，常简称为"表热证"。

【临床表现】发热重，恶寒轻，口微渴，汗出，脉浮数。

【证候分析】常因外感风热邪气所致。由于风热为阳邪，阳盛则热，故发热较重；又因风热袭表，使腠理开泄，故汗出并见轻微恶寒；邪热伤津不甚，故口微渴；风热袭于肌表，脉气鼓动于外，则脉浮而数。

【辨证要点】有热邪犯表病史；有发热重、恶寒轻、有汗、脉浮数等症状。

【治疗方法】清热解表。

3. 表虚证　表虚证是指外感风邪所表现的证，又称"风邪袭表证"。

【临床表现】恶风，微发热，微汗出，脉浮缓。

【证候分析】本证因风邪侵袭肌表所致。由于风性开泄，腠理疏松，卫阳郁遏不甚，故恶风且微发热；卫表失固，则微有汗出；汗出营伤，故脉浮而缓。值得注意的是，这里的所谓"表虚"，是相对于外感寒邪的"表实"而言，并非真正的虚证。

【辨证要点】有外感风邪病史；有恶风、微发热、汗出、脉浮缓等症状。

【治疗方法】解肌和营。

（二）里证相兼

1. 里实寒证　里实寒证是指寒邪侵袭脏腑，困遏阳气，阴寒内盛所表现的证，常简称为"里寒证""实寒证"。

【临床表现】形寒肢冷，面色苍白，痰涎清稀，尿清便溏，腹痛拒按，苔白或滑，脉沉或紧。

【证候分析】本证常因寒邪直中内脏，或感寒过重所致。寒邪遏阳，失其温煦，故形寒肢冷，面色苍白，苔白；寒为阴邪，不化津液，故痰稀尿清；寒凝气滞，气机不畅，则腹痛拒按；脉沉或紧为寒遏阳气之征。

【辨证要点】寒邪伤阳病史；有形寒肢冷、面色苍白、尿清便溏、苔白脉迟等症状。

【治疗方法】温里祛寒。

2. 里实热证　里实热证是指因邪气内犯脏腑，体内邪热炽盛，阳热亢旺所表现的证，常简称为"里热证""实热证"。

【临床表现】壮热，面赤，口渴，大便干结，小便短赤，或烦躁，谵语，舌苔黄干，脉滑数或洪数。

【证候分析】本证多因表邪传里化热，或邪热入侵内脏所致。体内阳热亢盛，气血涌行，故见壮热，面赤，苔黄，脉数；热盛伤津，故见口渴，便结，尿短赤；热扰心神，则见烦躁，谵语。

【辨证要点】感受邪热的病史；有壮热面赤、口渴烦躁、便结尿赤、舌红脉数等症状。

【治疗方法】清泄里热。

3. 里虚寒证　里虚寒证是指由于阳气亏损而导致阳不制阴的虚寒证，又称"阳虚证""虚寒证"。

具体内容详见阴阳辨证中的阳虚证。

4. 里虚热证　里虚热证是指由于阴精亏损而导致阴不制阳的虚热证，又称"阴虚证""虚热证"。

具体内容详见阴阳辨证之的阴虚证。

二、证的错杂

证的错杂是指在疾病某一阶段，八纲中相互对立的两纲证候同时并见，所表现的综合性证。在错杂的证候中，矛盾的双方都反映着疾病的本质，因而不可忽略。临床辨证当辨析疾病的标本缓急，因果主次，以便采

取正确的治疗。八纲中表里、寒热、虚实的错杂关系，可表现为表里同病、寒热错杂、虚实夹杂，临床辨证应对其进行综合考察。

（一）表里同病

在同一患者同一时期，既有表证，又有里证，称为表里同病。

表里同病的形成常有 3 种原因。其一，初病表证，又见里证。例如，冒雨受寒，或复饮食生冷而发病。其二，表证未罢，又及于里，如外感风寒，继而入里化热。其三，本病未愈，又兼标病，如素有痰饮，复感风寒。

表里同病证型中所含矛盾着的两个方面，虽都反映了疾病的实质，但矛盾的双方有主次，辨证的关键在于分清表里之缓急，以解决矛盾，治愈疾病。

单纯的表里同病，而寒热、虚实性质并无矛盾时，其证可有表里俱虚证、表里俱实证、表里俱寒证、表里俱热证 4 种类型。

1. 表里俱虚证　如素体心气亏虚，复伤风邪，表现为心悸气短，神疲乏力，又有恶风，汗出，脉浮缓。

2. 表里俱实证　如肠燥实热，复感风热，表现为腹满便秘，尿赤，脉数，且见发热，微恶风寒，咽痛，脉浮数。

3. 表里俱寒证　如素体脾胃虚寒，再感风寒，表现为脘腹冷痛，泛吐清涎，大便稀溏，并见恶寒重，头身痛，流清涕，脉浮紧。

4. 表里俱热证如先有风热表证，又见肺热壅盛证，表现为发热、恶寒、咽痛、脉浮数未已又见咳嗽、气喘、胸痛、尿黄等症。

（二）寒热错杂

同一患者在同一时期，既有寒证，又有热证，寒热交错，同时出现，称为寒热错

杂证。

寒热错杂的形成常有 4 种原因。其一，病本为热证，复感寒邪。其二，先已有寒证，复感温热。其三，先外感寒证，寒郁而化热。其四，机体阴阳失调，寒热错杂。

寒热错杂的辨证关键，在于分清寒热的多少。寒多热少者，矛盾的主要方面是寒，应以治寒为主，兼顾热证；热多寒少者，矛盾的主要方面是热，应以治热为主，兼顾寒证。

就病证的性质而言，结合病位则有上下寒热错杂和表里寒热错杂的不同。

1. 上寒下热证　如素有胃中虚寒，又病下焦湿热，表现为胃痛喜温喜按、呕吐清涎，又见小便短赤、尿频、尿痛等症状。

2. 上热下寒证　如胸中有热，肠中感寒，表现为胸中烦热、咽痛口干，又见腹痛喜暖喜按、大便稀溏等症状。

3. 表寒里热证　如先有食积内热，再感风寒之邪，表现为既有腹痛满、烦躁、口渴、苔黄等，又见恶寒重、微发热、身痛等现象。

4. 表热里寒证　如平素脾肾阳虚之人，又感风热之邪，表现为既有肢冷、腹满或下利、不渴等，又见发热、恶风、头痛、咽喉肿痛等症状。

（三）虚实夹杂

同一患者在同一时期，既有虚证，又有实证，即为虚实夹杂证。虚证与实证，虽有正气不足和邪气太盛的本质区别，但它们不是彼此孤立不变的，而是相互联系的、可变的。

虚实夹杂证的形成可因实证邪气太盛，损伤正气，而致正气虚衰，同时出现虚证；亦可因正气不足，无力驱除病邪，以致病邪积聚，又可同时出现实证，故有实证夹虚，

也有虚证夹实的情况。

虚实夹杂证的辨证关键在于分清虚实的孰多、孰少，病势孰缓、孰急，这样才能抓住矛盾的主要方面。虚证夹实，矛盾的主要方面是"虚"，多属久病不愈，临床表现以虚的证候居多，而兼见某些实证的证候。实证夹虚，矛盾的主要方面是"实"，多病尚不久，临床表现以实的症候居多，兼见某些虚的证候。

根据虚实的轻重不同，可以将虚实夹杂分为虚证夹实、实证夹虚和虚实并重三种类型；结合病位，也可将虚实夹杂概括为表里或上下虚实夹杂的证型。

1. 虚证夹实证　例如，脾胃虚弱之人，复伤饮食，出现脾虚食滞的虚中夹实证，表现为既有久泄或久痢、体弱倦怠、不思饮食、食入不化等脾虚现象，又有脘痞腹痛、嗳腐吞酸、便后腹痛缓解等食滞的现象。

2. 实证夹虚证　例如，外感温热病中常见的实热伤津证，表现为既有发热、便秘、舌红、脉数等里有实热之象，又见口渴、尿黄短、舌干津少等津液受伤的虚象。

3. 虚实并重证　例如，小儿疳积病，临床常见虚实并重，既出现便溏泄泻、完谷不化、形体消瘦等脾胃虚弱之征象，又可见腹部膨大、食欲过旺、烦躁不安、舌苔厚浊等积滞化浊的表现。

三、证的转化

疾病在发展过程中，八纲中相互对立两证之间，在一定条件下互易其位，相互转化成对立的另一纲的证，称为证的转化。

证在转化之前往往有一个量变的过程，因而在真正的转化之先又可出现证的相兼和

错杂现象。

八纲证之间的转化包括表里出入、寒热转化和虚实转化 3 类。

（一）表里出入

在一定条件下，病邪由表入里，或由里透表，使表里之证发生变化，称为表里出入。表证入里和里邪出表，这种病势的变化主要取决于邪正双方斗争的情况。表证入里，多因病邪过盛，或护理不当，或误治、失治等造成机体抗病能力降低所致。里邪出表，多为治疗、护理得当，机体抗病能力增强而成。

一般而言，表证入里，表示病势加重，凡伤寒、温病入里一层，病深一层；里邪出表，反映邪有出路，病势减轻。掌握病势的表里出入变化，对于预测疾病的发展转归有着重要意义。

1. 表证入里　表证入里是指先出现表证，后出现里证，而表证随之消失的病变，即表证转化为里证。表证入里一般见于外感病的初、中期阶段，是病情由浅入深、病势发展的反映。

例如，外感病初期，出现恶寒、发热、头痛、身痛、苔薄白、脉浮等症状，为表证。如果治疗失误，致外邪不解，正不胜邪，病邪则内传于脏腑，继而出现高热、口渴、舌苔转黄、脉变洪数等症状，即是由表证转化成了里（热）证。

2. 里邪出表　从理论上说，里证出表应该指先有里证，后出现表证，而里证随之消失的病变，但对此临床不能证实。一般认为，里邪出表是在里之邪毒有向外透达之机，并不是里证转化成表证。正如《景岳全书·传忠录》所说："病必自表而入者，方得谓之表证；若由内以及外，便非表证矣。"

例如，里证内热烦躁、咳逆胸闷，继而汗出热解，烦躁减轻，或见斑疹、白㾦透露，是病邪由里达表的现象。又如，麻疹患儿，由于体质素弱，或风寒外袭，或过早投用凉药，郁遏卫气，以致疹出即没，转见高热、咳喘、烦躁等症，反映疹毒内陷而不能外达之里证；这时加强护理，并用清热透疹、托邪外出等法，以使疹毒外透，疹子再现而热退喘平，则表示病邪又由里出表。但是这种现象只是麻疹宣发的一种趋势，并非表里证的转化。

（二）寒热转化

寒证或热证，但在一定的条件下，相互转化，形成对应的证候，称为寒热转化。寒证与热证的相互转化，是由邪正力量的对比所决定，其关键又在机体阳气的盛衰。寒证转化为热证，是人体正气尚强，阳气较为旺盛，邪气才会从阳化热，提示人体正气尚能抗御邪气。热证转化为寒证，是邪气衰而正气不支，阳气耗伤并处于衰败状态，提示正不胜邪，病情险恶。

1. 寒证化热　先有寒证，后出现热证，而寒证随之消失的病变，为寒证化热，常见于外感寒邪未及时发散，而机体阳气偏盛，阳热内郁到一定程度，于是寒证变成热证；或是寒湿之邪郁遏而机体阳气不衰，常易由寒而化热；或因使用温燥之品太过，亦可使寒证转化为热证。

例如，寒哮，当不发热、咳嗽哮鸣、咳稀白痰、苔白滑时，表现为寒证；若因寒邪郁久化热，或过用温燥之品等引起病情变化，出现发热、咳嗽、胸痛、喘哮、咳黄色稠痰、苔黄、脉数时，即为寒证转化为热证。又如，寒湿痹病，初为关节冷痛、重着、麻木，病程日久，或温燥太过，而变成患处红肿灼痛。

2. 热证转寒 原为热证，后出现寒证，而热证随之消失的病变，为热证转寒，常见于邪热毒气严重的情况下，或因失治、误治，以致邪气过盛，耗伤正气，正不胜邪，机能衰败，阳气散失，故而转化为虚寒证，甚至表现为亡阳证。

例如，热痢开始为高热、面赤、烦躁、腹痛下痢、里急后重、脉数有力的实热证。由于失治或误治，湿热毒气极重，邪气阻闭气机，耗伤正气，则可突然出现大汗淋漓、体温骤降、四肢厥冷、面色苍白、脉微欲绝等一派亡阳危象。

（三）虚实转化

在疾病发展过程中，由于正邪力量对比的变化，致使虚证与实证相互转化，形成对应的证候，称为虚实转化。实证转虚临床常见，基本上是病情转变的一般规律；虚证转实临床少见，实际上常常是因虚而致实，形成虚实夹杂证。

1. 实证转虚 先出现实证，后出现虚证，而实证随之消失的现象，即实证转虚。病本为实证，因失治、误治等原因，以致病程迁延，虽然邪气渐去，阳气或阴血已伤，渐由实证变成虚证。

例如，外感热病始见高热、口渴、烦躁、脉洪大等实证，因治疗失当，日久不愈，导致津气耗伤，而出现肌肉瘦削、面白不华、不欲饮食、虚羸少气、脉细无力等虚象，而实证消失，即是实证转化为虚证。

2. 虚证转实 从理论上说，虚证转实应该是指先有虚证，后出现实证，而虚证随之消失的病变，但临床很难见到。临床虚证转实一般有 3 种情况。

其一，正气蓄积，以抗邪气：指病情本为虚证，由于积极的治疗、休养、锻炼等，正气逐渐聚集，与邪气相争，以祛邪外出，故表现为"属实"的证候。例如，腹痛加剧，或出现发热汗出，或咳嗽而吐出痰涎等，此时虽然症状反应激烈、亢奋，但为正气奋起欲驱邪外出，故脉象较之以前有力，于病情有利。

其二，正虚为本，邪实为标：指本来患有虚证，但因感受外邪等原因，以致当前病情主要表现为高热、无汗、疼痛剧烈、咳唾痰涎、呕吐腹泻、苔厚、脉实之类的实证，而虚证暂时表现不明显，此时应急则治标，以祛邪为主。这虽然不是直接由虚证转化实证，但从虚实证候之间的主次关系来说，已发生变化。

其三，素体虚证，因虚致实：即病本为虚证，由于正气不足，不能布化，以致产生实邪，而出现种种实证，如"阳虚水停""脾虚生湿""阴虚便秘"等，虽然此时可能实证较虚证更为突出，但据治病求本的原则，治疗往往仍以扶正为主，标本兼顾。一般不能理解为是虚证转实，而应属于虚实夹杂的范畴。

复习思考题

1. 何谓八纲？试述八纲辨证的意义。

2. 试述寒证与热证鉴别要点。

3. 如何鉴别亡阳证和亡阴证？

4. 八纲证候之间的关系有哪些？各自概念如何？

5. 简述寒热错杂证候的特点。

第六章

病因辨证

病因，是指导致疾病发生的原因。病因是多种多样的，如外感六淫和疫疬、内伤七情、饮食失宜、劳逸失度、寄生虫及外伤等，都可引起疾病的发生和发展。每一种病因，又具有各自的性质和特点。临床上没有无原因的病证，任何病证都是在致病因素的作用下，患病机体所产生的某种病理反应状态。

病因辨证，是在中医学理论指导下，根据各种病因的致病特点，对四诊所收集的临床资料进行综合分析，从而确定疾病当前病因的辨证方法。这一过程也称为"辨证求因"或"审症求因"。

病因辨证，包括六淫辨证、疫疬辨证、七情辨证、饮食劳逸辨证、虫积辨证、外伤辨证等。本章介绍临床运用较多的六淫辨证和七情辨证。

第一节　六淫辨证

六淫，是风、寒、暑、湿、燥、火六种病邪的统称，是外感疾病的病因之一。六淫辨证，是根据六淫的致病特点，对四诊所收集的病情资料进行分析、归纳，辨别疾病当前病理本质是否存在六淫病证的辨证方法。

六淫源于六气，六气是六种正常气候变化的表现，人体对六气有一定的适应能力，一般不会致病。六气成为致病因素，多因人体正气不足，卫外不固，外邪乘虚侵入；或因气候变化异常，六气太过或不及，或非其时而有其气，超过人体适应能力。导致人体发病的六气，称为六淫。

六淫致病，多与季节、气候、工作和居住环境等有关。例如，春季多风病，夏季多暑病，长夏多湿病，秋季多燥病，冬季多寒病；高温作业多燥热为病；久居湿地，感受雾露或水上作业，易患湿病等。由于疾病发生与感受时邪有关，故又有"时令病"之称。

六淫侵犯人体多从皮肤或口鼻而入，因其从外侵入人体致病，故发病之初常见表证。六淫可以单独致病，亦可合邪致病，如风淫证、风寒表证、风湿热痹等。六淫侵犯人体后，在一定条件下可以发生转化，如患者素体阳旺者，风寒入里可以化热，湿邪久郁可以化热，邪热之极可以化火等。

一、风淫证

风淫证是指风邪侵袭人体肌表、经络，导致卫外功能失常，表现出符合"风"性特征的证。

【临床表现】微发热，恶风，汗出，头痛，苔薄白，脉浮缓；或鼻塞，流涕，喷嚏，或喉痒，咳嗽；或皮肤突起风团，瘙痒，瘾疹；或突发肌肤麻木，口眼㖞斜，或颈项强直，四肢抽搐；或肢体关节游走疼痛；或新起面睑、肢体浮肿等。

【证候分析】风为春季主气，风为阳邪，其性开泄，善动不居，变化无定，有向上、向外及主动的特点，故风邪容易侵犯人体高位及肌表。风为百病之长，寒、暑、湿、燥、火（热）诸邪，多依附于风而侵犯人体，故风为外感六淫的先导。《素问·生气通天论》说："风者，百病之始也。"风邪致病，多见于春季，但四季皆可发病。风淫证具有发病急、变化快、游走不定的特点，根据其病位不同而有不同的证候。

风邪袭表，卫气抗邪，邪正相搏，故微发热；风性开泄，腠理疏松，卫外不固，营阴不能内守，故恶风，汗出；风邪上扰，则头痛；苔薄白，脉浮缓，为风邪在表的征象。上述证候，《伤寒论》谓之"太阳中风"，又称风邪袭表证、伤风表证。风邪犯肺，肺气失宣，鼻为肺窍，喉是呼吸出入的门户，故以咳嗽、鼻塞、流涕、喷嚏、喉痒为常见症，兼有风邪袭表的证候，称为风邪犯肺证。风性善行而数变，风邪侵袭肤表、肌腠，与营卫相搏，则见皮肤突起风团、瘙痒，瘾疹，称为风客肌肤证。若疹色红赤，遇热则发，得冷则减，夏重冬轻，舌红苔薄黄，脉浮数者，属风热；若疹色白，遇冷或吹风而发，得暖则减，冬重夏轻，舌苔薄白，脉浮紧者，属风寒。风邪或风毒侵袭经络，经气阻滞不通，轻则肌肤麻木、口眼㖞斜，重则颈项强直、四肢抽搐，称为风中经络证；风邪兼夹其他邪气侵袭筋骨关节，阻痹经络，可见肢体关节游走疼痛，称为风袭筋骨证（行痹）；风邪侵犯肺卫，宣降失常，

通调水道失职，风遏水阻，风水相搏，泛溢肌肤，则见面睑、肢体浮肿，称为风水相搏证。

寒、热、火、湿、痰、水、毒等邪多依附于风而侵犯人体，形成不同的病性兼夹证，如风寒证、风热证、风火证、风湿证、风痰证、风水证、风毒证等。

【辨证要点】恶风、微发热、汗出、脉浮缓；或皮肤突起风团、瘙痒、麻木，或肢体关节游走疼痛，或面睑浮肿等为主要表现。

【治疗方法】风邪袭表证，疏风解表，调和营卫，代表方如桂枝汤。

风客肌肤证，疏风解表，清热或散寒，代表方如消风散、荆防败毒散。

风袭筋骨证，祛风通络，代表方如防风汤。

风中经络证，祛风通络，代表方如牵正散、大秦艽汤。

风水相搏证，疏风宣肺，利水消肿，代表方如麻黄连翘赤小豆汤。

二、寒淫证

寒淫证是指寒邪侵袭机体，阻遏阳气，以恶寒、无汗、冷痛、脉紧或迟等为主要表现的证。

【临床表现】恶寒重，或伴发热，无汗，头痛，身痛，鼻塞，流清涕，苔薄白，脉浮紧。或咳嗽，气喘，咳稀白痰；或脘腹疼痛，肠鸣腹泻，呕吐；或局部拘急冷痛，四肢厥冷；口不渴或渴喜热饮，小便清长，面色白，舌苔白，脉沉紧或沉迟有力。

【证候分析】寒为冬季主气，故冬季多寒病。寒为阴邪，其性清冷，具有凝滞、收引、易伤阳气的特性。寒淫证多因淋雨、涉

水、衣单、露宿、过食生冷、在冰雪严寒处久留等致阴寒之邪侵袭而发。寒淫证的特点有可出现全身或局部寒冷感，排泄物澄澈清冷，且常有疼痛。

寒淫证常分为伤寒证和中寒证。伤寒证是指寒邪外袭肌表，阻遏卫阳所表现的表实寒证，又称风寒表证、表实寒证、表寒证。《伤寒论》称为"太阳伤寒"。寒邪束表，腠理闭塞，肺卫失宣，故见恶寒，无汗，鼻塞，流清涕；卫阳被郁则发热；寒凝经脉，经气不利，则见头身疼痛；苔薄白，脉浮紧，乃寒邪袭表的征象。中寒证是指寒邪直中于里，伤及脏腑、气血，遏制并损伤阳气，阻碍气血运行所表现的里实寒证。寒邪客于不同的脏腑，可有不同的证候特点。寒邪客肺，肺失宣降，可见咳嗽，气喘，咳稀白痰等；若寒滞胃肠，胃肠气机不利，和降、传导失常，则见脘腹疼痛，肠鸣腹泻，呕吐等；若寒滞经脉，损伤阳气，壅遏气机，则可见局部拘急冷痛；寒邪凝滞，阳气不达四末，则四肢厥冷；寒不消水，津液未伤，故口不渴或渴喜热饮，小便清长；面色白，舌苔白，脉沉紧或沉迟有力，乃寒邪直中于里的征象。

临床上寒淫证还有多种类型，如寒滞心脉证、寒滞肝脉证、寒凝胞宫证、寒盛痛痹证等，均可见肢冷，局部拘急冷痛，无汗，面色白，舌苔白，脉沉紧或沉迟等。

寒邪常与风、湿、燥、痰、饮等邪气共存，表现为风寒、寒湿、凉燥、寒痰、寒饮等证。寒邪侵袭常可导致寒凝气滞证、寒凝血瘀证，耗伤阳气则可演变成虚寒证，甚至导致亡阳。

【辨证要点】 新病突起，病势较剧，有感寒病史，以寒冷症状为主要表现。

【治疗方法】 伤寒证，散寒解表，代表方如麻黄汤。

中寒证，温里散寒，根据寒邪侵犯的不同脏腑，而有不同的散寒法，详见各脏腑辨证的内容。

三、暑淫证

暑淫证是指暑热邪气侵袭人体，耗气伤津，以发热、汗出、口渴、疲乏等为主要表现的证。

【临床表现】 发热恶热，汗出，口渴，心烦，气短，神疲，肢体困倦，小便短黄，舌红，苔白或黄，脉虚数；或发热，胸闷，脘痞，腹痛，呕恶，苔黄腻，脉濡数；或发热恶寒，头痛，无汗，肢体酸痛，胸闷心烦，或腹痛，吐泻，苔白腻；或发热，猝然昏倒，汗出不止，口渴，气急，甚至昏迷，手足厥冷，抽搐，舌绛苔干，脉细数等。

【证候分析】 暑为夏季主气，为火热之气。《素问·五运行大论》说："其在天为热，在地为火……其性为暑。"暑为阳邪，炎热升散，耗气伤津，易夹湿邪。暑淫证的特点：①发病有明显的季节性，主要发生于夏至以后，立秋之前。《素问·热论》说："先夏至日者为病温，后夏至日者为病暑。"②起病常即见"热、汗、烦、渴"等阳热亢盛的症状，《素问·生气通天论》说："因于暑，汗，烦则喘喝，静则多言，体若燔炭，汗出而散。"③常兼湿或气虚症状。

暑淫证有伤暑证和中暑证之别。伤暑证为人体感受暑热之邪，汗出过多，耗气伤津所表现的证。由于暑性炎热，蒸腾津液，故见发热恶热，汗出；暑扰心神，则心烦；暑邪耗气伤津，而见口渴，气短，神疲，小便短黄，脉虚数；暑多夹湿，阻碍气机，故见肢体困倦，苔白或黄；若湿邪较甚，阻滞中焦，脾胃运化失司，气机升降失调，则胸闷，脘痞，腹痛，呕恶；苔黄腻，脉濡数为暑湿之征。若因夏季气候炎热而吹风纳凉，或过食生冷而致暑湿兼寒者，又称"阴暑"，为暑湿内蕴而兼寒邪外束，寒束于表，腠理闭塞，卫气失宣，故发热恶寒，无汗；寒性凝滞，经脉收引，气血运行不畅，则头痛，肢体酸痛；暑湿内郁，则胸闷心烦；若寒凉伤及脾胃，胃失和降，脾失健运，则腹痛，吐泻；苔白腻为寒湿之征。中暑证是由于人体在夏令烈日之下劳作过久所致，暑热炎蒸，上扰清窍，内灼神明，而见发热，甚则猝然昏倒；暑热蒸迫，耗气伤津，故汗出不止，口渴，气急；暑热夹湿，蒙蔽清窍，内陷心包，则神昏；暑热内闭，阴阳气不相顺接，则出现手足厥冷；暑热亢盛，引动肝风，则四肢抽搐；暑热炽盛，营阴受灼，则舌绛苔干，脉细数。

【辨证要点】夏暑季节，有感暑病史，以发热、汗出、口渴、疲乏等为主要表现。

【治疗方法】祛暑。

伤暑证，以清暑泄热为主，代表方如白虎汤、白虎加人参汤、清暑益气汤、新加香薷饮等。

中暑证，以清暑醒神为主，代表方如紫雪丹、安宫牛黄丸、羚角钩藤汤、清营汤等。

四、湿淫证

湿淫证是指外感湿邪，阻滞气机，困遏清阳，以头身困重、肢体倦怠、关节酸痛重着等为主要表现的证。

【临床表现】头重如裹，身体困重，肢体倦怠，嗜睡，口腻不渴，口淡无味，纳呆恶心，胸闷脘痞，腹胀腹痛，大便稀溏，小便滞涩不畅，或小便混浊，或恶寒发热，汗出热不解；或肢体关节酸痛重着；或皮肤湿疹、瘙痒；或局部渗漏湿液；或浮肿；妇女可见带下量多；面色晦垢，舌苔滑腻，脉濡、缓或细。

【证候分析】湿为长夏主气，一年中以长夏湿气最盛。湿为阴邪，重浊黏滞，易阻遏气机，损伤阳气，湿性趋下，易袭阴位。湿淫证因外湿侵袭，如气候潮湿、居处潮湿、淋雨涉水、冒受雾露等而致，又称外湿证。湿淫证具有重浊、黏滞、趋下的特点；湿易困脾，出现脾失健运的证候；水湿滞留，可致痰饮、水肿；病程缠绵，难于速愈。

湿邪侵袭人体，郁遏经络、肌肉、筋骨，阻滞经气，气机不畅，可见身体困重，肢体倦怠；头为诸阳之会，清阳之气均系于头，湿邪阻滞气机，清阳不升，故见头重如裹，困倦嗜睡，面色晦垢；湿邪侵入关节，气血不畅，故关节酸痛重着，痛处较为固定，临床上称之为湿侵关节证（着痹）。湿邪阻遏肌表，卫气失宣，则恶寒发热，称为表湿证；湿性黏滞，发热不能一汗而解，故汗出而热不解；湿邪浸淫肌肤，则局部渗漏湿液，或皮肤湿疹、瘙痒，或浮肿；湿困脾胃，气机不畅，运化失调，可见口腻不渴，口淡无味，纳呆恶心，胸闷脘痞，腹胀腹痛，大便稀溏；湿性重浊趋下，侵袭阴位，可见妇女带下量多，小便滞涩不畅或混浊；舌苔滑腻，脉濡、缓或细，为湿邪困阻的征象。

湿的性质属阴，故多寒湿证；但湿郁亦

可化热，而为湿热证。湿邪还可以与风、暑、水、痰、毒等邪气合并为病，形成不同的病性相兼证，如风湿证、暑湿证、水湿证、痰湿证、湿毒证等，各自可有不同的证候表现。

外湿还可导致内湿。内湿是因脾失健运，水液不能正常输布而化为湿浊，或因多食油腻、嗜酒饮冷等而湿浊内生所致。内外湿邪常合而为病。外湿、内湿在证候表现上有一定的差异，外湿以肢体困重、酸痛为主，或见皮肤湿痒，或有恶寒微热，病位多在体表，是因湿郁于肤表，阻滞经气所致；内湿以脘腹痞胀、呕恶便溏等为主，病位多在内脏，因湿邪阻滞气机，脾胃运化失调所致。

【辨证要点】 起病较缓，病程缠绵，以困重、痞闷、酸楚、腻浊为证候特点。

【治疗方法】 祛湿。

表湿证，解表祛湿，代表方如藿香正气散。

湿侵关节证（着痹），利湿祛风散寒，代表方如薏苡仁汤。

五、燥淫证

燥淫证是指外感燥邪，伤津耗液，以口鼻、咽喉、皮肤干燥等为主要表现的证。

【临床表现】 口唇、鼻腔、咽喉干燥，皮肤干燥甚至皲裂、脱屑，口渴欲饮，大便干燥，小便短黄，舌苔干燥，或干咳少痰，痰黏难咳等。属于温燥者，常兼见发热微恶风寒，有汗，咽喉疼痛，甚或痰中带血，舌边尖红，苔微黄而干，脉浮数；属于凉燥者，常兼见恶寒发热，无汗，头痛，苔薄白而干，脉浮紧。

【证候分析】 燥为秋季主气，秋季天气敛肃，气候干燥，外界燥邪易侵袭人体。古人对燥邪的认识，就是根据自然界气候干燥，物质表面起皱折，甚则裂开、枯涩的现象，来比拟解释燥邪致病的特点。燥性干涩，《素问·阴阳应象大论》说："燥胜则干。"燥邪致病，易伤津液。肺为娇脏，主气司呼吸，与外界燥气相通，故燥易伤肺。

燥淫证的特点：①发病有明显的季节性或地域性，多在秋季，或身处干燥环境，又称外燥证。②具有干燥不润、易伤津液、易伤肺脏的特点。

燥淫证有温燥与凉燥之分。初秋气候尚热，炎暑未消，燥热侵犯肺卫，发病多见温燥；深秋气候转凉，气寒而燥，燥与寒结合侵犯人体，发病多见凉燥。

燥邪伤人，易伤津耗液，故见口唇、鼻腔、咽喉、皮肤干燥，口渴欲饮，大便干燥，小便短黄，舌苔干燥；燥易伤肺，最易损伤肺津，影响肺的宣降功能，而见干咳少痰，痰黏难咳。

温燥者，在干燥津伤的表现基础上，又见发热微恶风寒、有汗、咽喉疼痛、舌边尖红、苔微黄、脉浮数等风热表证之象；或见痰少黏稠带血之燥痰特征。凉燥者，除了干燥津伤的表现之外，还见恶寒发热、无汗、头痛、苔薄白、脉浮紧等风寒表证之象。

温燥与凉燥的鉴别（表6-1），应结合时令气候，再以证候为依据进行辨证分析。两者均有津液不足的干燥证候，但凉燥兼有寒邪束表，干燥症状较轻；温燥兼温热袭表，可见热象，燥伤津液症状明显。

临床常见的燥淫证有燥邪犯表证、燥邪犯肺证、燥干清窍证等。

表6-1　温燥与凉燥的鉴别

证名	相同点	不同点
温燥	口鼻咽干，皮肤干燥，口渴欲饮，大便干燥，小便短黄，干咳少痰，痰黏难咳，舌苔干燥	多见于初秋；发热重，恶寒轻，有汗，咽喉疼痛，舌边尖红，苔微黄干，脉浮数
凉燥		多见于深秋；恶寒重，发热轻，无汗，头身疼痛，舌质淡红，苔薄白干，脉浮紧

【辨证要点】 多见于秋季或气候干燥的环境，具有干燥不润的证候兼有表寒证或表热证的特点。

【治疗方法】 润燥。

温燥证，辛凉甘润，润肺止咳，代表方如桑杏汤。

凉燥证，清宣温润，理肺化痰，代表方如杏苏散。

六、火淫证

火淫证是指外感温热火邪，阳热亢盛，以发热、口渴、面红、便秘、尿黄、舌红、苔黄、脉数等为主要表现的证。

【临床表现】 初起发热微恶风寒，头痛，咽喉疼痛，舌边尖红，苔薄黄，脉浮数。继则壮热喜冷，渴喜冷饮，汗多，面红目赤，烦躁，或神昏谵语，四肢抽搐，角弓反张；或衄血，吐血，皮肤斑疹；或痈肿疮疡，小便短赤，大便秘结，舌质红或绛，或起芒刺，苔黄而干或灰黑干燥，脉数有力。

【证候分析】 火淫证的发生多因外感温热火邪，或因风、寒、暑、湿、燥五邪郁积化热化火而成，即"五气化火"。火、热、温邪性质相同，仅有轻重、缓急等程度之别。《素问·五运行大论》说："南方生热，热生火……其在天为热，在地为火。"火由

热而生，温为热之渐，火为热之极，故火热、温热常并称。火、热、温邪为阳邪，其性炎上，燔灼急迫，易伤津耗气，易生风动血，易扰心神，易致疮疡。

外感温热火邪，卫气失和，故初起发热微恶风寒；火热上扰，故头痛，咽喉疼痛；舌边尖红，苔薄黄，脉浮数，为热邪犯表之征。继则火热炽盛，充斥于外，则壮热喜冷；火热上炎，则面红目赤；火热逼津外泄，则汗多；热盛伤津，则口渴饮冷，大便秘结，小便短赤；热扰心神，轻则烦躁，重则神昏谵语；火盛动风，风火相扇，则四肢抽搐，角弓反张；热盛动血，血液妄行，故见衄血、吐血、皮肤斑疹等各种出血；火热郁结不解，局部气血壅滞，肉腐血败，则发为痈肿疮疡；舌红或绛，或起芒刺，苔黄而干或灰黑干燥，脉数有力，均为火热炽盛之象。

温热火邪常与风、湿、暑、燥、毒、瘀、痰等邪气同存，而为风热、风火、湿热、暑热、温燥、热毒、火毒、瘀热、痰热等证。临床常见的火淫证有风热犯表证、肺热炽盛证、心火亢盛证、胃热炽盛证、热扰胸膈证、肠热腑实证、肝火上炎证、肝火犯肺证、热闭心包证、热入营血证等。

【辨证要点】 起病急，病势较剧，以发热、口渴、面红、便秘、尿黄、舌红、苔黄、脉数为主要表现。

【治疗方法】 清热泻火，或兼解毒，代表方如白虎汤、黄连解毒汤。

附：疫疠辨证

疫疠是指感受疠气而引起的一类传染性病证，又称瘟疫、天行病、时行病。疫疠致病具有发病急骤、病情危笃、症状相似、传

染性强、易于流行、多从口鼻而入等特点。正如《素问·刺法论》所说："五疫之至，皆相染易，无问大小，病状相似。"《医学正传·瘟疫》云："疫气之发，大则流行天下，次则一方，次则一乡，次则偏著一家。"指出了疫疠对人群危害的严重程度。

疫疠所致之病证种类很多，临床常见的主要有瘟疫、疫疹、瘟黄等。

一、瘟疫

瘟疫是指感受疫疠之毒而引起的急性热性病证，具有发病急、病情重、传染性强、易于流行等特点。瘟疫包括多种烈性传染性病证。

【临床表现】 不同的瘟疫，临床表现亦有差异。多数瘟疫均有下列表现：初起恶寒而后发热，头痛身疼，胸痞呕恶，继而但热不寒，昼夜发热，日晡益甚，头痛如劈，头汗多，舌质红绛，苔白如积粉，脉数有力。

【证候分析】 瘟疫的形成，主要是由湿热疫毒，由口鼻而入，舍于半表半里之膜原。若病邪向外，影响于卫，则表现恶寒发热、头痛身疼等类似表证之候；若病邪入里，则见但热不寒、昼夜发热、日晡益甚等偏里热之象；疫毒上攻，则头痛如劈；因头为诸阳之首，火性炎上，毒火盘踞于内，五液受其煎熬，热气上腾，如笼上熏蒸之露，故头汗独多；舌质红绛乃热盛之象，舌苔白如积粉是湿热疫毒稽留膜原之故，脉数有力为热毒壅盛之征。

瘟疫初起，其表现与伤寒太阳和阳明病证相类似。然太阳、阳明头痛不至如破，而瘟疫则头痛如劈。伤寒无汗，而瘟疫则下身无汗，上身有汗，唯头汗更甚，这是头痛虽同，而汗出各异的区别。

【辨证要点】 以发病急骤、寒热俱重、舌红绛、苔白如积粉、脉数等为辨证要点。

【治疗方法】 清热解毒，代表方如黄连解毒汤及安宫牛黄丸、至宝丹、紫雪丹等。

二、疫疹

疫疹是指感受燥热疫毒而引起的发疹性病证。

【临床表现】 初起发热遍体炎炎，头痛如劈，斑疹透露，或红或赤，或紫或黑，脉数。如初起六脉细数沉伏，面色青，昏愦如迷，四肢逆冷，头汗如雨，其痛如劈，腹内绞痛，欲吐不吐，欲泄不泄，摇头鼓颔，则为闷疫。

【证候分析】 疫毒火邪从皮毛或口鼻而入，侵袭肺胃，充斥表里，则见初起发热遍体炎炎，头痛如劈。疫毒火邪内迫血分，故见斑疹透露。毒热郁蒸则脉数。诊其脉即知其吉凶，脉大而数者，其毒发扬；沉细而数者，其毒已深；不浮不沉而数者，为热毒陷于半表半里"膜原"之间的证候。疫毒内伏而不外达，则见初起六脉细数沉伏，面色青。热毒上扰心神，则昏愦如迷。热深厥亦深，则四肢逆冷。火热上攻，则头汗如雨，其痛如劈。疫毒深伏于内，不能发露于外，则可见腹内绞痛、欲吐不吐、欲泄不泄、摇头鼓颔等症。

【辨证要点】 以发热、斑疹透露、舌红、脉数等为辨证要点。

【治疗方法】 清热凉血解毒，代表方如犀角地黄汤、清心凉膈散和清瘟败毒饮等。

三、瘟黄

瘟黄是指感受瘟毒夹有湿热而引起猝然

发黄的病证。

【临床表现】 初起可见发热恶寒，随即猝然发黄，全身、齿垢、白睛均见深黄色，名曰急黄，常伴有高热、神昏、吐血、衄血、便血，或发斑疹，舌红绛，苔黄燥，脉弦洪数。严重者变证蜂起，或四肢逆冷，或神昏谵语，或直视，或遗尿、旁流，甚至舌卷囊缩，循衣摸床，撮空理线；或心满气喘，危在旦夕。

【证候分析】 瘟毒与湿热外袭，郁于皮肤、肌腠之间，则初起可见发热恶寒。瘟毒与湿热内阻中焦，脾胃运化失司，湿热熏蒸肝胆，肝胆疏泄失职，胆汁不循常道而外溢肌肤，则见随即猝然发黄，全身、齿垢、白睛均见深黄色。疫毒与湿热交蒸，营血沸腾，上扰心神，则高热，神昏；热伤血络，迫血妄行，则见吐血，衄血，便血，或斑疹。舌红绛，苔黄燥，脉弦洪数，乃热毒蒸炽，营阴灼伤之征。疫毒入于五脏，阴阳格拒而不相顺接，则四肢逆冷；内扰心神则神昏谵语；上干脑系，蒙蔽清窍，则直视；下犯于肝肾，下焦失固，则遗尿、旁流；流窜肝经，筋脉拘挛，则舌卷囊缩；热盛动风，可见循衣摸床，撮空理线。若疫毒燔灼营阴，直窜心包，扰及心神，发病急剧，来势凶猛，可见心满气喘，危在旦夕，预后不良。

【辨证要点】 以来势凶猛，发热之后即发黄、高热、神昏，或有斑疹、出血等为辨证要点。

【治疗方法】 清热利湿，解毒退黄，代表方如龙胆泻肝汤及甘露消毒丹、茵陈蒿汤等。

以上为疫疠常见的3个病证，其特点为起病时都类于伤寒，要注意鉴别。瘟疫春、夏、秋三时俱有，皆因天之风雨不时，地之湿热郁蒸，骸骼之气延蔓，人触之即病。其传入的途径，可从皮毛，可从口鼻，抵脏腑，溷三焦，正闭邪盈，因而阳格于内，营卫运行之机阻于表。病初起时必恶寒，甚者则表现为厥逆。迨阳郁而通，厥回之后则见表里皆热，昏沉自汗，此时邪伏膜原，虽然汗出，发热而病仍然不解；必候其内伏之邪渐溃，表气入内，精气达表，战栗大汗，邪气才得外出。但应注意，战汗之后，虽已脉静身凉，仍伏邪未尽，而再见先恶寒，再发热，以至于伏邪外出，又显变证。

总的来说，疫疠的发展趋势有二，一是从外解，一是从内陷。从外解者，表现为发热、战汗、自汗；从内陷者，表现为胸膈痞满，腹满胀痛，燥结便秘，热结旁流，协热下利，或呕吐恶心，神昏谵语，舌红芒刺，苔黑等。

中医疫疠涉及的急性传染性疾病甚多，如霍乱、伤寒、痢疾等肠道传染病，乙脑、黑热病、疟疾等虫媒传染病，鼠疫、流行性出血热、炭疽等自然疫源性疾病，破伤风、钩端螺旋体病等经皮肤破损引起的传染病，临证辨治，不仅要遵循疫疠辨证的基本方法，还需结合不同疾病自身的演变特点辨证论治。

第二节　七情辨证

七情，即喜、怒、忧、思、悲、恐、惊七种情志变化。七情辨证，是根据七情的致病特点，对四诊所收集的病情资料进行分析、归纳，辨别疾病当前病理本质是否存在七情病证的辨证方法。

在一般的情况下，七情是人体对客观事物的不同反应，是正常的情志活动，不会使人致病。七情致病主要有两种情况：一是突然强烈的精神刺激；二是长期持续或反复的精神刺激，使人体脏腑气血阴阳失调，气机逆乱，导致七情病证的发生。《素问·阴阳应象大论》说："人有五脏化五气，以生喜怒悲忧恐。"说明情志变化，以五脏精气为物质基础。七情致病的特点，《素问·阴阳应象大论》有"怒伤肝""喜伤心""思伤脾""忧伤肺""恐伤肾"之说。《素问·举痛论》说："百病生于气也。怒则气上，喜则气缓，悲则气消，恐则气下……惊则气乱……思则气结。"说明不同的情志因素，对五脏有不同的影响，主要是影响脏腑的气机，导致疾病的发生。

七情致病是直接影响有关内脏而发病，故称"内伤七情"。七情所伤病证，以心、肝、脾三脏为多见，其他脏腑也可受到影响。七情病证的临床特点，主要表现为神态精神的异常。

一、喜证

喜证是指由于过度喜乐，导致心神失常，以喜笑不休、精神涣散等为主要表现的证。

【临床表现】喜笑不休，精神涣散，甚则语无伦次，举止失常，脉缓等。

【证候分析】喜为心之志，喜则气缓。适度喜乐能使人心情舒畅，精神焕发，气血调和。然喜乐无制，则可损伤心神，使心气涣散，神不内守，故见喜笑不休，精神涣散，甚则语无伦次，举止失常；心气涣散，鼓动无力，血脉充盈不足，则脉缓。

【辨证要点】以喜笑不休、精神涣散等为主要表现。

【治疗方法】镇心安神，代表方如朱砂安神丸。

二、怒证

怒证是指由于暴怒或过于愤怒，导致肝气横逆，血随气涌，以烦躁多怒、胸胁胀闷、头痛目赤等为主要表现的证。

【临床表现】烦躁多怒，胸胁胀闷，面红目赤，头胀头痛，头晕目眩，甚则突然昏厥，或呕血，脉弦或弦数。

【证候分析】怒为肝之志，过怒则伤肝，怒则气上。大怒不止，肝气郁滞而欲发，则见胸胁胀闷，烦躁多怒；肝气上逆，血随气逆，可见面红目赤，头胀头痛，头晕目眩；甚则血菀于上，闭塞清窍，而见突然昏厥。《素问·生气通天论》说："大怒则形气绝，而血菀于上，使人薄厥。"肝气横逆，迫血妄行，则见呕血等。《素问·举痛论》说："怒则气逆，甚则呕血及飧泄，故气上矣。"肝气横逆，失其柔和，故脉劲急，而见脉弦或弦数。

【辨证要点】以烦躁多怒、胸胁胀闷、头痛目赤为主要表现。

【治疗方法】疏肝解郁泻火，代表方如丹栀逍遥散。

三、忧证

忧证是指由于忧愁过度，气机沉郁，伤及肺脾，以忧愁不乐、胸闷气短、倦怠乏力等为主要表现的证。

【临床表现】郁郁寡欢，忧愁不乐，胸闷气短，咳嗽少气，食少，腹胀，倦怠乏力，脉虚或涩。

【证候分析】忧为肺之志，过忧则伤肺，忧则气沉。忧愁过度，气机沉郁，情志不畅，则见郁郁寡欢，忧愁不乐，故《灵枢·本神》说："愁忧者，气闭塞而不行。"忧愁过度，必伤于肺，肺气郁闭不宣，则见胸闷气短，咳嗽；若子病及母则伤脾，脾失健运，则见食少，腹胀；脾虚气弱，则倦怠乏力，少气，脉虚，故《灵枢·本神》说："脾，愁忧不解则伤意，意伤则悗乱，四肢不举。"脉涩为气滞不宣之象。

【辨证要点】以忧愁不乐、胸闷气短、倦怠乏力等为主要表现。

【治疗方法】健脾宣肺理气，代表方如柴芍六君子汤。

四、思证

思证是指由于思虑过度，损伤心脾，以倦怠、食少、健忘、失眠、多梦等为主要表现的证。

【临床表现】倦怠乏力，食少纳呆，食后腹胀，大便溏薄，心悸，失眠，多梦，健忘，形体消瘦，面色无华或萎黄，脉沉细或结。

【证候分析】思为脾之志，心为脾之母，思发于脾而成于心，思虑过度可以损伤心脾，脾气损伤，运化失职，则食少纳呆，食后腹胀，大便溏薄。脾失健运，气血生化不足，加之思虑过度，暗耗心血，心失所养，故心悸，失眠，多梦，健忘。《灵枢·本神》说："心，怵惕思虑则伤神。"脾虚气血不足，肢体、肌肉失于充养，故见形体消瘦，

倦怠乏力；气血虚不能上荣于面，则面色无华或萎黄；气血不足，气结于里，故脉沉细或结。《素问·举痛论》说："思则心有所存，神有所归，正气留而不行，故气结矣。"

【辨证要点】以倦怠、食少、健忘、失眠、多梦等为主要表现。

【治疗方法】补益心脾，代表方如归脾汤。

五、悲证

悲证是指由于悲伤过度，气机消沉，伤及肺心，以善悲好哭、神疲乏力等为主要表现的证。

【临床表现】意志消沉，善悲好哭，神疲乏力，少气懒言，面色淡白，脉细或弱。

【证候分析】悲亦为肺之志，悲则气消。《灵枢·口问》说："悲哀愁忧则心动。"《素问·举痛论》说："悲则心系急，肺布叶举，而上焦不通，荣卫不散，热气在中，故气消矣。"过度悲伤，肺气耗伤，则少气，乏力，懒言；肺气虚而宗气生成不足，可导致心气虚，则见神疲；同时，悲伤与心肺气虚又互为因果。《灵枢·本神》说："心气虚则悲。"故而出现意志消沉，善悲好哭；气虚不能推动血液上荣，则面色淡白；鼓动血液运行乏力，则脉细或弱。

【辨证要点】以善悲好哭、神疲乏力等为主要表现。

【治疗方法】补益心肺，代表方如甘麦大枣汤。

六、恐证

恐证是指由于恐惧过度，导致气机沉降，伤及心肾，以怵惕不安、心悸失眠等为

主要表现的证。

【临床表现】怵惕不安，常闭户独处，如人将捕之，心悸失眠，常被噩梦惊醒，甚则二便失禁，脉沉。

【证候分析】恐为肾之志，过恐则伤肾，恐则气下。恐证的形成又与心、肝、胃有关。因心藏神，神伤则心怯而恐，故善恐；肝为肾之子，水强则胆壮，水衰则血虚，故易恐；又胃属土，肾属水，土邪伤水则恐。心、肝、胃三脏虽然皆可发生恐病，但其源不能离乎肾。《灵枢·本神》说："恐惧者，神荡惮而不收。"恐惧过度，则神气荡惮不收，而见怵惕不安，闭户独处，如人将捕之，心悸失眠，常被恶梦惊醒；恐惧过度，肾气不固，而见二便失禁；气陷于下，故脉沉。

【辨证要点】以怵惕不安、心悸失眠等为主要表现。

【治疗方法】养心安神固肾，代表方如朱砂安神丸。

七、惊证

惊证是指由于经受过度惊骇，导致气机逆乱，心神失守，以胆怯易惊、坐卧不安、失眠多梦等为主要表现的证。

【临床表现】胆怯易惊，惊悸不宁，惊慌失措，目睛不转，口不能呼喊，坐卧不安，失眠多梦，甚则神志错乱，语言举止失常，或见短气，体倦，自汗，脉动。

【证候分析】本证的发生多由于过度受惊，或耳闻恐惧的声或事，或目见可怕的事物，或遇险临危等损及心与肝胆而成。惊主于心，而又因乎肝胆。心气强者，虽有危险，触之亦不为动，唯心气先虚者，则触而易动。所以，惊之为病，不外乎心。惊又因乎肝胆，因肝与胆相表里，胆气壮者，不受惊，胆虚则易惊。《素问·举痛论》云："惊则心无所倚，神无所归，虑无所定，故气乱矣。"过惊则气乱，心神失守，而见胆怯易惊，惊悸不宁，惊慌失措，目睛不转，口不能呼喊，坐卧不安，失眠多梦，甚则神志错乱，语言举止失常等；过度惊吓导致气虚，则或见短气，体倦，自汗；动脉主惊。

另外，惊与恐不同。一般认为，大凡可畏之事，猝然而至者为惊；若从容而至，可以婉转思维者为恐。惊恐常互为因果。惊者不自知，因外有所触而猝动；恐者自知，不能独坐安卧，必须人为伴侣。惊急而恐缓，惊则气乱，恐则气下。正如《医学纲目·恐》所说："恐与惊相似……然惊者为自不知故也，恐者为自知也。盖惊者闻响即惊；恐者自知如人将捕之状，及不能独自坐卧，必须人为伴侣，方不恐惧，或夜必用灯照，无灯烛亦恐惧者是也。"

【辨证要点】以胆怯易惊、坐卧不安等为主要表现。

【治疗方法】镇惊安神，代表方如镇惊丸。

复习思考题

1. 风邪犯表和风袭经络各有何临床表现？
2. 寒邪犯表和寒袭经络各有何临床表现？
3. 伤暑与中暑有什么不同？
4. 燥邪致病有何特点？如何鉴别温燥与凉燥？
5. 试述情志病证与脏腑的关系。

第七章

气血津液辨证

气血津液辨证是运用气血津液理论，根据气血津液的生理功能和病理特点，对四诊所收集的病情资料进行分析，从而判断疾病中有无气、血、津液的亏虚或运行、代谢障碍等状态的一种辨证方法。

气血津液是人体生命活动的物质基础，宜充足协调、运行代谢正常。如果因某些原因导致气、血、津液的亏虚，或气、血的运行异常、津液的代谢障碍，疾病就可发生，故《素问·调经论》云："血气不和，百病乃变化而生。"

关于气血的病理变化和证候表现，早在《黄帝内经》中就有详细的描述。该书始载"气虚""气脱""气逆""血虚"等证名。为了使这方面理论系统化，近人确立了气血辨证概念。气血津液辨证是常用的辨证方法之一，它既是八纲辨证在气、血、津液层面的深化和具体化，也是对病因辨证不可缺少的补充。病因辨证的重点是探讨六淫外邪等致病的规律，确定疾病的原发病因如六淫、疫疠、七情内伤、饮食劳逸等，气血津液辨证重点在诊察患者体内生命物质的盈亏及其功能状态。气血津液辨证也是脏腑辨证的基础，因为气血津液与脏腑是不可分离的。在生理上气血津液是人体脏腑功能活动的物质基础，而其生成与运行代谢又有赖于脏腑功能活动的正常；病理上脏腑的病理变化必然会导致气血津液的生成与（或）运行代谢异常，而气血津液的亏虚或运行、代谢障碍必然影响相应脏腑的功能活动。因此，气血津液的病变是不能离开脏腑功能的失调而存在的。掌握气血津液病变的一般规律，可为进一步辨别脏腑病变的病理性质奠定基础。总的来说，气、血、津液病变一般分为两个方面：一是气、血、津液量的亏虚或不足，如气虚、血虚、津液亏虚；二是气、血、津液的运行或代谢发生障碍，表现为气滞、气逆、血瘀、津液内停等。由于气、血、津液三者之间有着密切的关系，故在疾病过程中，气、血、津液的病变之间可形成因果、兼并等病理关系，如气虚血瘀、气滞血瘀、气虚津停、气滞津停、气血两虚等，从而增加了气、血、津液病变的复杂性。

第一节　气血辨证

气和血是人体重要的基本物质，二者生理上密切相关，病理上常相互影响。气血病的证候，一方面为气或血的亏虚，主要表现有气虚、血虚，属虚证范畴；一方面为气或血的运行失常，主要表现为气滞、血瘀，一般属实证范畴。

一、气病辨证

气既是构成和维持人体生命活动的精微物质，更是各种生命功能活动的体现。气的病变常先于精、血、津液的病变出现，具有致病广泛、多变等特点。

气病的证型，常见的有 7 类，以虚实为纲可分为气病虚证（气虚证、气陷证、气脱证、气不固证）、气病实证（气滞证、气逆证、气闭证），其中，气虚证、气滞证分别是气病虚证和实证的基础证型。

（一）气虚证

气虚证是指元气不足，导致气的推动、温煦等基本功能减退，或脏腑组织的功能活动减退所表现的虚弱证。

【临床表现】神疲乏力，少气懒言，声低息弱，或面白少华，头晕，自汗易感冒，活动后诸症加重，舌淡，脉虚。

【证候分析】本证形成的原因主要有先天不足、后天失养致使元气生成不足；或久病、重病、过劳等而使元气耗损太过；或因年老脏腑机能减退而元气自衰等。《脉因证治·劳》云："喜怒不节，起居不时，有所劳伤，皆伤其气。"李东垣在《脾胃论·脾胃虚实传变论》中提出："元气之充足，皆由脾胃之气无所伤，而后能滋养元气。若胃气之本弱，饮食自倍，则脾胃之气既伤，而元气亦不能充，而诸病之所由生也。"强调了脾胃之气不足是造成气虚证的关键。因此，先天不足及后天失调之人，每易罹患本证。但二者可互为因果，不可截然分割，临床辨证时，当抓住主次。

气虚证以气的基本功能活动如推动、温煦、防御、营养、固摄等减退或全身脏腑功能活动减退的表现为主。人体脏腑组织的功能活动与气的盛衰有密切关系，由于元气亏虚，脏腑功能活动减退，形神失养，故可见神疲乏力，少气懒言，声低息弱；《诸病源候论·短气候》云："短气候：平人无寒热，短气不足以息者，体实，实则气盛，盛则气逆不通，故短气。"又肺虚则气少不足，亦令短气，则其人气微，常如少气不足以呼吸。气虚则推动无力，清阳不升，不能温养头目，可见面白少华，头晕；气虚卫外不固，腠理疏松，可见自汗易感冒；《素问·举痛论》云："劳则喘息汗出，外内皆越，故气耗矣。"故见活动或劳累后诸症加重；气虚推动血行乏力，血不能上荣于舌，故舌淡；运血无力，故可见脉虚。

元气亏虚，临床可表现为以某一脏腑功能减退的证候为主，常见证型有心气虚证、肺气虚证、脾气虚证、胃气虚证等。

由于气、血、津液三者之间关系密切，气虚可导致多种病理变化，如气虚生化不足，可致血液亏虚；气化机能减退，可致津液内停，产生痰、饮、水、湿等病理产物，出现痰证、饮证、水停证和内湿证；气虚推动无力可致气、血运行不畅，而致气滞、血瘀等；同时，气虚可与血虚、阳虚、阴虚等虚证相兼为病，而成为气血两虚、气阴两虚、阳气亏虚等证。

【辨证要点】以神疲乏力、少气懒言、动则加剧等症状为辨证要点。

【治疗方法】补气，代表方如四君子汤。

（二）气陷证

气陷证是指因气虚升举无力，清阳下陷所表现的虚弱证。

【临床表现】头晕眼花，神疲乏力，少

气懒言，面色淡白或淡黄少华；脘腹坠胀感，大便溏泄，便意频频，或久泻久痢；或胃、肾下垂，脱肛，阴挺；舌淡，脉虚或弱。

【证候分析】　本证多由气虚证进一步发展而来，或是气虚证的一种特殊表现形式，一般多指脾气的下陷。

气虚致其基本功能减退，或致脏腑功能活动减退，形神失养，故见神疲乏力，少气懒言；气虚升举无力，清阳之气上升不及，头面诸窍失其濡养，故见头晕眼花，面色淡白或淡黄少华；气虚无力，失其升举之能，以致腹内脏器不能维持其正常位置，故可见脘腹坠胀感，甚或见脏器下垂，如胃下垂、肾下垂、脱肛、阴挺等；气虚脾失健运，升清功能不及，水谷精微下趋，则见大便溏泄，便意频频，或久泻久痢；《灵枢·口问》云："中气不足，溲便为之变。"气陷证常由气虚发展而来，故本证可兼有气虚的一般表现。

【辨证要点】　以神疲乏力和脘腹坠胀、久泻久痢或脏器下垂为辨证要点。

【治疗方法】　补气升阳举陷，代表方如补中益气汤、升阳益胃汤等。

（三）气不固证

气不固证是指因气虚而导致气对精、血、津液的固摄功能减退所表现的虚弱证。

【临床表现】　神疲乏力，少气懒言，声低息弱，动则加剧，面色淡白少华，舌淡，脉虚；自汗不止，涎、唾、涕、泪清稀量多，尿频清长，或尿后余沥不尽，或遗尿，或二便失禁；或各种慢性出血症；或滑精，早泄，月经、白带量多，滑胎等。

【证候分析】　本证由气虚证发展而来，因而具有气虚的一般表现，如神疲乏力、少气懒言、声低息弱、动则加剧、面色淡白少华、舌淡、脉虚等；并以气对精、血、津液的固摄功能减退为主要表现。气虚固摄功能减退，气不固津，津液过度外泄可表现为自汗不止，涎、唾、涕、泪清稀量多，白带量多；气虚不能固摄二便，则见尿频清长，尿后余沥不尽，遗尿，二便失禁。气不摄血，血溢脉外，则可见月经过多及其他各种慢性失血症，如吐血、便血、尿血、肌衄等；气不固精，可见滑精、早泄，或滑胎。

【辨证要点】　以自汗、二便不固或精血不固及神疲乏力、少气懒言、动则加剧为辨证要点。

【治疗方法】　益气固摄。

肺气不固证，补肺固表，代表方如玉屏风散。

脾气不固证，补脾摄血，代表方如归脾汤。

肾气不固证，补肾固气，代表方如菟丝子丸。

（四）气脱证

气脱证是指元气亏虚已极而欲外脱所表现的危重证。

【临床表现】　神情淡漠或昏愦，呼吸微弱或不规则，汗出，面色苍白，口开目合，手撒身软，二便失禁，舌淡，脉微欲绝。

【证候分析】　本证可由气虚证、气不固证进一步发展而来，如在大汗、大吐、大泻、大失血下出现，也可在极度疲劳、急性中毒、严重外伤等状态下迅速出现。气脱证乃临床危急重证，应及时抢救。《医权初编·论治病当以人之元气盛衰为本病为标》云："气聚则生，气壮则康，气衰则弱，其散则死。"

元气衰竭，欲脱于外，则见心、肺、肝、脾、肾五脏之气皆欲衰竭。心乃"君主之官"，五脏六腑之大主，主血脉、藏神，其华在面，在液为汗，开窍于舌，心气衰竭，心神失守则见神情淡漠或昏愦，脉微欲绝，面色苍白，汗出，舌淡；肺主气司呼吸，肺气衰竭，则见呼吸微弱或不规则；脾主肌肉、四肢，开窍于口，肝藏血主筋，开窍于目，肾藏精，开窍于前后二阴，脾、肝、肾三脏之气衰竭，故可见口开目合，手撒身软，二便失禁。

【辨证要点】以神情淡漠或昏愦、呼吸微弱或不规则、面色苍白、脉微欲绝为辨证要点。

【治疗方法】益气固脱，代表方如独参汤。

【类证鉴别】气虚证、气陷证、气不固证、气脱证的鉴别见表 7 - 1。

表 7 - 1　气虚证、气陷证、气不固证、气脱证的鉴别

证名	共同表现	不同表现
气虚证		常表现为心气虚、肺气虚、胃气虚、脾气虚等脏腑功能低下症状
气陷证	神疲乏力、少气懒言、声低息弱、动则加剧、面白少华、头晕自汗、常易感冒、舌淡脉虚	腰腹下坠感、久泻久痢、头昏眼花；或胃、肾、直肠、子宫等脏器下垂
气不固证		滑精早泄、月经过多、崩漏、带下绵绵不止、滑胎；自汗不止、尿频清长、尿后余沥不尽、遗尿、二便失禁
气脱证		神情淡漠或昏愦、呼吸微弱或不规则、面色苍白、脉微欲绝

（五）气滞证

气滞证是指人体局部或某一脏腑经络的气机运行不畅或阻滞所表现的证。

【临床表现】局部或全身胀满、痞闷，甚或胀痛、走窜痛，部位不固定，症状时轻时重，且常随情绪变化而加重或减轻，或因太息、嗳气、矢气而减轻，脉弦，可无明显舌色变化。

【证候分析】引起本证的原因主要有三：一是情志不遂而致气机郁滞，运行不畅；二是六淫等外邪侵袭、饮食失调、情志内伤，或内生病理产物如痰饮、瘀血阻滞，外伤跌仆闪挫等，使气机运行出现障碍而致气行不畅；三是脏气虚弱，运行乏力而致气机阻滞。

因情志不遂引起的气机运行不畅所表现的证常称为"气郁证"或"肝气郁结证"。

《黄帝内经》中虽无气滞证名，但论述了由情志不畅引起的"气结"和"气闭"。元代朱丹溪十分重视气机郁滞，其在《丹溪心法·六郁》中强调："气血冲和，万病不生，一有怫郁，诸病生焉。故人身诸病，多生于郁。"

气运行于全身，贵在流通舒畅。气的运行发生障碍，气机运行不畅则可见局部胀、满、痞、闷；气机阻滞，不通则痛，故可表现为胀痛，走窜痛。《景岳全书·杂证谟》中说："凡气病而为胀为痛者，必或胀或止而痛无常处，气聚则痛而见形，气散则平而无迹，此无形之痛也。"

因肝主疏泄，调畅全身气机，性喜条达恶抑郁，情志不舒常可导致或加重气机郁

滞，故症状之轻重随情绪波动而改变；太息、嗳气、矢气等可使气机暂时得以通畅，故胀、痛等症可缓解。弦脉乃气机不利，肝气不疏之象。因病变部位在气分，故舌色可无明显变化。

由于引起气滞的病因不同，发生气滞的部位可有脏腑、经络之不同，气滞证其证候临床表现尚有各自的特点。因此，辨证时既要辨明导致气滞的病因，也要联系病位，如食积停滞胃脘而致胃气郁滞多见胃脘痞满、胀痛；胁肋胀痛以肝胆病变多见，四肢关节疼痛多为经络之气不畅。《玉机微义·气证门》云："《内经》虽云百病皆生于气，以正气受邪之不一也。今七情伤气，郁结不舒，痞闷壅塞，发为诸病。当详所起之因，滞于何经，上下部分，脏气之不同，随经用药，有寒热温凉之同异。"

对于气滞证的诊断，除掌握痞、闷、胀、满，甚或胀痛、走窜痛的病理特点以外，尚须辨明病因、确定病位，才更有意义。临床常见的气滞证有肝气郁结证、肝胃气滞证、胃肠气滞证等。

由于气、血、津液三者的密切关系，气滞常可导致血液运行不畅而形成气滞血瘀；若气机不利影响津液运行、输布则可产生痰饮、水湿内停；气机郁滞日久亦可化热、化火。

【辨证要点】以局部痞闷胀满或胀痛、走窜痛，并随情志波动而变化，脉弦为辨证要点。

【治疗方法】行气导滞，代表方如柴胡疏肝散、五磨饮子等。因气滞证的病因、病位比较复杂，临床还应结合病位、病性及与其他病证的关系加减用药。

（六）气逆证

气逆证是指体内气机升降失常，应降反升或升发太过所表现的证。

【临床表现】肺气上逆多表现为咳嗽，喘；胃气上逆多表现为恶心，呕吐，呃逆，嗳气；肝气上逆可表现为头目胀痛或重痛，眩晕，面红目赤，急躁易怒，或自觉气从少腹上冲胸咽，吐血，甚晕厥。

【证候分析】本证一般是在气滞基础上的一种表现形式，凡可引起气滞的因素如外邪入侵、情志内伤、饮食失宜等使人体脏腑、经络的气机运行不畅或紊乱，而表现为气机的升降失常，气逆于上，如应降反升或升发太过，即可形成气逆证。气逆证临床以肺、胃、肝气上逆为多见。

肺主气司呼吸，主宣发肃降，六淫外邪侵袭或痰浊阻滞等使肺的宣降功能失常而致肺气上逆，则咳嗽，喘。《诸病源候论·上气鸣息候》云："肺主于气，邪乘于肺则肺胀，胀则肺管不利，不利则气道涩，故气上喘逆，鸣息不通。"

胃为六腑之一，水谷之海，以通降为顺，如饮食不节，食积停滞于胃，或外邪侵袭、情志内伤等阻滞气机，胃失和降而上逆，则恶心，呕吐，呃逆，嗳气。《素问·宣明五气》云："胃为气逆，为哕。"而《圣济总录·呕吐》指出："呕吐者，胃气上而不下也。"

肝主疏泄、藏血，其气主升发，但须调顺有制，若情志过激，郁怒伤肝，致使肝气升发太过，气逆于上，血与气并走于上，气血上壅，可见头目胀痛或重痛，眩晕，面红目赤，急躁易怒，或自觉气从小腹上冲胸咽、吐血，甚至晕厥，故《素问·举痛论》

云：“怒则气逆，甚则呕血及飧泄，故气上矣。”《重订通俗伤寒论·气血虚实》亦云：“肺气实而上逆，则有胸痞头眩，痰多气壅等症，甚则喘不得卧，张口抬肩。胃气实而中满，则有嘈杂懊侬，嗳腐吐酸等症，甚则食不能进，呕吐呃逆……肝气实而上冲，则有头痛目眩，呕酸吐苦等症，甚则消渴，气上冲心，心中疼热。”

【辨证要点】多见于肺、胃、肝三脏，以相应脏腑气机运动方式向上的表现为辨证要点。

【治疗方法】理气降逆。

肺气上逆证，宣肺降气，代表方如苏子降气汤、定喘汤等。

胃气上逆证，和胃降逆，代表方如旋覆代赭汤、橘皮竹茹汤。

肝气上逆证，平肝潜阳，代表方如天麻钩藤饮。

（七）气闭证

气闭证是指人体某些脏腑及其管窍的气机闭塞不通所引起的危急证。

【临床表现】突然头、胸、腰、腹等处剧烈疼痛或绞痛，呼吸急促，或喘，甚至窒息，二便闭塞不通，甚至或神昏，脉沉实。

【证候分析】本证形成的原因主要有强烈的情志刺激，使气机闭塞；瘀血、痰浊、结石、寄生虫等有形实邪阻塞某些脏腑及其管窍，如头、胸、腹、腰等处，导致相应脏腑及其管窍的气机闭塞不通。人体以五脏为中心，脏腑及其管窍的气机闭塞不通，可严重影响脏腑的功能，甚至危及生命。气闭证乃临床危急重证。

有形实邪阻滞于内，气机闭塞不通，则可突然出现头、胸、腹、腰部剧烈疼痛，或绞痛，或伴见二便不通；气机阻滞，肺气闭塞，息道不通，故见呼吸急促，或喘，甚至窒息；强烈情志刺激可使气机逆乱，心神失守，则见突然昏仆；证因邪实所致，故脉多见沉实。

【辨证要点】以突然出现头、胸、腰、腹等处剧痛（或绞痛），或二便闭塞、呼吸急促，甚至昏仆为辨证要点。

【治疗方法】行气开闭，代表方如通关散、安宫牛黄丸、紫雪丹、至宝丹、苏合香丸等。

二、血病辨证

血是人体维持生命活动最宝贵的营养物质，须有规律地在脉管内循环运行而布散周身。血病的基本病机，多表现为血液不足和运行失常两方面。血病的证型，常见的有血虚证、血瘀证、血热证和血寒证，以虚实为纲分为血病虚证、血病实证。其中，血虚证、血瘀证分别是血病虚证和血病实证的基础证。

（一）血虚证

血虚证是指血液不足导致脏腑、形体组织、官窍失其濡养所表现的虚弱证。

【临床表现】面色淡白无华或萎黄，口唇、眼睑、爪甲、舌质的颜色淡白，头晕眼花，心悸健忘，多梦，肌肤干涩，手足麻木，妇女月经后期、量少色淡，甚或闭经，舌淡苔白，脉细无力。

【证候分析】本证形成的原因，主要有两个方面：一是血液耗损过多，主要见于各种出血之后，或久病、大病之后，或劳神太过，暗耗阴血，或因虫积肠道，消耗营血等。二是血液生化不足，可见于脾胃虚弱，或进食不足，或因他脏功能减退不能化生血液，或瘀血等阻塞脉络，使局部血行不畅，影响新血化生，即所谓"瘀血不去新血不生"。

"血者，神气也"。人以气血为本，"以奉身生，莫贵于此"。《景岳全书·杂证谟》中云："凡形质所在，无非血之用也。是以人有此形，唯赖此血，故血衰则形萎，血败则形坏，而百骸表里之属，凡血亏之处，则必随所在而各见其偏废之病。"血液亏虚，不能濡养形体组织、官窍、头目、面、舌失荣，故见头晕眼花，面色淡白无华或萎黄，口唇、眼睑、舌色淡；血虚不能濡养爪甲、肌肤、经脉，故爪甲淡白无华，肌肤干涩，手足麻木；心主血脉而藏神，肝藏血而主魂，血液乃神志活动的物质基础，血虚则心肝失养，神魂不宁，故见心悸健忘，多梦，脉细无力；女子以血为用，血液不足致使血海空虚，冲任失充，故见月经后期，量少色淡，甚或闭经。《证治汇补·血症》指出："血虚者，其症朝凉暮热，手足心热，皮肤干涩甲错，唇白，女子月事前后不调，脉细无力，法宜补之。"

由于心主血而肝藏血，故血虚证一般是指心血虚证和肝血虚证。血虚证尚有血虚肠燥证、血虚肤燥证和血虚生风证等。

【辨证要点】　以面、睑、唇、舌颜色淡白，头晕，心悸，多梦，脉细为辨证要点。

【治疗方法】　补血，代表方如四物汤。

（二）血瘀证

血瘀证是指由瘀血内阻而引起的证。

【临床表现】　疼痛、肿块、出血、瘀血色脉征等。疼痛特点为刺痛，痛处拒按，固定不移，常在夜间加重；肿块的性状，在体表者，常呈青紫色，在腹内者或可触及质地较硬而推之不移的肿块；出血的特征是多反复不止、色紫暗或夹有血块，女子或见经闭或崩漏；瘀血色脉征主要有面色黧黑，或唇甲青紫、舌质紫暗或有紫点紫斑，或舌下络脉粗长青紫，或腹部青筋显露，或皮下紫斑，或皮肤出现丝状红缕，或肌肤甲错，脉多细涩。

【证候分析】　凡离经之血不能及时排出或消散，停留于体内，或血液运行不畅，瘀积于经脉或器官之内，均属瘀血。本证形成的原因很多，如外伤、跌仆及其他原因损伤脉管造成出血，离经之血未能及时消散或排出，瘀积于体内；气滞而血行不畅，或气虚而推动血行无力，以致血行迟缓或瘀滞；或血寒而使血脉凝滞、血热而使血行壅滞或煎熬血液，以及湿热、痰浊等阻滞脉络，导致血行不畅。

《黄帝内经》中尚无"血瘀"之名，但有"血不得散""恶血""留血""凝血"等说法。汉代张仲景在《金匮要略》中提出"瘀血"病名，并归纳了血瘀证的临床表现和治疗方法。清代王清任在《医林改错》中阐述了血瘀证的症、因、脉、治问题，提出著名的血府逐瘀汤、膈下逐瘀汤、少腹逐瘀汤、身痛逐瘀汤及补阳还五汤等治疗血瘀证的方剂。

瘀血停滞于内，阻碍局部气机，气血运行不畅，不通则痛，故疼痛为血瘀的特征性症状。瘀血乃有形之邪，其疼痛多表现为针刺样、痛处拒按、固定不移、夜间更甚。血液运行不畅而凝聚于内，日久不散而成肿块，故在体表可见肿块色青紫，在体内肿块多触之坚硬而推之不移。《血证论·瘀血》云："瘀血在经络脏腑之间，则结为癥瘕。

瘕者或聚或散，气为血滞，则聚而成形；血随气散，则没而不见。"

离经之血排出体外，则见出血；停积体内，凝结为瘀，阻滞脉络，血液不能循经运行而溢出脉外，可成为再出血的原因。由于所出之血乃停聚未行之血，故色多紫暗且夹有血块，多反复不已。瘀血阻滞，气血运行不畅，日久肌肤失于濡养，则见肌肤甲错、面色黧黑、唇甲紫暗。舌质紫暗或有紫点紫斑、舌下络脉粗长青紫、脉细涩皆为血瘀之象。

由于瘀血阻滞的部位不同，症状表现亦有差异，而有不同的血瘀证名，如心脉瘀阻证、瘀阻脑络证、瘀阻胞宫证等，除有血瘀证的一般表现以外，多表现为瘀血阻滞于相应脏腑、组织的证候特点，如瘀阻于皮下，可见皮下紫斑；瘀阻于肌表络脉，可见皮肤出现丝状血缕；瘀阻于肝脉，则腹部青筋显露；故《医林改错·方叙》云："青筋暴露，非筋也，现于皮肤者，血管也，血管青者，内有瘀血也。至肚大坚硬成块，皆血瘀凝结而成。"《血证论·血鼓》亦云："血鼓之证，胁满小腹胀，满身上有血丝缕，烦躁漱水，小便赤，大便黑，腹上青筋是也。"瘀血内阻，冲任不通，则可见经闭或崩漏。

【辨证要点】以固定刺痛、出血、肿块、瘀血色脉征（面色、唇甲和舌色青紫、晦暗及脉细涩）等为辨证要点。

【治疗方法】活血化瘀，代表方如桃红四物汤。

（三）血热证

血热证是指火热炽盛，侵入血分，迫血妄行所表现的证。

【临床表现】咯血、吐血、尿血、便血、鼻衄、齿衄、肌衄等急性出血，色深红，或月经提前、量多，或崩漏，或皮疹紫红密集，或疮疡红肿热痛，发热，面赤口渴，心烦失眠，舌质红绛，脉滑数。

【证候分析】本证的形成，可因外感火热之邪或其他病邪化热，传入血分，或因情志过激，气郁化火，或过食辛辣，火热内生，侵扰血分等。血热证属实热证的范畴，既可见于外感温热病中，因温热之邪内传深入血分，形成卫气营血辨证中的"血分证"；又可见于内伤杂病中，即为一般火热之邪侵入血分，迫血妄行而致咯血、吐血、尿血等，亦可见于妇科疾病的月经过多、崩漏等，外科疾病中的痈、疽、疖、疔等。

《济生方·吐衄》云："夫血之妄行也，未有不因热之所发。盖血得热则淖溢，血气俱热，血随气上，乃吐衄也。"

火热为阳邪，热入血分，迫血妄行，血溢脉外，可表现为各种出血，血热所致出血具有来势急、量较多、色深红的特点；由于血热所伤及的脏腑不同，故出血部位有异，如肺络伤则多见咯血，胃络伤则多见吐血；火热之邪在血分，血行加速，气血充盈肌肤脉络，故可见发热面赤，或皮疹紫红密集，舌红绛，脉滑数；火热炽盛，耗伤津液，故口渴；血分之热内扰心神，故心烦，失眠；火热壅积于局部，腐败血肉，则局部疮疡红肿热痛。《神农本草经疏》云："血热……则为痈肿疮疖，为鼻衄，为齿衄，为牙龈肿，为舌上出血，为舌肿，为血崩，为赤淋，为月事先期，为热入血室，为赤游丹，为眼暴赤痛。"

【辨证要点】以出血或疮疡红、肿、热、痛和发热、口渴、心烦、舌红绛等热象为辨证要点。

【治疗方法】清热凉血止血，代表方如犀角地黄汤。

（四）血寒证

血寒证是指寒邪客于血脉，凝滞气机，血行不畅所表现的证。

【临床表现】手足、颜面、耳垂等处冷痛，得温痛减，患处发凉，肤色紫暗，或少腹拘急冷痛，或月经后期，经色紫暗夹有血块，或痛经；恶寒肢冷，舌淡紫，苔白，脉沉迟或涩。

【证候分析】本证主要因寒邪侵犯血脉，或阴寒内盛，凝滞脉络而成，属实寒证的范畴。

《素问·举痛论》云："寒则气收。""寒气入经而稽迟，泣而不行，客于脉外则血少，客于脉中则气不通，故卒然而痛。"寒为阴邪，其性凝滞收引，寒邪侵袭血脉，脉道收引，血行不畅，致手足脉络瘀滞，气血不得畅达，故手足、颜面、耳垂等处冷痛；血得温则行，得寒则凝，故患处发凉，得温痛减；女性若在经期贪凉饮冷，可致寒凝胞宫，冲任阻滞，而见少腹拘急冷痛，或痛经，或月经后期；寒邪易伤阳气，阳气被遏不能外达肌肤，故恶寒肢冷；肤色紫暗，经色紫暗夹有血块，舌淡紫苔白，脉沉迟或涩等，为血行不畅之瘀血征象。《证治汇补·血症》云："血寒者，其症麻木疲软，皮肤不泽，手足清冷，心腹怕寒，腹有块痛，得热则止。在女子则月事后期而痛，脉细而缓。法宜温之。"

【辨证要点】以局部冷痛、肤色紫暗和恶寒肢冷、舌淡紫等寒象为辨证要点。

【治疗方法】温经活血，代表方如温经汤等。

三、气血同病辨证

气属阳，血属阴；气为血之帅，血为气之母。气和血两者，生理上具有相互依存、相互资生、相互为用的密切关系，病理上常可相互影响，或为同时发病，或为先后因果，形成多种兼病证型。临床气血同病常见的证候有气血两虚证、气虚血瘀证、气不摄血证、气随血脱证和气滞血瘀证。

（一）气血两虚证

气血两虚证是指气虚和血虚证同时存在的证。

【临床表现】面色淡白无华或萎黄，神疲乏力，少气懒言，或自汗，头晕眼花，动则加剧，唇甲色淡，心悸多梦，形体消瘦，肢体麻木，或有月经量少色淡，甚或闭经，舌淡白，脉细无力。

【证候分析】本证多由久病不愈，气血两伤；或先有血虚，气随之匮乏；或先因气虚，不能生化而继见血少，均可导致气血两虚。

本证多因气虚不能生血，由气虚而致血虚，即气虚在先、为因，血虚在后、为果；也有先血虚而致气虚者。气血两虚证的病机常互为因果。

气虚脏腑功能活动减退，形神失养，故见神疲乏力，少气懒言，动则加剧；气虚卫外不固，腠理疏松，可见自汗；"劳则气耗"，故活动或劳累后诸症加重；血虚不能充盈脉络，则唇甲色淡，舌淡白，脉细；心神失养，故心悸多梦；气血亏虚，不能上荣于头面，外养肌肉，则面色淡白或萎黄，头晕眼花，形体消瘦，肢体麻木；血液不足致使血海空虚，冲任失养，故见月经量少、色淡，甚或闭经。《重订通俗伤寒论·气血虚实》云："凡呼吸微，语言懒，动作倦，饮食少，身洒淅，体枯瘠，头眩晕，面㿠白。皆真虚纯虚之候，前哲所谓气血两亏。"

【辨证要点】 以面色淡白或萎黄、神疲乏力、头晕心悸多梦、舌淡脉无力为辨证要点。

【治疗方法】 益气养血，代表方如八珍汤、当归补血汤等。

（二）气虚血瘀证

气虚血瘀证是指气虚运血无力而致血行瘀滞所表现的证。

【临床表现】 面色淡白或暗滞或青灰，神疲乏力，少气懒言，胸胁或其他部位疼痛如针刺，痛处不移而拒按，舌淡紫或淡暗，或有紫点紫斑，脉细涩无力。

【证候分析】 本证多因禀赋不足、久病、年高等原因所致气的不足，因气虚推动血行无力，渐致血行不畅而瘀滞，形成气虚血瘀证。气虚多在先、为因、为本，血瘀在后、为果、为标。本证为虚中夹实，以气虚和血瘀的证候表现为诊断依据。

元气不足则脏腑功能减退，故神疲乏力，少气懒言。气虚无力推动血行，血不荣于面、舌，则见面色淡白，舌淡，脉细无力；血行迟缓，以致脉络瘀滞，亦可见面色暗滞或青灰，舌淡紫或淡暗，或有紫点紫斑，脉涩；瘀血内阻，经络不通，则胸胁或其他部位刺痛，痛处不移而拒按。《医林改错·论小儿抽风不是风》云："元气既虚，必不能达于血管，血管无气，必停留而瘀。以一气虚血瘀之症，反用散风清火之方，安得不错。"

【辨证要点】 以神疲乏力、少气和局部刺痛、舌淡紫、脉无力为辨证要点。

【治疗方法】 益气活血化瘀，补阳还五汤或补气方剂加活血化瘀药。

（三）气不摄血证

气不摄血证是指气虚不能统摄血液，而表现以出血为主症的证。

【临床表现】 咯血、吐血、便血、尿血、鼻衄、齿衄、肌衄、崩漏等各种出血，并见面色淡白无华，神疲乏力，少气懒言，头晕心悸，动则加剧，舌淡，脉弱。

【证候分析】 本证多由久病、劳倦、饮食不节等导致气虚，以致气不能统摄血液的运行，血溢脉外而成为气不摄血证。一般气虚在先、为因，出血在后、为果，但其证候表现则不一定前者重、后者轻。

气能统摄血液在脉内运行，如气虚统摄无权，血不循经运行而溢于脉外，可见咯血、吐血、便血、尿血、鼻衄、齿衄、肌衄、崩漏等多种出血症状；同时，气虚脏腑功能减退，则表现为神疲乏力，少气懒言，动则加剧；气虚行血无力，络脉不充，加之失血，故见面色淡白无华，头晕心悸，舌淡，脉弱。出血前有神疲乏力、少气懒言、动则加剧等气虚表现，或在出血的同时其气虚表现进一步加重，可知其出血系由气虚不能固摄血液之故。

【辨证要点】 以出血和此前或同时有神疲乏力、少气懒言、动则加剧等气虚症状为辨证要点。

【治疗方法】 益气摄血，代表方归脾汤。

（四）气随血脱证

气随血脱证是由于大量失血而引起气随之暴脱的危重证。

【临床表现】大量出血（如咯血、吐血、便血、崩漏、产后大出血、创伤出血等）的同时，出现面色苍白，神情淡漠，甚至晕厥，四肢厥冷，汗出，气少息微，舌淡，脉微欲绝。

【证候分析】本证常由外伤，或因肝、胃、肺等脏器本有宿疾，或妇女血崩、产后等突然大量出血所致。大失血出现在前为因，血以载气，血脱则气无所依附，故气亦随之而亡脱。

大量出血时气随之而脱，气脱阳亡，气血不能上荣于面，故见面色苍白；气脱致宗气不足，则气少息微；阳气亡脱，不能温煦肢体，则四肢厥冷；不能固护肌表，津随气泄，可见汗出；气随血亡脱于外，神无所主，则见神情淡漠，甚至晕厥；血失气脱，正气大伤，舌体失养，故见舌淡；脉道失于充盈，气随血亡脱于外，可见脉微欲绝。《傅青主女科·血崩》云："盖血崩而至于黑暗昏晕，则血已尽去……而无形之气，必且至尽散。"

本证虽因大失血而致血脱在先，但此后元气随之亡脱，病势危急。

【辨证要点】以大出血的同时，有神情淡漠、气少息微、面色苍白、脉微等气脱征象为辨证要点。

【治疗方法】补气固脱，回阳救逆，代表方如独参汤、参附汤。

【类证鉴别】气不摄血证、气随血脱证的鉴别见表7-2。

表7-2　气不摄血证与气随血脱证的鉴别

证名	病因	病机	临床表现
气不摄血证	气虚导致出血	气虚不能统摄血液，血溢脉外	神疲乏力、少气懒言、面白无华、动则加剧等气虚表现＋各种慢性出血症状
气随血脱证	大量出血导致亡阳	大量失血而引起阳气随之暴脱	大出血＋神情淡漠、呼吸微弱、面色苍白、冷汗淋漓、脉微欲绝等亡阳表现

（五）气滞血瘀证

气滞血瘀证是指由于气机郁滞而致血行瘀阻，或由于血瘀而致气机郁滞所表现的证。

【临床表现】胸胁或局部胀满疼痛，或窜痛，或刺痛、拒按不移；或有肿块坚硬，局部青紫肿胀；情志抑郁或急躁易怒，或面色晦暗；或妇女乳房胀痛，或痛经、闭经，或经色紫暗夹血块；舌紫暗或有紫点紫斑，脉弦涩。

【证候分析】本证多由情志不遂，或跌仆闪挫，或外邪侵袭，使气机郁滞，血行不畅而成。气行则血行，气滞则血瘀，故本证大多气滞在先、为因，血瘀在后、为果，由气滞而致血瘀；然而也有先血瘀而致气滞者，故气滞血瘀证的病机，常常是互为因果。《灵兰要览·气病》云："盖未有气滞而血能和者，血不和则气益滞矣。"

肝主疏泄，喜条达恶抑郁，具有调畅气机、调节情志的功能。情志不遂，或外邪侵袭，导致肝疏泄失职，气机郁滞，而见胸胁胀闷疼痛，或窜痛，情志抑郁或急躁易怒；气为血之帅，气滞则血行不畅，局部气血瘀滞，则见胀痛更甚，或呈刺痛，拒按不移，肿块坚硬，局部青紫肿胀，面色晦暗，舌紫暗或有紫点紫斑，脉涩；肝藏血，肝血瘀滞，冲任受阻，则可有闭经；肝脉绕阴器，抵小腹，过两乳，肝气郁滞，血行不畅，可见乳房胀痛，或有痛经，经色紫暗或夹血块。

由于气滞无形，血瘀有形而难消，本证临床表现虽有气滞和血瘀症状相兼出现，但多以血瘀为主。

【辨证要点】 以胸胁或局部胀满疼痛或刺痛、情志抑郁或易怒、舌紫暗为辨证要点。

【治疗方法】 理气活血化瘀，代表方如血府逐瘀汤。

第二节　津液辨证

津液是人体正常水液的总称，具有滋润、濡养和平衡阴阳的作用，其生成、输布与排泄主要与肺、脾、肾三脏密切相关。

津液的病变，主要涉及两方面：津液的亏虚、津液的输布或排泄障碍，既可由各种病因的直接侵扰而导致，亦可由脏腑的功能失常间接形成。津液的生成不足或丢失过多，可出现伤津、脱液的津液亏虚证；其输布、排泄异常，引起津液代谢障碍，导致津液停聚于体内，产生痰、饮、水、湿等病理产物，进而形成痰证、饮证、水停证及内湿证。因此，津液病的证型可分为津液亏虚证、痰证、饮证和水停证。

一、津液亏虚证

津液亏虚证是指体内津液不足，导致脏腑、组织、官窍失却滋润、濡养所表现的证。

【临床表现】 口、鼻、唇、咽干燥，皮肤干燥或皲裂，口渴喜饮，小便短黄，大便干结难解，舌红，苔少津或干，脉细无力，神疲乏力；甚至目眶凹陷，皮肤枯瘪，唇干裂，少尿甚至无尿，烦躁不安，舌红瘦，少苔或无苔，脉细数或疾。

【证候分析】 本证产生的原因有摄入不足和丢失过多两个方面。摄入不足，多见于饮水过少，或某些疾病所致；丢失过多，多见于高热、大汗、大吐、大下、烧伤等使津液大量耗损。

津液缺乏，不能滋润肌肤、濡润组织官窍，则见皮肤干燥或皲裂，口、鼻、唇、咽干燥，口渴喜饮，大便干结难解；津液不足致其排泄减少，故小便短黄；舌苔少津或干，脉细，均为津液不足之象；津乃气之载体，津伤则气亦不足，故见神疲乏力。

若津液严重不足，以至不能充养、濡润脏腑组织，则见目眶深陷，皮肤枯瘪；津液匮乏，尿无化源，故少尿甚至无尿；津液乃阴液的重要组成部分，津液大伤致使阴液不足，阴阳平衡失调，虚热内生，故见烦躁不安、舌红瘦、少苔或无苔、脉细数或疾等阴虚之象。

津液亏虚程度较轻者，一般称为津亏证，程度较重者，称为液脱证。津液亏虚证，临床根据具体病位的不同，常见的有肺燥津伤证、胃燥津亏证、肠燥津亏证等。

【辨证要点】 以口渴，肌肤、口、唇、舌咽干燥及尿少为辨证要点。

【治疗方法】 生津或滋阴润燥，代表方如增液汤、麦门冬汤等。

【类证鉴别】 津亏证、液脱证的鉴别见表7-3。

表7-3　津亏证与液脱证的鉴别

证名	病情	临床表现
津亏证	程度较轻，仅水分丢失	口、鼻、唇、咽、眼、皮肤干燥，甚至皲裂，毛发干枯，口渴欲饮，尿少便干 兼见：神疲乏力、苔薄黄少津、脉细等气虚之象
液脱证	程度较重，水分及某些精微物质均受损	眼眶凹陷，肌肤皱瘪失去弹性，尿少甚无尿 兼见：精神差或烦躁不安、面色枯槁、舌红瘦少苔、脉细数或疾等气阴两虚之象

二、痰证

痰证是指痰阻滞于局部或停聚于脏腑、经络、组织之间所表现的证。

【临床表现】咳喘咳痰，痰多，喉中痰鸣，呕吐痰涎；瘿瘤，瘰疬，乳癖，痰核；眩晕，胸闷脘痞，肢体麻木，半身不遂，舌强言謇；神识不清或昏仆，癫，狂，痫，痴呆，梅核气；形体肥胖，白带量多；苔腻，脉滑。

【证候分析】本证痰的形成是由于诸种因素如外感六淫、饮食不节、情志内伤、劳逸失宜等，影响肺、脾、肾的气化功能，以致津液未能正常输布而停聚凝结而成。

痰是体内津液停聚所形成的稠浊而黏滞的病理产物。痰的致病具有多样性，故有"百病多因痰作祟"和"痰多怪症"之说。"肺为贮痰之器"，说明痰易停聚于肺。痰阻滞于肺，影响肺的宣发肃降功能，肺气上逆，则见胸闷，咳喘咳痰，痰多，或喉中痰鸣等症。"脾为生痰之源"，说明痰的生成与脾的运化功能失常亦密切相关。痰浊阻滞中焦，气机不畅，胃失和降，可见脘痞，呕吐痰涎。《丹溪心法·痰》云："痰之为物，随气升降，无处不到……凡人身上、中、下有块者，多是痰。"痰质地黏稠，流动性小而难以消散，故常停积于某些局部，则见痰

核、瘰疬、瘿瘤、乳癖、梅核气等症；痰亦可随气升降而流窜全身，如痰浊蒙蔽清窍，则见头目晕眩；痰浊蒙蔽心神，可见神识不清或昏仆，或为癫、狂、痫、痴呆等病；"肥人多痰湿"，痰证可表现为形体肥胖；痰浊停滞于胞宫，冲任受阻，则见白带量多；痰阻滞于经络，气血运行不利，可见肢体麻木，半身不遂，舌强言謇；苔腻，脉滑，为痰浊内阻的表现。

痰有有形和无形之分，有形之痰可见、可闻、可及；无形之痰多根据特定症状或体征而推断。

痰证临床表现复杂，辨证时除应根据痰停聚或阻滞于不同部位时的特殊症状以外，尚需根据痰的色、量、质地等鉴别寒痰、热痰、湿痰、燥痰等的不同。

【辨证要点】以咳吐痰多，或喉中痰鸣、局部包块、胸闷脘痞、苔腻脉滑，或神昏癫狂等为辨证要点。

【治疗方法】理气化痰，代表方如二陈汤。

三、饮证

饮证是指由饮邪停聚于体内所引起的证。

【临床表现】根据饮邪停留的部位不同而出现相应不同的临床表现。

脘痞腹胀，呕吐清水，肠鸣辘辘；或胸

胁饱满胀痛，咳唾，转侧则疼痛加剧；或胸闷心悸，咳嗽气喘，痰清稀色白量多，甚或倚息不能平卧，水肿；苔白滑，脉弦。

【证候分析】　本证多由中阳素虚，或胸阳不振，复因外感风寒湿邪、饮食劳倦所伤等，以致津液的输布发生障碍，从而停聚为病。

饮是体内津液停聚所形成的较痰清稀而易流动的病理产物，属有形之邪。饮邪常停积于胸胁、肺、胃肠、肌肤等部位。饮邪停滞于局部，主要影响局部气机的运行，脏腑功能的失常。《金匮要略》根据饮邪停聚于机体部位的不同，将饮分为4种：饮停胃肠谓之"痰饮"（《脉经》《千金翼》俱作"淡饮"），饮停胁下谓之"悬饮"，饮停胸膈谓之"支饮"，饮溢四肢、皮肤谓之"溢饮"。《金匮要略·痰饮咳嗽病脉证并治》云："夫饮有四，何谓也？师曰：有痰饮，有悬饮，有溢饮，有支饮。问曰：四饮何以为异？师曰：其人素盛今瘦，水走肠间，沥沥有声，谓之痰饮。饮后水流在胁下，咳唾引痛，谓之悬饮。饮水流行，归于四肢，当汗出而不汗出，身体疼重，谓之溢饮。咳逆倚息，短气不得卧，其形为肿，谓之支饮。"

饮邪停留于胃肠，阻滞气机，胃失和降，可见脘痞腹胀，呕吐清水，肠鸣辘辘。饮邪流注胁下，阻碍气机，肺失宣降，则见胸胁胀痛，咳嗽。有形之邪停聚，故胸胁饱满，咳唾；转侧则气滞加重，故而疼痛加剧。

饮邪停于胸膈，胸中气机不畅，可见胸闷；饮邪轻微者，仅妨碍气机升降而见咳嗽气喘，重则饮邪凌心而见心悸，甚或倚息不得卧；饮为阴邪兼有寒象，故见痰清稀色白量多；肺外合皮毛，水饮犯肺并外溢肌肤，

故可见水肿。苔白滑，脉弦，为饮停于内之象。

【辨证要点】　以苔白滑及脘痞腹胀、呕吐肠鸣，或胸胁饱满胀痛、咳唾转侧加剧，或胸闷心悸、咳喘痰多等为辨证要点。

【治疗方法】　温化水饮。痰饮，代表方如苓桂术甘汤；悬饮，代表方如十枣汤；支饮，代表方如小青龙汤、葶苈大枣泻肺汤；溢饮，代表方如大青龙汤、小青龙汤。

四、水停证

水停证是指体内水液停聚，泛溢肌肤所引起的以肢体浮肿、小便不利为主要表现的证。

【临床表现】　水肿，小便短少不利，苔白润或滑。

若浮肿先见于眼睑、颜面，迅速遍及全身肌肤，小便短少，伴恶风发热、头身疼痛、咽痛、咳嗽，苔薄白，脉浮紧或数，为阳水；若水肿先见于足胫、下肢，逐渐发展至全身，腰以下为甚，按之凹陷而不能即起，甚腹部膨隆，按之有波动感，叩之音浊，小便短少不利，神疲乏力，畏寒肢冷，面色㿠白，舌淡胖，苔白滑，脉沉迟无力，为阴水。

【证候分析】　本证的形成，可因风邪外袭，或湿邪内阻，或因劳倦内伤、久病正虚等，影响肺、脾、肾的气化功能，使津液输布、排泄失常而停聚为患。

水为有形之邪，因其质地较饮清稀，流动性大，故易于渗透到肌肤、腠理等组织间隙及停蓄于空腔中，导致全身或局部水肿甚或胸、腹腔积水，并可随体位改变而变动。水邪泛溢肌肤，则局部或全身浮肿，故水停

证以水肿为主症；气化失司，水液停蓄而不泄，故小便短少不利。苔白润或滑乃水停于内之征。

本证临床有阳水、阴水之分。水肿性质属实者，称为阳水，多为外感风邪，或水湿浸淫等引起。肺通调水道，外合皮毛，为水之上源，风邪侵袭，肺卫受病，宣降失司，通调失职，水津失布，停聚于内，泛溢肌肤而见水肿，小便短少不利。风性轻扬、升散，善行而数变，风水相搏，故浮肿先见于头面，并迅速遍及全身。因感受风邪，故可见恶风发热、头身疼痛、咽痛、脉浮等表证之象；《金匮要略·水气病脉证并治》云："风水其脉自浮，外证骨节疼痛，恶风……寸口脉沉滑者，中有水气，面目肿大，有热，名曰风水。"

水肿性质属虚者，称为阴水，多由劳倦内伤，或病久正虚等导致脾肾阳虚，气化失司，水液停聚而泛溢肌肤，发为水肿。脾阳虚不能运化水液，肾阳虚气化无权，故水肿

先见于下肢，逐渐发展至全身，腰以下为甚，小便短少不利；严重者可见腹部膨隆，按之有波动感，叩之音浊；神疲乏力，畏寒肢冷，面色㿠白，舌淡胖苔白滑，脉沉迟无力，皆为阳虚之象。

根据水停证形成的病机和水液停聚的部位不同，临床常分为风水相搏证、水湿困脾证、脾虚水停证和肾虚水泛证等。

【辨证要点】水停证以水肿、小便不利为主症。阳水以发病急、进展迅速、水肿先从眼睑头面开始、上半身肿甚为辨证要点；阴水以发病缓、来势徐、水肿先从足部开始、腰以下肿甚为辨证要点。

【治疗方法】阳水，化湿利水，代表方如麻黄连翘赤小豆汤、防己黄芪汤等；阴水，温阳利水，代表方如实脾饮、五皮散、金匮肾气丸等。

【类证鉴别】阳水与阴水的鉴别见表7-4。

表7-4 阳水与阴水的鉴别

类别	病性	病势	浮肿特点	病情发展	伴随症状
阳水	实证	势急	眼睑、颜额先肿	迅速波及全身	恶风发热、头身疼痛、咽喉肿痛、咳嗽、苔薄白、脉浮紧或浮数等表证症状
阴水	虚证	势缓	足胫、下肢先肿	渐及全身	神疲乏力、畏寒肢冷、面色㿠白、舌淡胖、苔白滑、脉沉迟无力等虚寒症状

复习思考题

1. 何谓气虚证？有何临床表现？

2. 何谓气逆证？胃气上逆和肝气上逆的主要表现是什么？

3. 何谓血瘀证，其临床表现有何特点？

4. 饮证以哪些脏腑的病变为主？临床表现如何？

5. 水肿各证型的临床表现及辨证要点是什么？

第八章

脏腑辨证

脏腑辨证，是在认识脏腑的生理功能、病理特点的基础上，将通过四诊收集而得的各种病情资料进行分析、归纳，辨别疾病所在的脏腑病位及具体病性的一种辨证方法。

八纲辨证可以分辨证的纲领类别，病因辨证、气血津液辨证可以分辨证的具体性质，但是这些辨证方法尚未明确具体的病位，因而还不是最后的诊断。中医学理论体系以藏象为核心，每一脏腑均有独特的生理功能、病理特点、证候特征，只有对脏腑病位作出判断，并与病性有机结合，才能形成完整的证的诊断。脏腑辨证是中医辨证体系中的重要内容，是临床诊断的基本方法，也是内、外、妇、儿各科辨证的基础，具有广泛的适用性。

脏腑辨证的过程，一方面是辨明脏腑病位，由于各脏腑的生理功能不同，疾病过程中所表现的症状、体征也各有不同。因此，熟悉各脏腑的生理功能和病理特点，是脏腑辨证的关键所在。另一方面，要辨清病性，结合病变所在的脏腑部位，分辨病证的具体性质。只有辨清病性，才能确定治疗原则；只有辨清病位，才能使治疗直达病所，更具针对性。由于病位与病性相互交织，临床辨证可以先辨清脏腑病位，再区分不同病性；也可以在辨别病性的基础上，根据脏腑的病理特征确定脏腑病位。

脏腑辨证肇始于先秦两汉，经过隋唐时期的不断整理趋于系统化，在宋、金、明、清时期更有长足发展。其渊源起于《黄帝内经》，藏象学说奠定了脏腑辨证的理论基础，辨证与辨病的诊断思路初具雏形。《素问·刺热》云："肺热病者，先淅然厥，起毫毛，恶风寒，舌上黄，身热。热争则喘咳，痛走胸膺背，不得大息，头痛不堪，汗出而寒。"这是风热犯肺证临床表现的最早记载。自《黄帝内经》以降，《中藏经》奠定了以脏腑虚实寒热为基本纲要的辨证体系，每一证均具备较完整的病症表现和脉象。唐代孙思邈《备急千金要方》在《脉经》《诸病源候论》等著作的理论基础上补充了方证证治的内容，使脏腑辨证理论与实践充分结合，具有指导临床的实际意义。《备急千金要方·心风惊悸》指出："心气不足，其病苦惊悸、汗出，心中烦闷、短气，喜怒悲忧，悉不自知。"基本上确立了心气虚的证候。宋、金、元时期，刘完素、张元素等从生理、脉象、证候特点、预后、治则治法、用药用方等方面对脏腑辨证进行了全面阐述，使其理论内涵更加丰富。

第一节　心与小肠病辨证

心为君主之官，位居胸中，主血脉，藏

神，为五脏六腑之大主，其华在面，开窍于舌，在体为脉，其经脉循肩臂内侧后缘，下络小肠，与小肠相表里。小肠具有受盛化物和泌别清浊的功能。

心病的主要病理为主血脉和藏神的功能失常。常见症状为心悸，怔忡，心痛，心烦，失眠，健忘，精神错乱，神志昏迷，以及某些舌体病变等。小肠病变主要反映在泌别清浊功能和气机的失常。常见症状为腹胀，腹痛，肠鸣，腹泻，小便赤涩疼痛，尿液混浊等。

心病的常见证中，虚证多见心血虚证、心阴虚证、心气虚证、心阳虚证和心阳虚脱证；实证多见心火亢盛证、心脉痹阻证、痰蒙心神证、痰火扰神证和瘀阻脑络证。小肠病常见的有小肠实热证。

一、心血虚证

心血虚证是指血液亏虚，心失濡养，以心悸、失眠、多梦及血虚症状为主要表现的证。

【临床表现】心悸，失眠，多梦，健忘，头晕眼花，面色淡白或萎黄，唇舌色淡，脉细无力。

【证候分析】多因劳神过度，暗耗心血，或失血过多，或久病伤及营血引起；也可因脾失健运，生血不足或肾精亏损，不能化血所致。

心血亏虚，心失濡养，心动失常，故见心悸；心神失养，神不守舍，则见失眠，多梦，健忘；血虚不能上荣头、面，故见头晕眼花，面色淡白或萎黄，唇舌色淡；血少脉道失充，故脉细无力。

【辨证要点】心悸、失眠、多梦与血虚症状共见。

【治疗方法】补养心血，代表方如归脾汤。

二、心阴虚证

心阴虚证是指阴液亏损，心失滋养，虚热内扰，以心悸、心烦、失眠及阴虚症状为主要表现的证。

【临床表现】心悸，心烦，失眠，多梦，口燥咽干，形体消瘦，两颧潮红，手足心热，潮热盗汗，舌红少苔，脉细数。

【证候分析】多因思虑劳神太过，耗伤心阴；或温热火邪，灼伤心阴；或肝肾阴亏，失其滋润，累及心阴所致。

心阴亏少，心失濡养，心动失常，故见心悸；虚热扰心，神不守舍，故见心烦，失眠，多梦；阴虚失于滋润，故口燥咽干，形体消瘦；阴不制阳，虚热内生，故两颧潮红，手足心热，潮热盗汗，舌红少苔，脉细数。

【辨证要点】心悸、心烦、失眠与阴虚症状共见。

【治疗方法】滋养心阴，代表方如天王补心丹。

【类证鉴别】心血虚证与心阴虚证的鉴别见表8-1。

表8-1 心血虚证与心阴虚证的鉴别

证名	相同点	不同点
心血虚证	心悸、失眠多梦、脉细	健忘，头晕眼花，面色淡白或萎黄，唇舌色淡，脉无力
心阴虚证		心烦，口燥咽干，形体消瘦，两颧潮红，手足心热，潮热盗汗，舌红少苔，脉数

三、心气虚证

心气虚证是指心气不足，鼓动无力，以心悸怔忡、气短胸闷及气虚症状为主要表现的证。

【临床表现】 心悸怔忡，气短胸闷，精神疲倦，或有自汗，面色淡白，舌淡，脉虚，动则诸症加剧。

【证候分析】 多因素体虚弱，或久病失养，或劳倦过度，或先天不足，或年老气衰等所致。

心气亏虚，鼓动乏力，心动失常，轻则心悸，重则怔忡；宗气不足，无力走息道以行呼吸、贯心脉以行气血，故气短胸闷，精神疲倦；气虚卫外不固，则自汗；气虚运血无力，血脉不荣，故面色淡白，舌淡，脉虚；动则气耗，故活动劳累后诸症加剧。

【辨证要点】 心悸怔忡、气短胸闷与气虚症状共见。

【治疗方法】 补气养心，代表方如养心汤。

四、心阳虚证

心阳虚证是指心阳虚衰，温运失司，虚寒内生，以心悸怔忡、心胸闷痛及阳虚症状为主要表现的证。

【临床表现】 心悸怔忡，胸闷气短，或心胸疼痛，畏寒肢冷，自汗，神疲乏力，面色㿠白，或面唇青紫，舌质淡胖或紫暗，苔白滑，脉弱或结、代。

【证候分析】 多因心气虚进一步发展而成，或因他脏病证损伤心阳所致。

心阳虚衰，推动、温运无力，心动失常，故心悸怔忡；心阳虚衰，宗气衰少，胸阳不展，则胸闷气短；心脉失于温通而痹阻不畅，故见心胸疼痛；阳虚温煦失职，故畏寒肢冷；卫外不固，则见自汗；温运乏力，血脉失充，可见舌淡脉弱；血行不畅，则见面唇青紫，舌质紫暗，脉结或代；阳虚水湿不化，故面色㿠白，舌胖嫩，苔白滑。

【辨证要点】 心悸怔忡、心胸闷痛与阳虚症状共见。

【治疗方法】 温补心阳，代表方如桂枝去芍药加附子汤。

五、心阳虚脱证

心阳虚脱证是指心阳衰极，阳气欲脱，以胸痛、神志模糊或昏迷及亡阳症状为主要表现的证。

【临床表现】 在心阳虚症状的基础上，突然心胸剧痛，神志模糊或昏迷，冷汗淋漓，四肢厥冷，面色苍白，呼吸微弱，唇舌青紫，脉微欲绝。

【证候分析】 多由阳虚证进一步发展形成；亦可因寒邪暴伤心阳，或痰瘀阻塞心脉引起；也可因亡血失津，气无所依，心阳随之外脱所致。

心阳衰亡，血脉失于温通，故心痛剧烈，口唇青紫；阳气欲脱，心神涣散，见神志模糊，甚则昏迷；心阳衰极，不能外固，故冷汗淋漓；不得温煦，故见四肢厥冷；宗气外泄，不司呼吸，故呼吸微弱；阳气外脱，心脉衰竭，故面色苍白，脉微欲绝。

【辨证要点】 胸痛、神志模糊或昏迷与亡阳症状共见。

【治疗方法】 回阳救逆，代表方如四逆汤、参附汤。

【类证鉴别】 心气虚证、心阳虚证与心阳虚脱证的鉴别见表8－2。

表8-2　心气虚证、心阳虚证与心阳虚脱证的鉴别

证名	相同点	不同点
心气虚证	心悸怔忡，气短胸闷，神疲乏力，舌淡脉虚	或有自汗，面色淡白，动则诸症加剧
心阳虚证		心胸疼痛，畏寒肢冷，自汗，面色㿠白，或面唇青紫，舌淡胖或紫暗，苔白滑，脉弱或结、代
心阳虚脱证		心胸剧痛，神志模糊或昏迷，冷汗淋漓，四肢厥冷，面色苍白，呼吸微弱，唇舌青紫，脉微欲绝

表8-3　心阴虚证与心火亢盛证的鉴别

证名	相同点	不同点
心阴虚证	心悸心烦，失眠多梦，口燥咽干，舌红脉数	心悸，形体消瘦，两颧潮红，手足心热，潮热盗汗，少苔，脉细
心火亢盛证		神识不清或狂躁谵语；或吐血、衄血；或舌上生疮，溃烂疼痛；或小便短赤，灼热涩痛；伴见发热，便秘尿黄，面红，苔黄

六、心火亢盛证

心火亢盛证是指心火内炽，扰神迫血，火热上炎、下移，以心烦失眠、吐衄、舌赤生疮、尿赤及实热症状为主要表现的证。

【临床表现】　心烦失眠，或狂躁谵语，神识不清；或吐血，衄血；或舌上生疮，溃烂疼痛；或小便短赤，灼热涩痛；伴见发热口渴，便秘尿黄，面红舌赤，苔黄脉数。

【证候分析】　多因情志抑郁化火；或火热之邪内侵；或过食辛辣食物、温补药品，久蕴化火所致。

心火炽盛，热扰心神，神不守舍，故心烦失眠；火热扰神则狂躁谵语，闭窍则神识不清；火热迫血妄行，故见吐血、衄血；心火上炎舌窍，故见舌上生疮，溃烂疼痛；心火下移小肠，故见小便短赤，灼热涩痛。热性燔灼于外故发热，热盛耗伤津液故口渴、便秘尿黄；火热内盛，故面红舌赤、苔黄脉数。

【辨证要点】　心烦失眠、吐衄、舌赤生疮、尿赤与实热症状共见。

【治疗方法】　清心泻火，代表方如朱砂安神丸、导赤散。

【类证鉴别】　心阴虚证与心火亢盛证鉴别见表8-3。

七、心脉痹阻证

心脉痹阻证是指瘀血、痰浊、阴寒、气滞等因素阻痹心脉，以心悸怔忡、心胸憋闷疼痛为主要表现的证。

【临床表现】　心悸怔忡，心胸憋闷疼痛，痛引肩背内臂，时作时止；或以刺痛为主，舌质晦暗，有青紫斑点，脉细、涩、结、代；或以心胸憋闷为主，体胖痰多，身重困倦，舌苔白腻，脉沉滑或沉涩；或以遇寒痛剧、得温痛减为主，形寒肢冷，舌淡或青紫苔白，脉沉迟或沉紧；或以胀痛为主，与情志变化有关，喜太息，舌淡红，脉弦。

【证候分析】　多因正气先虚，心阳不振，运血无力，逐渐发展而成，常因血瘀、痰阻、寒凝、气滞等诱发，多属本虚标实。

心阳不振，失于温运，心脉失养，心动失常，故见心悸怔忡；阳气不运，心脉痹阻不通，故心胸憋闷疼痛。《灵枢·经脉》曰："心手少阴之脉……下循臑内后廉……下肘内，循臂内后廉，抵掌后锐骨之端，入掌内后廉。"因此，其疼痛牵引肩背内臂，时作时止。

瘀阻心脉以刺痛为特点，伴见舌质晦暗，或有青紫斑点、脉细涩或结或代等瘀血内阻的症状。

痰阻心脉以憋闷为特点，多伴体胖痰

多、身重困倦、舌苔白腻、脉沉滑或沉涩等痰浊内盛的症状。

寒凝心脉以痛势剧烈、突然发作、遇寒加剧、得温痛减为特点，伴见形寒肢冷、舌淡或青紫苔白、脉沉迟或沉紧等寒邪内盛的症状。

气滞心脉以胀痛为特点，其发作多与精神因素有关，常伴见胁胀、善太息、脉弦等气机郁滞的症状。

【辨证要点】 心悸怔忡、心胸憋闷疼痛与血瘀、痰阻、寒凝或气滞症状共见。

【治疗方法】 温通心阳，化瘀宣痹，代表方如血府逐瘀汤、瓜蒌薤白半夏汤、瓜蒌薤白白酒汤、枳实薤白桂枝汤。

八、痰蒙心神证

痰蒙心神证是指痰浊内盛，蒙蔽心神，以神志抑郁、痴呆、昏迷及痰浊症状为主要表现的证，又名痰迷心窍证。

【临床表现】 精神抑郁，表情淡漠，喃喃独语，举止失常；或神情痴呆，意识模糊，甚则昏不知人；或突然昏仆，不省人事，口吐涎沫，喉有痰声；并见面色晦暗，胸闷呕恶，舌苔白腻，脉滑。

【证候分析】 多因情志不遂，气郁生痰，或湿浊酿痰，或痰浊内盛，肝风夹痰内扰，痰浊蒙蔽心神所致。

肝失疏泄，气郁生痰，蒙蔽心神，见精神抑郁，表情淡漠，喃喃独语，举止失常；痰浊蒙蔽，神志不清，故见神情痴呆，意识模糊，甚则昏不知人；痰浊内盛，引动肝风，肝风夹痰，蒙蔽心神，故突然昏仆，不省人事，口吐涎沫，喉有痰声；痰浊内阻，气血不畅，故面色晦暗；痰阻胸阳，气机不

畅，胃失和降，则胸闷呕恶；舌苔白腻，脉滑，为痰浊内盛之征。

【辨证要点】 神志抑郁、痴呆、昏迷与痰浊症状共见。

【治疗方法】 化痰开窍，代表方如导痰汤、涤痰汤、定痫丸。

九、痰火扰神证

痰火扰神证是指火热痰浊交结，扰乱心神，以烦躁不宁、失眠多梦、神昏、狂躁及痰热症状为主要表现的证，又名痰火扰心证、痰火闭窍证。

【临床表现】 烦躁不宁，失眠多梦，甚或神昏谵语，发热口渴，面红目赤，胸闷气粗，咯吐黄痰，喉间痰鸣；或狂躁妄动，打人毁物，不避亲疏，胡言乱语，哭笑无常；舌红，苔黄腻，脉滑数。

【证候分析】 多因外感温热、湿热之邪，热邪煎熬，炼液为痰，痰火内扰；或精神刺激，思虑动怒，气火炼液为痰，痰火内盛；或痰浊内盛，酿久化火所致。

外感热病中，火热炼液为痰，痰热扰心，故烦躁不宁，失眠多梦；痰火蒙蔽清窍，扰乱神志，故神昏谵语。邪热内盛，热蒸火炎，故见发热口渴，面红目赤；痰火内壅，气机不畅，故胸闷气粗，咳痰黄稠，喉间痰鸣。内伤杂病中，精神刺激，痰火内盛，闭扰心神，轻则心烦失眠，重则精神错乱；痰火扰乱心神，故见狂妄躁动，打人毁物，不避亲疏，胡言乱语，哭笑无常。舌红，苔黄腻、脉滑数，为痰火内盛之象。

【辨证要点】 烦躁不宁、失眠多梦、神昏、狂躁与痰热症状共见。

【治疗方法】 清心化痰开窍，代表方如

礞石滚痰丸、生铁落饮。

【类证鉴别】痰蒙心神证与痰火扰神证的鉴别见表8-4。

表8-4 痰蒙心神证与痰火扰神证的鉴别

证名	相同点	不同点
痰蒙心神证	神志异常，苔腻脉滑	精神抑郁，表情淡漠，喃喃独语，举止失常；或神情痴呆，意识模糊，甚则昏不知人；或突然昏仆，不省人事，口吐涎沫，喉有痰声；并见面色晦暗，胸闷呕恶，舌苔白
痰火扰神证		烦躁不宁，失眠多梦，甚或神昏谵语，发热口渴，面红目赤，胸闷气粗，咳吐黄痰，喉间痰鸣；或狂躁妄动，打人毁物，不避亲疏，胡言乱语，哭笑无常；舌红，苔黄，脉数

十、瘀阻脑络证

瘀阻脑络证是指瘀血阻滞脑络，以头痛、头晕及血瘀症状为主要表现的证。

【临床表现】头痛如刺，痛处固定，经久不愈，头晕不已，健忘，失眠，心悸，或头部外伤后昏不知人，面色晦暗，舌质紫暗或有紫斑紫点，脉细涩。

【证候分析】多因头部外伤，瘀血停积脑络；或久病入络，瘀血阻塞脑络所致。

瘀血阻滞脑络，故头痛如刺，痛处固定，经久不愈；脑络不通，失于气血荣养，则头晕不已；瘀血不去，新血不生，心神失养，故健忘，失眠，心悸；瘀血阻滞，元神无主，故昏不知人；面色晦暗，舌质紫暗或有紫点紫斑，脉细涩，均为瘀血内阻之征。

【辨证要点】头痛、头晕与血瘀症状共见。

【治疗方法】活血化瘀通络，代表方如通窍活血汤、血府逐瘀汤。

十一、小肠实热证

小肠实热证是指心火下移小肠，热迫膀胱，气化失司，以小便短赤涩痛、心烦、舌疮及实热症状为主要表现的证。

【临床表现】小便短赤，灼热涩痛，尿血，心烦口渴，口舌生疮，脐腹胀痛，舌红苔黄，脉数。

【证候分析】多因心经有热，下移小肠，小肠里热炽盛，分清泌浊失常，影响膀胱气化所致。

心火下移小肠，热迫膀胱，气化失司，故小便短赤，灼热涩痛；热伤血络，故尿血；邪热扰心，故心烦；火热伤津，则口渴；火热上炎舌窍，故口舌生疮；小肠、膀胱气机失调，故脐腹胀痛；舌红，苔黄，脉数，均为实热之征。

【辨证要点】小便短赤涩痛、心烦、舌疮与实热症状共见。

【治疗方法】清利实热、导热下行，代表方如导赤散。

第二节 肺与大肠病辨证

肺居胸中，主气、司呼吸，主宣发、肃降，通调水道，朝百脉，主治节，为脏腑之华盖，上通喉咙，开窍于鼻，外合皮毛，其经脉下络大肠，与大肠相表里。大肠具有传化糟粕的功能。

肺病的主要病理为宣发、肃降功能失常及所系组织失常。常见症状为咳嗽，气喘，咳痰，胸闷，胸痛，咽喉疼痛，声音嘶哑，喷嚏，鼻塞，流涕等。大肠病变主要反映为传导功能失常。常见症状为便秘、腹泻、腹痛等。

肺病的常见证型中，虚证多见肺气虚证、肺阴虚证，实证有风寒犯肺证、风热犯肺证、燥邪犯肺证、肺热炽盛证、痰热壅肺证、寒痰阻肺证、饮停胸胁证、风水相搏证等。大肠病常见证型亦有虚实之分。虚证有肠燥津亏证、肠虚滑泻证，实证有肠热腑实证、大肠湿热证、虫积肠道证等。

一、肺气虚证

肺气虚证是指肺气虚弱，主气、卫外机能失职，以咳喘无力、自汗及气虚症状为主要表现的证。

【临床表现】咳喘无力，咳痰清稀，少气懒言，语声低怯，动则尤甚；神疲体倦，面色淡白，自汗，恶风，易于感冒；舌淡苔白，脉弱。

【证候分析】多因久病咳喘，耗伤肺气，或因脾虚生化不足，肺气失于充养所致。

肺气亏虚，宣降失权，故咳喘无力；津液不布，聚而为痰，随肺气上逆，则咳痰清稀；肺气亏虚，宗气衰少，故少气懒言，语声低怯；动则耗气，则咳喘益甚；面色淡白，神疲体倦，舌淡苔白，脉弱，均为气虚之象；若肺气虚少，不能宣发卫气于肌表，腠理不密，卫表不固，故见自汗，恶风，易受外邪侵袭而感冒。

【辨证要点】咳喘无力、自汗与气虚症状共见。

【治疗方法】补益肺气，代表方如六君子汤、玉屏风散。

二、肺阴虚证

肺阴虚证是指肺阴不足，虚热内生，以干咳无痰，或痰少而黏及阴虚症状为主要表现的证。

【临床表现】干咳无痰，或痰少而黏，不易咳出，或痰中带血，声音嘶哑，口燥咽干，形体消瘦，五心烦热，午后潮热，盗汗，颧红，舌红少津，脉细数。

【证候分析】多因热病后期耗伤肺阴，或痨虫蚀肺，或久咳伤肺，肺阴亏虚所致。

肺为娇脏，性喜清润，肺阴不足，失于清肃，虚热内生，炼津成痰，故干咳无痰，或痰少而黏，难以咳出；虚火灼伤肺络，络伤血溢，则痰中带血；肺阴不足，咽喉失润，以致声音嘶哑；口燥咽干，形体消瘦，五心烦热，午后潮热，盗汗，两颧潮红，舌红少津，脉细数，均为阴虚内热之象。

【辨证要点】干咳无痰，或痰少而黏与阴虚症状共见。

【治疗方法】滋养肺阴，代表方如百合固金汤。

三、风寒犯肺证

风寒犯肺证是指风寒之邪侵袭肺表，肺卫失宣，以咳嗽及风寒表证症状为主要表现的证。

【临床表现】咳嗽，咳痰清稀，微有恶寒发热，鼻塞，流清涕，头身疼痛，无汗，舌苔薄白，脉浮紧。

【证候分析】多因外感风寒之邪，侵袭肺卫，肺气失宣所致。

外感风寒，袭表犯肺，肺气被束，失于宣降，故咳嗽；寒为阴邪，故咳吐痰液清稀。

风寒侵袭肺卫肌表，卫阳被遏，肌表失于温煦，故微恶风寒，邪正相争则微有发热。鼻为肺窍，肺气失宣，故鼻塞流清涕。寒邪凝滞经络，经气不利，故头身疼痛；腠理闭塞，故无汗。舌苔薄白，脉浮紧，为外感风寒之征。

【辨证要点】咳嗽与风寒表证症状共见。

【治疗方法】宣肺散寒，代表方如三拗汤、止嗽散。

四、风热犯肺证

风热犯肺证是指风热之邪侵袭肺系，肺卫失宣，以咳嗽及风热表证症状为主要表现的证。在卫气营血辨证中属卫分证，在三焦辨证中属上焦病证。

【临床表现】咳嗽，痰稠色黄，发热，微恶风寒，鼻塞，流浊涕，口干微渴，咽喉肿痛，舌尖红，苔薄黄，脉浮数。

【证候分析】多因外感风热之邪，侵犯肺卫，肺气失宣所致。

风热袭肺，肺失清肃，肺气上逆，故咳嗽；风热阳邪灼津为痰，故痰稠色黄；肺卫受邪，卫气抗邪则发热；卫气被遏，肌表失于温煦，故恶寒；肺气失宣，鼻窍不利，津液为热邪所熏，故鼻塞流浊涕；热伤津液则口干微渴；风热上扰，咽喉不利，故而肿痛；舌尖红，苔薄黄，脉浮数，为风热袭表犯肺之征。

【辨证要点】咳嗽与风热表证症状共见。

【治疗方法】疏风清肺，代表方如桑菊饮、银翘散。

五、燥邪犯肺证

燥邪犯肺证是指燥邪侵犯肺卫，肺失清润，以干咳无痰，或痰少而黏及燥淫症状为主要表现的证，又名肺燥证。

【临床表现】干咳无痰，或痰少而黏，难以咳出，甚则痰中带血，胸痛咯血，口、唇、鼻、咽干燥，或见鼻衄，便干溺少，苔薄而干燥少津，微有恶寒发热，少汗或无汗，脉浮数或浮紧。

【证候分析】多因秋季，或身处干燥环境，外感燥邪，耗伤肺津，肺卫失和，或因风温化燥伤津所致。初秋感燥，有夏热之余气，多病温燥；深秋感燥，有近冬之寒气，多病凉燥。

肺喜润恶燥，燥邪犯肺，易伤肺津，肺失滋润，清肃失职，故干咳无痰，或痰少而黏，难以咳出，甚则咳伤肺络，而见痰中带血，胸痛咯血；燥邪伤津，失于滋润，则见口、唇、鼻、咽干燥，舌苔干燥少津；燥伤鼻络，则见鼻衄；肠道失润，故大便干燥；水源干涸，则小便短少；燥邪袭表，卫表失和，故微有恶寒发热，苔薄脉浮。若燥与热合，则为温燥，而见少汗，脉浮数；燥与寒并，则为凉燥，而见无汗，脉浮紧。

【辨证要点】干咳无痰，或痰少而黏与燥淫症状共见。

【治疗方法】润肺止咳，代表方如桑杏汤、杏苏散、清燥救肺汤。

【类证鉴别】肺阴虚证与燥邪犯肺证的鉴别见表8-5。

表8-5　肺阴虚证与燥邪犯肺证的鉴别

证名	相同点	不同点
肺阴虚证	干咳无痰，或痰少而黏，不易咳出，或痰中带血，舌干少津，口鼻咽干燥	声音嘶哑，形体消瘦，五心烦热，午后潮热，盗汗，颧红，舌红，脉细数，属里证
燥邪犯肺证		胸痛咯血，或见鼻衄，便干溺少，苔薄，微有恶寒发热，少汗或无汗，脉浮数或浮紧，属表证

六、肺热炽盛证

肺热炽盛证是指邪热内盛于肺，以咳嗽、气喘及实热症状为主要表现的证。在卫气营血辨证中属气分证，在三焦辨证中属上焦病证。

【临床表现】咳嗽，气喘，鼻扇气灼，胸痛，咽喉红肿疼痛，发热，口渴，小便短黄，大便秘结，舌红苔黄，脉数。

【证候分析】多因外感风热入里，或风寒入里化热，蕴结于肺所致。

热邪犯肺，肺失清肃，气逆于上，故见咳嗽，气喘；肺开窍于鼻，邪热迫肺，故鼻扇气灼；肺气不利，则见胸痛；肺热上熏咽喉，气血壅滞，故咽喉红肿疼痛；里热蒸腾则发热；伤津则口渴，便秘，小便短黄；舌红苔黄，脉数，为邪热内盛之征。

【辨证要点】咳嗽、气喘与实热症状共见。

【治疗方法】清肺泄热，代表方如麻杏石甘汤。

【类证鉴别】风热犯肺证与肺热炽盛证的鉴别见表8-6。

表8-6 风热犯肺证与肺热炽盛证的鉴别

证名	相同点	不同点
风热犯肺证	咳嗽，发热口渴，咽喉肿痛，舌红苔黄，脉数	痰稠色黄，微恶风寒，鼻塞，流浊涕，苔薄，脉浮，属表证
肺热炽盛证		气喘，鼻扇气灼，胸痛，小便短黄，大便秘结，咳嗽、发热、口渴、咽喉肿痛等症状较重，属里证

七、痰热壅肺证

痰热壅肺证是指痰热互结，壅滞于肺，以咳喘、痰多黄稠及痰热症状为主要表现的证。

【临床表现】咳嗽，气喘息粗，甚则鼻翼扇动，胸闷，咳痰黄稠而量多，或咳吐脓血腥臭痰，胸痛，或喉中痰鸣，烦躁不安，发热口渴，大便秘结，小便短赤，舌红苔黄腻，脉滑数。

【证候分析】多因外邪犯肺，郁而化热，热伤肺津，炼液成痰；或宿痰内蕴，日久化热，痰与热结，壅阻于肺所致。

痰热壅阻于肺，肺失清肃，气逆于上，故咳嗽，气喘息粗，胸闷；甚则肺气郁闭，则见鼻翼扇动；痰热互结，随肺气上逆，故咳痰黄稠而量多，或喉中痰鸣；若痰热阻滞肺络，气滞血壅，血腐肉败，则见咳吐脓血腥臭痰，胸痛；里热炽盛，故发热；侵扰心神，则烦躁不安；灼伤阴津，则见口渴，便秘，小便短赤；舌红苔黄腻，脉滑数，为痰热内盛之象。

【辨证要点】咳喘、痰多黄稠与痰热症状共见。

【治疗方法】清肺化痰，代表方如清气化痰丸、定喘汤、苇茎汤。

【类证鉴别】肺热炽盛证与痰热壅肺证的鉴别见表8-7。

表8-7 肺热炽盛证与痰热壅肺证的鉴别

证名	相同点	不同点
肺热炽盛证	咳嗽，气喘，鼻扇气灼，胸闷胸痛，发热口渴，小便短黄，大便秘结，舌红苔黄，脉数	咽喉红肿疼痛
痰热壅肺证		咳痰黄稠而量多，或咳吐脓血腥臭痰，或喉中痰鸣，烦躁不安，苔腻，脉滑

八、寒痰阻肺证

寒痰阻肺证是指寒痰交阻于肺，肺失宣降，以咳嗽气喘、痰多色白及寒痰症状为主要表现的证。其中痰稍黏稠者，为寒痰阻肺证；痰液稀薄者，为寒饮停肺证；若寒象不明显，仅以咳嗽气喘、痰多色白为主者，为痰浊阻肺证。

【临床表现】咳嗽气喘，痰多色白，或喉中哮鸣，胸闷，形寒肢冷，舌淡苔白腻或白滑，脉濡缓或滑。

【证候分析】多因素有痰疾，复感寒邪，内客于肺；或因寒湿侵袭于肺，或因中阳受困，寒从内生，聚湿成痰，上干于肺所致。

寒痰阻肺，宣降失司，肺气上逆，故见咳嗽气喘；肺失宣降，津聚为痰，则见痰多色白；痰气搏结，上涌气道，故见喉中痰鸣；寒痰凝滞于肺，肺气不利，故见胸闷；阴寒凝滞，阳气郁而不达，肌肤失于温煦，故见形寒肢冷；舌淡苔白腻或白滑，脉濡缓或滑，均为寒饮痰湿内盛之象。

【辨证要点】咳嗽气喘、痰多色白与寒痰症状共见。

【治疗方法】温肺化痰蠲饮，代表方如小青龙汤、苓甘五味姜辛汤。

九、饮停胸胁证

饮停胸胁证是指水饮停于胸胁，阻滞气机，以胸胁饱胀疼痛及饮停症状为主要表现的证，属痰饮病之"悬饮"。

【临床表现】胸廓饱满，胸胁胀闷疼痛，呼吸、咳嗽或转侧时牵引作痛，或伴头晕目眩，舌苔白滑，脉沉弦。

【证候分析】多因中阳素虚，气不化水，水停为饮；或因外邪侵袭，肺通调水道失职，水液输布障碍，停聚为饮，流注胸腔胁肋所致。

饮停胸胁，气机阻滞，络脉不利，故胸胁饱胀疼痛；水饮停于胸腔，气机不利，呼吸、咳嗽及身体转侧时引及饮邪壅迫于肺，故牵引作痛；饮为阴邪，遏阻阳气，清阳不升，故见头目晕眩；水饮内停，可见苔白滑，脉沉弦。

【辨证要点】胸胁饱胀疼痛与饮停症状共见。

【治疗方法】逐水化饮，代表方如十枣汤、控涎丹。

十、风水相搏证

风水相搏证是指风邪侵袭，肺失宣降，通调水道失职，水湿泛溢肌肤，以面睑浮肿骤起及卫表症状为主要表现的证，属水停证之"阳水"。

【临床表现】浮肿始自眼睑、头面，继而遍及全身，上半身肿甚，来势迅速，皮薄光亮，小便短少；或见恶寒重，发热轻，无汗，苔薄白，脉浮紧；或见发热重，恶寒轻，咽喉肿痛，苔薄黄，脉浮数。

【证候分析】多因外感风邪，肺卫受病，宣降失常，通调失职，风遏水阻，风水相搏，泛溢肌肤所致。

风属阳邪，风邪为患，上先受之；肺居上焦，为水之上源，风邪犯肺，肺宣发、肃降失职，水道失于通调，风水相搏，水气泛溢，故浮肿起于眼睑、头面；因其外邪新感，故发病较快，水肿迅速，皮肤发亮；肺失通调，水液难以下输膀胱，则见小便短少；若风夹寒侵，则伴见恶寒重、发热轻、无汗、苔薄白、脉浮紧等症；若风与热合，则伴见发热重、恶寒轻、咽喉肿痛、苔薄黄、脉浮数等症。

【辨证要点】面睑浮肿骤起与卫表症状

共见。

【治疗方法】疏风宣肺，利水消肿，代表方如麻黄连翘赤小豆汤。

十一、肠燥津亏证

肠燥津亏证是指津液亏损，肠失濡润，传导失职，以大便燥结难下及津亏症状为主要表现的证，又名大肠津亏证。

【临床表现】大便秘结，数日一行，燥如羊屎，腹胀作痛，或见左少腹包块，口干，或口臭，或头晕，舌红少津，苔黄燥，脉细涩。

【证候分析】多因素体阴津不足，或年老阴津亏损，或嗜食辛辣之物，或汗、吐、下太过，或温热病后期耗伤阴液，或因失血、妇女产后出血过多所致。

阴津不足，肠道失于濡润，传导失职，则大便秘结难解，燥如羊屎；燥屎结聚，气机阻滞，则腹胀作痛，或左下腹触及包块；腑气不通，秽浊之气上逆，则口气秽臭，甚则上扰清阳而见头晕；阴津亏损，濡润失职，则口干；舌红少津，脉细涩，乃阴津亏损之象。

【辨证要点】大便燥结难下与津亏症状共见。

【治疗方法】润肠通便，代表方如麻子仁丸、增液承气汤。

十二、肠虚滑泻证

肠虚滑泻证是指大肠阳气虚衰不能固摄，以泻下无度、大便失禁及阳虚症状为主要表现的证，又名大肠虚寒证。

【临床表现】泻下无度，甚则大便失禁或脱肛，腹痛隐隐，喜温喜按，神疲畏寒，舌淡苔白滑，脉弱。

【证候分析】多因久泻久痢、迁延不愈所致。久泻久痢，耗伤阳气，大肠失于固摄，因而泻下无度，甚则大便失禁或脱肛；阳虚温煦失职，故腹痛隐隐，喜温喜按，神疲畏寒；阳虚推动乏力，可见舌淡苔白滑，脉弱。

【辨证要点】泻下无度、大便失禁与阳虚症状共见。

【治疗方法】涩肠止泻，代表方如真人养脏汤、四神丸。

十三、肠热腑实证

肠热腑实证是指有形热结肠腑，以腹满硬痛、便秘及实热症状为主要表现的证，在六经辨证中称为阳明腑实证。

【临床表现】壮热，或日晡潮热，腹部硬满疼痛、拒按，大便秘结，或热结旁流，气味恶臭，汗出口渴，甚则神昏谵语、狂乱，小便短黄，舌红，苔黄厚干燥，甚则焦黑起刺，脉沉数有力，或沉迟有力。

【证候分析】多因邪热炽盛，汗出过多，或误用发汗剂，津液外泄，致使肠中干燥，里热更甚，燥屎内结所致。

里热蒸腾，故见壮热；大肠属阳明经，其气旺于日晡之时，邪正相争，故日晡潮热；热结大肠，气机壅滞，肠中燥屎内结，腑气不通，津液耗伤，肠道失润，故腹部硬满疼痛、拒按，大便秘结；若燥屎内结，邪热迫津下泄，可见泻下稀水，气味恶臭，即所谓"热结旁流"；邪热与燥屎抟结，火热愈炽，上扰心神，故见神昏谵语，狂乱；里热迫津外泄，故见汗出口渴，小便短黄；舌红，苔黄厚干燥，或焦黑起刺，脉沉数有力，均为里热炽盛之象；腑实壅滞不通，气血运行受阻，则见脉沉迟有力。

【辨证要点】腹满硬痛、便秘与实热症状共见。

【治疗方法】通腑泄热，代表方如大承气汤。

【类证鉴别】肠燥津亏证与肠热腑实证的鉴别见表8－8。

表8－8　肠燥津亏证与肠热腑实证的鉴别

证名	相同点	不同点
肠燥津亏证	大便秘结，腹胀疼痛，舌红苔黄燥	大便数日一行，燥如羊屎，或见左少腹包块、口干、或口臭，或头晕少津，脉细涩
肠热腑实证		壮热，或日晡潮热，腹部硬满拒按，或热结旁流，气味恶臭，汗出口渴，神昏谵语，小便短黄，苔厚，焦黑起刺，脉沉数有力，或沉迟有力

十四、大肠湿热证

大肠湿热证是指湿热壅阻肠道气机，大肠传导失常，以腹痛、泄泻或下痢及湿热症状为主要表现的证。

【临床表现】腹痛，泄泻，肛门灼热，或暴注下泻，色黄味臭；或下痢赤白脓血，里急后重，口渴，小便短赤；或伴恶寒发热，或但热不寒；舌红苔黄腻，脉滑数或濡数。

【证候分析】多因暑湿热毒侵袭，或饮食不洁，湿热秽浊积于大肠所致。

湿热侵袭大肠，壅阻气机，故见腹痛；湿热内迫肠道，大肠传导失常，故见腹泻，肛门灼热；湿热下注，可见暴注下泻，色黄味臭；湿热熏灼肠道，脉络损伤，血肉腐败，酿而成脓，则见下痢脓血；湿热蒸迫肠道，肠道气机阻滞，故见里急后重；水液从大便外泄，故小便短赤；热盛伤津，则见口渴；若属外感，表邪未解，则见恶寒发热；热盛于里，则但热不寒；舌红苔黄腻，脉滑数或濡数，皆为湿热内蕴之象。

【辨证要点】腹痛、泄泻或下痢与湿热症状共见。

【治疗方法】清热化湿，通利大肠，代表方如葛根黄芩黄连汤、芍药汤。

十五、虫积肠道证

虫积肠道证是指蛔虫等寄居肠道，阻滞气机，噬耗精微，以腹痛、面黄体瘦、大便排虫及气滞症状为主要表现的证。

【临床表现】胃脘嘈杂，时作腹痛，或嗜食异物，大便排虫，或突发腹痛，按之有条索状物，甚至剧痛而汗出肢厥，呕吐蛔虫，面黄体瘦，睡中龂齿，鼻痒，或面部白斑，唇内有白色粟粒样凸起颗粒，白睛见蓝斑。

【证候分析】多因进食不洁的瓜果、蔬菜等，虫卵随饮食而入，在肠道内孳生繁殖所致。

虫居肠道，争食水谷，噬耗精微，故觉胃中嘈杂不舒，久则面黄体瘦；蛔虫扰动，气机阻滞，则腹痛时作，虫静气畅则痛止，或随粪便而排至体外；若蛔虫钻窜，聚而成团，结于肠道，阻塞不通，则腹痛，扪之有条索状物；蛔虫上窜，侵入胆道，气机逆乱则脘腹剧痛而汗出肢厥，呕吐蛔虫；虫积肠道，湿热内蕴，循经上熏，故可表现为鼻痒、龂齿、面部白斑、唇内颗粒；肺与大肠相表里，白睛属肺，蛔虫寄居肠道，可见巩膜蓝斑。

【辨证要点】腹痛、面黄体瘦、大便排虫与气滞症状共见。

【治疗方法】驱虫安中，代表方如乌梅丸。

第三节 脾与胃病辨证

脾与胃同居中焦，经脉互为络属，具有表里关系。脾主运化，主统血，主升清，主肌肉四肢，开窍于口，其华在唇，外应于腹，喜燥恶湿。胃为水谷之海，主受纳、腐熟水谷，以降为顺，喜润恶燥。脾胃纳运相济，升降相应，共同完成饮食物的消化、吸收与输布，为后天之本，气血生化之源。

脾病以运化、升清、统血功能失常为主要病理变化，常见症状有腹胀或腹痛、纳少、便溏、浮肿、内脏下垂、慢性出血等。胃病以受纳、腐熟、和降失常、胃气上逆为主要病理变化，常见症状有脘痞或脘痛、食少纳呆、嗳气、呃逆、恶心、呕吐等。

脾胃病常见证型有虚、实之分。脾病虚证多见脾气虚证、脾虚气陷证、脾不统血证、脾阳虚证；实证多见脾胃湿热证、寒湿困脾证。胃病虚证多见胃气虚证、胃阴虚证、胃阳虚证；实证多见寒滞胃脘证、食滞胃脘证、胃火炽盛证。

一、脾气虚证

脾气虚证是指脾气不足，运化失职，以腹胀、纳少、便溏及气虚症状为主要表现的证。

【临床表现】腹胀纳少，食后胀甚，大便溏薄，倦怠乏力，少气懒言，面色无华，形体消瘦，或肥胖，舌淡苔白，或舌淡胖有齿痕，脉缓或弱。

【证候分析】多因饮食失调，劳倦过度，或忧思伤脾，或素体虚弱，或其他疾病耗伤脾气所致。

脾气虚弱，失于健运，胃纳失职，故腹胀纳少，食后尤甚；脾虚失运，水湿不化，流注大肠则便溏；水湿充斥肌体，则肥胖；脾虚气血生化乏源，形体失养，则形体消瘦，面色无华，神疲乏力，少气懒言；舌淡苔白，或舌淡胖有齿痕，脉缓或弱，为脾气亏虚之征。

【辨证要点】腹胀、纳少、便溏与气虚症状共见。

【治疗方法】健脾益气，代表方如四君子汤、异功散、香砂六君子汤。

二、脾虚气陷证

脾虚气陷证是指脾气虚弱，清阳不升，中气下陷，以脘腹重坠、内脏下垂及气虚症状为主要表现的证，又名中气下陷证。

【临床表现】脘腹坠胀，食后尤甚，或便意频数，肛门重坠，或久泄不止，或脱肛，或子宫下垂，或眼睑下垂，或小便混浊如米泔；伴神疲乏力、少气懒言、头晕目眩、食少便溏；舌淡苔白，脉弱。

【证候分析】多由脾气虚进一步发展，或因久泻久痢，或劳累过度，或妇女孕产过多、失于调护等所致。

脾气亏虚，升举无力，中气下陷，内脏失于举托，故见内脏下垂（胃、直肠、子宫下垂等）；脾虚精微不能正常布散，清浊不分，下注膀胱，故小便混浊如米泔；脾气亏虚，清阳不升，头目失养，则头晕目眩；健运失职，故食少便溏；气血生化不足，则肢倦乏力，少气懒言，舌淡，脉弱。

【辨证要点】 脘腹坠胀,或久泄久痢,或内脏下垂等与气虚症状共见。

【治疗方法】 健脾益气,升阳举陷,代表方如补中益气汤。

【类证鉴别】 脾气虚证与脾虚气陷证的鉴别。

两者均以脾气虚为病理基础,可见腹胀食少、便溏及神疲乏力,舌淡脉弱等脾气虚表现。但前者以脾失健运、消化功能紊乱的腹胀食少、便溏为特征;后者以体弱气坠、内脏下垂等为特征,常见胃下垂、脱肛或子宫脱垂等。

三、脾不统血证

脾不统血证是指脾气亏虚,统血失常,血溢脉外,以各种慢性出血为主要表现的证。

【临床表现】 各种慢性出血,如便血、尿血、肌衄、鼻衄、齿衄,或月经过多、崩漏,伴食少、便溏、神疲乏力、气短懒言、面色萎黄,舌淡,脉弱。

【证候分析】 多因久病脾虚,或劳倦过度,损伤脾气,统血无权所致。

脾气亏虚,统血无权,血溢脉外,故见胃肠、膀胱、肌肤、官窍出血;冲任不固,则月经过多、崩漏;脾虚健运失职,故食少便溏;生化乏源,外加出血,导致气血亏虚,形神失养,则神疲乏力,少气懒言,舌淡苔白,脉弱。

【辨证要点】 各种慢性出血与气血两虚症状共见。

【治疗方法】 健脾益气,摄血补血,代表方如归脾汤。

四、脾阳虚证

脾阳虚证是指脾阳虚衰,失于温运,阴寒内生,以腹胀便溏、腹痛及阳虚症状为主要表现的证,又名脾虚寒证。

【临床表现】 腹胀纳少,腹部冷痛,喜温喜按,大便溏薄或完谷不化,畏寒肢冷,口淡不渴;或肢体浮肿,小便短少,或带下清稀量多,舌淡胖有齿痕,苔白滑,脉沉迟无力。

【证候分析】 多由脾气虚发展而来,或因过食生冷、过用寒凉药物损伤脾阳,或肾阳不足,火不生土所致。

脾阳亏虚,运化失职,故腹胀纳少,便溏;阳虚生寒,寒凝气滞,故腹部冷痛,喜温喜按;水湿停聚,泛溢肌肤,则浮肿尿少;湿渗于下,则带下清稀量多;阳虚失于温煦,则畏寒肢冷;舌淡胖有齿痕,苔白滑,脉沉迟无力,为阳气亏虚,寒湿内停之征。

【辨证要点】 腹部冷痛、腹胀便溏,或浮肿尿少与虚寒症状共见。

【治疗方法】 温中健脾,代表方如理中汤、小建中汤。

【类证鉴别】 脾虚四证的鉴别见表8-9。四证均以脾气虚为病理基础。

表8-9　脾虚四证的鉴别

证名	相同点	不同点
脾气虚证	腹胀纳少,食后尤甚,便溏肢倦,少气懒言,面色萎黄,舌淡苔白,脉弱	消瘦,或肥胖,或浮肿
脾阳虚证		腹部冷痛,喜温喜按,大便稀薄,畏寒肢冷,或浮肿尿少,或肢体困重,或带下清稀,舌胖大有齿痕,苔白滑,脉沉迟无力
脾虚气陷证		脘腹坠胀,肛门重坠,或久泻脱肛,或子宫下垂,或小便混浊如米泔,头晕目眩
脾不统血证		月经过多或崩漏,便血,尿血,鼻衄,齿衄,肌衄

五、湿热蕴脾证

湿热蕴脾证是指湿热内蕴中焦,脾胃纳

运失常，以脘腹胀闷、纳呆、便溏及湿热症状为主要表现的证，又名脾胃湿热证。

【临床表现】脘腹胀闷，纳呆呕恶，口中黏腻，渴不多饮，便溏不爽，肢体困重，小便短黄，身热不扬，或身目鲜黄，舌质红，苔黄腻，脉濡数。

【证候分析】多因感受湿热之邪，或因过食肥甘，或嗜酒无度，酿成湿热所致。湿热蕴结中焦，脾胃纳运升降失职，故脘腹胀闷，纳呆呕恶；湿热交阻，下迫大肠，则便溏不爽；湿性重着，困于肢体，则肢体困重；湿遏热伏，郁蒸于内，则身热不扬，渴不多饮，口中黏腻；湿热熏蒸肝胆，胆汁外溢，则身目鲜黄；舌红苔黄腻，脉濡数，为湿热内蕴之征。

【辨证要点】脘腹胀闷、纳呆、便溏不爽与湿热内蕴症状共见。

【治疗方法】清热利湿。代表方如藿朴夏苓汤、王氏连朴饮。

六、寒湿困脾证

寒湿困脾证是指寒湿内盛，困阻脾阳，温运失职，以脘腹胀闷、腹痛便溏及寒湿症状为主要表现的证，又称寒湿中阻证。

【临床表现】脘腹胀闷，口腻纳呆，泛恶欲吐，腹痛便溏，头身困重，或肢体浮肿，小便短少，或白带量多，或面目发黄（晦暗不泽），舌体胖，苔白腻或白滑，脉濡缓。

【证候分析】多因嗜食生冷肥甘，或因久居潮湿之地，寒湿内侵伤中，停滞中焦所致。

寒湿困阻中焦，脾胃纳运升降失常，气机不畅，故脘腹胀闷疼痛，口腻纳呆，泛恶欲吐；湿邪困脾，阻遏清阳，则头身困重；水湿内停，则肢体浮肿，小便短少；寒湿下

注，带脉不固，可见白带量多；寒湿困阻，肝胆疏泄失职，胆汁外溢，则面目发黄，晦暗不泽；舌体胖，苔白腻或白滑，脉濡缓，均为寒湿内困所致。

【辨证要点】脘腹胀闷、腹痛便溏与寒湿内停症状共见。

【治疗方法】温中化湿，代表方如胃苓汤、藿香正气散。

【类证鉴别】湿热蕴脾证与寒湿困脾证的鉴别见表8-10。

两证均因湿邪困阻中焦，脾胃纳运失职所致，见脘腹痞闷、纳呆呕恶、便溏、肢体困重，或面目发黄、苔腻、脉濡等表现，主要区别为兼热、兼寒之性质不同。

表8-10　湿热蕴脾证与寒湿困脾证的鉴别

证名	相同点	不同点
湿热蕴脾证	脘腹胀闷，纳呆呕恶，口腻，便溏，身重，面目发黄，苔腻，脉濡	见便溏不爽，渴不多饮，身热不扬，小便短黄，身目鲜黄（阳黄），舌红苔黄，脉数等湿热内蕴的表现
寒湿困脾证		见腹痛喜暖，口淡不渴，带下量多清稀，身目发黄（阴黄），舌苔白，脉缓等寒湿内盛的表现

七、胃气虚证

胃气虚证是指胃气不足，受纳腐熟失职，胃失和降，以脘痞、纳少、嗳气及气虚症状为主要表现的证。

【临床表现】脘痞纳少，食后胀甚，嗳气，或胃脘隐痛，神疲倦怠，面色少华，舌淡苔白，脉弱。

【证候分析】多因饮食不节，饥饱失常；或因久病失养，损伤胃气所致。

胃气不足，受纳腐熟和降失职，胃气上逆，故见脘痞纳少，食后胀甚，嗳气；胃失

和降，气机不畅，则胃脘隐痛；神疲倦怠，面色少华，舌淡苔白，脉弱，为气虚之征。

【辨证要点】脘痞、纳少、嗳气与气虚症状共见。

【治疗方法】益气养胃，代表方如香砂六君子汤。

【类证鉴别】脾气虚证与胃气虚证的鉴别见表8-11。

表8-11　脾气虚证与胃气虚证的鉴别

证名	相同点	不同点
脾气虚证	神疲肢倦，面色萎黄，纳少，舌淡，脉弱	腹胀，食后胀甚，便溏
胃气虚证		脘痞或脘痛，嗳气

八、胃阳虚证

胃阳虚证是指胃阳不足，虚寒内生，胃失和降，以胃脘冷痛及阳虚症状为主要表现的证，又称胃虚寒证。

【临床表现】胃脘冷痛绵绵，喜温喜按，食后痛缓，食少脘痞，泛吐清水或夹不消化食物，畏寒肢冷，倦怠乏力，舌淡嫩苔白，脉沉迟无力。

【证候分析】多因过食生冷，或因过用寒凉药物，损伤胃中阳气所致。

胃阳不足，虚寒内生，寒凝气机，故胃脘冷痛，喜温喜按；胃失和降，胃气上逆，故食少脘痞，泛吐清水或夹不消化食物；进温食后，振奋阳气则痛缓；阳虚失于温养，故畏寒肢冷，倦怠乏力；舌淡嫩苔白，脉沉迟无力，为阳虚之征。

【辨证要点】胃脘冷痛、脘痞、食少与阳虚症状共见。

【治疗方法】温胃散寒，代表方如黄芪建中汤。

九、胃阴虚证

胃阴虚证是指胃阴亏虚，胃失濡润和降，虚热内生，以胃脘嘈杂、饥不欲食及阴虚症状为主要表现的证。

【临床表现】胃脘嘈杂，饥不欲食，或脘痞不舒，隐隐灼痛，干呕呃逆，口燥咽干，大便干结，小便短少，舌红少苔乏津，脉细数。

【证候分析】多因温热病后期，胃液耗伤；或因过食辛辣香燥之品，或过用温燥药物，耗伤胃阴所致。

胃阴不足，虚热内生，胃气失和，则胃脘嘈杂，饥不欲食，或脘痞不舒，隐隐灼痛；胃失濡润和降，胃气上逆，则干呕呃逆；阴亏津不上承，则口燥咽干；肠道失于濡润，大便干结；舌红少苔乏津，脉细数，为阴虚内热之征。

【辨证要点】胃脘嘈杂灼痛、饥不欲食与虚热症状共见。

【治疗方法】滋养胃阴，代表方如益胃汤。

【类证鉴别】胃气虚证、胃阳虚证、胃阴虚证的鉴别见表8-12。

表8-12　胃气虚证、胃阳虚证、胃阴虚证的鉴别

证名	相同点	不同点
胃气虚证	久病胃虚，胃失和降，胃脘不适，食纳减少	胃脘痞满，纳少，嗳气，食后胀甚，神疲倦怠，舌淡苔薄白，脉虚
胃阳虚证		胃脘冷痛，喜温喜按，食后痛缓，食少脘痞，或泛吐清水，倦怠乏力，舌淡嫩，脉沉迟无力
胃阴虚证		胃脘隐痛，嘈杂不舒，饥不欲食，或脘痞，干呕呃逆，口燥咽干，大便干结，舌红少苔乏津，脉细数

十、寒滞胃脘证

寒滞胃脘证是指寒邪犯胃，胃气凝滞，胃失和降，以胃脘冷痛剧烈及实寒症状为主要表现的证。

【临床表现】胃脘冷痛，痛势急剧，遇寒加剧，得温痛减，呃逆嗳气，恶心呕吐，吐后痛缓，口淡不渴或口泛清水，形寒肢冷，苔白润，脉沉紧或弦。

【证候分析】多因过食生冷，或寒邪犯胃所致。

寒邪犯胃，气机凝滞，胃失和降，故胃脘冷痛，痛势急剧；遇寒则凝滞更甚而痛增，寒得温散则痛减；胃气上逆则呃逆嗳气；吐后气滞暂得缓解而痛缓；寒伤胃阳，水饮不化随胃气上逆，则口泛清水；形寒肢冷，苔白润，脉沉紧或弦，为阴寒内盛之征。

【辨证要点】以胃脘冷痛剧烈与实寒症状共见。

【治疗方法】温胃散寒，代表方如良附丸。

十一、食滞胃脘证

食滞胃脘证是指饮食停滞胃脘，腐熟和降失职，胃气逆滞，以脘腹胀满或胀痛、嗳腐吞酸、纳呆厌食等为主要表现的证。

【临床表现】脘腹胀满，甚则胀痛，纳呆厌食，嗳腐吞酸，或呕吐酸腐食物，吐后胀痛得减，或肠鸣矢气，泻下物臭如败卵，舌苔厚腻，脉滑。

【证候分析】多因暴饮暴食，或脾胃素虚，饮食不慎，腐化失职所致。

饮食停滞胃脘，阻滞气机，故脘腹胀满，甚则胀痛，纳呆厌食；食积腐化，胃中浊气上逆，则嗳腐吞酸，或呕吐酸腐食物，舌苔厚腻；呕吐后气机暂时疏通，故吐后胀痛得减；若食浊下趋，积于肠道，大肠传导失常，则肠鸣矢气，泻下物臭如败卵；舌苔厚腻，脉滑，为食滞内停之征。

【辨证要点】脘腹胀满或胀痛，与嗳腐吞酸、纳呆厌食症状共见。

【治疗方法】消食导滞，代表方如保和丸、枳实导滞丸。

【类证鉴别】寒滞胃脘证与食滞胃脘证的鉴别见表8-13。

表8-13　寒滞胃脘证与食滞胃脘证的鉴别

证名	相同点	不同点
寒滞胃脘证	病程较短，病势较急，胃失和降，胃脘疼痛	脘腹冷痛剧烈，得温痛减，口淡不渴，伴实寒症状
食滞胃脘证		有伤食病史，胃脘胀满或胀痛拒按，纳呆厌食，嗳腐吞酸，或呕吐酸腐食物，舌苔厚腻，脉滑

十二、胃热炽盛证

胃热炽盛证是指胃中火热炽盛，腐熟功能亢进，胃失和降，以消谷善饥、胃脘灼痛及实热症状为主要表现的证。

【临床表现】消谷善饥，吞酸嘈杂，或胃脘灼痛拒按，或口臭，牙龈肿痛，齿衄，渴喜冷饮，便秘尿黄，舌红苔黄燥，脉滑数。

【证候分析】多因嗜食辛辣，化热生火；或因情志不遂，气郁化火等所致。

胃火炽盛，腐熟功能亢进，则多食易饥；热郁胃中，胃失和降，胃脘气血壅滞，则胃脘灼痛拒按，吞酸嘈杂；胃络于龈，胃火循经上炎，浊气上逆，灼伤血络，则口臭，牙龈肿痛，齿衄；火热炽盛伤津，则渴喜冷饮，便秘尿黄；舌红苔黄，脉滑数，为火热炽盛之征。

【辨证要点】消谷善饥、胃脘灼痛、牙龈肿痛与实热症状共见。

【治疗方法】清胃泻火，代表方如清胃散、玉女煎。

第四节　肝与胆病辨证

肝居右胁，胆附于肝下，经脉络属，互为表里。足厥阴肝经绕阴器，循少腹，布胁肋，络胆，系目，交颠顶。足少阳胆经属胆络肝，绕行头身之侧。

肝主疏泄，调畅气机，调节情志，疏泄胆汁，助脾胃运化，推动津血运行；肝主藏血，贮藏血液，调节血量。肝为刚脏，性喜条达而恶抑郁。肝开窍于目，在体合筋，其华在爪。胆贮藏和排泄胆汁，以助消化，并与情志活动有关。

肝病以肝失疏泄、肝不藏血、阴血亏虚、化火动风为主要病理变化。肝病证型多见实证，常由情志所伤，或寒邪、火邪、湿热之邪内犯而致，常见症状有精神抑郁、急躁易怒、胸胁少腹胀痛、眩晕、肢体震颤、抽搐、目疾、月经不调、睾丸疼痛等。胆病以胆汁不循常道和主决断功能失常为主要病理变化，常见症状有口苦、黄疸、惊悸、胆怯失眠、消化异常等。

肝病常见证型可有虚、实和虚实夹杂之分。实证多见肝郁气滞证、肝火炽盛证、肝经湿热证、寒滞肝脉证；虚证多见肝血虚证、肝阴虚证；虚实夹杂证多见肝阳上亢证、肝风内动证。胆病的常见证型有胆郁痰扰证。

一、肝血虚证

肝血虚证是指肝血亏虚，肝失濡养，以眩晕、视力减退、经少、肢体麻木及血虚症状为主要表现的证。

【临床表现】头晕目眩，视物模糊或夜盲，爪甲不荣；或肢体麻木，或月经量少色淡，甚则闭经；面色淡白，舌淡，脉细。

【证候分析】多因生血不足，或失血过多，或久病耗伤肝血所致。

肝血不足，头目、筋脉、爪甲失养，则眩晕面白，视物模糊或夜盲，爪甲不荣；女子以肝为先天，肝血不足，血海空虚，则月经量少色淡，甚则闭经；舌淡，脉细，为血虚之征。

【辨证要点】头晕目眩、视力减退、肢体麻木与血虚症状共见。

【治疗方法】滋补肝血，代表方如四物汤。

二、肝阴虚证

肝阴虚证是指肝阴亏虚，虚热内扰，以眩晕、目涩、胁痛及虚热症状为主要表现的证。

【临床表现】头晕眼花，两目干涩，视力减退，或胁肋隐隐灼痛，口咽干燥，五心烦热，潮热盗汗，面部烘热，舌红少津，脉弦细数。

【证候分析】多因气郁化火，或肝病、温热病后期耗损肝阴，或肾阴亏虚，水不涵木所致。

肝阴不足，不能上滋头目，则头晕耳鸣，两目干涩，视力减退；肝脉失养，虚火内灼，故胁痛隐隐；虚火内扰，则五心烦热，潮热盗汗；虚火上炎，则面部烘热；舌红少津，脉弦细数，为肝阴不足，虚热内炽之征。

【辨证要点】　眩晕、目涩、胁肋隐痛与虚热症状共见。

【治疗方法】　滋阴养肝，代表方如一贯煎。

【类证鉴别】　肝血虚证与肝阴虚证的鉴别见表8-14。

表8-14　肝血虚证与肝阴虚证的鉴别

证名	相同点	不同点
肝血虚证	病势较缓、病程较长	视力减退，肢体麻木及血虚症状（面白、舌淡、脉细）
肝阴虚证	肝之亏虚，肝失濡养，眩晕	目涩、胁肋隐痛及虚热症状（五心烦热、潮热盗汗、舌红少津、脉弦细数）

三、肝郁气滞证

肝郁气滞证是指肝失疏泄，气机郁滞，以情志抑郁、胸胁或少腹胀痛及气滞症状为主要表现的证，又名肝气郁结证。

【临床表现】　情志抑郁，胸胁或少腹胀闷、窜痛，善太息，苔薄白，脉弦。或咽部异物感，或瘿瘤，乳癖；女子乳房胀痛，月经不调，痛经；病情轻重与情志变化关系密切。

【证候分析】　多因精神刺激，情志不遂；或病邪侵扰，阻滞肝脉；或其他脏腑影响，使肝气失于疏泄条达所致。

肝郁气滞，气机不畅，经脉不利，故胸胁、少腹、乳房胀闷窜痛，脉弦；肝气不疏，情志失调，则情志抑郁，善太息；肝郁气结痰凝，痰气搏结于咽喉、颈部、乳房，则可见梅核气、瘿瘤、乳癖；肝郁气滞，冲任失调，故见月经不调，痛经。

【辨证要点】　情志抑郁、胸胁或少腹胀闷疼痛等与气滞症状共见。

【治疗方法】　疏肝理气，代表方如柴胡疏肝散。

四、肝火炽盛证

肝火炽盛证是指肝火炽盛，气火上逆，以头痛、胁痛、烦躁、耳鸣及火热症状为主要表现的证，又名肝火上炎证、肝胆火盛证。

【临床表现】　头晕胀痛，面红目赤，耳鸣如潮，或突发耳聋，胁肋灼痛，急躁易怒，不寐或恶梦纷纭，或吐血、衄血，口苦口干，尿黄便结，舌红苔黄，脉弦数。

【证候分析】　多由于情志不遂，气郁化火，或火热之邪内犯所致。

肝火炽盛，循经上攻头目，气血涌盛脉络，则头晕胀痛，面红目赤；胆经循行入耳中，肝热移胆，胆热循经上冲，则突发耳鸣耳聋，口苦；肝失条达，火热内扰，神魂不安，则烦躁失眠；热盛伤津，灼伤血络，迫血妄行，可见吐血、衄血；舌红苔黄，脉弦数，为肝胆火盛之征。

【辨证要点】　头痛、胁痛、急躁易怒，或突发耳鸣与实热症状共见。

【治疗方法】　清肝泻火，代表方如丹栀逍遥散。

五、肝阳上亢证

肝阳上亢证是指肝肾阴亏于下，肝阳亢扰于上，以眩晕耳鸣、头目胀痛、面红烦躁、腰膝酸软等为主要表现的证。

【临床表现】　眩晕耳鸣，头目胀痛，面红目赤，急躁易怒，失眠多梦，头重脚轻，腰膝酸软，舌红少津，脉弦有力或弦细数。

【证候分析】 多由肝肾阴虚，肝阳失潜；或因恼怒焦虑，气火内郁，暗耗阴液所致。

肝肾阴虚，阴不制阳，肝阳亢扰于上，则眩晕耳鸣、头目胀痛、面红目赤、急躁易怒、失眠多梦；肝主筋，肾主骨，腰为肾之府，肝肾阴亏，筋骨失养，则腰膝酸软；阳亢于上，阴亏于下，上实下虚，则头重脚轻；舌红少津，脉弦有力或弦细数，为肝阳亢盛，肝肾阴亏之征。

【辨证要点】 眩晕耳鸣、头目胀痛、头重脚轻、腰膝酸软与阴虚阳亢症状共见。

【治疗方法】 平肝潜阳，代表方如天麻钩藤饮。

【类证鉴别】 肝火炽盛证与肝阳上亢证的鉴别见表 8 – 15。

表 8 – 15　肝火炽盛证与肝阳上亢证的鉴别

证名	相同点	不同点
肝火炽盛证	头目胀痛，面红目赤，眩晕耳鸣，急躁易怒，失眠多梦	病程较短，病势较急，属实证，症见胁肋灼痛，口苦口渴，尿黄便秘，耳鸣，舌红苔黄，脉弦数
肝阳上亢证		病程较长，病势略缓，属虚实夹杂证，症见头重脚轻，腰膝酸软，舌红少津，脉弦有力或弦细数

六、肝风内动证

肝风内动证泛指因阳亢、火热、阴虚、血亏等所致，出现眩晕欲仆、肢体麻木、抽搐、震颤、蠕动等以"动摇"为主要表现的一类证，属内风证。

根据病因病机、临床表现的不同，临床常见肝阳化风证、热极生风证、血虚生风证和阴虚动风证。

（一）肝阳化风证

肝阳化风证指肝阳亢逆无制，引动肝风，以眩晕头痛、肢麻震颤、口眼㖞斜、半身不遂等为主要表现的证。

【临床表现】 眩晕欲仆，头摇头痛，语言謇涩，手足震颤，肢体麻木，步履不稳。或神识清楚，仅口眼㖞斜，半身不遂，舌强语謇；甚则突然昏仆，喉中痰鸣，舌强不语，口眼㖞斜，半身不遂，舌红苔腻，脉弦。

【证候分析】 多因肝阳素亢，耗伤阴液，或肝肾阴亏，阴不制阳，阴虚阳亢日久而化风所致。

肝阳亢逆化风，气血随风阳上逆，壅滞络脉，故眩晕欲仆，头摇而痛，步履不正；肝肾阴亏，筋脉失养、挛急，故肢体麻木，手足震颤；肝风夹痰，阻滞络脉，经气不利，则口眼㖞斜，半身不遂，舌强语謇；风阳暴升，气血逆乱，肝风夹痰上蒙清窍，则突然昏倒，喉中痰鸣，舌强不语，㖞僻不遂；舌红苔腻，脉弦有力，为肝风夹痰之征。

【辨证要点】 眩晕欲仆、肢麻震颤、舌强语謇、口眼㖞斜、半身不遂等动风症状。

【治疗方法】 滋阴潜阳，镇肝息风，代表方如镇肝熄风汤。

（二）热极生风证

热极生风证指邪热炽盛，燔灼肝经，引动肝风，以高热、神昏、抽搐及实热症状为主要表现的证。在卫气营血辨证中归属血分证。

【临床表现】 高热神昏，躁动谵语，四肢抽搐，颈项强直，甚则角弓反张，两目上视，牙关紧闭，舌质红绛，苔黄燥，脉弦数。

【证候分析】 多因外感温热病邪，邪热亢盛，燔灼筋脉，热闭心神，引动肝风所致。

邪热炽盛，蒸腾内外，则高热不退；热扰神明，热入心包，则躁动不安，神昏谵语；邪热炽盛，燔灼肝经，筋脉失养而拘挛，则四肢抽搐，颈项强直，两目上视，角弓反张，牙关紧闭；舌红绛，苔黄燥，脉弦数，为肝经热盛之征。

【辨证要点】高热、神昏、抽搐与实热症状共见。

【治疗方法】清热泻火，凉肝息风，代表方如羚角钩藤汤。

（三）血虚生风证

血虚生风证指肝血亏虚，虚风内动，以眩晕、肢体震颤、麻木、瘙痒及血虚症状为主要表现的证。

【临床表现】眩晕，肢体震颤、麻木，手足拘急，肌肉瞤动，皮肤瘙痒，爪甲不荣，面白无华，舌质淡白，脉细或弱。

【证候分析】多因久病血虚，或急慢性失血过多，营血亏虚，筋脉失养而致。肝血不足，不能上荣头面，故头晕，目眩，面白；肝在体为筋，爪甲为筋之余，筋失血养，则肢体震颤，手足拘急，肌肉瞤动，爪甲不荣；肢体、皮肤失养，则见肢体麻木，皮肤瘙痒；舌淡，脉细或弱，为血虚之象。

【辨证要点】眩晕、肢麻、震颤、拘急、肌肉瞤动、瘙痒等与血虚症状共见。

【治疗方法】养血息风，代表方如四物汤加味。

（四）阴虚动风证

阴虚动风证指肝阴亏虚，虚风内动，以手足震颤或蠕动及阴虚症状为主要表现的证。

【临床表现】手足震颤或蠕动，眩晕耳鸣，口燥咽干，形体消瘦，五心烦热，潮热颧红，舌红少津，脉弦细数。

【证候分析】多因肝阴亏虚进一步发展，或外感温热病后耗伤阴液，筋脉失养所致。

肝阴亏虚，筋脉失养而挛急，故见手足震颤或蠕动；阴虚头目失养，则头晕，眼花，耳鸣；阴不制阳，虚热内蒸，津不上承，故五心烦热，潮热颧红，口燥咽干；舌红少津，脉弦细数，为肝阴不足，虚热内炽之征。

【辨证要点】以眩晕、手足震颤或蠕动与阴虚内热症状共见。

【治疗方法】滋阴息风，代表方如大定风珠。

【类证鉴别】肝风内动四证的鉴别见表 8 - 16。

表 8 - 16　肝风内动四证的鉴别

证型	共同点	动风特点	兼症	性质
血虚生风证		肢体麻木、震颤，肌肉瞤动，肌肤瘙痒	面、唇、甲、舌浅淡无华，脉细无力	虚证
阴虚动风证	均属于肝风内动证，均有眩晕，或麻木，或抽搐，或震颤等动风症状	手足蠕动	潮热盗汗，颧红咽干，形体消瘦	虚热证
肝阳化风证		眩晕欲仆，项强，猝然昏厥，偏瘫	烦躁面赤，头晕头痛，腰膝酸软	虚中夹实
热极生风证		四肢抽搐，颈项强硬，角弓反张	高热神昏，舌红苔黄，脉弦滑数	实热证

七、寒凝肝脉证

寒凝肝脉证是指寒邪侵袭，凝滞肝经，以少腹、前阴、颠顶冷痛及实寒症状为主要表现的证。

【临床表现】少腹冷痛，牵引阴部坠胀作痛，或阴器收缩引痛，或颠顶冷痛，遇寒痛增，得温则减，恶寒肢冷，舌苔白，脉沉紧或弦紧。

【证候分析】多因感受外寒，肝经寒凝气滞所致。

足厥阴肝经绕阴器，循少腹，上颠顶。寒为阴邪，收引凝滞，寒邪凝滞肝脉，阳气被遏，气血不畅，筋脉挛急，故见少腹牵引阴器收缩痛或坠胀冷痛，或颠顶冷痛，恶寒肢冷；寒凝气血，故疼痛遇寒加剧，得热痛减；舌苔白，脉沉紧或弦紧，为寒盛之象。

【辨证要点】少腹、阴部、颠顶冷痛与实寒症状共见。

【治疗方法】暖肝散寒，代表方如暖肝煎、吴茱萸汤。

八、胆郁痰扰证

胆郁痰扰证是指痰热内扰，胆郁失宣，以胆怯易惊、心烦失眠及痰热症状为主要表现的证。

【临床表现】胆怯易惊，惊悸不宁，失眠多梦，烦躁不安，胸闷胁胀，口苦欲呕，眩晕耳鸣，舌红苔黄腻，脉弦数。

【证候分析】多因情志不遂，气郁生痰，蕴久化热，痰热内扰，胆气不宁所致。痰热内扰，胆气不宁，则惊悸失眠，胆怯易惊，烦躁不安；痰热循经上犯，则眩晕耳鸣；胆失疏泄，气机不利，则胸闷胁胀；胆热犯胃，胃气上逆，则口苦欲呕；舌红苔黄腻，脉弦数，为痰热内盛之征。

【辨证要点】胆怯易惊、心烦失眠与痰热症状共见。

【治疗方法】清热化痰，降逆和胃，代表方如温胆汤。

九、肝胆湿热证

肝胆湿热证是指湿热蕴结，肝胆疏泄失常所致，以胁肋胀痛、腹胀纳呆，或身目发黄等为主要表现的证。

【临床表现】胁肋胀痛，腹胀纳呆，口苦泛恶，或右胁痞块，大便不调，小便短赤，舌质红，舌苔黄腻，脉弦数。或寒热往来，或身目发黄，或阴囊湿疹，或睾丸肿胀灼热疼痛，或带下黄稠、味臭等。

【证候分析】多因感受湿热之邪，或偏嗜肥甘，酿湿生热，或脾失健运，湿邪内生，郁久化热所致。

肝胆相为表里，肝主疏泄，胆储存与排泄胆汁。湿热蕴结肝胆，肝失疏泄，气机郁滞，则胁肋胀痛。肝木横逆侮土，脾失健运，胃失和降，胆气上溢，则腹胀纳呆，口苦泛恶。湿热久蕴，气血瘀滞于胁下，则见痞块。湿热内蕴，则大便不调，小便短赤。舌质红，舌苔黄腻，脉弦数，为湿热内结的表现。邪居少阳，枢机不利，则寒热往来。湿热熏蒸，则身目发黄。肝脉循行环绕阴器，湿热随肝经下注，则阴囊湿疹或睾丸肿胀灼热疼痛；湿热下注，则女子见带下黄稠、味臭。舌质红，舌苔黄腻，脉弦数，均为湿热内蕴肝胆之证。

【辨证要点】以右胁肋部胀痛、纳呆、尿黄、舌红、苔黄腻为辨证要点。

【治疗方法】清利湿热,代表方如茵陈蒿汤、大柴胡汤。

【类证鉴别】肝胆湿热证、湿热蕴脾证的鉴别(表8-17)。

肝胆湿热证和湿热蕴脾证均有湿热内蕴,表现为身热不扬、脘痞腹胀、呕恶厌食、身目发黄、便溏不爽、舌红苔黄腻等表现。肝胆湿热证兼胁肋胀满、口苦、外阴瘙痒、带下黄稠等肝胆症状。湿热蕴脾证以纳呆、腹胀而无胸胁胀满等症状为主。

表8-17 肝胆湿热证与湿热蕴脾证的鉴别

证名	相同点	不同点
肝胆湿热证	身热不扬,渴不多饮,胀满痞闷,呕恶厌食,身目发黄,小便短赤,舌质偏红,舌苔黄腻	胁肋灼热或胀痛,胁下痞块、口苦、大便不调,或外阴瘙痒,带下黄臭
湿热蕴脾证		脘腹痞闷,便溏不爽,肢体困重

第五节 肾与膀胱病辨证

肾位于腰部脊柱的两侧,左右各一。《素问·上古天真论》云:"肾者,主水,受五脏六腑之精而藏之。"肾主藏精,是生长、发育与生殖的基本物质,是生命活动的原始动力。肾中储藏的元阴、元阳,能促进、协调全身脏腑的阴阳,为人体生长、发育、生殖及脏腑功能活动的根本。肾主水,具有维持和调节人体水液代谢的功能。主纳气,将肺吸入的清气摄纳于肾,维持一定的呼吸深度,防止呼吸表浅。足少阴肾经与足太阳膀胱经相互络属,二者互为表里。膀胱具有贮存尿液及排泄尿液的作用。肾的气化与膀胱的开阖相互协调,完成小便的生成、贮存和排泄。肾开窍于耳及前后二阴,在体为骨,生髓充脑,其华在发。

肾的病变主要反映在生长、发育、生殖机能、呼吸功能、津液代谢及其连属组织骨髓、脑髓、耳、发、前后二阴等的异常,临床常见症状有腰膝酸软,发育迟缓,成人早衰,筋骨痿软;咳嗽气喘,呼多吸少,呼吸表浅;不孕不育,阳痿遗精,闭经崩漏;下肢水肿,耳鸣耳聋,发白早脱,二便异常等。膀胱的病变主要表现为小便异常,临床常见症状有尿频、尿急、尿痛、癃闭及小便失禁、遗尿等。

肾病的常见证型以虚证为多,可见肾阳虚证、肾虚水泛证、肾阴虚证、肾精不足证、肾气不固证、肾不纳气证等。膀胱病的常见证型为膀胱湿热证。

一、肾阳虚证

肾阳虚证是指肾阳虚衰,气化失常,温煦失职,以腰膝酸软、畏寒肢冷、五更泻、生殖及小便异常等为主要表现的证。

【临床表现】腰膝酸软,畏寒肢冷,神疲乏力,精神萎靡,面色㿠白或黧黑;男子阳痿早泄,滑精精冷;女子痛经,宫寒不孕,白带清稀;或大便久泄不止,完谷不化,五更泻;小便频数清长,夜尿频多,或癃闭,遗尿,水肿;舌质淡胖苔白,脉弱。

【证候分析】多因年高肾亏,或素体阳虚,或久病伤阳,或房劳过度等因素所致。

腰为肾之府,肾主骨生髓,肾阳虚衰,阴寒内生,不能温养腰部及筋骨,则腰膝酸软;阳气不足,阳虚则生内寒,肌肤失于温煦,则畏寒肢冷,下肢尤甚。阳虚失于推动,不能振奋精神,故神疲乏力,少气懒言，肢体困倦，精神萎靡，面色㿠白。肾阳虚甚，本脏色外露，则见面色黧黑。肾主生殖，肾阳虚衰，命门火衰，则男子阳痿；女子痛经，宫寒不孕。肾主封藏，肾阳虚衰，封藏失司，则男子早泄，滑精，女子白带清稀量多。脾为后天之本，肾为先天之本，脾主运化，肾阳虚衰，火不生土，脾失健运，故久泄不止，完谷不化，五更泻。肾与膀胱相为表里，肾司膀胱开阖，肾阳虚衰，膀胱失约，则小便清长，夜尿频多。肾阳虚衰，气化不利，膀胱开阖失司，则出现癃闭，遗尿。肾主水，调节津液代谢，肾阳虚衰，气化不利，水液内停，溢于肌肤而为水肿。舌质淡胖舌苔白，脉弱，为肾阳虚衰的表现。

【辨证要点】腰膝酸冷、夜尿频多、生殖异常等与虚寒症状共见。

【治疗方法】温补肾阳，代表方如金匮肾气丸、右归饮等。

二、肾虚水泛证

肾虚水泛证是指肾阳虚衰，气化无权，水溢肌肤，以畏寒肢冷、全身水肿、心悸咳喘、难于平卧等为主要表现的证。

【临床表现】腰膝酸软，神疲乏力，畏寒肢冷，全身水肿，腰以下为甚，按之没指，小便短少或无尿；或腹部胀满，心悸咳喘，难于平卧；舌质淡胖，舌苔白滑，脉沉迟无力。

【证候分析】多因素体虚弱，久病及肾，或房劳伤肾，肾阳虚衰，水溢肌肤所致。

肾阳虚衰，肌肤失于温煦，不能振奋精神，故腰膝酸软，神疲乏力，畏寒肢冷。肾主水，调节津液代谢，肾阳虚衰，气化失司，津聚为水，泛溢于肌肤，则全身水肿，

小便短少或无尿。肾虚水泛为阴水，水性趋下，故腰以下肿甚，按之没指。肾阳虚衰，气化失司，水停腹腔，阻滞气机，则腹部胀满。水气上逆，凌心射肺，则心悸咳喘，难于平卧。舌质淡胖，舌苔白滑，脉沉迟无力，为肾阳亏虚，水湿内停的表现。

【辨证要点】水肿、腰以下肿甚、小便不利等与肾阳虚症状共见。

【治疗方法】温补肾阳，化气行水，代表方如真武汤。

三、肾阴虚证

肾阴虚证是指肾阴亏虚，虚热内生，脏腑组织失于滋养，以腰膝酸软、形体消瘦、潮热盗汗、五心烦热等为主要表现的证。

【临床表现】腰膝酸软，头晕目眩，耳鸣耳聋，失眠多梦；男子遗精早泄，阳强易举，女子经少经闭，或见崩中漏下；形体消瘦，潮热盗汗，五心烦热或骨蒸潮热，两颧潮红，大便干结，小便黄少，舌质红，舌苔薄而少津，脉细数。

【证候分析】多因久病伤肾，或禀赋不足，房事过度，或温病后期伤阴，或过服温燥劫阴之品所致。

肾藏元阴，濡养脏腑组织。肾阴亏虚，骨骼髓海失养，故腰膝酸软，头晕目眩，耳鸣耳聋。肾阴亏虚，阴虚火旺，热扰心神，则失眠多梦。肾主生殖，司前后二阴，肾阴亏虚，相火妄动，则男子阳强易举。热扰精室，精关不固，故遗精早泄。肾阴亏虚，经血不足，则女子经量减少，甚至闭经。若虚热迫血妄行，可致崩漏。肾阴亏虚，虚热内生，耗伤津液，故见形体消瘦，潮热盗汗，五心烦热。肾阴亏虚，阴虚火旺，不能制

阳，阳气偏亢，故有骨蒸潮热（热自骨内向外透发的感觉）。热伤阴液，虚火上扰，则两颧潮红。热灼伤阴，津液不足，失于濡养，则大便干结，小便黄少。舌质红，苔薄而少津，脉细数，为阴虚的表现。

【辨证要点】腰膝酸软、男子遗精、女子月经失调等与阴虚症状共见。

【治疗方法】滋阴补肾，代表方如六味地黄丸、左归饮等。

四、肾精不足证

肾精不足证是指肾精亏损，生长发育迟缓，成人早衰，生殖功能低下，以小儿身材矮小、智力低下、成人发脱齿摇、腰膝酸软等为主要表现的证。

【临床表现】小儿生长发育迟缓，身材矮小，智力低下，囟门迟闭，骨骼痿软，行动迟缓；成人早衰，腰膝酸软，发脱齿摇，耳鸣耳聋，健忘恍惚，足痿无力，精神呆钝；男子精少不育，女子经少或经闭不孕，舌质淡红，舌苔薄白，脉沉。

【证候分析】多因先天禀赋不足，发育不良，或后天失养，或房劳过度，或久病耗伤肾精所致。

肾藏精，主生长、发育、生殖，为先天之本，肾精化骨生髓。肾精亏耗，无以化生气血，充养骨骼，故小儿发育迟缓，身材矮小。肾精亏虚，无以充养脑髓，则智力低下。肾精亏耗，骨骼失养，则囟门迟闭，骨骼痿软，行动迟缓。肾精亏虚，脏腑功能失养，则成人出现早衰。肾其华在发，肾精亏虚，则易脱发。齿为骨之余，精亏不能化骨生髓，则齿牙动摇。肾开窍于耳，脑为髓海，精少髓亏，髓海空虚，故见耳鸣，耳

聋，髓海失养，则健忘恍惚，精神呆钝。精虚则筋骨不充，故动作迟缓，足痿无力。肾精亏虚，生殖功能低下，则男子精少不育，女子经少或经闭不孕。舌质淡红，舌苔薄白，脉沉，为肾精亏虚的表现。

【辨证要点】小儿生长、发育迟缓，成人早衰及生殖功能低下等为辨证要点。

【治疗方法】补肾填精，代表方如七宝美髯丹、地黄饮子。

五、肾气不固证

肾气不固证是指肾气亏虚，固摄无权，以腰膝酸软、神疲乏力、小便频数、滑精、崩漏等为主要表现的证。

【临床表现】腰膝酸软，神疲乏力，耳鸣耳聋。小便频数清长，夜尿频多，或余沥不尽，或遗尿，尿失禁，或大便失禁。男子滑精、早泄，女子白带清稀量多、崩漏、胎动不安、滑胎，舌质淡白，舌苔薄白，脉弱。

【证候分析】多因年高体弱，肾气亏虚，或先天肾气不足，或房事过度，或久病伤肾所致。

肾为先天之本，肾气亏虚，先天不足，功能活动减退，骨骼失养，故腰膝酸软。肾开窍于耳，肾气不足，不能充耳，故神疲乏力，耳鸣耳聋。肾开窍于前后二阴，肾气亏虚，膀胱失约，故小便频数清长，或夜尿频多，重则遗尿，尿失禁。封藏失职，肛门失约，则大便失禁。气化失常，推动无力，膀胱收缩无力，尿液不能全部排出，可致尿后余沥不尽。肾气不足，固摄失司，男子精关不固，致滑精、早泄；女子带下清稀量多、崩漏。肾气不固，胎元不固，易致胎动不安，滑胎。舌质淡白，舌苔薄白，脉弱，为

肾气亏虚的表现。

【辨证要点】腰膝酸软、小便频数清长、滑精、胎动易滑等与气虚症状共见。

【治疗方法】补肾固摄，代表方如金锁固精丸、缩泉丸、胶艾安宫汤等。

六、肾不纳气证

肾不纳气证是指肾气虚衰，气失摄纳，以腰膝酸软、久病咳喘、呼吸表浅、呼多吸少等为主要表现的证，又名肺肾气虚证。

【临床表现】咳喘无力，呼吸表浅，气不得续，呼多吸少，动则喘息益甚。神疲乏力，自汗，声音低怯，腰膝酸软；舌质淡白，舌苔薄白，脉沉弱；或喘息较剧，冷汗淋漓，面青肢冷，脉浮大无根，或气短息促，颧赤心烦，咽干口燥，舌质红，舌苔少，脉细数。

【证候分析】多因久病咳喘，肺病伤肾，或年老体弱，肾气亏虚，或劳力过度，伤及肾气，肾气不足，不能纳气所致。

《类证治裁·喘证》云："肺为气之主，肾为气之根，肺主出气，肾主纳气，阴阳相交，呼吸乃和。"肺为气之主，肾为气之根，肾气亏虚，摄纳无权，气不归根，故呼吸表浅，气不得续，呼多吸少，动则喘息益甚。肾气亏虚，推动无力，故咳喘无力，神疲乏力，声音低怯。肾主骨生髓，骨骼失养，故腰膝酸软。气虚卫外不固，则自汗，活动后尤甚。舌质淡白，舌苔薄白，脉沉弱，为气虚的表现。若喘息较剧，冷汗淋漓，面青肢冷，脉见浮大无根，为阳气虚衰欲脱，虚阳外浮的表现。颧赤心烦，咽干口燥，舌质红，舌苔少，脉细数，为久病伤阴，虚火上炎的阴虚内热表现。

【辨证要点】久病咳喘、呼吸表浅、呼多吸少、动则气喘、气不得续等和肾虚症状共见。

【治疗方法】补肾纳气，代表方如人参蛤蚧散、都气丸。

【类证鉴别】肾虚六证的鉴别见表8-18。

表 8 - 18　肾虚六证的鉴别

证名	性质	症状	舌象	脉象
肾阳虚证	虚证	腰膝酸软，神疲乏力，畏寒肢冷，阳痿早泄，小便清长，夜尿频多或癃闭	舌淡胖，苔色白	弱
肾虚水泛证	虚中夹实	腰膝酸软，神疲乏力，畏寒肢冷，全身水肿，腰以下为甚，按之没指	舌淡胖，苔白滑	沉迟无力
肾阴虚证	虚证	腰膝酸软，耳鸣耳聋，遗精早泄，或阳强易举，女子经闭，或崩漏，潮热盗汗，五心烦热	舌红苔，薄少津	细数
肾精不足证	虚证	小儿发育迟缓，身材矮小，智力低下，囟门迟闭，成人早衰，不孕不育	舌淡红，苔薄白	沉
肾气不固证	虚证	腰膝酸软，神疲乏力，耳鸣耳聋，遗尿，男子滑精、早泄，女子带稀量多、崩漏、胎动易滑	舌淡白，苔薄白	弱
肾不纳气证	虚证	咳喘无力，呼吸表浅，呼多吸少，气不得续，动则喘息加重，腰膝酸软	舌淡白，苔薄白	弱

七、膀胱湿热证

膀胱湿热证是指湿热蕴结膀胱，以尿频、尿急、尿痛等为主要表现的证。

【临床表现】尿频、尿急、尿痛，排尿艰涩，小便短赤，或混浊，或尿血，或有砂石，小腹胀痛，或伴发热，腰酸胀痛，舌质红，舌苔黄腻，脉滑数。

【证候分析】多因感受湿热邪气，或过食辛辣，湿热内生，下注膀胱所致。

膀胱主司储存与排泄尿液。湿热蕴结膀胱，热迫尿道，故尿频，尿急，尿痛，排尿艰涩。湿热内蕴，熏灼津液，故小便短赤、混浊。热伤血络，则尿血。湿热蕴结膀胱，气化不利，故小腹胀痛。湿热久郁，煎熬尿中杂质聚集成砂石，则尿中可见砂石。若湿热较盛，邪正交争，热淫肌表，可见发热。湿热波及肾脏，则见腰酸胀痛。舌质红舌苔黄腻，脉滑数，为湿热内蕴的表现。

【辨证要点】以尿频、尿急、尿痛与湿热症状共见为辨证要点。

【治疗方法】清热泻火，利水通淋，代表方如八正散。

【类证鉴别】小肠实热证与膀胱湿热证的鉴别见表 8 – 19。

二者均出现小便赤涩、尿急、排尿灼热感等症状。膀胱湿热证尿频、尿痛症状较为明显，伴舌质红、舌苔黄腻等。小肠实热证兼心烦、失眠多梦、口舌生疮等。

表 8 – 19　小肠实热证与膀胱湿热证的鉴别

证名	相同点	不同点
小肠实热证	小便赤涩，发热口渴，舌红苔黄	心烦，失眠，口舌生疮
膀胱湿热证		小便频急，腰部、小腹胀痛，苔腻，脉滑或濡

第六节　脏腑兼病辨证

中医学认为人是一个有机的整体。人体脏腑虽然各自有其特殊功能，但脏腑之间，在生理上具有相互资生、相互制约的密切联系。在疾病状况下，脏腑之间也不是孤立的，而是相互影响、相互关联的。在疾病发生发展过程中，一脏有病功能异常，可能会影响到其他脏腑的功能。凡是在疾病过程中，先后或同时出现两个或两个以上脏腑的病变，即为脏腑兼病。

脏腑兼病并不是两个或两个以上脏腑证候的简单相加，而是发生兼病的脏腑之间存在着一定的生理、病理关联，以及内在的变化规律，如表里、生克、乘侮关系等。因此，在辨证时应注意辨析发病脏腑之间的因果关系、先后关系，辨别清楚脏腑病证的发生、发展和传变规律，分清主次，灵活运用。

脏腑兼病，证候较为复杂，特别是临床中涉及多个脏腑病变时，要熟悉各脏腑的生理功能及病理特点，临床中要善于抓住疾病过程中主要矛盾或矛盾的主要方面，分清楚因果、先后、主次、并列等关系，才能正确认识和处理临床中遇到的各种复杂病情。

脏腑兼病常见有脏病及脏、脏病及腑、腑病及脏、腑病及腑。

一、心肾不交证

心肾不交证是指心、肾水火既济失调，以心烦失眠、腰膝酸软、五心烦热等为主要表现的证。

【临床表现】心烦心悸，失眠多梦，健忘；头晕耳鸣，腰膝酸软，男子遗精，女子梦交；潮热盗汗，五心烦热，咽干口燥；舌质红舌苔少，脉细数。或见口舌生疮，阳痿，腰膝酸冷，脉沉细无力。

【证候分析】多由情志忧郁，思虑过度，五志化火，或久病伤阴，或房事不节，暗耗肾阴，或热病后期，伤及肾阴等所致。情志忧郁，化火伤阴，心火内炽，不能下交于肾；或心火独亢，不能下温肾水，肾水独寒。

心五行属火，心火下降于肾，以温暖肾水。肾五行属水，肾水上济于心，以制心火，心肾相交，水火既济，阴阳协调。心主神志，若肾水不足，不能上济心火，则心阳偏亢；火炽于上，热扰心神，故心烦心悸，失眠多梦，健忘。肾藏精，主骨生髓，肾阴亏虚，髓海失养，则健忘，头晕耳鸣。腰为肾之府，肾阴亏虚，失于濡养，则腰膝酸软。肾主生殖，虚火内生，性机能亢盛，则男子遗精，女子梦交。阴虚内热，则潮热盗汗，五心烦热，咽干口燥。舌质红舌苔少，脉细数，为阴虚内热的表现。若心火亢于上，火不归原，肾失于温煦，则口舌生疮，阳痿，腰膝酸冷，脉沉细无力。

【辨证要点】心烦心悸、失眠多梦、腰膝酸软、遗精、梦交等与阴虚症状并见。或见口舌生疮、阳痿、腰膝酸冷。

【治疗方法】交通心肾，代表方如黄连阿胶汤、交泰丸等。

二、心肾阳虚证

心肾阳虚证是指心、肾两脏阳气虚衰，阴寒内生，以心悸怔忡、腰膝酸软、畏寒肢冷为主要表现的证。

【临床表现】心悸怔忡，腰膝酸软，神疲乏力，畏寒肢冷，小便不利，或肢体浮肿，或唇甲青紫，蒙眬欲睡，舌质淡暗或青紫，舌苔白滑，脉微。

【证候分析】本证多因心阳虚衰，久病不愈，伤及肾阳，或肾阳亏虚，不能气化，水气凌心所致。

心主血脉，心阳为气血、津液运行的动力，肾主水，肾阳为一身阳气之根本。心肾阳虚，则阴寒内生，气血、津液运行障碍。阳气虚衰，心失濡养，则心悸怔忡。腰为肾之府，失于温养，则腰膝酸软。阳虚推动无力，不能温煦机体，则神疲乏力，畏寒肢冷。肾阳虚衰，气化不利，则小便不利。水液内停，溢于肌肤，故肢体浮肿。阳虚内寒，血行无力，则口唇、爪甲青紫。舌质淡暗或青紫，舌苔白滑，脉微，为阳气衰微，阴寒内生，气血瘀滞，水液内停的表现。

【辨证要点】以心悸怔忡、腰膝酸软、浮肿尿少等与虚寒症状并见。

【治疗方法】温阳利水，代表方如真武汤、桂枝甘草龙骨牡蛎汤。

三、心肺气虚证

心肺气虚证是指心、肺两脏气虚，以心悸怔忡、咳嗽气喘、气短乏力等为主要表现的证。

【临床表现】心悸怔忡，咳嗽气喘，气短，动则尤甚，胸部胀闷，咳痰清稀，面色淡白，神疲乏力，自汗声怯，或见口唇青紫，舌质淡白或紫暗，舌苔白，脉弱或结或代。

【证候分析】本证多因久病咳嗽气喘，肺病及心，或心气不足，久病伤肺，或先天不足，年老体弱等因素引起。

心主血脉，肺主气司呼吸，肺朝百脉，心、肺有赖于宗气的推动作用，以协调它们之间的正常功能发挥。肺气亏虚，则宗气生成不足，可致心气亏虚。若心气亏虚，则易致宗气耗散，亦可导致肺气亏虚。心气亏虚，不能养心，则见心悸怔忡。肺主宣发、肃降，肺气虚衰，宣降失常，气机上逆，则为咳嗽气喘，胸部胀闷。气虚推动无力，则气短，动则耗气，喘息亦甚，声怯。肺气亏虚，津液输布障碍，水液停聚为痰，故痰液清稀。气虚全身机能活动减弱，无力运血供养肌肤、脑髓，则面色淡白，神疲乏力。肺气亏虚，卫外不固则自汗。心气亏虚，推动无力，气血瘀滞，则口唇青紫。舌质淡白或紫暗，舌苔白，脉弱或结、代，为气虚的表现。

【辨证要点】　以心悸怔忡、咳嗽气喘等与气虚症状并见。

【治疗方法】　补益心肺，代表方如生脉散、炙甘草汤等。

四、心脾两虚证

心脾两虚证是指心血不足，脾气虚弱，以心悸怔忡、失眠多梦、腹胀便溏、神倦乏力伴出血为主要表现的证，又名心脾气血两虚证。

【临床表现】　心悸怔忡，失眠多梦，食欲不振，腹胀便溏，面色苍白或萎黄，神倦乏力，眩晕健忘，妇女月经量少色淡，或皮下出血，或淋沥不尽，舌质淡白而嫩，脉细。

【证候分析】　本证多因思虑过度，或饮食不节，伤及脾胃，气血生化乏源，或久病失养，或慢性失血，致心血脾气亏耗。

脾为后天之本，气血生化之源，统摄血液。脾气虚弱，气血不足，或统摄无权，血溢于脉外，致心血亏虚。心主血脉，血虚则气弱。心血亏虚，无以化气，则脾气亦虚。心藏神，心血不足，心失所养，血不养神，则心悸怔忡，失眠多梦。脾主运化，脾气亏虚，健运失常，故食欲不振，腹胀便溏。气血不足，肌肤失荣，则面色苍白或萎黄。气血亏虚，机体活动衰退，则神倦乏力。气血亏虚，不能上荣头目，头目失养，则眩晕健忘。气血亏虚，经血来源不足，则妇女经量减少，色淡质稀。脾主统摄血液，脾虚不能统摄血液，则皮下出血，或月经淋沥不尽。舌质淡白而嫩，脉细，为气血亏虚的表现。

【辨证要点】　以心悸失眠、食少便溏、慢性出血等与气血两虚症状并见。

【治疗方法】　养血安神，补心益脾，代表方如归脾汤。

五、心肝血虚证

心肝血虚证是指心、肝两脏血虚，组织器官失于濡养，以心悸、失眠多梦、头晕目眩、视物模糊等为主要表现的证。

【临床表现】　心悸怔忡，失眠多梦，眩晕耳鸣，两目干涩，视物模糊，爪甲不荣，面白无华，妇女月经量少色淡，甚则经闭。或肢体麻木，震颤拘挛，舌质淡白，舌苔薄白，脉细。

【证候分析】　多由久病体虚，年高体弱，或思虑伤神，暗耗心血，或脾虚气血生化乏源所致。

心主血，肝主疏泄、藏血，调节血量。若心血亏虚，则肝无所藏。肝血亏虚，则心血不能充盈。心血亏虚，心失所养，心神不安，则心悸怔忡，失眠多梦。血不上荣于脑，则眩晕耳鸣。肝开窍于目，肝血亏虚，目失滋养，则两目干涩，视物模糊。肝其华在爪，肝血亏虚，筋脉爪甲失养，则爪甲不荣。血不上荣于面，则面白无华。妇女以血为本，心肝血虚，经血乏源，则经量减少色淡，甚至经闭。若血虚生风，则肢体麻木，震颤拘挛。舌质淡白，苔薄白，脉细，为血虚之征。

【辨证要点】　以心悸，失眠多梦，目、筋、爪甲失养等与血虚症状并见。

【治疗方法】　养心安神，滋补肝血，代表方如酸枣仁汤、四物汤等。

【类证鉴别】　心脾两虚证与心肝血虚证的鉴别见表8－20。

心脾两虚证与心肝血虚证，二者均有心血不足，心神失养，表现为心悸怔忡、失眠多梦、面色苍白或萎黄等症状。心脾两虚证兼脾虚失运，血不归经，常见纳呆、腹胀、便溏及慢性失血等脾气亏虚症状；心肝血虚证兼肝血不足，筋失充养，常见头晕目眩、肢体麻木、震颤拘挛、视力减退、爪甲不荣等肝血不足症状。

表8－20　心脾两虚证与心肝血虚证的鉴别

证名	相同点	不同点
心脾两虚证	心悸怔忡，失眠多梦，面色苍白	纳呆，腹胀，便溏及慢性出血
心肝血虚证		头晕目眩，肢体麻木，震颤拘挛，视力减退

六、脾肺气虚证

脾肺气虚证是指脾、肺两脏气虚，以气短而喘、食欲不振、腹胀便溏、少气懒言等为主要表现的证。

【临床表现】　久咳不止，咳痰清稀，气短而喘，食欲不振，腹胀便溏，少气懒言，倦怠无力，面色㿠白，甚则面浮肢肿，舌质淡白，舌苔白，脉弱。

【证候分析】　多因久病咳喘，肺气虚弱，伤及脾气，或饮食劳倦伤脾，脾气虚弱，气血生化乏源，致肺气虚弱。

脾为气血生化之源，肺主气司呼吸，主宣发、肃降，二者与宗气的生成、津液代谢密切相关。若久病咳嗽气喘，肺气虚弱，失于宣降，气不布津，水聚为湿，困阻脾气；或饮食不节，伤及脾气，聚湿生痰，伤及肺气，均可导致脾肺气虚。久咳伤肺，宣降失常，故咳嗽气短而喘。气虚水津不布，聚湿生痰，则痰多稀白。脾运失健，升降失常，则食欲不振，腹胀便溏。气虚推动无力，则少气懒言，倦怠无力。气虚肌肤失养，则面色㿠白。水湿泛滥，则面浮肢肿。舌质淡白，舌苔白，脉弱，为气虚的表现。

【辨证要点】　以咳喘气短、痰多质稀、食少便溏等与气虚症状并见。

【治疗方法】　补脾益肺，代表方如参苓白术散。

【类证鉴别】　心肺气虚证、脾肺气虚证、肺肾气虚证的鉴别见表8－21。

表8－21　心肺气虚证、脾肺气虚证、肺肾气虚证的鉴别

证名	相同点	不同点
心肺气虚证	咳喘无力，气短喘促，咳痰清稀	心悸，怔忡，胸闷
脾肺气虚证		食少，腹胀，便溏
肺肾气虚证		呼多吸少，腰酸耳鸣，尿随咳出

心肺气虚证、脾肺气虚证、肺肾气虚证，均有肺气亏虚，呼吸功能减弱，出现咳嗽气喘无力、神倦气短、咳痰清稀等症状。

心肺气虚证兼心悸怔忡、胸部胀闷等心气不足的表现；脾肺气虚证兼纳呆、腹胀、便溏等脾失健运的症状；肺肾气虚证则兼呼多吸少、呼吸表浅、腰酸耳鸣等肾失摄纳的症状。

七、肺肾阴虚证

肺肾阴虚证是指肺、肾两脏阴液亏虚，以咳嗽气喘、腰膝酸软、潮热盗汗等为主要表现的证。

【临床表现】咳嗽气喘，咳痰少或痰中带血，声音嘶哑，腰膝酸软，男子遗精，女子经少、闭经、崩漏；口干咽燥，形体消瘦，颧红盗汗，骨蒸潮热，舌质红少苔，脉细数。

【证候分析】多因久咳、痨虫、燥热等损伤肺阴，病久及肾，或房劳不节，损伤肾阴，肾阴亏耗，不能滋养肺阴所致。

肺为水之上源，肾为水之下源，肺、肾两脏阴液互相滋养，肺敷布津液以滋肾，肾上输精微以养肺。肺阴亏虚，宣降失职，故咳嗽气喘。阴虚生热，热伤肺络，则咳痰少，痰中带血。喉为肺系，肾脉循喉，肺肾阴亏，喉失滋养，则声音嘶哑。腰为肾之府，肾阴亏虚，失于濡养，则腰膝酸软。肾主生殖，阴虚内热，热扰精室，则遗精。肾阴亏虚，经血乏源，则致经少，闭经；热迫血妄行，则崩漏。阴液亏虚，津不上承，则口干咽燥。阴虚内热，热伤津液，肌肉失养，则形体消瘦。虚火上浮则颧红；虚热迫津外泄则盗汗；阴虚生内热，故骨蒸潮热。舌质红少苔，脉细数，为阴虚内热的表现。

【辨证要点】以干咳少痰、腰膝酸软、遗精、月经不调等与虚热症状并见。

【治疗方法】滋养肺肾，清降虚热，代表方如百合固金汤合知柏地黄汤。

八、肝火犯肺证

肝火犯肺证是指肝郁化火，上逆犯肺，肺失清肃，以胸胁灼痛、咳嗽阵作为主要表现的证。

【临床表现】胸胁灼痛，急躁易怒，面红目赤，头晕目眩，烦热口苦，咳嗽阵作，痰黄黏稠，甚则咯血，舌质红，舌苔薄黄，脉弦数。

【证候分析】多因肝郁化热，或肝火循经，上逆犯肺所致。

肝性升发，肺主肃降，升降相配，则气机升降平衡。肝气郁结化火，则胸胁灼痛。肝主疏泄，疏泄失常，则急躁易怒。肝火上炎，则面红目赤。热邪上扰，则头晕目眩。气火内郁，则胸中烦热。肝胆相为表里，内热熏蒸，胆气上溢，则口苦。肝火循经，上犯于肺，肺津受灼，宣降失常，气机上逆，则咳嗽阵作，痰黄黏稠。火灼肺络，迫血妄行，则咯血。舌质红，舌苔薄黄，脉弦数，为肝经火热的表现。

【辨证要点】以咳嗽阵作、胸胁灼痛、急躁易怒等与实热症状并见。

【治疗方法】清肺泻肝，顺气降火，代表方如黛蛤散合泻白散。

九、肝胃不和证

肝胃不和证是指肝失疏泄，横逆犯胃，胃失和降，以胃脘、胁肋胀痛，嗳气呃逆等为主要表现的证。

【临床表现】胃脘、胁肋胀痛，呕吐，嗳气，呃逆，嘈杂吞酸，情志抑郁，善太息，烦躁易怒，舌质红，舌苔薄黄，脉弦或弦数。

【证候分析】多因情志不遂，肝气郁结，横逆犯胃，或寒邪内犯肝胃而致。

肝主疏泄，胃主受纳及腐熟水谷。肝气郁结，久郁化火，横逆犯胃，气机不畅，则胃脘、胁肋胀痛。胃以通降为和，胃失和降，气机上逆，则呕吐、嗳气、呃逆。肝胃气火内郁，则嘈杂吞酸。肝疏泄失和，失于条达，情志不舒，则情志抑郁，善太息，烦躁易怒。舌质红，舌苔黄，脉弦或弦数，为气郁化火的表现。

【辨证要点】以脘胁胀痛、吞酸嘈杂、舌质红、舌苔黄为辨证要点。

【治疗方法】疏理肝气，和胃降逆，代表方如四逆散。

十、肝郁脾虚证

肝郁脾虚证是指肝失疏泄，脾失健运，以胸胁胀痛、纳呆腹胀为主要表现的证。

【临床表现】胸胁胀满疼痛，情志抑郁，喜太息，或急躁易怒，纳呆腹胀，便溏不爽，肠鸣矢气，或腹痛欲泻，泻后痛减，每因情绪波动加重，舌质淡红，舌苔白或腻，脉弦。

【证候分析】多因情志不遂，郁怒伤肝，或思虑过度，饮食不节，劳倦伤脾而致。

肝主疏泄，调节胆汁分泌，有助于脾的运化功能，脾主运化，气机通畅，有助于肝气的疏泄。肝失疏泄，经气不舒，则胸胁胀满疼痛，情志抑郁。太息则气机畅达，胀闷得舒，故喜太息。肝气条达不畅，情志不舒，则急躁易怒。脾主运化，脾失健运，气机郁滞，故纳呆腹胀。脾主升清，若升清功能失职，则便溏不爽，肠鸣矢气。肝气不疏，腹中气机郁滞，则腹痛；排便后气滞得

畅，故泻后疼痛得以缓解。因肝主疏泄，情志不畅，气机郁滞加重，故每因情绪波动，而上述表现加重。舌质淡红，舌苔白，脉弦，为肝失柔和的表现。若湿邪内盛，可见腻苔。

【辨证要点】以胸胁胀满疼痛、纳呆、腹胀、便溏、情绪波动加重为辨证要点。

【治疗方法】疏肝理脾，代表方如四逆散、逍遥散。

【类证鉴别】肝胃不和证与肝郁脾虚证的鉴别见表8-22。

肝胃不和证和肝郁脾虚证均因肝气郁结出现胸胁胀满疼痛、情志不舒或烦躁等症状。肝胃不和证兼胃失和降，出现胃脘胀痛、呃逆、嗳气等胃气不降的症状；肝郁脾虚证兼脾失健运，出现纳呆、腹胀、便溏等脾气亏虚的症状。

表8-22　肝胃不和证与肝郁脾虚证的鉴别

证名	相同点	不同点
肝胃不和证	胸胁胀痛，抑郁烦躁	胃脘胀痛，呃逆嗳气，嘈杂吞酸
肝郁脾虚证		食少，腹胀，便溏

十一、肝肾阴虚证

肝肾阴虚证是指肝、肾两脏阴液亏虚，虚热内扰，以头晕耳鸣、胁肋胀痛、腰膝酸软、颧红盗汗为主要表现的证。

【临床表现】头晕目眩，耳鸣健忘，失眠多梦，腰膝酸软，胁肋隐隐疼痛，烦躁易怒，口燥咽干，颧红盗汗，五心烦热，男子遗精，女子经少，舌质红少苔，脉细数。

【证候分析】多因久病失调，情志内伤，房事不节，温热病后期，伤及肝肾等所致。

肝藏血，肾藏精，精血同源。肝、肾两脏，阴液相互资生，肝阴充足，则下藏于

肾，肾阴旺盛，则上滋肝木。肾阴亏虚，水不涵木，肝阳上亢，则头晕目眩，耳鸣健忘。阴虚生内热，虚热内扰，心神不宁，则失眠多梦。腰为肾之府，肝肾阴虚，筋骨失养，则腰膝酸软无力。肝阴不足，肝脉失养，则胁部隐隐作痛。肝失疏泄，情志不舒，则烦躁易怒。阴虚内热伤津，津不上承，则口燥咽干。阴虚内热，热蒸于里，故五心烦热。火炎于上，则两颧潮红。虚热内迫营阴，则夜间盗汗。肾主生殖，虚热扰动精室，则多见梦遗。肝肾阴伤，致冲任空虚，致经量减少。舌质红少苔，脉细数，为阴虚内热的表现。

【辨证要点】 以胁肋疼痛、腰膝酸软、耳鸣、遗精等与阴虚症状并见。

【治疗方法】 滋肾养肝，代表方如滋肾清肝饮。

【类证鉴别】 心肾不交证、肺肾阴虚证和肝肾阴虚证的鉴别见表8－23。

心肾不交证、肺肾阴虚证和肝肾阴虚证，三者均有肾阴亏虚，表现为腰膝酸软、头晕耳鸣、五心烦热、潮热盗汗等症状。心肾不交证兼心阴亏虚，热扰心神，出现心悸心烦、失眠多梦等症状；肺肾阴虚证兼肺阴亏损，肺失濡润，清肃失常，出现干咳少痰，甚则痰中带血等症状；肝肾阴虚证兼肝阴虚损，筋失充养，出现胁肋疼痛、两目干涩、眩晕等症状。

表8－23 心肾不交证、肺肾阴虚证、肝肾阴虚证的鉴别

证名	相同点	不同点
心肾不交证	腰膝酸软，头晕耳鸣，五心烦热，潮热盗汗	心悸心烦，失眠多梦
肺肾阴虚证		干咳少痰，或痰中带血
肝肾阴虚证		胁肋疼痛，目涩，眩晕

十二、脾肾阳虚证

脾肾阳虚证是指脾、肾两脏阳气亏虚，温煦失职，以畏寒肢冷、腰膝酸软、久泻不止等为主要表现的证。

【临床表现】 畏寒肢冷，腰膝疼痛，腹部冷痛，久泄久痢，纳差，神疲乏力，少气懒言，面色㿠白，或五更泻，或下利清谷，或小便不利，面浮肢肿，甚则腹胀如鼓，舌质淡胖，舌苔白滑，脉弱。

【证候分析】 多因久病、久泄伤脾，脾虚及肾，或水邪久停，肾阳虚衰，不能温煦脾阳，导致脾、肾两脏阳虚而致。

肾为先天之本，脾为后天之本，脾肾阳气相互资生、相互促进，脾主运化，布精微、化水湿，有赖命火之温煦；肾主精液，温养脏腑，须靠脾精的供养。若肾阳不足，不能温养脾阳，则脾阳亦不足，或脾阳久虚，日渐损及肾阳，则肾阳亦不足。无论脾阳虚衰或肾阳不足，在一定条件下均能发展为脾肾阳虚证。脾阳虚不能运化水谷，气血化生不足，故面色㿠白。阳虚无以温煦形体，故畏寒肢冷。阳虚内寒，经脉凝滞，故少腹腰膝冷痛。脾肾阳虚，水谷不得腐熟运化，故纳差，泻下不止，下利清谷，五更泻。阳虚无以运化水湿，溢于肌肤，则面浮肢肿；停于腹内则腹胀如鼓；水湿内聚，气化不行，则小便不利。舌淡胖，苔白滑，脉弱，为阳虚水寒内蓄的表现。

【辨证要点】 以腰膝、下腹冷痛，久泄不止，浮肿等与虚寒症状并见。

【治疗方法】 温肾健脾，代表方如四神丸。

【类证鉴别】 脾肾阳虚证与心肾阳虚证

的鉴别见表8－24。

脾肾阳虚证与心肾阳虚证，均有肾阳不足，温煦失职，出现腰膝酸软、神疲乏力、畏寒肢冷、小便不利、肢体浮肿、舌质淡胖、舌苔白滑等症状。脾肾阳虚证兼纳差、腹胀便溏、久泄久痢、五更泻、完谷不化等症状；心肾阳虚证兼心悸怔忡、胸闷气喘、面唇青紫等症状。

表8－24　脾肾阳虚证与心肾阳虚证的鉴别

证名	相同点	不同点
脾肾阳虚证	腰膝酸软，神疲乏力，畏寒肢冷，小便浮肿	腹胀便溏，久泄久痢，五更泻，完谷不化
心肾阳虚证		心悸怔忡，胸闷气喘，面唇青紫

复习思考题

1. 心脉痹阻证的原因有哪些？怎样鉴别？

2. 怎样鉴别燥邪犯肺证与肺阴虚证？

3. 脾气虚证、脾虚气陷证、脾不统血证、脾阳虚证在临床上有何异同？

4. 怎样鉴别肝火上炎证与肝阳上亢证？

5. 脾肾阳虚证与心肾阳虚证各自的辨证依据是什么？如何鉴别？

第九章

其他辨证方法

第一节 经络辨证

经络辨证，是以经络理论为指导，根据经络的循行分布、功能特性、病理变化及其与脏腑的相互联系，对所采集的症状与体征进行分析综合，以判断疾病发生的经络脏腑病位，并进一步确定病性的一种辨证方法。

《灵枢·海论》云："十二经脉者，内属于脏腑，外络于肢节。"经络既是气血流通的道路，又是病邪传变的途径。每当脏腑发生病变时，可在相应的经络上，尤其是经气聚集的腧穴处，出现各种异常反应，就疾病传播途径而言，内脏病变可以通过经络反映于体表，反之体表受邪又可以借助经络内传于脏腑。临床上可通过辨识这些症状与体征，推断疾病发生在何经、何脏或何腑，从而进一步确定其病变性质及发展趋势，正如《灵枢·卫气》所说："能别阴阳十二经者，知病之所生。候虚实之所在者，能得病之高下。"经络辨证是辨别疾病病位、病性及病情轻重等方面的一个重要手段。

经络辨证在临床上使用范围较广，在针灸、推拿临床中尤为重要，其内容以十二经脉病证、奇经八脉病证为主，包括本经内属脏（或腑）；本经循行路线体表；本经相关脏腑、组织、器官及本经的经筋、络脉病候。根据虚实寒热的正邪、病性关系进行辨证。本节内容基于《灵枢·经脉》《灵枢·邪气脏腑病形》《素问·脏气法时论》《素问·骨空论》和《难经·二十九难》等经典文献。

一、十二经脉病证

（一）手太阴肺经病证

【临床表现】胸部胀满憋闷，咳喘，胸痛，缺盆中痛，肩背痛，或肩背寒，少气，洒淅寒热，自汗出，臑或臂内前廉痛，掌中热，小便频数或色变或遗溺，手大指握物不固，举腕困难或肌肉拘紧掣痛。

【证候分析】肺经，其脉循胃口上膈属肺。肺合皮毛，肌表受邪，内传于肺，失其宣降，致胸闷胀满，咳喘气逆；缺盆为十二经通络，与肺接近，肺气不畅，故见缺盆部疼痛；肺经行于肘臂间，其经气不利，则肩背及臑、臂内侧前缘疼痛，掌中热；邪客于肌表，卫气郁闭，故洒淅寒热；腠理不固，则汗出；肺为肾母，邪伤其气，故小便频数或色变。手太阴经脉失养，经气不利，故手大指握物不固，举腕困难或肌肉拘紧掣痛。

【辨证要点】常出现寒热汗出、咽喉肿痛、小便数等经脉受邪之症，病证范围涉及肺、肺系及上肢内侧前缘经脉所过部位的病证。

（二）手阳明大肠经病证

【临床表现】 脐腹疼痛，腹胀肠鸣，大便异常，齿痛，颈肿，咽喉肿痛，鼻衄，目黄口干，臂前侧疼痛，拇、食指疼痛、活动障碍。

【证候分析】 手阳明大肠经"下膈属大肠"，大肠腑气异常，故脐腹疼痛，腹胀肠鸣，大便异常；大肠经，其脉从缺盆上颈贯颊入齿，故病则齿痛，颈肿，咽喉肿痛，大肠经之别络达目，邪热炽盛，则目黄口干；热盛迫血妄行，故鼻衄；病邪阻滞经脉，气血不畅，则肩臂前侧疼痛；拇、食指疼痛及活动障碍，均为本经经脉所及的病变。

【辨证要点】 常出现腹痛肠鸣、大便异常、发热而肿等经脉受邪之症。病证范围涉及面、齿、五官、咽喉及上肢外侧前缘本经所过部位的病证。

（三）足阳明胃经病证

【临床表现】 胃脘疼痛或脘腹胀满，呕吐，消谷善饥，壮热或惊惕狂躁，或口角㖞斜，或鼻流浊涕，或鼻衄，汗出，头痛，颈肿，咽喉肿痛，齿痛，胸乳、腹股部、膝部、下肢外侧、足背、足中趾等多处疼痛，足中趾活动受限。

【证候分析】 足阳明胃经"下膈属胃""其支脉起于胃口"，故经脉不畅则胃脘痛或脘腹胀满，饮食异常；胃经多气多血，受邪后易从阳化热，故见里实热证。里热内盛则壮热；邪热迫津外出致汗出；胃火循经上炎，则见头痛、颈肿、咽喉肿痛、齿痛；若风邪侵袭，可见口角㖞斜，鼻流浊涕；热盛迫血妄行，则鼻衄；热扰神明，则惊惕发狂而躁动；胃火炽盛，致消谷善饥；胃病及脾，中焦气阻，则脘腹胀满；胃经受邪，气

机不利，则所循行部位如胸乳部、腹股部、下肢外侧、足背、足中趾等多处疼痛，且活动受限。

【辨证要点】 常出现胃脘痛、饮食异常、身热、汗出等经脉受邪之症。病证范围常涉及面、胸、胃、腹及下肢外侧前缘本经所过部位的病证。

（四）足太阴脾经病证

【临床表现】 脘腹胀满，饮食不下，泄泻或腹胀善噫，嗳气、矢气得解，身体皆重，或烦心欲呕，舌强或痛，体不能动摇或不能卧，月经异常或癥瘕，水肿，黄疸，股膝内肿厥，足大趾不用。

【证候分析】 足太阴脾经"入腹，属脾络胃"，脾病失运、气机异常则脘腹胀满，饮食不下，泄泻或腹胀善噫，嗳气、矢气得解，身体困重；脾经血少气旺，脉连舌本，"上膈，注心中"，脾经经气发生变动，则烦心欲呕，舌强或痛，体不能动摇或不能卧。脾主肌肉，湿邪内困，故身体皆重，肢体关节不能动摇。脾经有寒，则为溏泄；脾经郁滞，则为月经异常或癥瘕；脾病不能制水，则为泄泻或为水肿，黄疸，不能卧。足太阳脾经起于大趾，上膝股内前廉，故为肿为厥、为大趾不用等病。

【辨证要点】 常出现脘腹胀满疼痛、饮食不下，或食后作呕、泄泻或腹胀善噫、舌本强等经脉受邪之症。病证范围常涉及脾胃腹部及下肢内侧前部、足大趾内侧本经所过部位的病证。

（五）手少阴心经病证

【临床表现】 胸闷心痛，或心烦惊恐善悲，或咽干，渴而欲饮，目黄，胁痛，肘臂内侧后缘痛厥，掌中热。

【证候分析】手少阴心经"起于心中，出于心系统"，经气异常则胸闷心痛，或心烦惊恐善悲等神志病。心属火脏，故心经病变多见热证。本经的支脉从心系上夹于咽部，心火上炎，心阴耗损，则咽干，渴而欲饮；手少阴支脉系于目系，又出于胁下，故目黄，胁痛；心脉又循肘臂内侧入掌中，故而可见肘臂内侧后缘痛和掌中发热之征。

【辨证要点】常出现胸闷心痛，或心烦惊恐善悲、渴而欲饮、臂厥等经脉受邪之症。病证范围涉及心、胸部、神志病及上肢内侧后缘本经所过部位的病证。

(六) 手太阳小肠经病证

【临床表现】腹痛大便异常，耳聋，目黄，咽痛，颈肿，颊肿，颈项僵硬疼痛，肩、臂、肘、腕外后侧疼痛、屈伸不利。

【证候分析】手太阳小肠经"下膈抵胃属小肠"，经脉属阳，其病多热，经气异常则见腹痛大便异常。支脉从缺盆循颈上颊，至目锐眦，即入耳中，故出现耳聋，目黄，咽痛，颈肿，颊肿；颈项僵硬疼痛，乃由于手太阳之脉循绕外后廉出肩解绕肩胛、交肩上的缘故。热邪侵袭小肠经脉，则肩、臂、肘、腕外侧后缘等处疼痛、屈伸不利。

【辨证要点】常出现腹痛大便异常、听力异常、咽喉疼痛、颈项僵硬活动不利等经脉受邪之症。病证范围涉及肩、颈、头、眼、耳、咽喉部病证，神志病及上肢外侧后缘本经所过部位的病证。

(七) 足太阳膀胱经病证

【临床表现】项背强痛，脊背僵硬，或腰腿疼痛，或腘窝紧束，或腓肠肌疼痛如裂，活动受限，小便不利；发热头痛，恶风寒，鼻塞流涕，癫、狂、痫证，疟疾，痔疮。

【证候分析】足太阳膀胱经"夹脊抵腰中，入循膂，络肾属膀胱"，行于背部，易受外邪侵袭，经气异常则项背强痛，腰腿疼痛，脊背僵硬，或腰腿疼痛，或腘窝紧束，或腓肠肌疼痛如裂，活动受限，小便不利等。邪客体表，卫阳郁滞，故发热，恶风寒，鼻塞流涕；本经脉起目内眦，上额交颠入络脑，故头痛发热；热邪极盛则发生癫、痫、狂证，疟疾；热聚肛门，气血壅滞，则酿生痔疮。

【辨证要点】常出现项背强痛、脊背僵硬疼痛，或腰腿疼痛、寒热鼻塞等经脉受邪之症。病证范围涉及头目、颈项、腰背、臀部及下肢后侧、足背外侧等本经所过部位的病证。

(八) 足少阴肾经病证

【临床表现】眩晕头痛，善惊恐，面黑如漆柴，气短喘促，咳嗽咯血，饥不欲食，口热舌干，咽肿，烦心心痛，腰脊疼痛，股内后廉痛，或下肢无力或痿厥，嗜卧，足下热痛。

【证候分析】足少阴肾经"上行贯脊内，属肾络膀胱""上贯膈入肺"，经气不利则眩晕头痛，气短喘促，咳嗽咯血等；肾在志为恐，肾气怯，则善惊恐；肾主水，水色黑，肾精亏损，不能上荣于面，故见面黑如漆柴；肾阴不足，虚火上犯于胃，致饥不欲食；本经经脉入肺，循喉咙，夹舌本，其支者从肺出络心，虚火上犯，则口热舌干，咽肿，烦心心痛；病邪阻滞肾经，则腰脊疼痛，股内后廉痛，或下肢无力或痿厥，足下热痛；嗜卧者，为多阴少阳，精神匮乏的表现。

【辨证要点】常出现眩晕头痛、善惊恐、

口热舌干、气短喘促等经脉受邪之症。病证范围涉及肾精、元阳及下肢内侧后缘、胫部内踝、足底等本经所过部位的病证。

（九）手厥阴心包经病证

【临床表现】 心痛心烦，心悸健忘，或悲喜异常，手心热，臂肘挛急，腋肿，甚则胸胁支满、面赤目黄等。

【证候分析】 手厥阴心包经"起于胸中，出属心包络"，为心之外围，内寄相火，其病多见热证并往往影响到心，故见心痛心烦，心悸健忘，或悲喜异常。其循胸出胁，入于掌中，故见手心热，上肘部挛急腋肿，胸胁支满；心火上炎，故面赤目黄。

【辨证要点】 常出现心痛心烦、心悸健忘，或悲喜异常、臂肘挛急、腋肿面赤、目黄等经脉受邪之症。病证范围涉及心、胸、胃、胁病，神志病及腋部、上肢内侧本经所过部位的病证。

（十）手少阳三焦经病证

【临床表现】 遗溺面肿，便秘癃闭，耳鸣耳聋，颊肿咽痛，目痛，耳后疼痛，汗出，胸胁疼痛，肩肘、前臂疼痛，小指、食指活动不利。

【证候分析】 手少阳三焦经，上项系耳后连目外眦，内属三焦，故本经受邪，则见遗溺面肿，便秘癃闭，耳鸣耳聋，颊肿咽痛，目痛，耳后疼痛；三焦出气以温肌肉、充皮肤，故为汗出；三焦是主气所生病者，气机抑郁，则胸胁不舒而痛；肩肘、前臂疼痛，小指、食指活动障碍，都是由于经脉循行之所处，经气不利所引起。

【辨证要点】 常出现遗溺面肿、便秘癃闭、耳鸣耳聋、颊肿咽痛、目痛、耳后疼痛、自汗出等经脉受邪之症。病证范围涉及

侧头、耳、眼、喉部及胸胁病证及上肢外侧、肘腕关节等本经所过部位的病证。

（十一）足少阳胆经病证

【临床表现】 头痛耳聋，胸胁疼痛不能转侧，口苦咽干，善惊恐喜叹息，甚则面微有尘，体无膏泽，汗出振寒，足外反热，腋肿颔痛，缺盆肿痛，颈部瘰疬，胁肋髀部、膝外胫踝及诸节皆痛，足小趾、次趾不用。

【证候分析】 足少阳胆经行目外眦，入耳中，循头部颞侧和躯干四肢外侧，入里络肝属胆，故经气异常则见头痛耳聋，胸胁疼痛不能转侧，口苦咽干，善惊恐喜叹息；足少阳之别散于面，胆木为病，故面微有尘，体无膏泽；少阳属半表半里，阳胜则汗出，风胜则振寒为疟；其他各症，皆为其经脉所及经气不利而成。

【辨证要点】 常出现头痛耳聋、胸胁疼痛、口苦咽干、善惊恐喜叹息等经脉受邪之症。病证范围涉及肝、胆，情志异常及头面耳目、面颊胸胁及下肢外侧、外踝前方等本经所过部位的病证。

（十二）足厥阴肝经病证

【临床表现】 善怒多言，胸腹满闷，呕吐腹泻，遗尿或癃闭，疝气或妇女少腹疼痛，腰痛不可俯仰，面色晦暗，唇青舌卷，阴囊挛缩，四肢拘挛，屈伸不利。

【证候分析】 足厥阴肝经"抵小腹络阴器，夹胃贯膈"，支脉入目上达颠顶，下绕口周，其支脉与别络和太阳、少阳之脉，同结于腰踝下中部、下部之间，故病则为善怒多言，胸腹满闷，呕吐腹泻，遗尿或癃闭，疝气或妇女少腹疼痛，腰痛不可俯仰；肝血不足，不能上养头面，致面色晦暗；其他各症，皆为其经脉所及经气不利而成。

【辨证要点】常出现善怒多言、胸腹满闷、疝气或妇女少腹疼痛、四肢拘挛等经脉受邪之症。病证范围涉及胸胁少腹、前阴、肝胆疾病及下肢内侧等本经所过部位的病证。

二、奇经八脉病证

奇经八脉独立于十二经之外，无络属脏腑的表里配属关系，但对十二经脉气血的调整沟通起重要作用，故对奇经八脉病证进行辨析具有一定临床意义。

（一）督脉病证

【临床表现】腰骶脊背痛，项背强直，头重眩晕，大人癫疾，小儿风痫。

【证候分析】督脉起于会阴，并于脊里，上风府、入脑、上颠、循额，故病邪阻滞督脉，经气不利，则腰骶脊背痛，项痛强直；督脉失养，脑海不足，故见头晕头重；若阴阳气错乱，则可出现大人癫疾和小儿风痫。

（二）任脉病证

【临床表现】脐下、少腹阴中疼痛，男子内结七疝，女子带下癥瘕。

【证候分析】任脉起于中极之下，循腹而行身之前，总任诸阴，又称"阴脉之海"，并主胞胎。任脉主阴，易感寒邪，寒凝于脉，血行不畅，则脐下、少腹阴中疼痛；任脉主身前之阴，阴凝寒滞，气血瘀阻，则见男子疝气，女子带下癥瘕。

（三）冲脉病证

【临床表现】气逆里急，或气从少腹上冲胸咽，呕吐，咳嗽，男子阳痿，女子经闭不孕或胎漏。

【证候分析】冲为经脉之海，由于冲脉之气失调，与足阳明之气相并而上逆，气不得降，故出现气从少腹上冲胸咽、呕吐、咳嗽等症；冲为血海，与任脉共同参与生殖机能，冲任失调或气血不充，致男子阳痿、女子经闭不孕等。

（四）带脉病证

【临床表现】腰酸腿痛，腹部胀满，赤白带下，或带下清稀，阴挺，漏胎。

【证候分析】带脉环腰，总束诸脉，人身冲、任二脉，与阳明合于宗筋，会于气街，皆属于带脉，而络于督脉，则太冲所以能够上养心肺，须赖带脉以主持之，而人身之气所以能上下流行，亦赖带脉为关锁。带脉经气不利，故出现腰酸腿痛；中气不运，水湿困阻于带脉，则腹部胀满，带下清稀量多；带脉气虚，不能维系胞胎，则见阴挺、漏胎。

（五）阳跷、阴跷脉病证

【临床表现】阳跷为病，阴缓而阳急；阴跷为病，阳缓而阴急。阳急则狂走，目不昧；阴急则阴厥。

【证候分析】阳跷、阴跷二脉均起于足跟，阳跷循行于下肢外侧，阴跷循行于下肢内侧，二者协调关节，有保持肢体动作矫捷的作用。如某侧发生病变，则经脉拘急，另一侧则相对弛缓。两脉均达于目内眦，故阳跷患病，阳气偏亢，则目内眦赤痛，或失眠而狂走；阴跷患病，阴寒偏盛，寒盛则下肢厥冷。

（六）阳维、阴维脉病证

【临床表现】阳维为病苦寒热，阴维为病苦心痛。若阴阳不能自相维系，则见精神恍惚，不能自主，倦怠乏力。

【证候分析】人身阳脉统于督，阴脉统于任，而诸阳诸阴之散现而会者，又必有经脉以维系而主持之，二维脉有维系阴阳之功能。阳维脉起于诸阳会，以维系诸阳经，由外踝而上行于卫分，故阳维脉受邪，可见发热、恶寒；阴维脉起于诸阴交，以维系诸阴经，由内踝而上行于营分，故阴维脉受邪，则见心痛。若二脉不能相互维系，阴阳失调，阳气耗伤则倦怠无力，阴精亏虚则精神恍惚，不由自主。

三、经络辨证临床应用

《灵枢·经脉》指出："经脉者，所以能决死生，处百病，调虚实，不可不通。"说明经脉在诊断治疗过程中的重要性。各经病证多与该经脉循行部位及所属脏腑密切相关，后世医家正是基于《黄帝内经》所述经络循行的特点及相应病候的特征，判断病变所属经络及脏腑，从而确定中药归经与针灸取穴原则。除了十二经脉与奇经八脉以外，还应考虑络脉、经别、经筋与皮部的病证。由于经络循行部位所发生的症状，又与脏腑密切联系，临证必须四诊合参，才能做出正确诊断。

（一）辨证归经

辨证归经是以临床证候表现为依据的归经形式，主要根据《灵枢·经脉》所载十二经病候（即"是动病""所生病"）予以归经，这是经络辨证在《黄帝内经》中最主要的体现。例如，《灵枢·经脉》云："肺胀满，膨膨而喘咳，缺盆中痛，甚则交两手而瞀。"亦云："咳，上气喘渴，烦心胸满，臑臂内前廉痛厥。"即归入手太阴肺经。《灵枢·邪气脏腑病形》与《素问·脏气法时论》的相关描述使经络辨证更为完善，如"肝病者，两胁下痛引少腹，令人善怒"，贴近临床，补充《灵枢·经脉》之所缺。

（二）辨位归经

辨位归经是直接按病变部位作为依据的一种归经形式。《灵枢·官能》说："察其所痛，左右上下，知其寒温，何经所在。"十二经脉在人体分布既有明确的部位所在，又有一定的规律可循。所以，根据病痛发生的不同部位来判断是何经的病变，这是经络辨证至关重要的环节。例如，"上齿痛"归入手阳明大肠经，"下齿痛"则归入足阳明胃经。

（三）"经络诊察"归经

通过辨识络脉颜色的变化、经络循行部位形态、寒热及感觉反应改变等经络的不同病理现象，来判断经络的虚实寒热，可分为经络望诊归经和经络切诊归经。

1. 望诊归经　望诊归经即通过视觉了解经络、腧穴部位皮表所发生的异常改变，包括望络脉、皮肤。望络脉通过察看皮肤脉络的色泽，以辨病性之寒热。《素问·皮部》载："其色多青则痛，多黑则痹，黄赤则热，多白则寒。"观测络脉形状及长短可辨病证之虚实，长而隆起者多主邪气实，短而陷下者多主正气虚。望皮肤表面皮损是否沿循经脉分布线路，或观察背部督脉或两侧膀胱经背俞穴的皮损变化。

2. 切诊归经　切诊归经也是经络辨证重要的方法，包括循经按压与穴位按压，详见本书第四章第二节"按诊"。

（四）按经论治

经络系统病证以十二经病证为主体。临床辨证时，掌握各经脉的循行部位及其联属脏腑，抓住十二经病证的规律及其临床特点，便能据此推断十二经脉、五脏六腑的病机和证型，达到执简驭繁的诊断效果。

奇经八脉具有联系和整合十二经脉、调节和平衡人体阴阳气血的作用。奇经八脉的辨证，要掌握各奇经循行部位、病候，尤其是所具有的特殊功能失调。若督脉阳虚，经脉失于温煦，则脊背腰痛，肌肉拘挛，身体反折，头重，头眩，头摇。

"经脉所过，主治所及"，这是经络辨证论治的基本原则。根据经络辨证以确定病变部位、受病经络，治疗应分经论治，选用归属病变经脉的药物配方治疗。临床针灸选穴处方，如表里经、子母经配穴方法等正是在经络辨证的基础上实施的。

第二节　六经辨证概要

六经，是太阳、阳明、少阳、太阴、少阴和厥阴六经的合称。

六经辨证，出自东汉张仲景的《伤寒论》，是其在《素问·热论》所谓"伤寒一日，巨阳受之……二日阳明受之……三日少阳受之……四日太阴受之……五日少阴受之……六日厥阴受之"的认识基础上，结合外感病的证候特点及传变规律而总结出来的辨证纲领。

六经辨证，就是以六经所系的经络、脏腑的生理病理为基础，将外感病在发展过程中所出现的病证综合归纳为太阳病证、阳明病证、少阳病证、太阴病证、少阴病证和厥阴病证六类证候，同时根据证的属性，以阴阳为总纲，从病变的部位、病性、病势、邪正斗争、体质因素等多个方面，阐释疾病的发生、发展与变化，是疾病演变过程中不同阶段的病变特点、病变本质和发病规律的概括，并用来指导临床的诊断与治疗。

六经病证的临床表现，是脏腑、经络病理变化的反映。其中，三阳病证，以六腑病变为基础；三阴病证，以五脏病变为基础。所以，六经辨证的应用，不局限于外感时邪之病，也用于内伤杂病。但由于其重点在于分析、归纳外感风寒之邪所引起的病理变化、传变规律，因而不能与脏腑辨证等同。

一、六经辨证的基本内容
（一）太阳病证

太阳病证，系外感伤寒病在初期所表现的证。太阳主表，系诸经之藩篱，抗御外邪，外邪入侵，多从太阳入，故首先以太阳病证出现。

太阳经脉，循行于项背，统摄营卫之气。其腑为膀胱，贮藏水液，经气化而排出，则为小便。当风寒外邪侵袭人体，多先伤及肌表，正邪抗争于肤表，营卫失和，所表现的证候则为太阳经证。经证，有中风、伤寒之分，乃外感风寒，疾病初起阶段；若太阳经证不愈，邪循经入腑，便出现太阳腑证。腑证，有蓄水、蓄血之分。

1. 太阳经证　太阳经证指风寒之外邪侵犯人体肌表，正邪相争，营卫失和，以恶寒、脉浮、头痛等为主要表现的证。由于患者受邪及体质的不同，太阳经证又有太阳中风证和太阳伤寒证之分。

（1）太阳中风证　指以外感风邪为主，侵袭太阳经脉，营卫失和，以发热、恶风、头痛、汗出、脉浮缓等为主要表现的证。

【临床表现】发热，恶风，头痛，汗出，脉浮缓，或有干呕鼻鸣。

【证候分析】风邪袭表，侵犯太阳经，卫阳浮于外，与邪相争，则发热；风性开泄，致卫外不固，营不内守，则汗出，即所谓"阳浮者热自发，阴弱者汗自出"。由于汗出，肌腠疏松，则恶风；风性轻扬，上犯于头，致气血流行不畅，故见头痛；邪犯于表，表气不利，里气因而不和，故肺气失宣，则鼻鸣；胃气失降，则干呕。

【辨证要点】以恶风、发热、汗出、脉浮缓为辨证要点。

（2）太阳伤寒证　指以寒邪为主，侵犯太阳经脉，卫阳被遏，毛窍闭伏，以恶寒发热、无汗、头身疼痛、脉浮紧等为主要表现的证。

【临床表现】恶寒，发热，头项强痛，身体疼痛，无汗，脉浮紧，或见气喘。

【证候分析】寒邪束表，卫阳被遏，肌肤失于温煦，则见恶寒；寒邪郁表，卫阳奋起抗邪，正邪交争，故而发热；寒性收引，肤腠致密，玄府不开，故见无汗；寒性凝滞，营阴郁滞，太阳经气不利，故头身疼痛；寒邪袭表，脉气亦鼓动于外，脉管拘急，故脉浮紧；寒邪束表，肺气失宣，则呼吸喘促。

【辨证要点】以恶寒、发热、无汗、头身痛、脉浮紧为辨证要点。

【鉴别诊断】太阳中风与太阳伤寒比较见表9-1。

两者均系外邪侵袭肌表，正邪相争，致营卫失于调和而表现出的证候，同具有太阳病的主要脉证，但因两者所感之病邪及体质的不同，致使病机有异。中风者乃以风邪为主，营卫失和表现为卫阳不固，营阴外泄，故见恶风发热，汗出，脉浮缓；伤寒者以寒邪侵袭为主，营卫失调表现为卫阳被束，营阴郁滞，故见恶寒、发热、无汗、头身痛、脉浮紧，临证需注意鉴别。

表9-1　太阳中风与太阳伤寒的比较

	共同点	病因	病机	症状
太阳中风	外感风寒，发热、头痛、恶风寒、脉浮	风邪为主	卫强营弱	恶风，汗出，脉缓
太阳伤寒		寒邪为主	营卫郁遏	恶寒，无汗，脉紧

2. 太阳腑证　太阳经证不解，病邪循经内传至膀胱腑所表现的证。因病邪内传，或与血结，或与水结，根据病机之不同，又可分为太阳蓄水证和太阳蓄血证。

（1）太阳蓄水证　指太阳经证不解，病邪内传，邪水互结，致膀胱气化不利，水液停蓄，以发热、恶寒、小便不利等为主要表现的证。

【临床表现】发热恶寒，小便不利，小腹满，口渴，或水入即吐，脉浮或浮数。

【证候分析】太阳经邪不解，故见发热、恶寒、脉浮等表证；病邪内传膀胱之腑，气化失职，邪与水结，水液停蓄，故见小便不利，小腹满；邪水互结，水停而气不化津，津液不能上承，故渴欲饮水；饮入之水，因不得运化输布，若饮多，则水停于胃，胃失和降，拒而不受，则见饮入即吐。

【辨证要点】以小便不利、小腹满与太阳经证并见为辨证要点。

（2）太阳蓄血证　指太阳经证不解，病

邪内传，与血相结于少腹，以少腹急结或硬满、其人如狂或发狂等为主要表现的证。

【临床表现】少腹急结或硬满，小便自利，如狂或发狂，脉沉涩或沉结。

【证候分析】太阳经证失治，邪热循经内传，与血相结，瘀热结于下焦少腹，故见少腹急结、硬满；病在血分，未影响膀胱气化功能，故小便自利；瘀热内结，上扰心神，轻则见神志错乱如狂，重则发狂；脉沉涩或沉结是因瘀热阻滞，脉气不利所致。

【辨证要点】以少腹急结、小便自利、其人如狂或发狂等为辨证要点。

【鉴别诊断】太阳蓄水证与太阳蓄血证的比较见表9－2。

两者均系太阳经邪不能解，内传下焦之腑，致邪与水、血互结所致的病变，故均可见小腹满胀等症。二者不同的是，蓄水者，乃邪入气分，与水互结，膀胱气化不利，津液内停，不能上承，故见小便不利、小腹满胀不适而渴等症；蓄血者，乃邪入血分，与血互结，瘀热虽阻下焦，但不影响膀胱气化，故见小便自利等症。两者病机不同，故病证各异。然两者之主要区别在于蓄水者小便不利而渴，蓄血者小便自利而如狂。

表9－2　太阳蓄水证与太阳蓄血证的比较

	共同点	病机	症状
太阳蓄水证	太阳表邪不解，邪气入于膀胱之腑，主症均可见少腹急结	邪气与水结在膀胱气分，影响了膀胱的气化功能	发热恶寒，小便不利，小腹满，口渴，或水入即吐，脉浮或浮数
太阳蓄血证		邪入血分，与血互结，瘀热结于下焦少腹	小便自利，如狂或发狂，脉沉涩或沉结

（二）阳明病证

阳明病证是指外感伤寒病发展过程中，阳热亢盛，胃肠燥热所表现的证。阳明主里，为多血多气之经，与水谷代谢密切相关，以通为用。阳明病的主要病机是"胃家实"。胃家，包括胃与大肠；实，指邪气亢盛，故阳明病的性质属里实热证，为邪正斗争的极期阶段。阳明病证按其病机的不同，又可分为阳明经证和阳明腑证两类。

1. 阳明经证　阳明经证又称阳明热证，是指邪热亢盛，充斥阳明之经，弥漫全身，而肠中尚无燥屎内结，以高热、汗出、口渴、脉洪等为主要表现的证。

【临床表现】壮热，不恶寒，反恶热，汗大出，大渴引饮，心烦面赤，气粗，苔黄燥，脉洪大。

【证候分析】阳明病证多由太阳、少阳经证不解，邪热内传入里而成。或因素体阳盛，初感外邪即成里实热证。阳明为多气多血之经，阳气旺盛，邪入阳明最易化燥化热。里热炽盛，弥漫全身，蒸腾于外，故见身大热，不恶寒，反恶热；邪热上扰，心神不宁，则见烦躁；邪热炽盛，迫津外泄，故汗大出；热盛伤津，且汗出复伤津液，故大渴引饮；气血涌盛于面，故面赤；热迫于肺，呼吸不利，故气粗；脉洪大有力，苔黄燥，为阳明里热炽盛之象。

【辨证要点】以大热、大汗、大渴、脉洪大为辨证要点。

2. 阳明腑证　阳明腑证又名阳明实证，邪热内盛，并与肠中糟粕相搏，燥屎内结，以潮热汗出、腹满痛、便秘、脉沉实等为主要表现的证。

【临床表现】 日晡潮热，手足濈然汗出，脐腹胀满疼痛且拒按，大便秘结，或热结旁流，甚则神昏谵语，狂躁不眠，舌苔黄厚干燥，或起芒刺，甚至苔焦黑燥裂，脉沉实或滑数。

【证候分析】 阳明经气旺于日晡，此时邪正相争剧烈，故身热日晡尤甚；四肢禀气于阳明，邪热敛结于肠道，不能蒸汗于外，故仅见手足濈然汗出；邪热与糟粕结于肠中，腑气不通，故脐腹胀满而痛，大便秘结；邪热上扰心神，则见神昏谵语，甚则狂躁不安；苔黄燥有芒刺，或焦黑燥裂，为燥热内结，津液被劫之故；邪热亢盛，有形之邪阻滞，脉道壅滞，故脉沉而有力，若邪热迫急则脉滑数。

【辨证要点】 以日晡潮热、手足濈然汗出、大便秘结、腹满痛、脉沉实等为辨证要点。

【鉴别诊断】 阳明经证和阳明腑证的比较见表 9 – 3。

两者皆属于里实热证，阳明经证为无形热邪炽盛于阳明经，阳明腑证为有形实热结于阳明之腑；经证邪热亢盛持久，灼伤津液，可致肠燥便结，最终亦形成腑证，故经证之病情较腑证轻。

表 9 – 3　阳明经证与阳明腑证的比较

	共同点	病机	症状
阳明经证		无形热邪炽盛于阳明经	高热，汗出，口渴，脉洪
阳明腑证	里实热证	邪热内盛，并与肠中糟粕相搏，燥屎内结	潮热汗出，腹满痛，便秘，脉沉实

（三）少阳病证

少阳病证是指邪犯少阳胆腑，正邪相争，枢机不运，经气不利，以寒热往来、胸胁苦满等为主要表现的证。

【临床表现】 咽干，口苦，目眩，寒热往来，胸胁苦满，嘿嘿不欲饮食，心烦欲呕，脉弦细。

【证候分析】 本证多由太阳经证不解，邪传少阳所致，亦可由厥阴病转出少阳而成。邪正相争于半表半里，正胜则热，邪胜则寒，邪正互有胜负，故见寒热往来；胆热扰心则心烦，上炎则口苦，灼津则咽干，上扰清窍则头目晕眩；邪郁少阳，经气不利，故胸胁苦满；邪犯少阳，胆失疏泄之职，故嘿嘿；胆热犯胃，胃失和降，故不欲饮食，欲呕；脉弦细为少阳病典型脉象，体现了少阳病阳气较弱，枢机不利的特点。

【辨证要点】 以寒热往来、胸胁苦满、口干苦、脉弦等为辨证要点。

（四）太阴病证

太阴病证是指外感病后期，因脾阳虚弱，寒湿内生，以腹满而痛、不欲食、腹泻等为主要表现的证。太阴为三阴之屏障，外邪内入三阴，太阴先受其伤，故邪伤太阴，疾病多由阳转阴，或为寒邪直中，为三阴病证之初起，多为里虚寒证，病情相对较轻。

【临床表现】 腹满而吐，食不下，大便泄泻，口不渴，时腹自痛，四肢欠温，脉沉缓或弱。

【证候分析】 太阴病证可由寒湿之邪直接侵犯脾胃而成，亦可因三阳病治疗失当，损伤脾阳所致。脾阳虚弱，寒湿内生，气机阻滞，故腹满时痛；脾失健运则食纳减少；寒湿下注则下利；寒湿犯胃，胃失和降，故见呕吐；阳虚而失于温煦，故四肢欠温；脾阳虚弱，鼓动无力，故脉沉缓或弱。

【辨证要点】　以腹满时痛、腹泻等虚寒表现为辨证要点。

太阴、阳明同居中焦，互为表里，生理上相互为用，病理上互相影响，在一定的条件下常可相互转化，说明两者关系密切，有"实则阳明（热），虚则太阴（寒湿）"一说。胃阳盛，邪入则易从燥化热，发病多为实热证；脾阳虚，邪入则易从寒湿而化，发病多为虚寒证；若阳明中气虚者，或因病证燥热，过用清下，损伤脾阳，则可转为太阴病证；太阴病证者中阳渐复，或因寒湿证而滥用温燥，或寒湿郁久化热，均可转为阳明病证。

（五）少阴病证

少阴病证是指外感病变后期，全身之阴阳衰惫，以脉微细、但欲寐为主要表现的证。少阴病证的病位主要在心、肾，是伤寒六经疾病发展过程的最危重阶段。邪犯少阴，由于患者体质阴阳盛衰之不同，病性可从阴化寒为少阴寒化证或从阳化热为少阴热化证。

1. 少阴寒化证　少阴寒化证指心肾阳气虚衰，阴寒独盛，病性从阴化寒，以畏寒肢凉、下利清谷等为主要表现的虚寒证。

【临床表现】　无热恶寒，但欲寐，四肢厥冷，下利而渴，呕不能食，或食入即吐，或身热反不恶寒，面赤，脉微细欲绝。

【证候分析】　病至少阴，心肾阳气俱虚，故整体表现为虚寒证候。阳气衰微，阴寒内盛，失于温养，故见无热恶寒（即畏冷），

但欲寐，肢厥；肾阳虚，火不暖土，脾胃纳运、升降失职，故下利清谷，呕不能食；若阴盛格阳，则见自觉身热而反不恶寒，面色赤；心肾阳虚，鼓动无力，则脉微细欲绝。

【辨证要点】　以畏寒肢厥、无热、欲寐、下利清谷、脉微细等为辨证要点。

2. 少阴热化证　少阴热化证指心肾阴虚阳亢，病性从阳化热，以心烦不寐、舌尖红、脉细数等为主要表现的虚热证。

【临床表现】　心烦不眠，咽干口燥，舌尖红少津，脉细数。

【证候分析】　本证多见于素体阴虚阳盛之人。邪入少阴，从阳化热，热灼真阴，致水不济火，心火独亢，扰及心神，故心中烦热而不得眠；阴亏失润，则口燥咽干；阴虚而阳热亢盛，故舌尖红，脉细数。

【辨证要点】　以心烦不眠，以及阴虚证候为辨证要点。

少阴内藏水火二气，邪入少阴，既可从阳化热，表现为阴虚，也可从阴化寒，表现为阳虚，甚则阴阳俱虚，病较复杂。所以，在临证时，应注意随证辨治。

（六）厥阴病证

厥阴病证是指外感病发展传变的较后期阶段，表现为阴阳对峙、寒热交错、厥热胜复的证。临床以寒热错杂为其主要病理特点，又以上热下寒证为其提纲。

【临床表现】　消渴，气上冲心，心中疼热，饥而不欲食，食则吐蛔。

【证候分析】　厥阴病为六经病之末，多由他经传变而成，或由伤寒误治所致。其基本病理变化为上热下寒。邪入厥阴，心包之火炎上则上热；热灼津伤，故消渴饮水。厥阴之脉夹胃，上贯膈，火性炎上，肝气横

逆，故见气上撞心，心中疼热。又因下焦有寒，脾失健运，更因肝木乘犯，故不能进食，强食则吐，内有蛔虫者，常可吐出蛔虫。

【辨证要点】 以上热下寒、寒热交错为辨证要点。

二、六经病证的传变

"传"是指病证循着一定的趋向发展；"变"是指病证在一定条件下的转变。其传变与否，主要取决于邪正的盛衰、病体之强弱，以及治疗得当与否等因素。通常情况下，正复邪衰，体强，治疗得当，病证由里达表，由阴出阳，为病情向愈的转归；若邪胜正衰，体弱，失治误治，病邪自表入里，由阳转阴，多为病情加重的传变。常见的有传经、直中、合病和并病几种传变方式。

（一）传经

病邪从外侵入，由表及里，或正气来复，由里出表，由某一经病证转变为另一经病证，称为传经。传经的方式有3种。

1. 循经传 循经传指按伤寒六经的顺序相传。例如，太阳病不愈，传入阳明，阳明不愈，传入少阳；三阳不愈，传入三阴，首传太阴，次传少阴，终传厥阴。但亦有按太阳→少阳→阳明→太阴→厥阴→少阴传变的说法。

2. 越经传 越经传指不按循经传次序，隔一经甚或隔两经相传。例如，太阳病不愈，不传阳明，而直传少阳，或直传太阴，多由病邪亢盛，正气不足所致。

3. 表里传 表里传指六经中互为表里的阴阳两经相传。例如，太阳膀胱经传入少阴肾经，阳明胃经传入太阴脾经，少阳胆经传入厥阴肝经等。表里相传之中，从阳经传入

阴经者，多为邪盛正虚，由实转虚，病情加重之恶兆；从阴经传出阳经者，则为正能胜邪，病情向愈之佳兆。

（二）直中

伤寒病初起不从三阳经传入，而病邪直入于三阴者，称为"直中"。其特点是一发病就表现出三阴经的证候。直中多发于正气先虚，又复感重邪之人。一般而言，直中太阴者病尚浅，直中少阴、厥阴者病较深。

（三）合病

伤寒病不经过传变，两经或三经同时出现的病证，称为"合病"。《伤寒论》中有"太阳阳明合病""太阳少阳合病"和"三阳合病"等。三阴经有合病之实，却无合病之名。在合病中，往往某一经偏盛，其症状较为突出，临床应注意观察分析。

（四）并病

伤寒病凡一经病证未罢，又见他经病证者，称为"并病"。《伤寒论》中有"太阳阳明并病""太阳少阳并病"等，先出现太阳病证，而后出现阳明或少阳病证。一般并病者两经症状可以明显区分，出现的次序有先后不同。

第三节　卫气营血辨证概要

卫气营血辨证，为清代叶天士在《温热论》中所创立的一种论治外感温热病的辨证方法，即将外感温热病发展过程中不同病理阶段所反映的证，分为卫分证、气分证、营分证、血分证四类，用以说明病位的浅深、病情的轻重和传变的规律，并指导临床治

疗。经后世医家如章虚谷、王孟英、陈光淞等补充和发展，卫气营血辨证除用于除温热以外，还广泛用于湿热、温毒、温疫等其他温邪所致温病的辨治。

张仲景创立的六经辨证及后世医家对温热邪气致病的认识，为卫气营血辨证的形成奠定了理论基础。叶氏借用《黄帝内经》中关于卫、气、营、血四种物质的分布、功能不同而又密切相关的生理概念，将温热之邪侵袭人体分为由浅入深传变的四个阶段。温邪由卫分→气分→营分→血分，说明病情逐渐加重。就其病位及层次、病变发展趋势而言，卫分证主表，邪在肺与皮毛，为温病的开始阶段；气分证主里，病在胸、膈、胃、肠、胆等脏腑，为邪正斗争的亢盛期；营分证为邪热陷入心营，病在心与心包络，病情深重；血分证则为病变的后期，邪热已深入心、肝、肾等脏，重在耗血、动血，病情更为严重。因此，叶天士《温热论》说："温邪上受，首先犯肺，逆传心包。肺主气属卫，心主血属营。"又云："大凡看法，卫之后方言气，营之后方言血。"

卫气营血辨证不仅概括了温病发展过程的不同阶段中四类不同的证候，同时还阐明了温病发展、变化的一般规律和预后，故成为温病的辨证纲领。因此，卫气营血辨证也是对八纲、气血津液、脏腑、六经辨证的补充。

一、卫气营血辨证的基本内容

（一）卫分证

卫分证是指温邪侵袭肺卫，卫气之卫外功能失调，肺失宣降，以发热、微恶风寒、脉浮数等为主要表现的表热证，常见于温病的初期。

【临床表现】 发热，微恶风寒，舌边尖红，苔薄黄，脉浮数，常伴有少汗、头痛、全身不适、口微渴，或有咳嗽、咽喉肿痛等。

【证候分析】 温邪侵袭卫表，卫气阻遏不能布达于外，故发热，微恶风寒；卫阳与温热邪气郁蒸，故多为发热重而恶寒轻。邪在肺卫之表，津伤不重，故口干微渴；温邪上犯，肺失宣降，气逆于上则咳嗽；上灼咽喉，气血壅滞，故咽喉红肿疼痛；上扰清窍，则头痛；舌边尖红，脉浮数，为邪热在卫表的征象。根据温邪病因的不同，卫分证包括风热犯卫、燥热犯卫、湿遏卫气等不同证型。

【辨证要点】 以发热而微恶风寒、口微渴、舌边尖红、脉浮数等为辨证要点。

（二）气分证

气分证是指温邪入里，正邪剧争，脏腑功能活动失调的里实证，以阳热亢盛较为常见。根据邪热性质及侵犯肺、胸膈、胃肠、胆等脏腑的不同，而兼有不同的表现。一般温病邪不在卫分，又未及营、血分者，均可属于气分证。

【临床表现】 发热，不恶寒，口渴，心烦，汗出，尿赤，舌红，苔黄，脉数有力。或兼有咳喘胸痛，咳痰黄稠；或兼心烦懊侬，坐卧不安；或兼潮热，腹胀痛拒按，或时有谵语、狂乱，大便秘结或下秽臭稀水，苔黄燥，甚则焦黑起刺，脉沉实；或见口苦，胁痛，心烦，干呕，脉弦数；或发热，汗出热不解，口渴不欲多饮，脘痞呕恶，苔白或黄滑腻等。

【证候分析】 气分证，多由卫分证不解，邪传入里所致，亦有初感温热邪气即直入气分者。邪正剧争，里热炽盛，故身热盛，不恶寒；邪热蒸腾，迫津外泄，则汗出；热扰心神，则心烦；热灼津伤，则口渴，尿赤，苔黄；热盛血涌，则舌红，脉数有力。

若邪热恋肺，肺失肃降，肺气不利，则见咳喘，胸痛，咳痰黄稠。若热扰胸膈，心神不宁，则心烦懊侬，坐卧不安。若热结肠道，腑气不通，则见日晡潮热，腹部胀痛拒按。邪热与燥屎相结而热愈炽，上扰心神，则时有谵语、狂乱；燥屎结于肠中，邪热迫津从旁而下，"热结旁流"，则下利秽臭稀水；实热内结，故苔黄而干燥，甚或焦黑起刺，脉沉实。若热郁胆经，胆气上逆，则口苦；经气不利，故胁痛；扰心则烦；胆热犯胃，胃失和降，故干呕；脉弦数，为胆经有热之象。湿热亦可深入气分，困阻脾胃、膜原、胆腑、肠腑等，湿热交蒸则身热汗出，热势不为汗减。湿热困脾，郁阻气机，则脘腹痞满。脾胃升降失司，胃气上逆则呕恶，苔腻为气分湿热之象。

【辨证要点】　以发热不恶寒、舌红苔黄、脉数有力为辨证要点。

（三）营分证

营分证是指邪热内陷，炽盛于营分，耗伤营阴，心神被扰，以身热夜甚、心烦不寐、斑疹隐隐、舌绛等为主要表现的证，是温病发展过程中较为深重的阶段。

【临床表现】　身热夜甚，口不甚渴或不渴，心烦不寐，甚或神昏谵语，斑疹隐隐，舌质红绛无苔，脉细数。

【证候分析】　可由气分证不解，邪热传入营分，或由卫分证直接传入营分而成，称为"逆传心包"；亦有营阴素亏，初感温热邪盛，来势凶猛，发病急骤，起病即见营分证者。邪热入营，灼伤营阴，阴虚则身热夜甚；邪热蒸腾营阴上朝于口，故口不甚渴，或不渴；邪热深入营分，侵扰心神，故见心烦不寐，神昏谵语；热伤血络，则见斑疹隐隐；舌质红绛无苔，脉细数，为邪热入营，劫烁营阴之象。

【辨证要点】　以身热夜甚、心烦不寐、舌红绛、脉细数等为辨证要点。

（四）血分证

血分证是指邪热深入阴血，热盛耗血、动血，伤阴、动风，以发热、谵语神昏、抽搐或手足蠕动、斑疹、吐衄、舌质深绛等为主要表现的证，是温热病发展过程中最为深重的阶段，病变主要累及心、肝、肾三脏。

【证候表现】　身热夜甚，躁扰不宁，甚者神昏谵语，舌质深绛，脉弦数；或见斑疹显露、色紫黑，或吐血、衄血、便血、尿血；或见四肢抽搐，颈项强直，角弓反张，目睛上视，牙关紧闭。

【证候分析】　多因邪在营分不解，传入血分而成；或气分热炽，劫营伤血，径入血分而成；或素体阴亏，已有伏热内蕴，直接发于血分。

邪热深入血分，病情更加深重。除身热夜甚、心烦不寐等营分证表现之外，还可见血热内扰心神之躁扰不宁，或神昏谵语；邪热迫血妄行，溢于脉外，则见斑疹显露、斑色紫黑，或吐血、衄血、便血、尿血等；邪热燔灼肝经，炽伤筋脉，则可引动肝风，导致四肢抽搐，颈项强直，甚至角弓反张，目睛上视，牙关紧闭等。

【辨证要点】　身热夜甚、神昏谵狂、斑疹、出血、舌质深绛、脉弦数为辨证要点。

二、卫气营血证的传变

温热病之发展过程，本质上就是卫气营

血证候的传变过程。卫气营血证候的传变，同样取决于正邪盛衰，病体体质及治疗得当与否。一般有顺传和逆传两种形式。

1. 顺传 顺传指病变多从卫分开始，依次传入气分、营分、血分。它体现了病邪由表入里、由浅入深，病情由轻而重、由实致虚的传变过程，反映了温热病发展演变的一般规律。

2. 逆传 逆传指邪入卫分后，不经过气分阶段而直接深入营、血分。实际上"逆传"只是顺传规律中的一种特殊类型，反映邪热亢盛，正气虚衰，无力抗邪，病情更加急剧、重笃。

此外，温病的传变，因病邪和机体反应的特殊性，也有不按上述规律传变者。例如，发病之初无卫分证，而径见气分证或营分证；卫分证未罢，又兼气分证，而致"卫气同病"；气分证尚存，又出现营分证或血分证，称为"气营两燔"或"气血两燔"。因此，温热病过程中证候的传变，其形式是较为复杂的。

第四节 三焦辨证概要

三焦辨证，源自清代吴鞠通的《温病条辨》，是其创立的对外感温热病进行辨证归纳的一种方法。

三焦辨证是依据《黄帝内经》关于三焦所属部位的概念，在《伤寒论》六经辨证及叶天士卫气营血辨证的基础上，将外感温热病的证候归纳为上焦病证、中焦病证、下焦病证，用以阐明三焦所属脏腑在温热病发展过程中不同阶段的病理变化、证候表现及其传变规律。

上焦病证主要包括手太阴肺和手厥阴心包的病变，其中手太阴肺的证候多为温病的初起阶段；中焦病证主要包括手阳明大肠、足阳明胃和足太阴脾的病变，脾胃同属中焦，阳明主燥，太阴主湿，邪入阳明而从燥化，则多呈现里热燥实证；邪入太阴从湿化，多为湿温病证；下焦病证主要包括足少阴肾和足厥阴肝的病变，多为肝肾阴虚之候，属温病的末期阶段。

一、三焦辨证的基本内容

（一）上焦病证

上焦病证是指温邪侵袭手太阴肺和手厥阴心包，而产生的以发热汗出、咳嗽气喘，或谵语神昏等为主要表现的证，一般见于温病初期。

【临床表现】 发热，微恶风寒，头痛，汗出，口渴，咳嗽，舌边尖红，脉浮数或两寸独大；或见但热不寒，咳嗽，气喘，口渴，苔黄，脉数；甚则高热，大汗，谵语神昏或昏愦不语，舌謇肢厥，舌质红绛。

【证候分析】 肺主气统卫，外合皮毛。上焦病证中，温热之邪初犯人体，既可肺卫同时受邪，出现卫表证候与肺的证候；也可局限于肺脏受邪，邪热壅肺而卫表症状不甚明显。温热之邪犯表，卫气失和，肺气失宣，故见发热，微恶风寒，咳嗽，舌边尖红，脉浮数或两寸独大等症；温邪上扰清窍则头痛，伤津则口渴，迫津外泄则汗出；邪热入里，故身热不恶寒；邪热壅肺，肺失肃降而上逆，则见咳嗽，气喘；口渴，苔黄，脉数，均为邪热内盛之征。

若肺经之邪不解，病情严重时，温热之邪可逆传心包。邪陷心包，热扰心神甚或热闭心神，则见谵语神昏，或昏愦不语，舌謇；里热炽盛，蒸腾于外，故见高热，大汗；阳热内郁，不达四肢，故肢厥；灼伤营阴，则舌质红绛。

【辨证要点】 以发热汗出、咳嗽气喘，或谵语神昏等为辨证要点。

（二）中焦病证

中焦病证是指温邪传入中焦脾胃，以发热口渴、腹满便秘，或身热不扬、呕恶脘痞、便溏等为主要表现的证。其病变部位主要包括足阳明胃、足太阴脾、手阳明大肠等，多为温病的中期或极期阶段。

【临床表现】 身热，面赤，呼吸气粗，腹满便秘，神昏谵语，渴欲饮冷，口干唇裂，小便短赤，苔黄燥或焦黑起刺，脉沉实有力。或身热不扬，头身重痛，胸脘痞闷，泛恶欲呕，大便不爽或溏泄，舌苔黄腻，脉濡数。

【证候分析】 温邪自上焦传入中焦，脾胃二经均受病，若邪从燥化，表现为阳明燥热证；若邪从湿化，则成为太阴湿热证。

邪入阳明，热炽津伤，胃肠失润，燥屎内结，故见腹满便秘；邪热蒸腾，则身热面赤，呼吸气粗；热扰心神，故见神昏谵语；灼津耗液，则见渴欲饮冷，口干唇裂，小便短赤；苔黄燥或焦黑起刺，脉沉实有力，为燥热内结，津液被劫之征。

湿热蕴阻中焦，脾失健运，胃失和降，故见胸脘痞闷，泛恶欲呕，大便不爽或溏泄；湿遏热伏，郁于肌腠，故身热不扬；湿性重着，湿热郁阻，气机不畅，故头身重痛；苔黄腻、脉濡数，为湿热内蕴之象。

【辨证要点】 以发热口渴、腹满便秘，或身热不扬、呕恶脘痞、便溏等为辨证要点。

（三）下焦病证

下焦病证是指温热之邪，犯及下焦，劫夺肝肾之阴，以身热颧红、手足蠕动或瘛疭、舌绛苔少等为主要表现的证。

【临床表现】 身热颧红，手足心热，口燥咽干，神倦，耳聋，或见手足蠕动、瘛疭，心中憺憺大动，舌绛苔少，脉细数或虚大。

【证候分析】 温病之邪传入下焦，损及肝肾之阴。肾阴亏耗，耳失充养，故耳聋；神失阴精充养，故神疲；阴亏不能制阳，虚热内生，则见身热颧红，口燥咽干，手足心热，舌绛苔少，脉虚大；热邪久羁，真阴被灼，水亏木旺，筋失所养，虚风内扰，以致出现手足蠕动，甚或瘛疭，心中憺憺大动等症。

【辨证要点】 以身热颧红、手足蠕动或瘛疭、舌绛苔少等为辨证要点。

二、三焦病证的传变
（一）顺传

三焦病证多由上焦手太阴肺经开始，传入中焦，进而传入下焦，此为"顺传"，标志着病情由浅入深、由轻到重的病理进程。

（二）逆传

病邪从肺卫而传入心包者，称为"逆传"，说明邪热炽盛，病情重笃。《温病条辨·中焦篇》总结为："温病由口鼻而入，鼻气通于肺，口气通于胃，肺病逆传，则为心包；上焦病不治，则传中焦，胃与脾也；中焦病不治，即传下焦，肝与肾也。始上焦，终下焦。"

三焦病证自上而下的传变，是一般的规律。临床有邪犯上焦，经治而愈，并不传变者；亦有上焦病证未罢而又见中焦病证者，或自上焦而径传下焦者；亦有中焦病证未除而又出现下焦病证者，或起病即见下焦病证者；还有两焦病证错综互见和病邪弥漫三焦者。因此，对三焦病势的判断，应根据临床资料，进行全面、综合的分析。

下 篇

诊断综合运用

第十章

中医四诊及辨证方法的综合运用

中医诊断的过程包括病情资料的采集、整理与分析和做出病、证结论等环节。在病情资料的采集过程中，除了将各种诊法综合运用以全面收集病情资料之外，还必须在四诊同时，对所获得的资料等进行分析思考，考虑这些症状或体征可能的病因、病机、病性、病位等，此时辨证分析已经开始。因此，中医诊断需要边诊边断，为断而诊，病证结合，互相补充。这样，四诊和辨证的综合运用就显得十分重要。

第一节　四诊的综合运用

一、病情资料的采集

医生运用各种诊法收集的病情资料，包括病史、症状和体征、患者生活的自然与社会环境等，是诊病、辨证的依据。由于每一诊法都是从不同的角度分别获取病情资料，故要综合考虑各种诊法的特点，多方验证才能得出正确的结论。四诊收集各种病情资料，为辨证辨病做准备，是中医诊断的初级阶段。由于病情资料是识别病证的原始依据，为使诊断结论准确而可靠，对病情资料的综合处理应注意以下几个方面。

(一) 判断病情资料的完整性和系统性

患者的病情资料表现多种多样，是诊断的证据，证据越充分，就越容易做出诊断结论。因此，病情资料力求完整而系统。只有通过全面完整的资料才能了解患者的整体情况，才能从患者的整体出发做出符合患者实际的正确诊断，如果诊断病情资料不够完整，往往导致漏诊、误诊。医生在收集临床资料时，不可过于强调或依赖某种诊法，不能只凭某个症状、体征或检测结果便仓促做出诊断，必须对患者进行全面而系统的诊查，注重四诊合参。医生不仅要注重患者的症状和体征，还要注意其他与患者病、证有关的深层次因素，如社会、心理、气候、地理环境等，做到察形与察神、察人与察环境等统一。某些病、证，除运用一般的诊察方法以外，还需结合实验室检查或专科检查才能明确诊断。

病情资料的系统性就是病情资料的条理化。只有系统性的东西才能反映出事物的内部规律，也只有规律性的东西才能反映事物的本质，才能对事物得出一个正确的认识。疾病的过程是一个非常复杂的过程，由于患者的陈述、病情的演变、症状的轻重缓急、体征的有无等，往往造成临床资料凌乱无序，缺乏连贯性和关联性。所以，对病情资料需要有一个归纳整理、使之条理清晰、主次分明的综合处理过程。病情资料若杂乱无章、主次不明，则很难做出准确的诊断。

（二）评价病情资料的准确性和客观性

在临床诊断搜集资料的过程中，必须始终注意资料的准确性。在采集病史和进行各种体检时，要严格从患者的自觉症状和客观体征的实际出发，实事求是，切忌只凭想象对具体资料随意取舍。患者的临床表现错综复杂，如果某些病情资料的准确性或客观性欠佳，便会影响诊断结论。影响病情资料准确性的因素包括主观和客观两个方面。

主观因素来源于医患双方。医生应防止主观性和片面性，避免先入为主、主观臆测或暗示。如问诊时不应只"问其所需"或"录其所需"，否则不仅影响病情资料的完整性，也影响了病情资料的客观性。源于患者的主观因素，是指患者是否如实地、准确地反映了病情。患者受年龄、文化程度、表达能力、心理因素及神志状况等因素的影响，陈述病情的准确程度有很大差异，出现表达不准、不全、不清，或隐讳、夸大等情况时，医生应能及时发现、核实，保证病情资料的准确、可靠。对有诊断或鉴别诊断意义的病情资料之或有或无，或轻或重，应当明确，并予以分级量化，不能含糊其词，似是而非。

客观因素多指病证本身。病证的表现，有的虽然显露但缺乏特征性，有的隐藏于内而难以凭感官发现。因此，医生要准确地运用各种诊法，善于透过现象看本质，不被假象迷惑，并且懂得运用有关检查手段来弥补医生凭直观感觉诊察的不足，增强病情资料的准确性和可靠性。

（三）分析病情资料的一致性和差异性

多数情况下，各种病情资料所提示的病理意义与所主病证是一致的，可用统一的病机进行解释，称为"脉症相应""舌脉相应""症舌相符"等。如患者面色㿠白、畏寒、小便清长、大便稀溏、舌体淡胖、舌苔白润、脉沉迟无力等，均主阳气亏虚的虚寒证；又如患者发热、口渴、便结、尿短黄、面赤、舌红、苔黄、脉数等，其所揭示的病情本质均是实热证。这种病情资料单纯、明显的情况，往往说明疾病不甚复杂，因而有"脉症相应为顺，舌脉相符为吉"等说法，医生诊断时，要认识其本质比较容易。

差异性是指某些情况下，各种病情资料的临床意义可能不一致，有时似乎存在着矛盾，即所谓"脉症不相应""舌脉不符""症舌相反"等，如八纲辨证中提到的寒热真假，虚实真假中热深厥深、至虚有盛候等。它反映了疾病过程中的特殊规律，体现了疾病的复杂性。

病情资料之所以不一致，可有多方面的原因。一是病情本来就很复杂，有多种病机存在，寒热夹杂、虚实相兼、多病同存等，不同的病情资料反映着不同的病理本质。例如，患者本有胃阳亏虚，复有湿热之邪从下感染，则可表现出胃脘冷痛、呕吐清涎、纳少腹胀等胃寒证候，又有尿频尿痛、小便短赤、脉滑数等膀胱湿热的表现。二是病情发展的特殊性，因果交替、标本相错，有的症状、体征已经发生了变化，而有的尚停留在原有的状态，或舌脉等未引起明显变化等。三是可能受到治疗措施等的影响，如热性病由于大量输液而小便并不短黄，长期使用肾上腺皮质激素可致舌红而胖大，癌症患者经过放疗、化疗后会出现发热、恶心欲呕、脱发等，通过仔细诊察分析，亦可发现其机理所在。

对于病情资料所示病理意义的不一致性，前人虽有"舍症从脉""舍脉从症"，"舍舌从脉""舍脉从舌"，"舍症从舌""舍舌从症"之说，但临床切不可简单地舍弃某些病情资料，任何病情资料都有一定的临床意义，均反映一定的病机，都有可能是"真"而并不是"假"。即使是不一致，甚至是矛盾的资料，都有可能反映着不同的病机，关键在于能否用中医学理论去正确分析、认识其中的机理。要说"舍"，如果只是舍弃那些常规的、一般的认识，只能说医者未能了解其所提示的特殊的临床意义罢了。如有的只知阳虚者小便清长、自汗，而不知阳虚不能气化、蒸腾津液时可见尿少、口渴、无汗；只知腹胀满痛、拒按、便秘属里实，而不知其见脉迟是因邪气阻滞而脉气不畅所致。只知其常不知其变，自然便会对某些特殊现象不可理解而以为是假象，其实是各自均反映着一定的病机。病情资料的不一致，一般反映病情复杂、病机多端，给诊断带来困难。所谓"从""舍"是建立在对病因、病机正确分析、判断的基础上，是对辨证依据的准确把握，而非医生主观臆断的取舍。

（四）确定病情资料的重要性

确定病情资料的重要性可以为判断证的轻重缓急提供依据。患者的临床表现常常十分复杂，涉及多个脏腑，临证必须对所获得的资料进行评估，对症状、体征的重要性进行排序，尽量找出主要问题，重点解决。《素问·标本病传论》指出："先病而后生中满者治其标，先中满而后烦心者治其本……小大不利治其标，小大利治其本。"中满、大小便不利，皆为势急之症，不论其在标在本，都要当先治之，若不先治，易导致严重后果，故在复杂的临床表现中，应把握"急者先治"的原则。

二、病情资料的属性分类

病情资料属性的划分是根据它们在辨病、辨证中的意义和性质确定的。一般可划分为必要性资料、特征性资料、偶见性资料、一般性资料和否定性资料。

（一）必要性资料

这类资料对某些疾病或证的诊断是不可或缺的，一旦缺失就不能诊断为该病或该证。所谓必要性资料，一般是病、证中的主要表现，要诊断为某证或某病，必有此症，但不等于有此症就一定是此病或此证。例如，咳嗽是肺咳病的主症，为肺咳病的必要性资料，但是不能一见到咳嗽就诊断为肺咳，因为咳嗽还可见于哮病、肺痨等肺系的多种疾病中。又如，热扰胸膈证必见烦躁，无烦躁就不能诊断为该证，但并非见到烦躁症状就是热扰胸膈证。

疾病过程中，必要性资料一般是指病证的主症。任何病或证都有各自的主症，是辨证或辨病的主要依据。所以，在诊法过程中，要善于及早确定主症，并围绕主症收集资料和进行病情分析。例如，因"有一分恶寒，便有一分表证"之说，故"恶寒"为诊断表证的必要性资料。

（二）特征性资料

特征性资料又称特异性资料，是指这类资料仅见于某种病或证，同某疾病本质直接相关，而不见于其他的病或证，其特点是异病异症，一般只要出现这种资料，即可诊断为该种病证，但该种病证又并非都出现这类症状。例如，大便排出蛔虫，只见于蛔虫病，而不见于其他疾病，故只要见到便蛔虫，便可诊断为蛔虫病，但是没有便蛔虫也不能排出蛔虫病的可能性。梅核气一般认为是痰气郁结所致，但是没有梅核气也不能说患者就不是痰气郁结。五更泻仅见于脾肾阳虚证，但是脾肾阳虚证不一定都见到五更泻。又如饥不欲食仅见于胃阴虚证，胃阴虚证又不都见到饥不欲食。重视抓特征性资料，可使诊断思路简化，易于把握疾病本质。

特征性资料还可以包括一些非特异性资料的有机组合，从而对某病或某证的诊断具有特异性。例如，阳明经证的大热、大汗出、大烦渴、脉洪大等"四大症"，就每一症状而言，对阳明经症并无特异性，但其组合在一起，则对阳明经证的诊断具有特异性。

（三）偶见性资料

这类资料在某一病证中的出现概率较少，或可出现，或可不出现，随个体差异、病情变化而定。一般认为，偶见性资料对于诊断的价值不大，如头痛或咽痛对于表证即为偶见性资料。又如，《伤寒论》第96条载："伤寒五六日中风，往来寒热，胸胁苦满，嘿嘿不欲饮食，心烦喜呕，或胸中烦而不呕，或渴，或腹中痛，或胁下痞硬，或心下悸、小便不利，或不渴、身有微热，或咳者，小柴胡汤主之。"可见诊断少阳病小柴胡汤证的主要病情资料为"往来寒热，胸胁苦满，默默不欲饮食，心烦喜呕"，而自"或心中烦而不呕"以下，皆为或然症，即为偶见性资料。

但是有些偶见性资料可提示病证的转化，则不可忽视，如胃脘痛，若有便血则提示有胃络损伤；又如老年人经常干咳少痰，偶见痰中带血，则应疑是肺癌的可能。

（四）一般性资料

一般性资料指某类症状对某一病证的诊断既非必备性又非特异性，只是作为诊断的参考。临床上的症状，许多属于一般性资料，如头晕、食欲减少、乏力、口不渴、脉弦等可见于许多病证，对于辨证没有特定意义。但是，一般性资料也不能轻视，因为患者不可能只出现一个症状和体征，通过询问或检查，常可发现与之有关的某些阳性或阴性资料，而将一般性资料与其他资料组合在一起的时候，便可以显示出具体的意义。例如，神疲、乏力、不欲食、嗜睡、口不渴、舌苔薄白、脉沉无力等，这些表现单独出现时，只能是一般性资料，甚至几乎多数患者都有可能出现其中一两个，但当它们组合在一起，或者其中某些症状表现突出时，则有可能提示气虚或有湿。又如，气候干燥或潮湿、隐痛等，并非病证诊断的特征性指标，然而这些资料仍是辨证及某些疾病诊断的依据，如湿阻、着痹等病，就必有天气潮湿的因素。因而，一般性资料也是具有临床意义的，不能轻视。

（五）否定性资料

否定性资料指某些症状或阴性资料，对于某些病或证的诊断具有否定意义，即某一病或证在任何情况下都不可能出现的资料。若能把握相关病证的否定性资料，则往往能迅速鉴别类似病证，而果断得出诊断。如发热、口渴、面红、脉洪大并见对于寒证诊断有否定意义，又如先恶寒而后不恶寒者，可否定表证仍在。肝风内动证可由多种病机导致，若患者"动风"时并无发热、舌红、脉数等症状，显然不属于热极生风。可见，阴性症状也是病情资料中的重要组成部分。

总之，必要性资料和特征性资料是诊断病证的主要依据；偶见性资料提示诊断的可能性，但难以确定诊断；一般性资料具有综合定性的意义；否定性资料则能为鉴别诊断提供依据。

第二节　辨证的综合运用

一、辨证的思路与方法

所谓辨证，是在中医学理论和辨证纲领的指导下，运用正确的思维，对四诊获得的病情资料进行辨别、分析、综合、推理活动，求得证名结论。因此，研究证候诊断的思维法则，以正确的方法和步骤进行辨证，是提高临床证候诊断水平的重要途径。

（一）辨证的思维法则

辨证的思维法则是辨证时必须遵循的思维规律，只有遵循这些规律才能辨证准确，概括起来有以下几个方面。

1. 以主症为中心进行辨证　在四诊过程中，以主症为中心收集病情资料，可使病情资料条理清晰、重点突出、主次分明。辨证时，仍应抓主症并以主症为中心进行。若不能辨清主症、次症、兼症，势必将辨证引入歧途。例如，见患者咳嗽、痰稀色白、恶寒发热、头身疼痛、无汗、苔薄白、脉浮紧等，若确定主症是咳嗽、痰稀色白时，应辨为风寒束肺证；若主症是恶寒发热、无汗时，则应辨为风寒表实证。

通过对主症的辨析，可以初步确定病位和病性。例如，患者咳喘、心悸并见，如咳喘为主症，主要病位在肺；心悸为主症，则主要病位在心。又如，同为咳嗽，若以咳而呕吐痰涎、脘痞食少为主症，则病位在脾肺，病性为肺脾气虚，痰湿内阻之虚实夹杂证；若以咳而腰脊酸痛、小便失禁为主症，则病位在肺肾，病性为肺肾气虚之虚证。

主症虽是当前辨证的最重要线索和依据，但对于证候的正确诊断，需要对主症与其他伴随症状进行综合分析才能完成。因为所有的症状、体征都从不同的侧面反映出证的本质属性，若仅辨析少数病候，哪怕是主症，也难以完全反映其病机；而且主、次、兼症的划分是相对的，是相互比较存在的，尤其辨证之初，在未全面辨析所有病候之时，何为主症尚无定论，"以主症为中心辨证"自然也无法进行。所以，只有将收集到的所有症状、体征结合在一起分析、综合，才能完整地揭示证的本质。例如，咳嗽而痰稀色白可为风寒束肺证、寒饮阻肺证、心肺气虚证等的主症，若结合恶寒发热、头身疼痛等症分析，应辨为风寒束肺证；若结合哮喘苔滑、形寒肢冷等症分析，应辨为寒饮阻肺证；若结合胸闷心悸、气短乏力等症分析，则应辨为心肺气虚证。

辨证时，次症、兼症的价值不容忽视。这不仅由于它们对主症起着辅助、证实、补充等作用，而且在特定条件下还可对辨证起到关键作用。例如，在寒热、虚实错杂或真假证候中，少数或个别症状与多数症状病性相反时，往往决定着整个证的诊断结论。此外，舌象、脉象是中医临床重要的内容，虽一般不做主症，但对于中医判断病机、识别证候，发挥着不可替代的重要作用。例如，当代名中医刘渡舟教授曾治一未婚女青年，患月经淋沥不止已有数月，面色萎黄、疲乏无力；问其睡眠为心烦难寐，偶尔得睡又乱梦纷纭，反增疲倦；切其六脉皆滑数，察其舌红而舌尖尤甚。从病情分析，患者主诉月经淋沥不止数月，当然应视为主症；索其前服之方，俱属温补摄血之品。刘教授抓住"心烦难寐"这一症状及舌尖红脉滑数的体征，按《伤寒论》第303条"少阴病，得之二三日以上，心中烦，不得卧，黄连阿胶汤主之"的经旨，诊断患者月经淋沥不止乃心火迫血而不归经所致，投黄连阿胶汤5剂而经血止。

综上，抓住主诉、开展有序的望、闻、问、切四诊信息资料收集，运用司外揣内、知常达变、四诊合参等原则和方法，依靠中医学基本理论，询问病史、探讨病因、落实病位、阐明病机、分清病性、详悉病势，并适当结合现代医学视、触、叩、听的诊断方法与新技术条件下的生化及仪器检查，应该可以基本准确地对患者进行证候诊断。

2. 力求一证概括全部表现　临证时，对患者的临床表现应力求以一种证型来概括，即对所有临床表现力求以同一病机进行解释，如心气虚证、肝血虚证等。如果概括的证型过多，势必难以抓住重点，以致治疗缺乏针对性，给立法处方带来困难。

由于病情的复杂性及脏腑的相关性，两种及两种以上证候的复合、兼杂是不可避免的。因此，若出现难以用单一证型来统一临床表现时，可以考虑复合证、兼杂证的存在，如心脾两虚证、肝火犯肺证、肝胃不和证等。对于多种证型并存的诊断，要求能分清并体现各证之间的主次、因果、并列等具

体关系。

3. 首先考虑常见证与多发证　常见、少见与罕见，这是一种诊断概率，是疾病在特定时空条件下的发生概率。根据诊断概率大小，临床上经常遇到的是常见的、多发疾病，因此，辨证时应首先考虑常见证与多发证，这种直接的思维方法可删繁就简，减少辨证过程中的非必要环节。但是疾病的发生概率并没有排除少见与罕见疾病的存在，如果经反复思考不能很好地解释患者当前的临床表现时，或是疑难杂证、危急重证等，则应考虑少见证与罕见证。例如，怪病从痰、瘀证论治；按常见证久治不愈的患者，尤应考虑到罕见证之可能性。本教材各辨证方法中所列诸证，如脾气虚证、血虚证、太阳中风证、卫分证等均为常见证和多发证。

新的病种不断出现，而现行教材中所列常见证有限，加之临床病情复杂，多不典型，因而教材所列的证往往与临床所见不能一一对应。这就要求医生能根据临床实际，灵活而简明地概括出具体证名，而不能受教材的拘泥。当然，对于非常见、非典型证型的命名，也应力求规范，而不应滥造。

4. 在辨证过程中修正完善　临床辨证，有一个由表及里、从现象到本质、从感性到理性的认识过程。因此，诊断初期或首次认定的证名诊断，其正确与否还有待于验证，需要在诊疗过程中不断予以修正和完善。之所以如此，从主观看，医生的学识有限，对疾病的认识必须经历一个不断加深的过程；从客观看，疾病的暴露也有一个由少到多、由片面到全面的过程，而且患者的病情总是处于不断变化之中。例如，一咳嗽患者，初起由外邪犯肺所致，病变以肺为中心，病机

为外邪壅肺，肺气不利；若病久不愈、反复发作或治疗失误，病变渐累及心、肾等脏，病机亦可由实转虚或虚实夹杂。

由于病情变化，特别是主症变化，要求证名诊断也应随之而变化，故辨证是一个动态过程，需要不断予以修正和完善。

（二）辨证的逻辑思维方法

辨证过程中，既有分析、判断、推理的一般逻辑思维方法的运用，也有辨常见证、疑似证、危急重证的特定思维方法。诊与断交替进行，感性认识与理性认识之间循环上升，逐渐达到对病机的正确判断。

在对病情资料分析的基础上，辨证的常用逻辑思维方法有类比法、归纳法、演绎法、反证法等。

1. 类比法　类比法又称对比法，指通过已知与未知间的对比而达到明确诊断的思维方法，即将患者临床表现和已知某一证型进行比较，若二者的主要特征相吻合，此证的诊断即可成立。例如，患者表现发热、恶风、汗出、脉浮缓等，这与《伤寒论》所载"太阳病，发热，汗出，恶风，脉缓者，名为中风"之说相符，因而便可以诊断为太阳中风证。又如，患者因精神刺激后出现烦躁多言、不知饥、不欲眠、呼号歌唱、裸体奔走、打人毁物等表现，这与"弃衣而走，登高而歌，或至不食数日，逾垣上屋"（《素问·阳明脉解》），"少卧不饥……善骂詈，日夜不休"（《灵枢·癫狂》）的狂病极其吻合，因而可诊断为狂病。

临床上见有头晕、眼花、头摇、肢体颤抖等症者，常认为是"动风"，即所谓取类比象；颜面或手足新起局部肿痛灼热，形小根深，坚硬如钉丁之状者，其病常诊为"疔"。这种形象思维也属于类比法。

可见，熟练掌握各种证候的临床表现和辨证要点，是采用类比法的先决条件。类比法，这种直接的思维具有迅速、简捷的特点，它不需要做更大范围内的思考，当病情不复杂而表现又很典型时，可凭借直接印象做出诊断。当然患者的典型表现和该证型吻合愈多，其诊断的准确率就愈高。

2. 归纳法　归纳法是指对复杂病情通过归类分析而达到明确诊断的思维方法，是将必要性资料和充要性资料加以归类、综合，抓住疾病本质，从而得出辨证结论的思维方法。它是在对病情资料属性进行分析的基础上进行的。每个症状都从不同侧面反映证的属性，归纳了全部或大多数症状的属性，进而加以综合，即可得出证的诊断。当病情表现复杂，或者病情资料很多，诊断时如果只按记录的前后顺序，一个一个症状地分析其临床意义，势必会杂乱无章，不得要领，甚至会本末倒置，得出错误的结论。此时最常用的简便方法就是归纳法。例如，一患者下肢水肿、尿少、舌体胖大苔滑，为水液内停；若病程长，伴有疲乏无力、畏寒、肢冷、苔白、脉弱，为阳虚之征；若兼有纳呆、腹胀、便溏，为病位在脾；若又有腰膝酸软、性欲减退、夜尿清长，为肾阳虚。这样把各个症状按其可能的本质性因素进行归类，并估计其各自可能性的大小，从而可把似乎孤立的每个症状串联起来，并从中认识当前病变的本质。将以上归类的病情资料进行分析，该病涉及水、脾、肾、阳虚等辨证要素，将这些要素综合起来，便可诊断为脾肾阳虚证。

3. 演绎法　演绎法是根据认识论对事物

本质的认识由浅入深、从粗到精的原理，对病情进行层层深入的辨证分析方法，通常是从脏腑、气血、经络等功能的一般性前提出发，结合病情资料，分析其病因、病性、病位等，从而确立证的诊断。演绎法需要运用各种辨证的基本方法、技能，并按具体步骤逐级进行，一般应辨出证之因、性、位等。例如，一患者为新病，并有感受外邪的病史，为外感病范畴；发热明显，已不恶寒，并有口渴、舌红、脉数，为表邪入里的里热证；主要表现为咳嗽明显、气喘、咳黄黏痰，则病位在肺，由以上辨证过程，便可诊断为痰热壅肺证。又如，辨证从内伤久病→虚证→气虚证→肺气虚证逐步深入具体，亦是演绎法。另外，根据脏腑、气血等的生理功能而推导其病理变化，判断为"久痛入络""久病及肾"等；或者根据病情选择最恰当的方剂，再依据该方的适应证，而得出证名诊断，即所谓"以方测证"，也都可视之为演绎法。

4. 反证法　反证法又称否定法，是指对类似证候难以从正面进行鉴别时，可从反面寻找不属于某证的依据，通过否定而达到确定诊断的目的。《伤寒论》第61条载："下之后，复发汗，昼日烦躁不得眠，夜而安静，不呕，不渴，无表证，脉沉微，身无大热者，干姜附子汤主之。"伤寒六经病变皆可见"烦躁"，此究竟是何证呢？仲景用"无表证"否定其为太阳病证；用"不呕"否定其为少阳病证；用"不渴"否定其为阳明病证。于是病证范围缩小至三阴，结合"脉沉微，身无大热"，便可确认其为少阴阳虚证，而用干姜附子汤治疗。

5. 其他方法　辨证思维尚有一些其他的方法，如所谓"预测法"，是根据中医学的基本理论和疾病发生发展的一般规律或证候之间的相互联系，判断或预测新的病情或证型。例如，患者本为肝阳上亢证，可预测其进一步发展为肝阳化风证。原为心脉痹阻，进一步发展即为心阳暴脱证。此外，结合患者体质，前人有"从阳化热""从阴化寒""瘦人多火""肥人多痰"等论述，均可视之为预测法。临床上还可通过治疗而肯定或否定某证，这种以方测证的方法，称为"试探法"，或称"试治法"。例如，患者便秘数日，可用小承气汤试下之，药后若转矢气者为燥结腑实证，若便溏者则为脾气虚证。对于一些疑难杂病、疑似证的诊断，常无确切依据，不少有经验的医生常常用的是经验再现法，即回忆曾经所诊治的某病证与本病证相似，可暂按该病证诊疗。

这些辨证的逻辑思维方法，彼此联系，一般适宜于对常见证与多发证的诊断，但这种诊断只不过是一种推测，尚待实践验证。因此，在辨证过程中，应发挥主动的积极性思维，在诊治过程中进一步修正、完善先前的辨证结论，以避免诊断僵化或停滞不前。对于一些疑难证、疑似证、危重证的诊断，还应运用特殊的逻辑思维方法，如经验再现、线索追溯、病因穷举及试验性治疗等。成就卓著的中医之所以对疑难杂证辨证准确且疗效好，无不与其掌握了熟练的逻辑思维技巧和丰富的辨证论治经验有关，故继承、发扬名老中医的这些特长和经验，并在临床中反复实践和运用，将有助于辨证水平的提高和思路的拓宽。对疑似证的诊断与鉴别，关键在于应有求异的思维，因疑似证之间的临床表现相似，但部分的症状及病机则不相同，故要特别注意运用同中求异的思维方法。对危急重证的诊断，应有准确、果断、迅速的思维，并注意诊治并举，急救为先。

（三）辨证的具体要求

辨证是论治的前提，辨证的结论必须准确地揭示疾病现阶段的本质。为此，具体应做到如下四方面。

1. 掌握辨证要点，鉴别证间差异　所谓辨证要点是对某一证候临床表现的重点和特殊性的高度概括，可对辨证起到提纲挈领、执简驭繁的作用。因此，掌握证的辨证要点，有利于该证的诊断和鉴别诊断，从而提高辨证的准确性。气虚证以全身机能活动低下的表现，如气短懒言、声低息弱、神疲乏力等为辨证要点，血虚证以体表肌肤黏膜组织呈现淡白及眩晕心悸为辨证要点。对于辨证要点不可僵化看待，因它的运用主要适宜典型证候的诊断与鉴别，而对于复杂证候则应综合多方面的病机要素，切忌以偏概全。

2. 分清证的主次，注意证的转化　在复合证候等复杂病情中，应辨明其中居主导地位的证型，称为主要证型；也可从病因病机角度进行比较，最能反映病理本质，且对病情发展起决定性作用的证型，即为主要证型。辨主要证型仍要以主症为中心，通过辨析主症及其相关症状而确定。例如，一患者证候比较复杂，先有胁肋胀痛、头晕目胀、情绪不宁等肝郁气滞证表现，继有纳呆、腹满、便溏等脾气虚证表现，且每因情志不舒时而诱发或加重。若按发病先后及病情主次分析，应确定肝气郁结为主要证型，而脾气虚证则为次要证型或兼杂证。

又如《伤寒论》小青龙汤证，主治风寒客表、水饮内停之恶寒发热、无汗、喘咳、痰多而稀、不得平卧，或身体疼重、头面四肢浮肿、舌苔白滑、脉浮者。该证的主要证型为风寒表实证，次证或兼证为水饮停肺证。

要注意动态观察，辨证不是一次完成，一成不变的，在一定条件下，诸如体质、药物治疗、情志、饮食、调护等因素影响下，可以转化。例如，一胃脘痛者，病情急性期症见胃脘灼痛、吞酸嘈杂、烦躁易怒、舌红苔薄黄、脉弦等，初诊为肝胃不和证；经过疏肝和胃药物治疗及饮食调护后，患者胃脘灼痛、吞酸嘈杂二症消失，却出现纳食不馨、腹胀便溏、倦怠肢软，脉象由弦转细，此为脾气虚证。此时，主要证型已由实转虚。一般而言，疾病的主症变，则主证也随之相应变化。在整个疾病治疗过程中，辨证是一个动态的过程，要随着病情的变化，不断予以修正、补充和完善。

3. 详审证间标本，区分先后因果　辨证间标本，区分证型之间的因果关系，是辨证的重要内容之一。所谓本，是指原发病证，为主要矛盾或矛盾的主要方面；所谓标，是指继发病证，为次要矛盾或矛盾的次要方面。一切复杂的病证，总不离乎标与本，区分两个证型之间的因果先后关系，就可以辨出标本，从而抓住病变的主要矛盾或矛盾的主要方面，进而以标本缓急的原则确定治疗。例如，脾肾阳虚证，若因肾阳虚衰不能温养脾阳，至脾肾阳气俱伤，则原发证肾阳虚证为本，继发脾阳虚证为标，治疗的重点应放在温补肾阳。

4. 辨明寒热虚实，识别证候真假　在辨证过程中，典型的证候较易识别，不典型的证候，尤其是证候中有些症状互相矛盾，甚至出现假象，辨证就比较困难。最常见的是寒热、虚实真假，即所谓"真寒假热""真热假寒"，"大实有羸状""至虚有盛候"；还有危急重证，濒死的患者可出现假神，即"回光返照"等。因此，应注意现象与本质的关系，要辨清孰真孰假，不为假象所迷惑。辨真假，首先要注意其出现的时机性，因为假象易出现在"极"的关键之时，如寒极、热极时分别出现似热、似寒的假象，大实、至虚时分别出现羸状、盛候，阴阳离决之际才会出现回光返照等。其次，应从四诊合参中，找出关键性指征，如古人多以脉象为凭识别虚实真假，诚如张介宾所说："虚实之要，莫逃乎脉。如脉之真有力真有神者，方是真实证；似有力似有神者，便是假实证。"

二、证素辨证

各种辨证方法名称虽异而实质相同，都在于辨别病变的位置和性质，任何复杂的"证"，都是由病位、病性基本要素组合而成的。证素辨证着眼于将各种辨证方法统一为同一辨证体系，力求中医诊断的规范统一。

（一）证素辨证的概念

证素，即证的要素，指辨证所要辨别的脾、肾、肝、胃等病位和气虚、血瘀、痰、寒等病性。证素，是构成证名的基本要素。

证素辨证是指在中医学理论指导下，对证候及相关资料进行分析，辨别疾病当前的病位和病性证素，并做出证名诊断的思维过程与方法，即"根据证候，辨别证素，组成证名"。其中，识别证候是基础，辨别证素是关键，判断证名是目的。准确判断证素，便可明辨疾病当前的病理本质，并可执简驭繁地把握灵活、复杂、动态的证。

（二）证素的基本特征

1. 证素为具体诊断单元　证素是诊断中不能再分解的具体诊断单元，是构成证名的基本要素。例如，虚、实、里、脏等属于纲领证，还可进一步拆分、细化，故不是具体证素；而血虚、胃则是最小诊断单元，因而是证素。

2. 证素根据中医学理论确定　证素必须与整个中医学的理论体系相对应，证素的确定必须遵循约定俗成的原则。例如，藏象学说有五脏六腑、奇恒之腑之别，故病位证素亦有脏腑之别。人体官窍等与脏腑密切相关，故一般将官窍组织的病变归属于特定的脏腑。

3. 证素确定基本治则治法　临床诊断经常使用的病位、病性证素大多有相应的治法方药，对临床诊疗有直接指导意义。例如，胃病则和胃、痰盛须祛痰、阳虚则温阳、气滞须理气，其中病性证素往往是确定治则的重要依据，如寒者热之、热者寒之、虚者补之、实者泻之等。

（三）常见证素辨识

1. 辨病位证素的内容　辨病位证素即辨别病变现阶段的位置。对古今所提出的病位证素概念，通过逐项分析筛选，初步提取出规范的病位证素 20 项，分别为心神、心、肺、脾、肝、肾、胃、胆、小肠、大肠、膀胱、胞宫、精室、胸膈、少腹、表、半表半里、经络、肌肤、筋骨。

每一病位证素各有特定的证候，如心悸、心痛等为心证素的土症；新起恶寒发热、头身疼痛、脉浮等为表证素的特定证候。认识和掌握每一病位证素的特征，有利于辨别病位证素。

2. 辨病性证素的内容　病性证素指证的本质属性，是疾病当前的病理本质。通过辨证而确定的病性，是对疾病当前阶段整体反应状态的概括，是对邪正相互关系的综合认识，具有整体、动态的特点。准确地辨别病性证素，是辨证中最重要也是最困难之处。

对古今所提出的 60 余项病性证素概念，通过分析筛选，初步提取出规范的病性证素 33 项，即风、寒、暑、湿、燥、火、痰、饮、水停、虫积、食积、脓、气滞、气闭、血瘀、血热、血寒、气虚、气陷、气不固、气脱、血虚、阴虚、亡阴、阳虚、亡阳、精（髓）亏、津（液）亏、阳浮、阳亢、动风、动血、毒。

每一病性证素都有特定的证候。如身体困重、关节肌肉酸痛、食欲不振、腹胀、便溏、苔滑腻、脉濡等为湿证素的证候特征；固定刺痛拒按、有包块、舌暗有斑点、脉涩等为血瘀之征；气短、乏力、神疲、舌淡、脉弱等为气虚证素的证候特征；面色淡白或萎黄、唇舌爪甲色淡、脉细等为血虚证素的表现；潮热、盗汗、五心烦热、舌红少苔、脉细数等为阴虚证素的表现。掌握每一病性证素的基本证候特征，有利于辨别病性证素，并直接关系到治法的确定。

病性证素的辨别结果，直接关系到治则治法的确定，如寒者热之、热者寒之、虚者补之、实者泻之，气虚则补气、阴虚则滋阴、血瘀则化瘀，有痰则祛痰等。因此，辨病性证素是辨证中最重要的环节，在任何疾病的辨证过程中都不可缺少。

（四）规范证名的构成

病位与病性证素确定之后，把它们进行组合，形成常用的规范名称，即证名。证名是辨证的结论。通常情况下，一个完整、规范的证名必须由病位证素和病性证素组成。

现在临床上通用而又比较完整、规范的证名，一般是由病位与病性的 53 项辨证要素相互组合而构成的，如肝胆湿热证、脾肾阳虚证、心血虚证、瘀滞胸膈证、肝肾阴虚阳亢证等。

凡规范的证名，必有病性，一般应有病位。有时为了构成习惯上四个字一句的证名，常加上某些与病理有关的连接词，如盛、炽、袭、困、阻、壅、蕴、束、犯、亏、衰等。至于心肾不交、阳明腑实、水不涵木等，虽名称较为特殊，但就其病变实质而言，仍可用辨证要素加以明确，如前述证名一般为心肾阴虚阳亢证、肠热腑实证、肝肾阴虚阳亢证等。

由 53 项辨证要素所组合成的证名，实际上是难以数计的，虽然并不是各种辨证要素都可以任意组合，但由于临床上病情的极其复杂性，因而实际存在的证名仍然难以精确确定，这就需要提出一些常见、典型的规范证，以适应临床辨证的需要。临床常见证型有 300 个左右。这些证型可按脏、腑、体、窍病位为主进行归类。

三、各种辨证方法的特点和综合运用

在长期的医疗实践中，中医学理论不断发展，对辨证的认识也不断深入，逐渐创立出行之有效的多种辨证方法，包括八纲辨证、病因辨证、气血津液辨证、脏腑辨证、六经辨证、卫气营血辨证、三焦辨证、经络辨证等。由于以上 8 种中医常用的辨证方法是在不同年代、不同条件下形成的，因而各

自归纳的内容、理论的特点、适用的范围都不全相同。它们既有各自的特点，不能相互取代，而又各不全面，较难单独理解和应用；既相互交织重叠，而又未形成完整统一的体系，形成了辨证体系的纵横交叉的网络，故要求临证时将这些辨证方法灵活地综合运用。现代医家朱文锋创立了证素辨证的方法，证素辨证对其他辨证方法进行了简化，能起到提纲挈领的作用。

通过对各种辨证方法的特点进行分析，从中可以找出其相互间的关系。各种辨证方法的特点与相互关系，如图 10－1 所示。

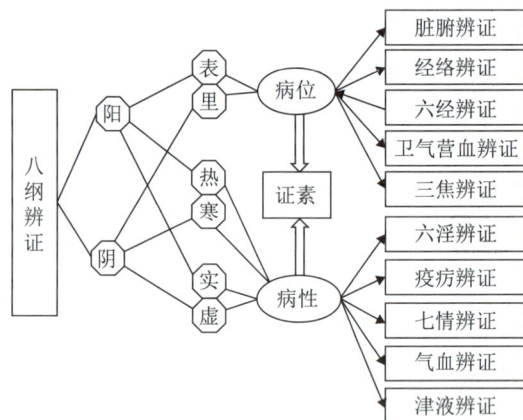

图 10－1　各种辨证方法的特点与相互关系

八纲辨证是通过观察人体与疾病这一生理与病理、正气与邪气、平衡与失调的相互关系，找出其一般规律，并做高度概括与提炼而总结出来的。几乎所有的疾病都可以用八纲加以分析和归纳。八纲既是辨证的总纲，又是辨证论治的理论核心，是历经几千年发展而形成与充实的。八纲之所以能科学地应用于诊断与治疗，因为其自发地含有唯物辩证法的内涵。例如，表与里、寒与热、虚与实、阴与阳，就是四对矛盾。而寒热或表里的错杂、阴阳转化与寒热虚实之真假等

辨证方法，能指导寻找疾病矛盾的主要方面及其互相转化与分清疾病的现象与本质。因此，八纲辨证是各种辨证方法的基本纲领，是层次位于更高一级的关系。阴阳、表里、寒热、虚实可以反映证的总体性质和部位，其他辨证方法均是它的具体化。脏腑辨证、气血津液辨证、经络辨证主要适用于内伤杂病的辨证体系，但以脏腑辨证为中心，因为脏腑辨证是以脏腑理论为基础，尤其是五脏在人体的生理功能和病理变化中居于核心地位，故脏腑证候可以综合反映人体多方面的病变，其他辨证方法所涉及的证候也大多要落实在脏腑病机上，脏腑辨证是中医辨证体系的主体。若患者气血津液病证的表现突出，则结合应用气血津液辨证；若经络循行部位的症状比较明显，则与经络辨证相结合。辨证求因是辨证论治原则之一，故脏腑辨证必须注意与病因辨证相结合，特别是对七情的影响，应予足够的重视。

六经辨证、卫气营血辨证和三焦辨证可以反映不同阶段、不同层次的外感病病机的演变。六经辨证开创了外感病辨证论治的先河，主要适用于伤寒，强调寒邪致病的临床特点和病变规律；卫气营血辨证弥补了六经辨证的不足，强调温热之邪侵犯人体后不同层次和不同阶段的病机和证候特点，适用于温病；三焦辨证则是在卫气营血辨证的基础上，提出了自上而下的温病传变规律，尤详于湿热温病。外感辨证，应首先分别是否为疫疠，其次分辨六淫邪气。六淫之邪又可分为寒温两大类。属风寒者用六经辨证方法，属温热者，可选用卫气营血辨证或三焦辨证方法。疫疠之邪也往往有季节性，与气候的变化有关，故亦可运用寒温两类辨证方法结

合辨证。

病因辨证是以辨别六淫、疫疠、七情、饮食、劳倦等不同的病因病邪为目的，无论内伤与外感病证，均需要结合病因辨证以探求病因。

证素辨证可适用于各科诸种疾病的辨证，能灵活地辨别各种临床证候。临床上的任何病变，无论病的诊断是否明确，都可以进行证素的辨别，然后由证素组合而做出证名诊断。

灵活地运用各种辨证方法，要求辨证时，根据每个患者的具体病情及特点选择最适宜的辨证方法进行辨证。中医学的生命力在于如何提高临床疗效，而提高疗效的关键是辨证的准确无误。因此，正确地选用、灵活地运用上述各种辨证方法，具有重要的临床意义。

第十一章

中医病历书写与医案导读

第一节　中医病历书写

病历是指医务人员在医疗活动过程中所形成的文字、符号、图表、影像、切片等资料的总和。病历包括门（急）诊病历和住院病历，考虑各国中医临床的实际情况，本节主要介绍门诊病历的书写。病历不仅是临床诊疗过程的真实记录，也是医生临床经验总结与进行临床研究的宝贵材料，同时也是解决医疗纠纷的法律文书。因此，病历书写是医务工作者必须掌握的基本技能。

一、中医病历书写的基本要求

病历书写是指医务人员根据在医疗活动过程中通过询问、查体、辅助检查、诊断、治疗等医疗活动而获得的资料，进行归纳、分析、整理而形成医疗活动记录的行为。中医病历应体现中医的特色，不仅包括中医特色的望、闻、问、切内容，也包括中医特有的辨证诊断过程。

病历书写要求认真、准确、客观、及时、规范、符合病情、系统完整。病历书写应该使用蓝黑墨水、碳素墨水，需复写的病历资料可以使用蓝或黑色油水的圆珠笔。

无论使用何种语言，病历书写应规范使用医学术语，中医术语的使用也应依照有关标准、相关教材或以通用词汇为宜。病历书写要求文字工整、语句精炼、字迹清晰、表述准确、语句通顺、标点正确。

如有错字，应当用双线划在错字或错句上，并写上准确的字或句，然后在旁边签署修改人名字缩写。不要将之涂黑，不得采用刮、黏或用修正液等方法掩盖或去除原来的字迹。

病历应该按照规定内容书写，并由相应医务人员签名以示负责。实习学生书写的病历，应有带教老师审阅、修改并签名。

二、中医病历书写的重点内容

中医病历书写的重点内容包括主诉、现病史、中医病证诊断、治疗方法。

（一）主诉的确定与书写要求

1. 主诉的确定　主诉是促使患者就诊的主要症状、体征及其持续时间，是疾病主要矛盾的体现，也是认识和分析疾病的重要依据。主诉有时需要医生经过问诊或检查、分析思考后才能确定。通过主诉，医生可以了解病情的轻重缓急、病程的长短，确定病情询问或检查的主次和顺序，大致可判断出疾病的病位、病性、类别。此外，主诉还是划分现病史和既往史的主要依据。

2. 主诉的书写要求

（1）简洁规范　书写主诉要运用规范的

书面语言、医学术语，要突出部位、性质、程度、时间四要素，表达简洁明了，字数不超过 20 个，只能写症状或体征，而不能用病名、证名替代。如果患者仅根据西医诊断而寻求中医治疗，当前无明显症状或体征表现，但诊断资料、治疗目的明确，可用西医诊断加引号的形式记述主诉，如"'糖尿病Ⅰ型'1 年"或"发现'胆囊结石'1 月"。

（2）重点突出　主诉强调的是主要症状或体征，能为明确诊断提供重要线索，通常只允许有 1～3 个，应避免追求全面而将次要的症状或体征列入其中。

（3）时间准确　每一主诉都必须有明确的时间，如年、月、日、时、分钟等。一般而言，病史在 1 年以上者以年为计，1 年以内者精确到月或周，1 个月以内者精确到天。尤其是急诊患者，应精确到小时或分钟。记录时间应使用阿拉伯数字。对于两个症状以上的复合主诉，应按其症状发生时间的先后顺序排列，如"反复咳嗽 30 年，气喘 10 年，发作伴发热 5 天"。对于慢性病急性发作，除了写明发病的时间以外，还要写明加剧时间，如"反复发作性偏头痛 10 年，加剧 3 天"。

（二）现病史的书写要求

现病史，即患者当前所需治疗的最主要疾病的病史，内容包括发病情况、主要症状特点及其发展变化情况、伴随症状、发病后诊疗经过及结果、现在症状及与鉴别诊断有关的阴性资料等。医生首先应完成必要的询问及检查，然后再按照疾病发生、变化的时间顺序，用规范的书面语言记录。

1. 发病情况的记录　记录现病史时，应从初次发病开始记录，写明患者发病的时

间、地点、起病缓急、症状表现、可能的原因或诱因。记录患者发病的原因或诱因时，应避免主观臆断，或根据患者的推断而轻易定论，如以"无明显诱因"，或"因……出现……"等形式进行记录，而应根据实际情况以"在……后出现……"的形式真实记录。

2. 病情演变的记录　记录病情演变应当按照症状发生、发展、变化的时间顺序，详实记录主要症状特点及其发展变化情况，以及促使其症状发生变化的因素、伴随症状、发病以来诊治经过与结果、发病以来一般情况等。有时患者未曾出现、但具有鉴别诊断意义的阴性症状，也应当记录。

在记录患者诊治经过时，应尽量写明医院（或诊所）的名称，不宜写"当地医院（或当地诊所）"或"某医院（或某诊所）"，以便于评估其检查、治疗水平及可靠程度。其他医院（或诊所）的诊断结果与治疗应用的药物名称、剂量、使用方法均应详细记录，其内容宜加引号。若患者确实无法描述诊治情况，且无法提供详细的病历资料以供查询时，可注明"具体诊断与治疗不详"，"具体药物、用法、用量不详"。历次治疗后的症状变化也应详细记录，这不仅可判断以往诊断的正确性与治疗效果，还可为本次的诊断与治疗提供参考。

3. 现在症状的记录　现在症状是指患者此次就诊时的症状与体征。在记录现在症状时，应当将最主要的症状放在首位，按照主次顺序依次记录，具有鉴别诊断意义的主要阴性症状也应记录在现在症状中。

（三）诊断结论书写要求

中医病历书写中的诊断内容，应包括中

医与西医诊断（如已有明确诊断），鉴于各国中医执业人员的医疗权限不同，多数均不能进行西医诊断，西医诊断均转抄西医医师已经明确的诊断名称，而非由中医执业人员本人进行西医诊断或进行西医鉴别诊断。

中医诊断包括病名诊断和证名诊断。应该规范使用中医病名与证名，可参考相应的标准或教材。病名与证名是两个不同的诊断概念，不能将两者混为一谈。

患者若同时患有多种疾病，应按重要的、急性的在先，次要的、慢性的在后的顺序分行排列。如患者主要因感冒就诊，同时还有肩痛，则诊断顺序为感冒、肩痹。

证名应具备病位、病性等，如肝郁气滞证、脾肾阳虚证、胃火炽盛证等。多种病并存时，不能每个病名之后分别写出证名，而应写出一个能够反映整体病机的统一证名。

（四）治疗方法书写要求

中医病历中应明确中医治疗原则，以及治疗措施，所有记录应真实，不得有虚假。

如给予中药治疗，应明列中药方名与每味中药的剂量、中药剂数、煎熬方法（如有先煎、后下、包煎等情况应明确记录）、服用次数（每日几次）、服用方法（或饭前，或饭后，或温服，或冷服）等。

如给予针灸治疗，应明列针灸选穴（经穴，或耳穴，或头针刺激区等）、位置（双侧，或左侧，或右侧）、针刺手法（或加用电针，或加用远红外穴位照射，或三棱针刺血，或梅花针等）、留针时间等。

治疗记录中还应该有一个明确治疗计划，尤其是由保险公司支付者，更需要这份治疗计划。治疗计划包括本疗程预计治疗次数、频次，以及本疗程结束时的期望效果。

三、中医病历书写的格式

参照中华人民共和国卫生健康委员会、国家中医药管理局联合印发的《中医病历书写基本规范》（国中医药医政发〔2010〕29号）和各国中医病历书写的基本规范，中医门诊病历书写格式大致如下。

（一）门诊病历首页

患者姓名：　　　　　　性别：

出生日期：＿＿＿年＿月＿日

民族：　　　　　　婚姻状况：

职业：

工作单位：　　　　　　住址：

药物过敏史：

（二）初诊病历记录

就诊时间：＿＿＿年＿月＿日

科别：

主诉：促使患者就诊的主要症状（或体征）及持续时间。

现病史：发病情况、病情的发展变化、诊治经过及现在症状。

既往史：重要的既往病史、个人史与过敏史。

中医四诊情况：运用中医术语，简明扼要记录望、闻、问、切四诊情况，特别要注意舌象、脉象。

问诊：为防止遗漏，通常将以下内容印在病历表上，在询问患者时选择打勾。

身体寒热情况：包括寒、热情况，或午后潮热、夜间潮热，或恶寒、恶热情况。

出汗情况：记录有无出汗。如有异常出汗，记录出汗时间（白天，或晚上），出汗程度（有时，或经常），出汗部位（全身，或头部，或颈部，或掌心）。

疼痛情况：记录有无疼痛。如有，记录疼痛部位（头部，或前额部，或颞部，或枕部，或颠顶部；或胸痛，或胁痛，或脘痛，或腹痛，或背部，或腰部，或四肢），疼痛性质（胀痛，或刺痛，或窜痛，或固定痛，或冷痛，或灼痛，或绞痛，或隐痛，或重痛，或酸痛，或掣痛，或空痛等），疼痛急缓（暴痛，或缓痛），疼痛频度（经常，或偶尔，或持续疼痛），疼痛程度（以视觉模拟疼痛评分法 1～10 描述疼痛程度），以及疼痛缓解因素（遇热痛减，或遇寒痛减，或休息后痛减，或活动后痛增）。

头身胸腹情况：头晕（有无，如有则经常发生，或有时发生，或罕见发生），胸闷（有无，如有则经常发生，或有时发生，或罕见发生），心悸（有无，如有则经常发生，或有时发生，或罕见发生），胁胀（有无，如有则经常发生，或有时发生，或罕见发生），脘痞（有无，如有则经常发生，或有时发生，或罕见发生），腹胀（有无，如有则经常发生，或有时发生，或罕见发生），身重（有无，如有则经常发生，或有时发生，或罕见发生）等。

耳目情况：耳部（正常与否，如异常，或耳鸣，或重听，或耳聋），眼部（正常与否，如异常，或眼灼热，或疼痛，或肿胀，或干燥，或眼昏，或近视，或远视）。

睡眠状态：正常与否，每晚睡眠时间，如睡眠异常，记录是否有入睡不易、睡后易醒、梦扰、失眠、醒后不能消除疲劳，或嗜睡等症状。

口渴：记录有无口渴。如有口渴现象，记录喜冷饮、热饮，或饮室温水，或渴不欲饮。

食欲：记录食欲是否正常，或纳差，或食欲亢盛，或饥不欲食。

口味：记录是否有口味异常，或口淡，或口苦，或口甜，或口酸、口咸，或口涩。

消化道情况：记录消化是否异常，或脘腹胀满，或恶心，或嗳气，或呃逆，或口臭，或食道灼热感，或泛酸。

大便情况：是否正常，并记录便次异常（便秘、泄泻），便质异常（完谷不化、便溏、便血），排便感异常（肛门灼热、里急后重、排便不爽、滑泄失禁、肛门气坠）等。

小便情况：是否正常，并记录尿量异常（尿量增多、尿量减少），尿次异常（小便频数、癃闭），排尿感异常（小便涩痛、滴沥不尽、小便失禁、遗尿）等。

经带情况：是否绝经，如仍有月经，记录月经周期，经期长短，经量异常（月经过多、过少，或闭经），经色异常（或红色，或淡红，或深红色，或紫暗，或夹血块），是否痛经（如有，发在经期前，或经期中，或经期后），是否已怀孕，过去怀孕次数，过去生育次数，流产次数，是否避孕（口服避孕药或用避孕套）等。

体力状态：以视觉模拟评分 1～10 描述体力状态。记录体力下降，或疲乏不堪等症状。

精神情志状态：是否正常，如有异常，记录紧张、情绪波动、抑郁、焦虑等症状。

望诊：望神（记录患者神态，异常者或得神，或失神，或少神，或神乱），望面色，望形态（正常，或瘦小，或肥胖，或肌肉萎缩，或畸形）等。

舌诊：记录舌色、舌质、舌体、舌苔、

舌下静脉等异常情况。

闻诊：听语言（正常，或语言謇涩，或独语，或谵语），听语声（正常，或低声，或高声，或音哑，或惊呼，或呻吟，或悲哭，或叹息）等。

按诊：包括肢体、经脉、经穴，或压痛点按压反应。如关节疼痛患者，还应包括相应关节的活动度。

脉诊：记录左右寸、关、尺各部位的脉象。

体格检查：记录生命体征、与本病相关的阳性体征及具有鉴别意义的阴性体征。

辅助检查：记录就诊时已获得的与诊断有关的各种检查结果。

诊断：

中医诊断：包括病名与证名诊断。

西医诊断：记录已经明确的西医诊断。

治疗：

治则治法：记录中医治疗原则、方法。

中药方剂：记录各味中药、剂量、煎熬方法、剂数、服用次数、服用方法等，如给予中成药片（丸）、胶囊，或浓缩颗粒剂应特别注明。

针灸治疗：记录所选穴位（记录穴位位于中线，或两侧，或左侧，或右侧），针刺手法，所用的针灸方法（或火罐，或三棱针刺血，或梅花针，或电针，或远红外穴位照射），留针时间，总共使用的针灸针数目。

治疗计划：记录疗程时间、治疗次数、再次复查评估的时间，以及本疗程的预期疗效。

医嘱：记录饮食起居宜忌、随访计划、注意事项。

医师签名：

（三）患者知情同意书

患者知情同意书是指在实施中医检查、治疗前，经治医师向患者告知中医检查、治疗的相关情况，并由患者签署是否同意检查、治疗的医学文书。知情同意书有利于患者了解可能接受的中医检查、治疗的内容、目的及可能出现的并发症及风险等；也是保护医师进行合法、适当的中医检查、治疗的需要。因此，患者知情同意书对患者和医师都具有重要的意义，也是解决医疗纠纷的法律文书。

由于各国法律规定不同，患者知情同意书应根据当地法律编写具体的内容。

四、现代病历书写通识
（一）病历的类型与要求

"医疗记录""健康记录"和"病历"这几个专用术语通常被交替使用来形容一个患者在其主管医务人员的管辖范围之内的病史与治疗过程的系统文件。病历包括医务人员写下的不同类型医疗记录，如入院记录、接班摘要、病程记录、术前记录、手术记录、术后记录、医疗程序记录、分娩记录、产后记录和出院记录等。病历中还包括各种化验报告、病理报告、影像检查报告与其他特别检查报告。保存完整与准确的病历是对医务人员的基本要求，也是专业执照者行医必须执行的规范。

病历信息可使医务人员了解患者病情并提供知情治疗。病历作为第一手资料，记录患者与医务人员之间的沟通，直接影响患者的医疗计划，同时也是体现医务人员专业水准的重要文本。

病历书写必须符合各医疗单位、行业与

政府部门的相关规定。病历是法律文件并可作为庭审的证据，故病历书写受所在国和当地的法律约束。

（二） 病程记录 SOAP 格式要点

目前病程记录广泛使用 SOAP 格式，SOAP 由主观（subjective）、客观（objective）、评估（assessment）和计划（plan）四个词的第一个字母组成。它是目前医务人员普遍采用的病历书写方法，以记录患者病程进展，同时也是跨科室各科医师查阅病情并与其他医务人员交流的方式。无论是初诊患者还是复诊检测病情进展时，均可采用此种格式。

主观症状（S）：病史部分。现病史（HPI），包括症状范围，按时间顺序叙述患者诉说的症状；从其他来源获取的信息（如不是从患者本人获得的信息，需要确认其资料来源）；患者既往病史（如疾病史、手术史、家庭史及社会履历）；各系统症状回顾；现在服用的药物。

客观检查（O）：体格检查与辅助检查部分。记录生命体征，针对性的物理检查，所有患者就诊时已经完成的化验报告和影像学检验报告。

评估与病证清单（A）：是对患者病证的总体评估。评估，用一句话描述患者的主要问题。病证清单即已被确定病证的清单。所有这些病证诊断应该由以上主观症状与客观检查的阳性发现来支持。在病历中对于新发现的病证至少要提供两个鉴别诊断。

计划（P）：对患者已确认病证的诊治计划。对每一个鉴别诊断都应有诊治计划；诊断计划包括各种化验、器械检查、影像检查，或其他实验室研究、咨询等。治疗计划包括健康教育、药物治疗、各种治疗手段

等，还必须列出随访计划（如下次就诊时间）和转诊计划。

中医病历也可以根据上述四方面进行归纳分类。主观症状即患者的主诉、现病史及各问诊内容。客观检查部分记录望诊（包括舌诊）、闻诊、脉诊、按诊等检查结果。评估部分记录中医的病、证诊断、治疗原则。诊治计划部分应列入中药处方或针灸选用的穴位，治疗频次、次数、疗程，以及本疗程结束时的期望疗效，复查评估的时间等。

（三） 病历保存与隐私保护

由于病历中内容涉及敏感的个人信息，而这些均牵涉到患者个人隐私的保护及伦理和法律问题，故对于第三方查阅、病历保存及销毁处理等均有严格规定。

病历也可被认为是患者本身财产，患者本人有权要求获得一份详细病历的复印件。如其他专科医师、家属或法庭需要查看病历，一定要得到患者本人的签字认可，才能复印或提供原件。病历必须保存在专用橱柜，而这些橱柜必须坚实、防火、可以上锁，并放在室内方便的位置，每位患者都会有一份专用文件夹并以姓名的字母顺序排列，便于寻找。各国法律对病历保存年限要求不同，有的甚至长达 10 年或终身。如在美国纽约州，病历至少需依法保存 7 年，如儿童至少要保存到其 18 岁时。如患者长期未来就诊，在保存期过后其病历可以被处理销毁。为了保障患者隐私，销毁这些病历通常采用碎纸机，而不能随意丢弃。

（四） 电子病历的规范与要求

随着资讯技术的发展，电子病历（electronic medical record，EMR）已经开始在医院、诊所广泛应用。它是数字化的纸质病

历，可以存储、管理、传输和重显，可以在任何时候追踪患者资料，使整体医疗服务水平得以提高。

电子病历必须能满足安全性、私密性，文件的保存也需符合法律要求。医务人员登录需有身份标识与密码。电子病历应当设置医务人员审查、修改的权限与时限，病历在一定时间内需被锁定，而不能再进行任何更改，并且保存历次修改痕迹、标记准确的修改时间和修改人信息。目前国际上有关电子病历与电子健康记录的规范尚无统一的标准，各公司开发的软件也不能兼用。已有许多公司开发了中医诊所电子病历系统，目前临床上已逐渐开始使用。

附1：中华人民共和国中医门诊病历示例

（一）门诊病历首页

患者姓名：林某　　性别：女

出生日期：1970 年 3 月 16 日

民族：汉族　　婚姻状况：已婚

职业：护士

工作单位：某市中医院　　住址：

药物过敏史：否认

（二）初诊病历记录

就诊时间：<u>2015</u> 年<u>11</u> 月<u>24</u> 日　　科别：中医内科

主诉：反复胃脘疼痛 3 年，再发 7 天

现病史：患者于 3 年前工作劳累后出现胃脘部隐痛，进食后症状缓解，未服用任何药物。3 年来，胃脘隐痛反复发作，伴嘈杂易饥，得食则减，大便干结，3 ~ 5 日一行，未予正规治疗。7 天前因进食辛辣食物后胃脘部隐痛再次发作，呈灼痛，夜间痛甚，偶有泛酸，自服胃达喜（具体用量不详）后症状不能缓解，遂来我院门诊就诊。现症见：胃脘部隐隐灼痛，嘈杂，泛酸，口渴，喜冷饮，食欲正常，失眠多梦，大便干结。

既往史：既往体健，否认其他病史。自幼喜好辛辣之品，否认药物过敏史。

中医四诊情况：形体消瘦，面色萎黄，胃脘部隐隐灼痛，嘈杂，泛酸，口渴，喜冷饮，失眠多梦，腹软，中上腹轻压痛，舌质红，苔少，脉细数。

体格检查：T37℃，P86 次/分，R20 次/分，BP115/75mmHg

形体消瘦，面色萎黄，腹软，中上腹轻压痛，肝脾肋下未触及，墨菲征（-）。

辅助检查：

1. 胃镜检查（2015.11.21，本医院）：十二指肠球部发现一处 0.8cm×1cm 溃疡灶。

2. 血常规（2015.11.21，本医院）：红细胞总数 $3.6×10^{12}/L$，血红蛋白 115g/L，白细胞总数 $5.5×10^9/L$，中性 59%。

3. 大便常规（2015.11.21，本医院）：阴性，大便潜血阴性。

诊断：

中医诊断：胃痛（胃阴亏虚）。

西医诊断：十二指肠球部溃疡。

治疗：

治则治法：虚则补之，养阴益胃。

中药方剂：一贯煎合芍药甘草汤加减。

沙参15g　　麦冬15g　　生地黄12g

枸杞12g　　当归12g　　川楝子10g

白芍15g　　甘草5g

3 剂，水煎服。日 1 剂，早晚分服。

医嘱：

1. 注意休息，清淡容易消化饮食，保持

情志顺畅。

2. 定期复诊。

医师签名：李某

附 2：美国中医门诊病历格式

（一）初诊者就诊健康信息表

诊所（或医院门诊部）名称：

___年__月__日

患者姓名：姓：　　　　名：

性别：　　　出生日期：___年__月__日

民族：　　　　婚姻状况：

职业：　　　　工作单位：

住址：　　　　电话：住宅电话：

手机电话：　　　电子邮箱：

药物过敏史：

转诊或推荐者：

如由保险公司支付，请明列患者身份证号码、保险公司名称、保险公司联系电话号码、保险公司保单号码。

此次就诊的主诉，或主要创伤、疾患：

何时开始（如有确定日期，请明列）：

症状发生原因：

症状改善或恶化的因素：

症状干扰因素：工作、睡眠或其他因素。

此症状是否已向家庭医师或专科医师咨询。如有，请详细描述。

其他主诉：

既往病史：是否住院过？是否手术过？如有，请详细描述。

请列出目前服用的西药：

是否有过车祸？如有，请描述发生时间。

目前正在接受治疗的其他病证：

个人疾病史（如曾患有以下疾患，请选择打勾）

哮喘　肺炎　花粉过敏　肺结核　胸膜炎　心脏病　高血压　贫血　糖尿病　肝炎　胆囊疾病　直肠疾病　膀胱疾患　肾脏疾病　风湿热　脑膜炎　癫痫　精神疾病　神经崩溃　猩红热　小儿麻痹　流产　皮肤疖肿或感染　艾滋病　梅毒　淋病　酗酒　吸毒

其他：_____

家庭史（如果父母患有以下疾患，请选择打勾）

癌症　中风　高血压　糖尿病　脊柱侧弯　肾脏疾病　头痛　溃疡　哮喘　肺结核　青光眼　癫痫　过敏　关节炎　精神疾病　酗酒　吸毒

其他：_____

个人受伤史（如曾患有以下疾患，请选择打勾）

骨折　脱位　扭伤　头部受伤/脑震荡　意识丧失

其他：_____

最近一次健康体检：　　　日期：

体检医师：

体检阳性发现：

生活习惯：（请选择打勾标记）

抽烟	大量	一般	偶尔	无
酒精	大量	一般	偶尔	无
咖啡	大量	一般	偶尔	无
喝茶	大量	一般	偶尔	无
喜盐	大量	一般	偶尔	无
喜糖	大量	一般	偶尔	无
节食	大量	一般	偶尔	无
锻炼	大量	一般	偶尔	无
其他：_____	大量	一般	偶尔	无

现在是否有饮食限制？如有，请详列：

_____

最近两月服用的维生素：

最近两月服用的药物（包括非处方药物、中药）：

过敏史（包括药物、化学物品、食品、花粉及过敏反应形式）：

个人疾患与症状（如现有下列症状，请打勾；如曾有下列症状，请画圈）

全身症状

震颤　头痛　发热　出汗　晕厥　眩晕　抽搐　失眠　疲劳　健忘　体重减轻　体重增加　神经紧张　抑郁　困惑　肢体关节麻木或疼痛　瘫痪

眼耳鼻喉症状

视物不清　眼痛　眼睛疲劳　斜视　眼睛红肿　青光眼　耳聋　耳痛或耳塞　耳流出物　耳鸣　鼻出血　鼻塞　鼻后流涕　嗅觉缺失　鼻窦感染　易打喷嚏　咽喉疼痛　音哑　言语困难　吞咽困难　味觉缺失　味觉改变　龋齿　牙龈麻烦　扁桃腺炎　甲状腺增大　颈部淋巴结增大

皮肤症状

皮疹　皮肤湿冷　皮肤干燥　皮下出血疖肿　皮肤瘙痒　皮肤敏感　荨麻疹或过敏

呼吸系统症状

频繁感冒　慢性咳嗽　痰多　吐血　胸痛　呼吸困难　喘息

心血管症状

心率增快　心率减慢　心律不齐　血压增高　血压降低　心绞痛　循环不佳　踝部肿胀　静脉曲张

胃肠道症状

纳呆　善饥　反胃　恶心　呕吐　呕血　胃脘痛　腹胀　矢气　便秘　泄泻　黑便　便血　大便变细　痔疮　胁肋疼痛　胆绞痛　黄疸

骨骼肌肉症状

颈部僵硬　背痛　腰痛　脊柱侧弯　姿势不正　坐骨神经痛　关节疼痛　关节肿胀　肌肉酸楚　肌肉无力　行走困难　足痛

泌尿系统症状

尿频　少尿　癃闭　小便涩痛　小便滴沥　血尿　尿味异常　尿色改变　脓尿　肾绞痛　遗尿

妇科症状

经前期综合征　痛经　经量过多　经期不规则　经来腰痛　带下　阴痛　乳胀　乳痛　乳癖　更年期综合征　潮热　崩漏　性生活减少

孕期症状

男科症状

阴部疼痛　性生活减少　阳痿　早泄　遗精　滴浊

签名：

（二）初诊病历记录

▆▆中医学院

▆▆▆▆医学门诊部初诊评估与治疗记录表

患者姓名：		性别：□男　□女	年龄：	病历号 #
日期：／／	初诊：□是 □否	实习生：		带教老师：

客观症状（S）主诉：

现病史与相关信息：

其他主诉：	现用药物：

望诊与闻诊：

- **神：** □ 正常 □ 平静 □ 高亢 □ 神惑 □ 神乱　　**·体型：** □ 正常 □ 瘦小 □ 肥胖 □ 萎缩 □ 畸形 或 _____
- **语直：** □ 正常 □ 较慢 □ 较快 □ 独语 □ 语言謇涩 □ 谵语　**·语声：** □ 正常 □ 低声 □ 高声 □ 惊呼 □ 嬉笑 □ 叹息 □ 悲哭 □ 呻吟

问诊：

身体偏于：	**睡眠：** 安好:□是 □否	**大便：** 正常 □是 □否
□寒□热□正常□或	□5□6□7□8□9 小时/天	成形：□是 □否　干燥：□是 □否
□午后潮热□夜间潮热	□难以入睡 □易醒 □梦扰 □失眠	排便困难：□是 □否
□恶寒和/或□恶热 □同时□交替	□躁动 □嗜睡	□一次 □二次□三次 □四次 □五次 □六次/每天
出汗： □是 □否	入睡时间_____□上午□下午	□隔天一次□每隔2天□3天□4天 或 __天一次
□白天 □晚上 □有时 □总是	起床时间_____□上午□下午	□肛痛 □肛痒 □血便 □溏薄 □水样 时稀时干
□全身 □头部 □颈部 □掌心		□其它：
疼痛： □是 □否	**胃纳：** □ 正常 □ 纳差 □ 食欲亢盛	**月经：** 绝经 □是 □否
□全身 □臂部 □手 □腿 □足	□ 易饥饿 □ 饥欲饮 或 □ 饥不欲饮	_____天数
□头痛		天数
□前额 □颞部 □颠顶 □枕部		经量：□ 正常 □ 过多 □ 过少
眩晕： □是 □否	**口味：** 正常 □是 □否	颜色：□ 红 □ 深红 □ 淡红 □ 紫暗
□经常 □有时 □罕见 □胸闷	□□淡 □甜 □酸 □ 苦 □□咸	血块：□有 □无
□心悸	□涩	痛经：□经期前 □经期中 □经期后
耳： □ 正常 □ 异常	**消化：** □ 正常 □ 异常	是否怀孕：□是 □ 否
□耳鸣 □耳聋 □ 重听	□胃胀 □ 恶心 □反胃 □呃逆 □臭	怀孕次数：□1□2□3□4□5□ 其他___次
	□灼热感 □泛酸 □经常 □饭后 □饥饿时	生育次数：□1□2□3□4□5□ 其他___次
眼： □ 正常 □眼痒 □泪多	**小便：** 淡黄色清 □是 □否	流产：□1□2□3□4□5□___次 □ 人工流产___次
□灼热 □疼痛 □肿胀 □干燥	□尿频 □尿艰 □量多 □尿少色深	避孕：□是 □否 □避孕物 □避孕套 □其他___
□视物昏花 □ 近视 □远视	□小便混浊 □尿痛 □尿急 □灼热	**体力** (1-10):□1□2□3□4□5□6□7□8□9□10
□其他	□滴沥不尽 □小便失禁	□稳定 □提升 □起伏 □下降
口渴： □是 □否	□夜间起床小便：□1□2□3□4□___次	**生活方式/情感：** □正常
□喜冷饮 □喜热饮 □喜饮室温水		□压力紧张 □情绪波动 □其他
喝水____盎司/天 □渴不欲饮		

疼痛：(肢体具体部位、性质、发作情况、程度1-10)　□1□2□3□4□5□6 □7□8□9□10

客观指证（O）切诊： □敏感	□痉挛	□肿胀/水肿
□关节活动度受限：		
□肌力下降：		

舌诊： 舌色：_____   脉诊：   血压： / 毫米汞柱

舌苔_____   右侧   左侧   心率： /分

舌体_____   _____   _____

其他_____   _____   _____

评估（A）

西医诊断信息 (□ 西医医师诊断 □ 医学检查 □ 如 磁共、X光, □ 血象检查 阳性 或 □ 重要阴性结果): _____
_____

阳性体征讨论：
_____
_____
_____

中医诊断：
_____

中医辨证：
_____

治疗计划（P）1. 治疗原则：

2. 方药（针灸穴位）：

针灸穴位：	中药：
耳穴：	
治法：□补 □泻 □平补平泻 □温灸 □神灯 □火罐 □电针 □其他：	

3. 治疗频次与疗程： 每周_____次，持续_____周
□疼痛减轻至 _____ /10   □_____关节的 关节活动度增加_____%
□肌力增加至 _____ 级   □日常生活活动 (ADL)增加 _____%
□以下实用功能技能得到改善：_____
□或者 _____

4. 评论： _____
_____

2

附3：日本中医门诊病历

▓▓▓▓▓▓▓大学　鍼灸治療センター

【主訴】	
【現病歴】	

【既往歴】	【特記事項】
	□肝炎（B 型・C 型）　　□ペースメーカー
	□アルコールアレルギー　□金属アレルギー
	□抗血小板・抗凝固薬服用中
	□その他（　　　　　　　　　　　　　）
【社会歴・個人歴】	【家族歴】

██████大学　鍼灸治療センター

初　診　問　診　表

現在困っている症状	これまでにかかった病気

現在飲んでいるお薬

以下、当てはまるものには○を、特にひどいものには◎で囲んでください。

【食欲の状態】	とてもある　　ある　　あまりない　　いつも食欲がない　　食べたいが食べられない
【睡眠の状態】	よい　普通　　眠れない（寝つきが悪い・途中で目が覚める・早朝に目が覚める）　夢をよくみる
【小便の状態】	1日に（　　）回位　　　夜間に（　　）回位　　　尿の色が（黄色・透明・白） 勢いがない　　排尿困難　　　尿漏れ　　　夜尿症
【大便の状態】	（　　）日に（　　）回位　　　便は（硬・コロコロ・普通・柔らかい・下痢）　　出にくい 痔がある　　脱肛　　出血　　下剤を服用（薬の名前：　　　　　　　　　　　　　）
【頭の状態】	頭痛（拍動する・締め付けられる）　　頭が重い　　めまい　　立ちくらみ 髪が抜けやすい　　　フケがでやすい
【目の状態】	目が疲れやすい　　　目がかすむ　　　視力低下　　　目がショボショボする　　目が充血する
【耳の状態】	耳鳴りがする　　耳が聞こえにくい　　耳閉感がある　　耳だれがある
【鼻の状態】	鼻づまりがある　　鼻水がよくでる（透明・黄色）　　くしゃみがよく出る　　鼻血がよく出る
【口の状態】	口が苦い　　口臭がある　　ツバが多い　のどが渇く　　口の中が乾燥する 水分をよくとる　　のどが痛む　　のどがつかえる　　唇が乾く　　歯痛（上・下）
【胃腸の状態】	ゲップがよく出る　　　胃痛　　胸やけがする　　　胃がもたれる　　　吐き気がする 腹が張る　　腹がゴロゴロ鳴る　　おならがよく出る　　みぞおちがつかえる 腹が痛い　（空腹時・食後・上腹部・下腹部）
【胸の状態】	動悸がする　　咳が出る　　痰が出る（白・黄）　　胸痛　　息切れしやすい
【手足の状態】	肩こり　　手足の痛み　　手足がこわばる　　手足がむくむ　　手足のしびれ　　手足の冷え しもやけが出来る　　　手足に力が入らない　　　腰痛　　　足がつる　　爪がもろい
【皮膚の状態】	皮膚がカサつく　皮膚のかゆみ　ニキビ　　シミ　　じんましん　　いぼ
【精神の状態】	憂うつ　　気持ちの沈み　　イライラする　　やる気が出ない　　物忘れをする 緊張しやすい　　落ち着かない
【その他】	疲れやすい　　汗をかきやすい　　汗が少ない　　寝汗をかく　　暑がり　　寒がり のぼせ　　性欲減退　　体が重だるい
【女性のみ】	初潮（　　）才　閉経（　　）才　最終月経（　月　日） 妊娠可能性（有・無）　　ビル服用　　分娩（　　）回　流産（　　）回 月経周期（　　）日　出血期間（　　）日　出血量（少・普通・多）　経色（淡・暗） 月経不順　月経痛　排卵痛　おりもの　血塊がある
【好きな食物】	酸っぱいもの　　苦いもの　　甘いもの　　辛いもの　　塩辛いもの 油っこいもの　　冷たいもの　　温かいもの
【嗜好品】	アルコール：飲まない　飲む　　週に（　　）日　種類と量（　　　　　　　　　） タバコ：吸わない　吸っている（　歳から　　本/日）　吸っていた（　歳〜　　歳） コーヒー　紅茶　日本茶　その他（　　　　　　　）　1日（　　）杯
【家族構成】	未婚　既婚　　同居人：配偶者　父母　祖父　祖母　兄弟　姉妹　子供　その他（　　　　　）

※その他、気になる症状があればお書きください。

■■■■■大学　鍼灸治療センター

現症

身長＿＿＿＿＿cm　体重＿＿＿＿＿kg　血圧＿＿＿＿／＿＿＿＿mmHg　測定者＿＿＿＿＿＿＿＿＿

【望診】

体格	痩　やや痩　普通　やや肥満　肥満　水太り型　筋肉型
顔色	普通　青　赤　黄　白　黒
皮膚	乾燥　普通　湿潤

【背候診】

虚:○（発汗・弛緩・陥凹）

実:△（緊張）

圧痛:×　※（反応が重なる場合は重ねて記載）

【舌診】

舌色	淡白　淡紅　紅　絳　紫　青
湿潤	乾燥　普通　湿潤
大小	胖大　正常　痩
苔	無　少苔　薄　厚　滑　膩　腐　剥離（　　）
苔色	白　黄　灰　黒
その他	歯痕　鏡面舌　裂紋　舌下静脈怒張　歪斜　顫動

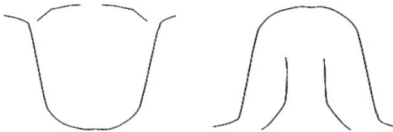

【脈診】

一息＿＿＿至　　＿＿＿回/分

脈状　浮　沈　数　遅　滑　渋　緊　濡
　　　弦　大　細　結　代

六部定位　＿＿＿＿＿＿＿＿＿＿＿＿＿＿＿＿＿

【腹診】

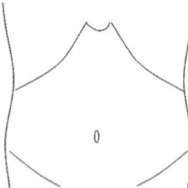

腹力（有・無）

腹満　心下痞（鞕）

心下支飲　胸脇苦満

小腹不仁　小腹（硬）満

少腹急結　動悸（　　）

【その他】

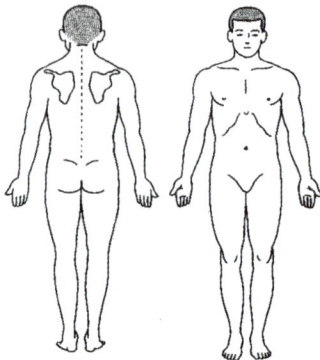

			大椎			
	大杼 ·		陶道		· 大杼	
附分 ·	風門 ·				· 風門	· 附分
魄戸 ·	肺兪		身柱		· 肺兪	· 魄戸
膏肓 ·	厥陰兪				· 厥陰兪	· 膏肓
神堂 ·	心兪 ·		神道		· 心兪	· 神堂
譩譆 ·	督兪 ·		霊台		· 督兪	· 譩譆
膈関 ·	膈兪 ·		至陽		· 膈兪	· 膈関
魂門 ·	肝兪 ·		筋縮		· 肝兪	· 魂門
陽綱 ·	胆兪 ·		中枢		· 胆兪	· 陽綱
意舎 ·	脾兪 ·		脊中		· 脾兪	· 意舎
胃倉 ·	胃兪 ·				· 胃兪	· 胃倉
肓門 ·	三焦兪 ·		懸枢		· 三焦兪	· 肓門
志室 ·	腎兪 ·		命門		· 腎兪	· 志室
	気海兪 ·				· 気海兪	
	大腸兪 ·		腰陽関		· 大腸兪	
	関元兪 ·				· 関元兪	
	小腸兪 ·	上髎 ·		· 上髎	· 小腸兪	
	膀胱兪 ·	次髎 ·		· 次髎	· 膀胱兪	
	中膂兪 ·	中髎 ·		· 中髎	· 中膂兪	
	白環兪 ·	下髎 ·		· 下髎	· 白環兪	

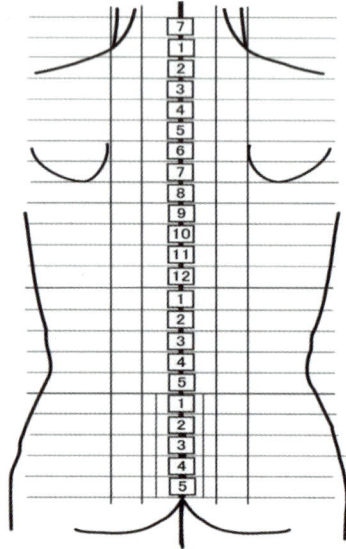

████████大学　鍼灸治療センター

【現症】

【診断または病態把握】

現代医学

東洋医学

【治療方針】

【治療内容】

施術者サイン_____

第二节　中医医案导读

医案，又称方案、脉案、诊籍、病案、病历，是医务人员在医疗活动过程中形成的文字、符号、图表、影像、切片等资料的总和。中医之有医案，历史悠久，源远流长，是中医诊治疾病时辨证、立法、处方、用药的真实记录。早在《史记·扁鹊仓公列传》中，即载有西汉名医淳于意所诊治的病案25则，宋代许叔微在《伤寒九十论》中记载了90例病案，堪为我国第一部医案专书。明清以来，病案的收集与研究备受推崇，案著与日俱增，逐渐发展为一类极其重要的中医文献。

近代经学大师章太炎曾指出："中医之成绩，医案最著。"近代名医恽铁樵也认为："我国汗牛充栋之医书，其真实价值不在议论，而在方药，议论多空谈，药效乃事实，故选刻医案乃现在切要之图。"中医医案之所以获得如此高度的评价，是因为它是临床实践的真实记录，诊治思路的客观展示，学术水平的综合反映，正反经验的自然储存。也正因为如此，历代医家为中医病案的丰富和完善做出了不懈的努力，为后世留下了宝贵的文献资料。

在医案的学习过程中，合理选择医案、掌握医案阅读的思路与方法，则是整理、评析进而发掘和总结前贤学术经验的重要措施。

一、医案的合理选择

古今中医病案著作数量甚多，只有根据学习规律及实际需要合理选择医案，有计划地阅读，才能提高效率，进而获得预期的效果。

（一）按照学习规律选择医案读本

学习是一个循序渐进的过程，选择中医医案读本，无疑也应该做到先易后难，先简单后复杂，先一般后特殊。

在中医每则医案的按语部分，关键内容为脉、因、证、治四大环节，医案的难易程度主要取决于此四大环节是否交代清楚。一般来说，交代清楚者为易，交代不清者为难，然而难者如果经他人按、评而使之交代清楚者也为易。可见凡主要收录现代病例式与传统回忆式医案的著作，以及虽主要收录传统直录式医案，但已经他人加按、评的著作均属于易，反之即为难。前者如《全国名医验案类编》《冉雪峰医案》《柳选四家医案》等，后者如《印机草》等，这些医案均较简单易读，而诸如《未刻本叶氏医案》《范文甫医案专辑》等则相对复杂，需要一定的积累再进行研读。

先一般后特殊，是指通常先读内科医案为主的综合性医案著作，了解医案体例，然后再读专科、专病类中医医案著作，深入理解。只有根据学习规律正确选择医案读本，由浅入深地进行阅读，研习基础才扎实，获取的知识才更丰厚。

（二）根据实际需要选择医案读本

医案读本的选择还要视自身的实际需求而定。根据所从事的临床科别、研究课题及所遇到的实际问题等，针对性地选择适合的医案读本。如儿科、妇科医生可选择阅读《历代儿科医案集成》《叶天士女科医案》《女科医案选粹》等。当然，选择性的阅读医案，也需要具备一定的学习基础，才能更好地学以致用。

此外，医案的研读也可参考前人的推荐来选择。如当代名医姜春华教授，曾在《姜春华论医集·我的学习道路》中提到他是经友人推荐，先读《柳选四家医案》，继而读叶天士、王泰林等数十家案著的，并深有体会地推荐孙东宿的《赤水玄珠·医案》、陈菊生的《诊余举隅》。可见医家前贤的推荐经验也可以帮助我们对需要的医案进行正确选择。

二、医案的阅读思路

阅读医案需要具备正确的思路，才可以充分挖掘出医家真正的经验规律，更好地领会其中要义，达到事半功倍的学习效果。

（一）参考案著者学术特点而阅读

阅读一本医案，首先需要大致了解本书作者的专攻领域和学术特点。我们可以通过参考阅读其相关论著，在脑海里形成一定概念，再去研读其医案，才可能更好地理解其中精髓。如《临证指南医案·凡例》提到："然看此案，须文理精通之士，具虚心活泼灵机，曾将《灵》《素》及前贤诸书参究过一番者，方能领会此中意趣。"明确要求研读者必须温习并熟悉此案著中每多用及的《灵枢》《素问》及宋、元、明诸家的学术观点，打下基础后再阅读这部医案，才能真正领会书中精要，悟出其中奥妙。

（二）紧扣临床实践而阅读

理论源于实践，实践出真知。理论与实践相结合是各学科遵循的原则，在医学中尤为重要。从诸多名医成才的经验来看，他们无不阅读大量的前人医案论著，而且无不紧扣临床实践而阅读。可以带着临床上所遇到的棘手的问题而选择有关的案著，或者应用从医案中学到的思路和经验指导自己的临床实践，特别应学会触类旁通，启发灵感，开拓思路，进而解决实际问题，使自己驰骋于临床，得心应手，左右逢源。否则纵然阅读再多的案著，也无法提高实践水平。

三、医案的阅读方法

阅读医案必须掌握正确的方法，根据不同的医案类型，选择不同的阅读方法。常用的阅读方法有顺读法、思读法、逆读法、针对个案的读法，以及针对多案的读法。而古今医家的医案书写详略不一、格式各异，根据中医诊断学的实际学习情况及篇幅所限，本篇着重介绍个案的顺读法和思读法，其余阅读方法可参阅相关书籍。

（一）顺读法

顺读法指按照医案的书写顺序而读，主要适合阅读写法明畅又系统的医案，但又未必局限于病情相对简单的顺序式医案，即使病情复杂或为逆叙书写的医案，只要思路清晰，照样可用此方法阅读。举例如下。

1. 予友沈镜芙先生之房客某君，十二月起，即患伤寒。因贫无力延医，延至一月之久。沈先生伤其遇，乃代延余义务诊治。察其脉浮紧，头痛，恶寒，发热不甚，据云初得病即如是。

因予：麻黄6g，桂枝6g，杏仁9g，甘草3g。又因其病久胃气弱也，嘱自加生姜三片、红枣两枚，急煎热服，盖被而卧。果一刻后，其疾若失。（选自《经方实验录·麻黄汤证其四》）

此案即为回忆式病案，顺读一遍，就可

得知患者病起伤寒，虽然迁延日久，然其脉症仍是麻黄汤证，又考虑其病日久可能导致胃气虚弱，遂予麻黄汤加姜、枣。叙事清晰，分析透彻，方证紧扣，自然药到病除。

2. 王某，年近二十。得外感数月，屡变不愈，取视前所服方，皆时俗清利之品。症见胸满，上身热而汗出，腰以下恶风，时夏历六月，以被围绕。脉弦，舌苔淡黄，此上热下寒证，遵张仲景古方治之，与附子泻心汤清上温下。黑附块 3g（煮取汁），生大黄 3g，小川连 1.8g，片黄芩 1.8g。三黄以麻沸汤渍之，须臾绞去滓，纳附子汁，分温再服。

药完 2 剂，疾如失，为疏善后方收功。（选自《伤寒论方医案选编·寒热并用调理方》）

顺读医案可知，本案中患者患外感表证，理当汗解，然前医却屡施清利之品，以致外邪未去而正气先伤，卫阳受损并累及肝肾，邪气化热，乘虚内陷，演变成上热下寒之证，故急投附子泻心汤以泄热消痞，扶阳达邪，使邪热得除，阳气得复，其邪外达，其证即愈。其中以麻沸汤来渍方中的三黄，是为变通之法。本医案病情经过描述清晰，用顺读法即可理解文意，著者精准的临证施治，灵活应用古方的机巧，可见一斑。

3. 孔左，外邪袭于太阳，湿滞内阻中焦，有汗恶风不解，遍体酸疼，胸闷泛恶，腹内作胀。宜疏邪解肌，化滞畅中。川桂枝 2.4g，仙半夏 6g，炒枳壳 3g，白蔻仁 2.4g，炒赤芍 4.5g，陈广皮 3g，大腹皮 6g，六神曲 9g，紫苏梗 4.5g，苦桔梗 3g，赤苓 9g，制川朴 3g，生姜 2 片。（选自《丁甘仁医案·伤寒 2》）

本案虽短，却理法方药俱全。按顺序阅

读可知，患者虽有太阳伤风之表证，却兼有太阴湿阻之里证，有异于桂枝汤证、小青龙汤证、藿香正气散证，只有以桂枝汤合藿香正气散化裁而治之，才是两全之法。本案将经方与时方有机结合，实是由常通变之典范。

4. 中阳不足，寒湿有余，脘痞纳少，舌白便溏，脉细小。法当温化，即平为妙。茅术理苓汤加大腹皮、鸡内金、葛花、川厚朴。

再诊：温化不足以消胀满，阳之虚也，甚矣，重其制以济之。茅术 4.5g，川附 4.5g，干姜 4.5g，党参 9g，肉桂 2.1g，防风 6g，茯苓 9g，五加皮 9g，陈皮 3g。

三诊：诸恙向安，仍守前法，以祛留湿。川附子 3g，桂枝 3g，党参 9g，生於术 4.5g，干姜 1.2g，茯苓 4.5g。（选自《柳选四家医案·肿胀门》）

本案虽为记述比较简略的实录逆叙之案，但因脉、因、证、治、理、法、方、药俱全，且经过连续诊治，为了观察药后效果及其方药变化之理，故应用顺读法阅读。读后可知，其人所患腹满之证乃脾肾两虚、湿聚饮停所致，在健脾化饮的同时，尚需温肾化气，这正是首诊、二诊用药不同的原因所在。

（二）思读法

思读法为顺读法的延伸，即顺读后又经过掩案思考再顺读之，主要适用于阅读病情疑难、复杂或者失治、误治的病案。

1. 中风脱证案

病者：姚家瑞妻徐氏，住驲门前。

病名：中风脱证。

原因：产后血虚，误于前医不问病之虚实，以产后普通方芎归汤加疏风发散药治而剧。

证候：产经十分钟，孩提包衣方全下，恶露过于常胎，头晕呕吐，憎寒壮热，舌苔粗腻，面色枆垢，头不能举，汗出不止。医投以芎归汤加发散一剂未完，汗出如雨，大气欲脱，神志时愦。

诊断：六脉浮大鼓指，重按空而无力。确系阴血骤虚，内风暗动，孤阳上越之危候。

疗法：遵仲景桂枝加龙骨牡蛎汤增损。

处方：川桂枝3g，杭白芍15g，炙甘草4.5g，牡蛎15g（生打），龙骨9g（生打），西潞党4.5g，黑附片1.8g，明天麻4.5g，红枣肉6枚，生姜2片。

二剂，汗收热除。第三天买药，遇其同姓药店官，谓其生产未过3天，这医生方内都不用当归、川芎以去瘀血，诚属怪医，如果纯粹服此补涩药，恐怕将来汝妻要被这药补到瘀血，就要肚胀而死，遂于方内加当归、川芎各4.5g。煎服头一煎，霎时间前证完全复作。夜半又来特召，询问始知其故，噫！医药岂可儿戏乎？

二方：前方加酸枣9g，日进两剂。

效果：半月后诸证悉除，进以血属补品20天，躯干精神始完满。（选自《全国名医验案类编·中风脱证案》）

本医案记载了同一位患者的两次误治经历，病情变化复杂，阅读时需要仔细思考、体会其中要义。本例原为产后伤寒表虚证，因误治而酿成阳微欲脱之险候。不难看出，前医与司药所误竟然如出一辙，只知其一而不知其二，前医因其妇恶露过多、憎寒壮热等见症而不顾产后气血大伤之体，应用活血发散之剂，导致阴血骤虚，孤阳上越；司药则只知产后宜活血而不知患者虚阳呈现潜纳之势，妄加祛瘀之品，致使患者再次陷入险

境。由本案可进一步认识到中医临证四诊合参的重要性。

2. 魏提台，年六十九。平日劳心思虑，气结痰凝于胃。春三月得不寐之症，每至夜间，胃中如焚，烦躁不宁，目不交睫，昼则稍安，毫不倦息。饮食虽进而无味。诸医俱云心血不足，而用天王补心丹；有议心肾不交，而用加味地黄丸；有议思虑伤脾，而用归脾丸。愈觉日甚，将有发狂之兆，如此两月余。延余诊视，面色红亮而浮，脉息沉小滑而有力，关部尤甚。此乃肝火郁而不舒，胃中胶痰固结而不通也。《经》云：胃不和则卧不安。又云：阳明病，不得眠。大便三四日一解，用礞石滚痰丸9g，大便去黏腻之痰不计，二便如火。以二陈、石膏、黄连、山栀、石菖蒲、钩藤、瓜蒌实、枳壳，连进四贴，即能安卧。然有时胃中如火，又用滚痰丸9g，祛白痰碗许。仍用前述豁痰清火之药，丸服20日痊愈。1月后又停食冒风，胃脘作痛发热，用消导之药平安。后用加味六君子汤调养，康健倍常。（选自《历代名医老年病案评析·沈氏医案》）

本例所治失眠之案，病情也较为复杂，读后掩案深思，逐步分析其病情发展变化及治疗经过。其病因劳心思虑所致，发于春三月，主要见症为胃脘灼热，食不知味，烦躁不宁，彻夜难眠，仅此已足以说明其病机是肝气不畅，胃中不和，为什么前诊诸医生竟然一误再误呢？从前诊医生的用药可以看出，他们认为患者年届古稀而思虑又易伤心脾，故治疗以调补为主，虽有补心、脾、肾之不同，但药不对症，岂能有效？直至沈氏接诊时，患者大便三四日一解，神情近狂，面色红亮，脉沉弦有力，关部尤甚，是一派

肝有郁火，胃有痰结，肝胃不和，腑气不通之象，治当豁痰清火，通腑和胃为先，故选用礞石滚痰、加味二陈治之，如此则肝气柔和，心神安宁，失眠自愈。由此可知老年不寐既可因于正虚，也可因邪实，或者本虚标实，虚实夹杂，思虑固然可以耗伤心血、伤脾阴而致心脾两虚，但又何尝不可以伤其脾阳而停饮生痰，伤其肝用而滞气化火？可见临证施治，关键贵在变通，这也正是沈氏诊治本例成功之处。

3. 杨乘六治房氏子，年近三十，病咳嗽，午后稍安，医作伤风，连进芎苏、十神等剂，咽喉肿，痰涎上涌。更医则以为喉痹也，猛用芩连苦寒之剂，热益甚，喉益闭，气喘如锯，不寐不食，危症悉具。脉之，轻按满指，两尺更觉有力，面游红，其舌枯黑，其唇焦燥生皮，其气自脐下冲上，此肾水不足，六味证也。乃不壮水之主以制阳光，反用风燥以劫其阴，扇其火，致痰涌咽闭；复用苦寒以伤之，病剧而危，又何怪乎？遂予都气饮，一剂喘喜定而熟睡，醒则肿痛已减，痰涎悉退，饮食渐加，继用六味合生脉、归脾，加白芍，间服月余，咳嗽亦愈。（选自《续名医类案·喉》）

仔细研读本案，会发现原为阴虚咳嗽之证，屡次误用辛温与苦寒之剂，反复耗伤阴液，导致热炽咽喉，气喘如锯，真阴愈竭之危候，如不及时给予都气饮（六味地黄丸加五味子）后果不堪设想。顺读并深思本医案，认真体会，可以启发临证思路，从中获取经验。

4. 丁，口鼻吸入热秽，肺先受邪，气痹不主宣通，其邪热由中及于募原，布散营卫，遂为寒热。既为邪踞，自然痞闷不饥。虽邪轻，未为深害，留连不已，热蒸行消，所谓病伤，渐至于损而后已。桂枝白虎汤。

又：气分之热稍平，日久胃津消乏，不饥，不欲纳食。大忌香燥破气之药，以景岳玉女煎，多进可效。忌食辛辣肥腻自安。竹叶石膏汤加鲜枸杞根皮。（选自《临证指南医案·温热》）

本案的通变之治主要在于首诊所见症主要为寒热、痞闷、不饥等，故断其证为热毒内伏募原，外及肺卫，本可用《温疫论》中的达原饮加减治疗，然达原饮所治乃为湿浊秽毒之邪，而本证系邪热留于募原，布散营卫，遂借用《金匮要略》为温疟所出的白虎汤，待"气分之热稍平"再转用竹叶石膏汤清热生津，益气和胃，运筹帷幄，随机应变，可见医家灵活丰富的临证思维。

名词术语索引 （按拼音字母顺序排序）

C

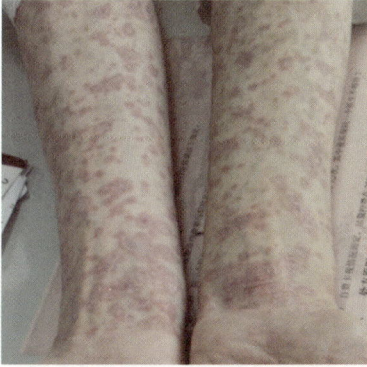

彩图 1　阳斑

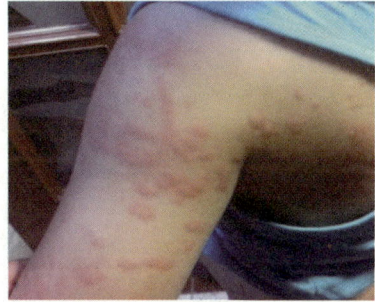

彩图 2　风疹

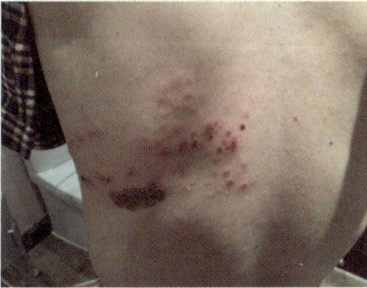

彩图 3　缠腰火丹

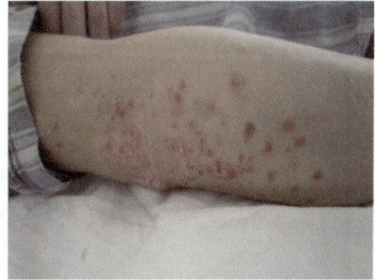

彩图 4　湿疹

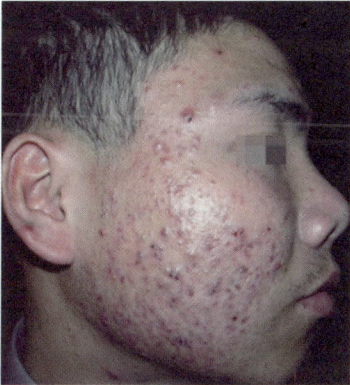

彩图 5　痤疮

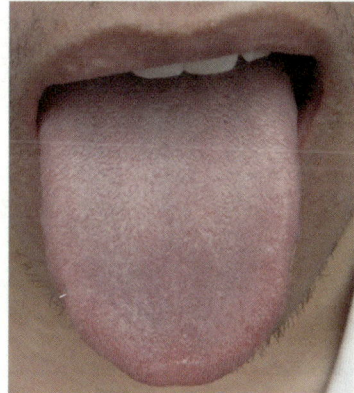

彩图 6　正常舌象（淡红舌，薄白苔）

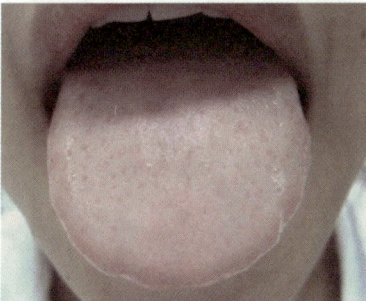

彩图 7　淡白舌

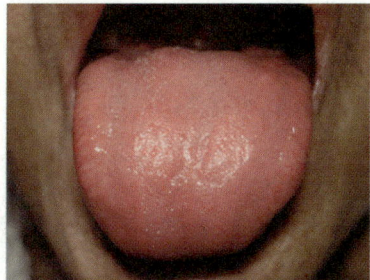

彩图 8　红舌

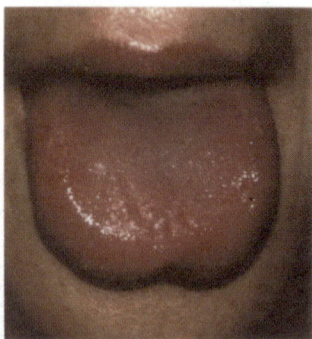

彩图 9　绛舌

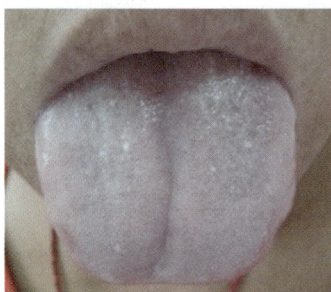

彩图 10　淡紫舌

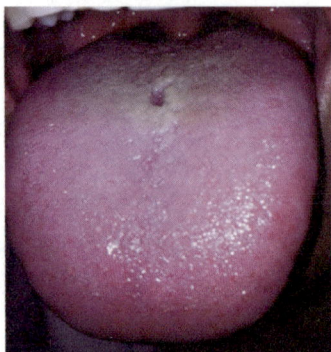

彩图 11　绛紫舌

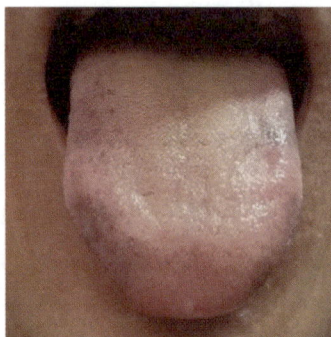

彩图 12　舌有紫斑

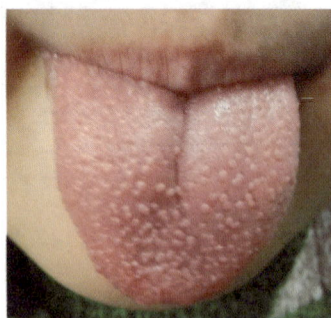

彩图 13　红星舌

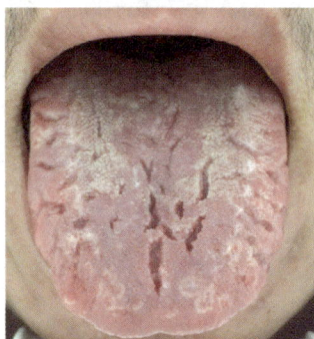

彩图 14　裂纹舌、燥苔

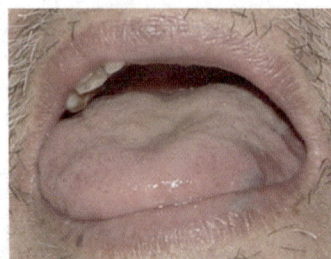

彩图 15　痿软舌

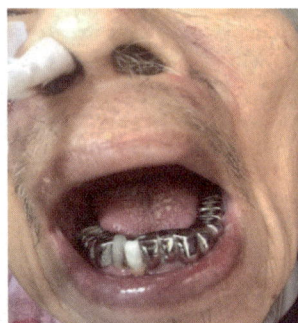

彩图 16　强硬舌

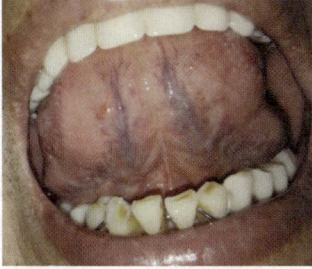
彩图 17　舌下络脉曲张结节

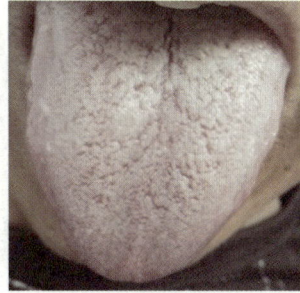
彩图 18　白厚全苔

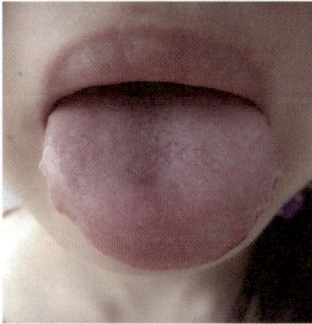
彩图 19　润苔

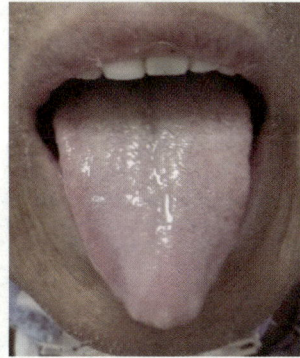
彩图 20　滑苔

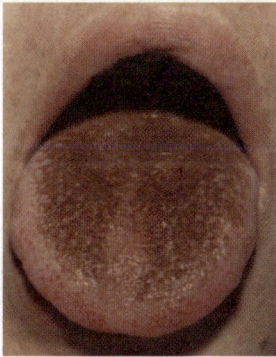
彩图 21　糙苔

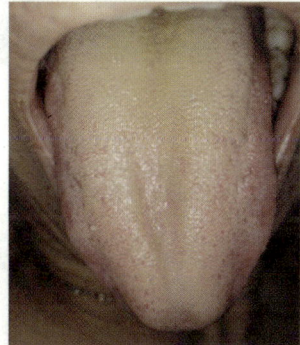
彩图 22　黄腻苔

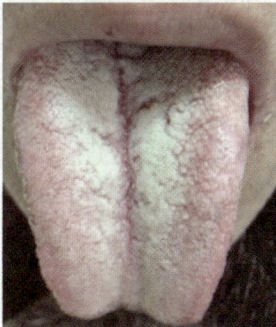
彩图 23　腐苔

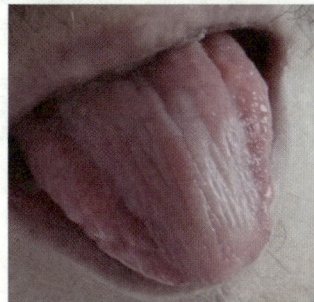
彩图 24　镜面舌

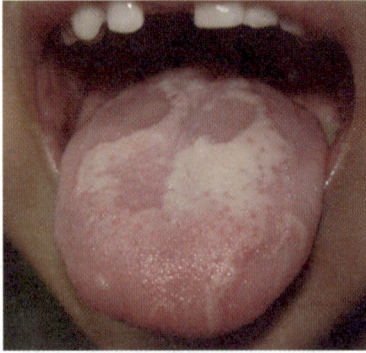

彩图 25　地图舌

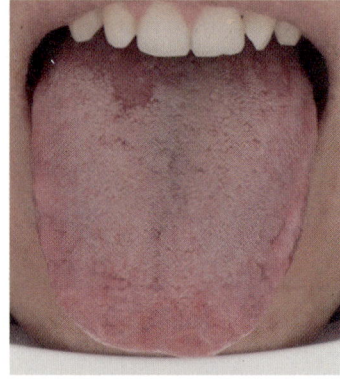

彩图 26　类剥苔

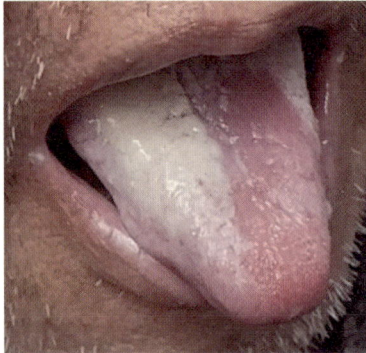

彩图 27　偏苔

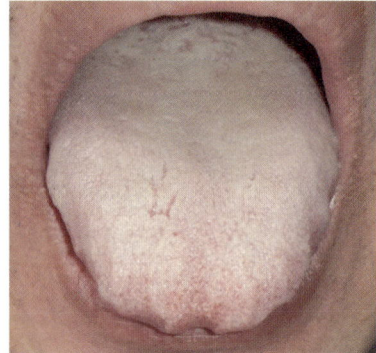

彩图 28　积粉苔

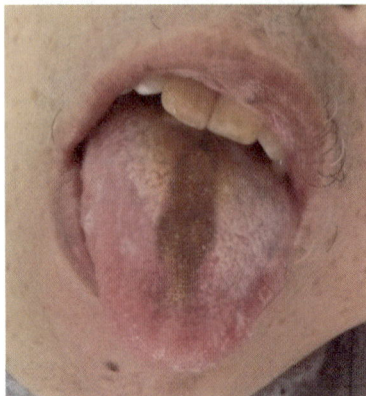

彩图 29　焦黄苔

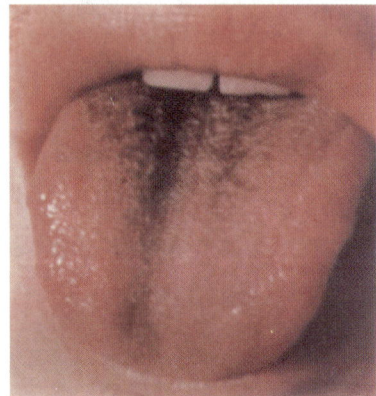

彩图 30　黑苔